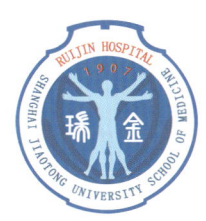

瑞金医院血液科疑难病例讨论集

第三集

瑞金医院血液科 组编

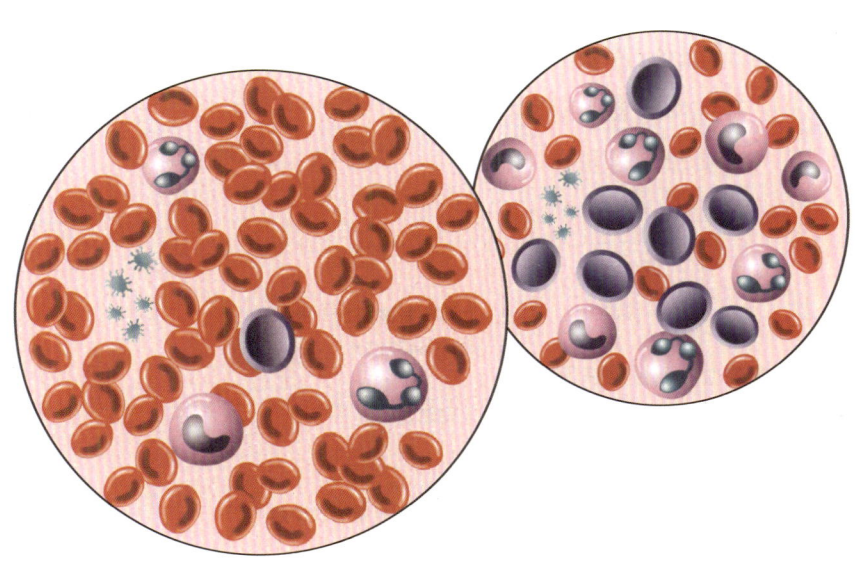

上海科学技术文献出版社
Shanghai Scientific and Technological Literature Press

图书在版编目（CIP）数据

瑞金医院血液科疑难病例讨论集. 第三集 / 瑞金医院血液科组编. -- 上海：上海科学技术文献出版社，2022
 ISBN 978-7-5439-8576-6

Ⅰ. ①瑞… Ⅱ. ①瑞… Ⅲ. ①血液病—诊疗—病案—分析 Ⅳ. ① R552

中国版本图书馆 CIP 数据核字（2022）第 100214 号

策划编辑：张　树
责任编辑：应丽春
封面设计：李　楠

瑞金医院血液科疑难病例讨论集（第三集）
RUIJIN YIYUAN XUEYEKE YINAN BINGLI TAOLUNJI(DISANJI)

作　　者：瑞金医院血液科　组编
出版发行：上海科学技术文献出版社
地　　址：上海市长乐路 746 号
邮政编码：200040
经　　销：全国新华书店
印　　刷：朗翔印刷（天津）有限公司
开　　本：787mm × 1092mm　1/16
印　　张：21.5
版　　次：2022 年 7 月第 1 版　2022 年 7 月第 1 次印刷
书　　号：ISBN 978-7-5439-8576-6
定　　价：228.00 元

http://www.sstlp.com

前言

临床医学是一门实践科学，要求每位临床工作者在认真学习医学相关知识的基础上不断进行临床实践。本书编写的目的是让每位临床医生在临床上面对复杂和重症的患者既能认识和处理内科基本问题，又能解决本专业的高难问题。因此，瑞金医院血液科医疗团队收集了本学科临床实战病例22例，编写了《瑞金医院血液科疑难病例讨论集（第三集）》一书。

本书的编写沿用了《瑞金医院血液科疑难病例讨论集（第一集）》《瑞金医院血液科疑难病例讨论集（第二集）》的体例模式，力求概念准确、层次清楚、逻辑严密。病例汇报精炼，诊治重点突出，发现问题，解决问题；病例讨论、分析客观全面，文献资料简短新颖。另外，参与本书的编委团队均来自临床一线，既有全面的专业知识和较高的学历水平，又有着丰富的临床经验，力求每个病例让读者有所收获。但是，由于临床和基础知识发展迅猛，编者水平有限，书中难免有不妥之处，望广大读者给予批评指正！

编　者

2021年11月

目录

病例1	血管免疫母细胞性T细胞淋巴瘤伴霍奇金样细胞	001
病例2	原发性干燥综合征合并EBV阳性的弥漫大B细胞淋巴瘤	027
病例3	治疗相关慢性粒–单核细胞白血病（CMML）	043
病例4	MDS-AA重叠综合征	062
病例5	继发于宫颈粒细胞肉瘤的M2a-AML	080
病例6	慢性活动性EB病毒感染相关NK细胞型慢性淋巴增殖病	100
病例7	意义不明单克隆免疫球蛋白血症（MGUS）合并获得性血管性血友病（aVWS）	114
病例8	NK/T细胞淋巴瘤后慢性活动性EB病毒感染相关T细胞型淋巴增殖病伴噬血细胞综合征	128
病例9	浆细胞病伴红细胞增多症–TEMPI综合征	148
病例10	伴嗜酸性粒细胞增多及PDGFRB重排的髓系肿瘤	159
病例11	伴有*DNMT3A*、*IDH2*、*ASXL1*三基因突变的急性单核细胞白血病	174
病例12	窦组织细胞增生伴巨大淋巴结病——Rosai-Dorfman病	189
病例13	免疫组化ALK阴性，FISH检测ALK阳性的间变大细胞淋巴瘤	207
病例14	急性髓系白血病伴克隆性嗜酸细胞、嗜碱细胞增多	217
病例15	急性髓系白血病合并卡氏肺孢子虫肺炎自发缓解	230
病例16	复合霍奇金淋巴瘤和滤泡性淋巴瘤	241
病例17	以皮疹为首现的母细胞性浆细胞样树突细胞肿瘤	259
病例18	难治性富含T细胞型霍奇金淋巴瘤	270
病例19	纯红细胞再生障碍性贫血伴意义未明IgM单克隆免疫球蛋白病	285
病例20	以低纤维蛋白原血症为突出临床表现的AA型淀粉样变性病例	295
病例21	纤溶亢进、多发骨质破坏——急性早幼粒细胞白血病	313
病例22	变异型POEMS综合征	328

病例1

血管免疫母细胞性T细胞淋巴瘤伴霍奇金样细胞

病史简介

患者，男，69岁，因反复淋巴结肿大9年、恶化9个月于2019年7月2日就诊我科。

现病史

患者2010年首次出现双侧颈部对称性串珠样淋巴结肿大，在A院行左颈淋巴结活检，术后病理示淋巴结反应性增生，未行治疗，2个月后肿大淋巴结自行消失。2018年4月出现左耳后淋巴结肿大，呈米粒大小，不伴疼痛，至2018年7月增大至蚕豆大小，遂至当地医院就诊，自述未予以特殊处理。2018年10月患者再次出现左颈部淋巴结肿大，至B院行耳部腮腺增强MRI检查提示左侧耳后、腮腺后下极、上中下颈部及右侧上颈部多发轻度增大淋巴结，考虑腮腺淋巴瘤可能；鼻咽后壁不规则软组织增厚，淋巴组织增生。2018年10月17日行鼻内镜检查，见鼻咽新生物，病理活检示：送检组织部分正常结构消失，代之以大小不等的结节，淋巴细胞为主，中等大小，有轻度异型，B淋巴系统来源肿瘤不排除，建议C院会诊。2018年10月18日患者至C院行标本会诊及左颈部淋巴结穿刺。鼻咽部标本会诊结果示黏膜慢性炎症伴淋巴组织增生，部分细胞形态较单一，结合形态及免疫表型考虑为淋巴组织非典型增生，请结合临床，必要时可加做基因重排。左颈部淋巴结穿刺结果示：见淋巴细胞，涂片内未见恶性依据。

2019年4月患者颈部淋巴结肿大较前加重，遂至我院行颈部淋巴结活检，结果示淋巴造血系统增生性病变，结合免疫组化标记及基因重排检测结果，符合血管免疫母细胞性T细胞淋巴瘤，伴RS样大细胞，后者呈经典霍奇金淋巴瘤样免疫表型。肿瘤细胞：CD3（+），CD5（+），CD4（+），Bcl-6（+），CD10（+），PD-1（+），MUM-1（+），c-myc（+），CD30（+），CD38（+），Bcl-2（+/-），Ki67（约85%+），

CD8（-），Cyclin D1（-）；RS样大细胞：Pax-5（+），CD79α（弱+），Bob1（部分+），CD30（+），CD15（少数+），CD20（个别+），MUM-1（+），c-myc（+），Ki67（+），Bcl-6（-），CD10（-），Bcl-2（-），CD3（-），CD5（-），OCT-2（欠理想）；滤泡树突网：CD21（+），CD23（+）；组织细胞：PGM-1（+）；Kappa（-），Lambda（-），AE1/AE3（-）；EBV原位杂交：EBER（-）。T淋巴瘤克隆性基因重排检查结果阳性；B淋巴瘤克隆性基因重排检测结果阴性。2019年6月5日我院PET-CT检查结果：①左侧耳后、左侧腮腺后方、双侧颈部及下颌角、左侧锁骨上及左侧腋窝多发肿大高代谢淋巴结；双侧后颈部皮下稍高代谢小结节，结合病史考虑淋巴瘤浸润；②鼻咽后壁高代谢灶，首先考虑淋巴瘤浸润。口咽、喉咽及右侧咽隐窝代谢增高，建议五官科检查除外淋巴瘤浸润。现患者为进一步明确诊治，于2019年7月2日收入我科。

患者自起病以来，神清、精神可，胃纳可，无发热、盗汗，无咳嗽、咳痰，无腹痛、腹泻等不适症状，二便无殊，体重无明显改变。

既往史

抑郁症3年，口服黛力新1片，3次/天治疗。冠心病3年余，口服阿司匹林肠溶片1片，1次/天治疗。2017年9月12日因左肺上叶肿瘤行切除术，病理检查结果为肺浸润性腺癌，转移LN（-）。

传染病史：否认乙肝、结核等传染病史。

预防接种史：随社会。

手术外伤史：2017年9月12日行左肺上叶切除术。

药物过敏史：青霉素过敏。

食物过敏史：否认。

个人史

出生并长期生活于上海，否认饮酒史，既往吸烟史30年，每日1包，现已戒烟3年。否认疫水疫区接触史，否认有毒物质接触史。

婚育史

已婚，育有二子，均体健，否认病毒感染史。

家族史

否认家族相关遗传病史。

入院体检

体温37.1℃，脉搏93次/分，呼吸20次/分，血压135/76mmHg。

神清，精神可。左锁骨上可见一长约2cm陈旧性手术瘢痕，左颌下、左颈部、双锁骨上窝、左腋窝可触及多枚肿大淋巴结，最大约2cm×3cm，质韧，活动度可，边界清，无压痛，其余浅表淋巴结未触及肿大。两肺呼吸音清，未及干湿啰音。腹软，无压痛及反跳痛。肝脾肋下未及。双下肢无水肿。

实验室检查

【血常规检查】 2019年6月20日：白细胞计数$7.1×10^9$/L，中性粒细胞（%）72.2%↑，淋巴细胞（%）17.2%↓，中性粒细胞计数$5.10×10^9$/L，红细胞计数$4.73×10^{12}$/L，血红蛋白144g/L，血小板计数$235×10^9$/L。

【血生化检查】 2019年6月20日：谷丙转氨酶17U/L，谷草转氨酶13U/L，白蛋白34g/L↓，白球比1.21↓，尿素9.3mmol/L↑，肌酐77μmol/L，乳酸脱氢酶166U/L。

【病毒学检查】 2019年6月20日：EB病毒DNA＜$5.1×10^2$拷贝数/ml，EB病毒VCA IgG＞750U/ml↑，EB病毒EBNA IgG 198U/ml↑，抗单纯疱疹病毒Ⅰ型IgG阳性，抗巨细胞病毒IgG＞250AU/ml↑。

【尿常规检查】 2019年6月20日：潜血试验阳性（+），红细胞（镜检）6～10/HP，尿蛋白阳性（+），尿$β_2$-微球蛋白1042ng/ml↑。

【自身抗体指标】 2019年6月20日：P-ANCA、抗中性粒细胞胞质抗体靶抗原（PR3）、抗中性粒细胞胞质抗体靶抗原（MPO）、C-ANCA阴性。抗核抗体、抗双链DNA IgG、抗RNP/Sm抗体、抗Sm抗体、抗SSA/SSB抗体、抗SCL-70抗体、抗Ro-52抗体、抗Jo-1抗体、抗核糖体P蛋白抗体均阴性。抗心磷脂IgG、IgM抗体阴性。

【溶贫相关指标】 2019年6月20日：Coombs试验、异丙醇试验、Hams试验等均为阴性。

【骨髓检查】

1.2019年6月21日骨髓与外周血涂片，骨髓尚增生，粒红比偏高，粒红两系尚增生。粒系核右移，巨系增生低下，血小板散在或成簇可见。

2.2019年6月21日骨髓流式免疫分型检测，提示骨髓存在异常T细胞累及。

3.2019年6月28日骨髓活检。

CD45/SS 散点图中细胞分布情况描述：
1. CD45/SS 散点图中，R1 区域中细胞 CD45 强表达、SS 低疑为淋巴细胞，约占 15.5%，免疫表型特征如下表所示。
2. 以所有有核细胞免疫标记设门，未见异常浆细胞群体。

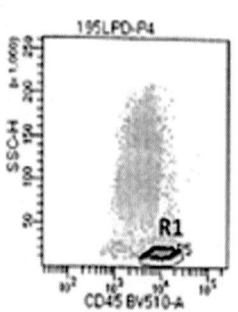

对 CD45/SS 散点图中 R1 区域中细胞群进行分析，免疫表型结果如下：

T系相关CD分子	表达阳性率（%）	B系相关CD分子	表达阳性率（%）	参考范围（%）
CD3	58.1	CD19	6.4	
CD3+CD4+	28.3			
CD3+CD8+	29.1	NK细胞相关CD分子	表达阳性率（%）	参考范围（%）
CD3+CD2+	57.9	CD3-CD16+CD56+	28.9	8.1～25.6
CD3+CD5+	57.4	注：R1区域CD3-CD4+细胞约2.4%，以CD3-CD4+细胞设门：		
CD3+CD7+	55.4	CD8＜0.1%　　CD2：99.1%		
CD2	86.9	CD5：99.1%　　CD7：94.3%		
CD5	63.5	CD10＜0.1%　　CD279：54.8%		
		CD45RA＜0.1%　CD45RO：99.4%		
CD7	85.4	建议做TCR基因重排以明确是否存在克隆性增殖		

【病理检查】造血细胞三系增生基本正常范围，未见明显异型幼稚细胞。

【基因检查】未发现 IGH FR1-JH、IGH FR2-JH、IGH DH-JH、IGK Vk-Jk、IGK Vk-Kde+intron-Kde 基因重排。

【其他实验室检查】心肌酶谱、止凝血、肿瘤标志物、铁代谢等检查结果均为阴性。

影像学检查

【耳部腮腺 MR 平扫＋增强】2018 年 10 月 15 日。结果：左侧耳后腮腺后下极上中下织部及右侧上颈部多发轻度增大淋巴结，或腮腺淋巴瘤可能。鼻咽后壁不规则软组织增厚，淋巴组织增生。舌根部淋巴组织增生可能。

【颈部、锁骨上、腋下、腹股沟淋巴结彩色超声】2019 年 6 月影像描述：双侧颈部见低回声数个，右侧之一大小为 16mm×6mm，左侧之一大小为 32mm×13mm，淋巴门结构未见；CDFI：少量血流信号。双侧锁骨上见低回声数个，右侧之一大小为

10mm×5mm，左侧之一大小为13mm×6mm，淋巴门结构未见；CDFI：少量血流信号。左侧腋窝见低回声数个，之一大小为26mm×11mm，淋巴门结构未见；CDFI：少量血流信号。右侧腋窝、双侧腹股沟未见明显异常肿大淋巴结。

诊断意见：双侧颈部、双侧锁骨上、左侧腋窝淋巴结肿大。

【腹部超声】2019年6月。诊断意见：脂肪肝；左肾囊性灶，考虑肾囊肿，随访；胆囊胰体脾未见明显异常；腹膜后未见明显异常肿大淋巴结。

【PET/CT】2019年6月5日。诊断意见如下：

1. 左侧耳后、左侧腮腺后方、双侧颈部及下颌角、左侧锁骨上及左侧腋窝多发肿大高代谢淋巴结（SUVmax3.6～20.3），双侧后颈部皮下稍高代谢小结节（SUVmax1.6），结合病史考虑淋巴瘤浸润。

2. 鼻咽后壁高代谢灶（SUVmax9.3），首先考虑淋巴瘤浸润。口咽、喉咽及右侧咽隐窝代谢增高（SUVmax6.7）。

3. T_{12}～L_1脊柱水平脊髓内代谢增高（SUVmax4.7）。

4. 双肺上叶肺气肿，右肺上叶肺大疱、右肺下叶肺囊；右肺上叶散在斑结影，双肺条索影；右肺门淋巴结代谢增高（SUVmax3.1），考虑炎性病变可能，建议随访。

5. 食管下段代谢增高（SUVmax4.1）及胃底代谢增高（SUVmax3.1）。首先考虑炎性可能，建议必要时胃镜检查；降结肠、乙状结肠及直肠放射性摄取弥漫性增高（SUVmax7.9），考虑炎性病变。

6. 左肾囊肿。

7. 甲状腺形态增大，甲状腺左叶下极结节，代谢不高。

【病理检查】

1. 2018年10月17日行鼻内镜检查 可见鼻咽新生物（病例1图1）。取新生物行病理检查示：送检组织部分正常结构消失，代之以大小不等结节，淋巴细胞为主，中等大小，有轻度异型，B淋巴系统来源肿瘤不排除。免疫组化：CD3（部分+），CD20（部分+），CD79a（部分+），Bcl-2（+），CD10（部分+），CD5（部分+），Bcl-6（个别生发中心+），Cyclin D1（-），Ki-67（部分区域30%），CD23（部分+），EBER（-）。

2. 2018年10月18日行颈部淋巴结穿刺，结果显示：见淋巴细胞，涂片内未见恶性病变依据。

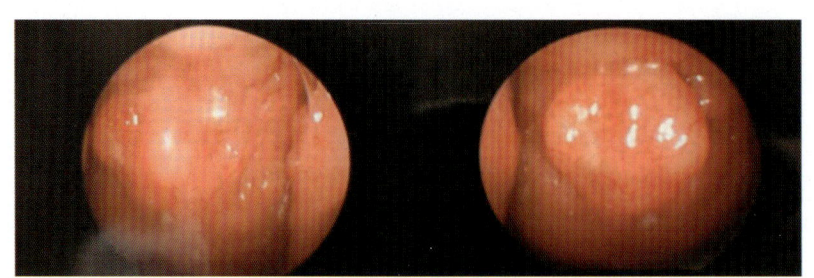

病例1图1　鼻内镜下见息肉状新生物，边缘较光滑

3. 2018年12月19日病理切片会诊结果：黏膜慢性炎症伴淋巴组织增生，部分细胞形态较单一，结合形态及免疫表型考虑为淋巴组织非典型增生，请结合临床。免疫组化示：滤泡区CD20（+），CD79a（+）；生发中心细胞CD10（部分+），Bcl6（少数细胞+），Bcl2（部分+），滤泡间区细胞大部CD3（+），CD43（+），BCL2（+），cyclinD1（−），Ki-67（5%～10%）；浆细胞CD79a（+），MUM-1（+），部分κ（+），部分λ（+）；滤泡树突细胞CD21（+），CD23（+）。

4. 2019年4月26日再行颈部淋巴结活检，结果示：结合免疫组化标记及基因重排检测结果，符合血管免疫母细胞性T细胞淋巴瘤，伴RS样大细胞（病例1图2），后者呈经典性霍奇金淋巴瘤样免疫表型。肿瘤细胞：CD3（+），CD5（+），CD4（+），Bcl-6（+），CD10（+），PD-1（+），MUM-1（+），c-myc（+），CD30（+），CD38（+），Bcl-2（+/−），Ki67（约85%+），CD8（−），Cyclin D1（−）；RS样大细胞：Pax-5（+），CD79α（弱+），Bob1（部分+），CD30（+），CD15（少数+），CD20（个别+），MUM-1（+），c-myc（+），Ki67（+），Bcl-6（−），CD10（−），Bcl-2（−），CD3（−），CD5（−），OCT-2（欠理想）；滤泡树突网：CD21（+）、CD23（+）；组织细胞：PGM-1（+）；其余：Kappa（−），Lambda（−），AE1/AE3（−）；EBV原位杂交：EBER（−）。基因重排：T淋巴瘤克隆性基因重排检查结果为阳性；B淋巴瘤克隆性基因重排检查结果为阴性。

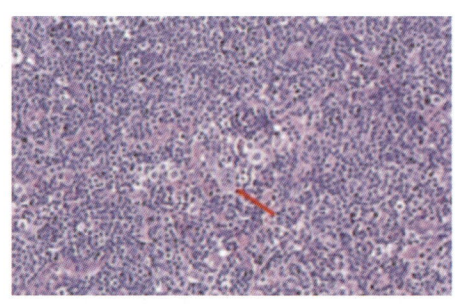

病例1图2　RS样细胞（红色箭头所指处）

5. 2019年6月26日颈部淋巴结FISH检测结果：t（14；18）(q32；q21) IGH/BCL 2融合探针检测阴性；3q27 BCL 6分离探针检测阴性；8q24 C-MYC分离探针检测阴性。

6. 2019年9月6日T细胞淋巴瘤热点基因（41基因）下一代测序技术检测（next generation sequencing, NGS）结果显示：该患者TET2：Q1553X、IDH2：R172K、RHOA：G17X、RHOA：G17V发生突变。

问题

1. 该患者的诊断及诊断依据？AITL的临床和病理学特征是什么？
2. 组织病理标本中的RS样细胞是AITL附随的病理表现还是组合淋巴瘤（AITL+经典霍奇金淋巴瘤）的表现？
3. AITL有何分子生物学特点？与其发病机制之间有何关系？
4. AITL（伴RS样细胞）的治疗及预后？

讨论与分析

1. 该患者的诊断及诊断依据？AITL的临床和病理学特征是什么？

该患者几经临床、病理和分子检查讨论，最终被诊断为血管免疫母细胞性T细胞淋巴瘤（伴RS样细胞），ⅣA期，IPI 3分；左肺上叶恶性肿瘤（左肺腺癌术后）；抑郁状态；冠状动脉性心脏病。

血管免疫母细胞性T细胞淋巴瘤（伴RS样细胞）的诊断依据如下：①69岁老年男性，10年内反复出现淋巴结肿大；②PET-CT提示左耳后、左腮腺、双侧颈部、左锁骨上及左腋窝肿大淋巴结，代谢增高；双侧颈部皮下组织，鼻咽后壁受累；③2019年4月左颈淋巴结活检，病理结果：血管免疫母细胞性T细胞淋巴瘤，伴RS样大细胞，后者呈经典型霍奇金淋巴瘤样免疫表型；④基因重排：T淋巴瘤克隆性基因重排检查结果为阳性；B淋巴瘤克隆性基因重排检查结果为阴性；⑤骨髓流式细胞检测提示骨髓存在异常T淋巴细胞克隆性增殖；⑥肿瘤组织二代测序结果，提示TET2：Q1553X、IDH2：R172K、RHOA：G17X、RHOA：G17V发生突变。

患者病程中无B症状、无皮疹、无肝脾大、血淋巴细胞绝对计数减少，LDH、ESR、β-MG均正常，溶贫、自身免疫抗体均为阴性。患者年龄＞60岁、ECOG评分0分、LDH正常、结外受累部位数2个、骨髓受累，Ann Arbor分期为ⅣA期，故IPI评分为3分。

血管免疫母细胞性 T 细胞淋巴瘤（angioimmunoblastic T-cell lymphoma, AITL）是外周 T 细胞淋巴瘤（peripheral T-cell lymphoma, PTCL）的一种，较为常见。AITL 多见于中老年男性，常见临床表现为全身性淋巴结肿大、肝脾大、发热、皮疹、腹腔积液等，有些患者还会出现自身免疫相关表现，如多发性关节炎。实验室检查常提示淋巴细胞减少、血沉加快和嗜酸性粒细胞增高，多克隆高丙种免疫球蛋白血症、Coombs 试验阳性、β_2-微球蛋白和 LDH 升高也很常见。临床病程差异大，部分患者表现为急性起病，部分患者发病过程缓慢，本案例患者从开始颈部淋巴结肿大至确诊为 AITL，先后共经历了 9 年，故属于发病过程缓慢的类型。

AITL 来源于滤泡辅助性 T 细胞（T follicular helper, TFH），它属于 CD_4^+ T 细胞亚群。具有 TFH 起源的淋巴瘤不止 AITL 一种，2016 版世界卫生组织淋巴肿瘤分类首次单独列出的滤泡性 T 细胞淋巴瘤（follicular T-cell lymphoma, FTCL）和伴 TFH 表型的结性外周 T 细胞淋巴瘤（nodal peripheral T-cell lymphoma with TFH phenotype）也来源于滤泡辅助性 T 细胞（病例 1 表 1）（下文将这三种淋巴瘤合称为 TFH PTCL）。

病例 1 表 1　现今世界卫生组织（WHO）的外周 T 细胞淋巴瘤分类

Peripheral T-Cell Lymphomas (PTCLs) According to the Current World Health Organization Classification	
PTCL not otherwise specified	Cytologic and phenotypic heterogeneity Three subtypes: overexpression of *GATA3*, *TBX21*, and cytotoxic genes
Angioimmunoblastic T-cell lymphoma (AITL)	Contains atypical B cells, often EBV+, simulates Hodgkin–Reed-Sternberg cells
Follicular T-cell lymphoma (FTCL)	Contains atypical B cells, often EBV+, simulates Hodgkin–Reed-Sternberg cells
Nodal peripheral T-cell lymphoma with T follicular helper (TFH) phenotype	An umbrella category created to highlight the spectrum of nodal lymphomas with a TFH phenotype, including AITL, FTCL, and other nodal PTCLs with a TFH phenotype
Anaplastic large-cell lymphoma (ALCL), ALK+	Includes cytogenetic subsets that appear to have prognostic implications Activation of the JAK/STAT3 pathway
ALCL ALK−	Activation of the JAK/STAT3 pathway
Breast implant–associated anaplastic large-cell lymphoma	Noninvasive disease associated with excellent outcome In most cases, confined to the seroma

ALK = anaplastic lymphoma kinase; EBV = Epstein-Barr virus.
Data from: Swerdlow et al. Blood. 2016.[4]

注：引自：Zing NPC, et al.Peripheral T-Cell Lymphomas：Incorporating New Developments in Diagnostics, Prognostication, and Treatment Into Clinical Practice-PART 1: PTCL-NOS, FTCL, AITL, ALCL.Oncology (Williston Park), 2018, 15; 32 (7): e74-e82.

TFH PTCL 的肿瘤细胞需表达包括 CD279、CD10、BCL6、CXCL13、ICOS、SAP 和 CCR5 在内的至少 2～3 种 TFH 相关抗原。三种 TFH PTCL 有相似的细胞来源和免疫表型，但在病理特征和生物学行为上有所不同，因此属于相关又独立的三种外周 T 细胞淋巴瘤亚型。

AITL 有独特的病理学特征。镜下常见淋巴结结构破坏，破坏区内异形淋巴细胞和炎症细胞浸润。高内皮小静脉呈树枝状增生，血管的管壁增厚或透明样变。滤泡树突状细胞（follicular dendritic cells, FDC）明显增生，对组织切片进行染色可显示扩增的 FDC 网。浸润的淋巴样细胞成分复杂（病例 1 图 3A），包括免疫母细胞、嗜酸性粒细胞、上皮样组织细胞、浆细胞以及含有中等量透明胞质的细胞等。这些含有透明胞质的细胞与扩增的 FDC 网相互交织，FDC 之间的区域可存在携带 EB 病毒的 B 免疫母细胞，有时也可见与霍奇金淋巴瘤 RS 细胞相似的双核或多核细胞。

AITL 肿瘤细胞大小为小到中等，表达泛 T 细胞抗原：CD2、CD3 和 CD5，CD4 通常阳性；也常表达 CD45RO、CD10、PD-1、BCL-6、CXCL13 和 Ki-67。FDC 网通常表达 CD21、CD23 和 CD35，出现在富含淡染胞质的恶性 T 细胞区域（病例 1 图 3B～图 3G）。

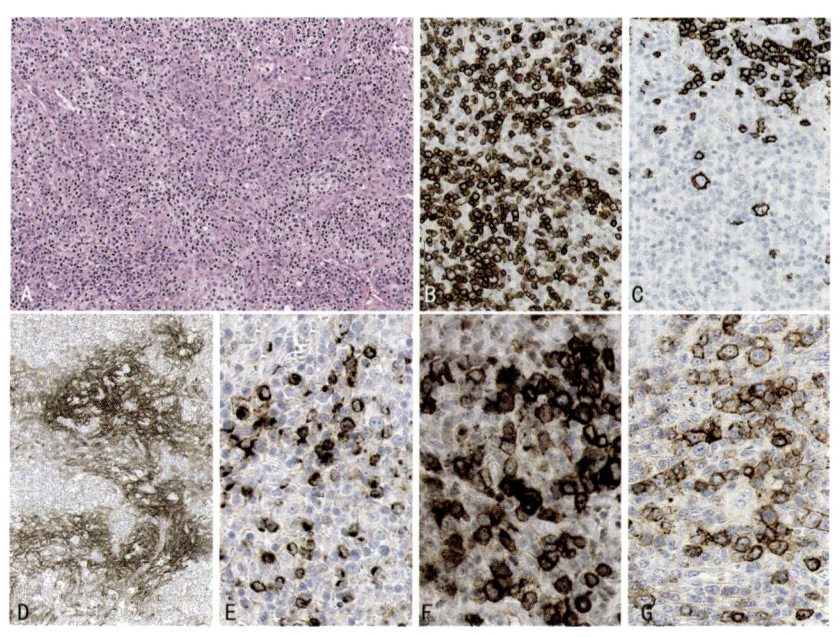

病例1图3　AITL病理（免疫组化）特点

注：引自：Norbert Schmitz et al. How I manage peripheral T-cell lymphoma, not otherwise specified and angioimmunoblastic T-cell lymphoma: current practice and a glimpse into the future Br J Haematol, 2017, 176 (6): 851-866.

2. 组织病理标本中的 RS（Reed-Sternberg）样细胞是 AITL 附随的病理表现还是组合淋巴瘤（AITL ＋经典霍奇金淋巴瘤）的表现？

本病例与其他 AITL 不同的地方在于，在患者的活检标本中存在 RS 样细胞，呈经典型霍奇金淋巴瘤免疫表型。组合淋巴瘤的发生率占所有淋巴瘤的 1.0%～4.7%，T 和 B 细胞淋巴瘤同时发生则更为少见。这种 RS 样细胞究竟是 AITL 附随的病理表现，还是代表患者同时患有 AITL 和经典型霍奇金淋巴瘤（classical Hodgkin lymphoma，CHL），就成了本案例诊断的关键。

早在 2007 年，就有学者在伴有 RS 样细胞的 AITL 患者中发现，其 RS 样细胞并非单克隆的 B 淋巴细胞群。2015 年的一项研究也表明，AITL 中的 RS 样细胞是寡克隆的而非单克隆的 B 淋巴细胞，RS 样细胞周围会有一圈玫瑰花结样的 T 细胞将其包围（病例 1 图 4），而 CHL 的 B 细胞是单克隆的（病例 1 图 5）。本例 B 淋巴瘤克隆性基因重排检查结果为阴性，支持 RS 样细胞为寡克隆而非单克隆性。

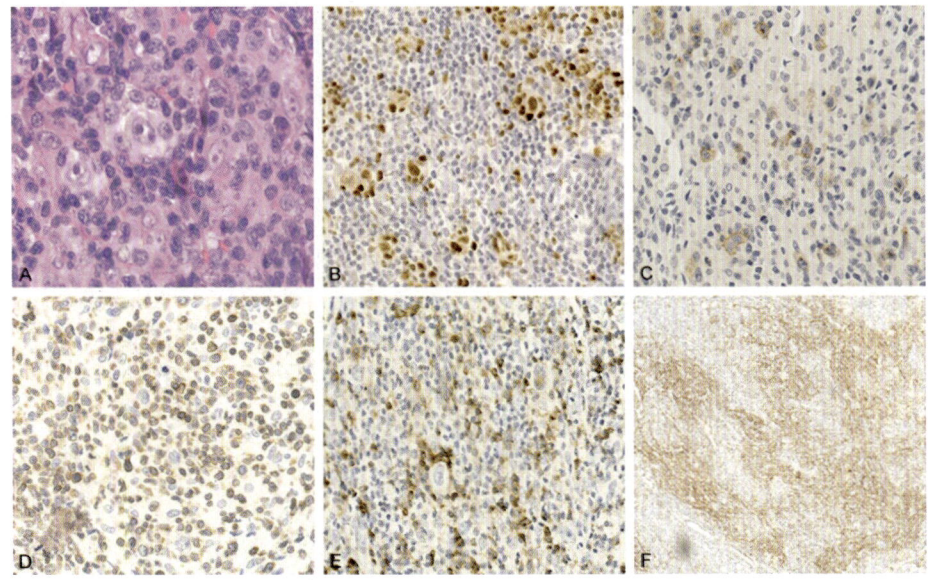

病例1图4　来源于AITL伴RS样细胞的患者

注：A：RS 样细胞胞质淡染，核为单分裂型，核仁染色为嗜酸性；B：MUM-1 免疫标记突显了 RS 样细胞周围的玫瑰花结样细胞；C：RS 样细胞 CD30 免疫标记阳性；D：肿瘤 T 细胞 CD3 免疫标记阳性；E：肿瘤 T 细胞 CD10 免疫标记阳性；F：CD21 免疫标记显示了不规则排列的滤泡树突细胞网。

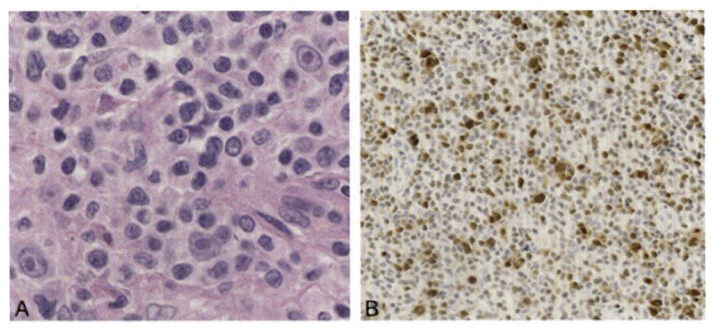

病例1图5　来源于CHL患者

注：A：HRS 细胞（即霍奇金细胞）；B：RS 细胞的核仁 MUM-1 阳性，但缺乏周围玫瑰花结样细胞群。

注：引自：Huang W, et al. MUM-1 expression differentiates AITL with HRS-like cells from cHL. Int J Clin Exp Pathol, 2015, 8 (9): 11372-11378.

该患者2019年4月的颈部淋巴结活检免疫组化报告（病例1图6）显示肿瘤细胞：CD3（+），CD5（+），CD4（+），Bcl-6（部分+），CD10（+），PD-1（+），Ki67（约85%+），CD8（-），Cyclin D1（-）；RS样大细胞：Pax-5（+），CD79α（弱+），CD30（+），CD15（少数+），CD20（个别+），MUM-1（+）；滤泡树突网：CD21（+），CD23（+）；EBV原位杂交：EBER（-）。在下面CD10标记阳性的图里，也有肿瘤T细胞呈玫瑰花环样包绕RS样细胞的表现，CD21阳性的滤泡树突细胞网也显示出与文献相似的排布规律。

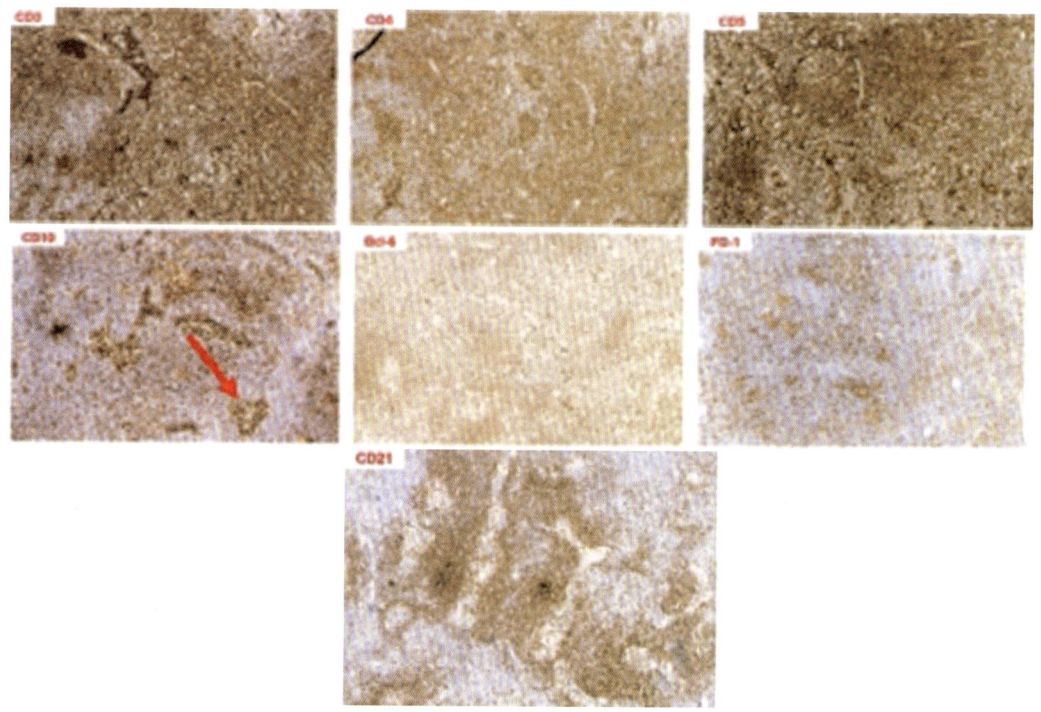

病例1图6 该患者2019年4月颈部淋巴结活检免疫组化结果

另外，Huang W等人通过比较12例AITL伴RS样细胞患者和24例CHL患者的免疫组化结果发现，12例AITL患者的RS样细胞和肿瘤T细胞均表现为MUM-1阳性，24例CHL患者中HRS细胞全部呈MUM-1阳性，但其中只有1例的背景T细胞（4.2%）出现MUM-1阳性，且呈玫瑰花结样排列（病例1表2）。这提示我们或许可借助MUM-1的表达来对两者进行鉴别。本患者肿瘤细胞和RS样大细胞MUM-1表达均为阳性，支持AITL伴RS样细胞而并非AITL合并HD的组合淋巴瘤。

病例1表2　MUM-1在AITL伴RS样细胞患者和CHL患者中的表达

MUM1 protein expression in paraffin section of AITL with HRS-like cells and cHL

Lymphoma type	MUM1 expression
AITL with HRS-like cells	
HRS-like cells	12/12 (100%)
Neoplastic T-cells	12/12 (100%)
Classical hodgkin lymphoma	
HRS cells	24/24 (100%)
The background T cells	1/24 (4.2%)

注：引自：Huang W, et al. MUM-1 expression differentiates AITL with HRS-like cells from CHL. Int J Clin Exp Pathol, 2015, 8 (9): 11372-11378.

　　Alina Nicolae等人在2013年报道了57例伴有RS样细胞的PTCL患者（AITL占32例），其中52例患者的RS样细胞呈EBER阳性，5例患者的RS样细胞呈EBER阴性。受到EB病毒感染的B细胞通过抗原递呈作用活化辅助性T细胞，使CXCL13高表达；而CXCL13的高表达又进一步活化B细胞，如此形成一个免疫刺激循环，使RS样B细胞大量克隆、增生，而在EBV阴性的患者中出现RS样B细胞的扩增，其可能的机制是受到了免疫微环境的刺激驱动。CD4+、PD1+的肿瘤T细胞以玫瑰花结样的排列方式把这些RS样的B细胞环绕起来。TFH在依赖T细胞的B细胞应答中扮演着重要的作用，促进了免疫应答中B细胞的增殖，再加上PD-1和配体PD-L1作用，帮助维持免疫抑制的微环境。T细胞将这些B细胞克隆环绕起来，就像是形成了一个免疫屏障，使其易于逃脱免疫监视，从而进行扩增，进而导致了RS样细胞的出现。RS样细胞往往表现为一种暂时存在的现象。在疾病后期，T细胞的异型性会更加明显，RS样细胞的数量逐步减少，因此大多数患者最终并未在临床上进展为CHL。

　　以上这些证据都表明了AITL中形态类似RS样的细胞是B细胞来源的非肿瘤细胞，真正的肿瘤细胞是形态小而不规则的T细胞。因此，本案例患者最终诊断为血管免疫母细胞性T细胞淋巴瘤伴有RS样细胞，而非AITL合并CHL的组合淋巴瘤。

　　3. AITL有何分子生物学特点？与其发病机制之间有何关系？

　　75%～90%的AITL患者存在T细胞受体基因重排，高达25%的患者存在免疫球蛋白重链基因重排。NCCN指南（2020.V1）列出了常见于AITL的基因突变类型：Ten-eleven translocation 2（*TET2*）、Isocitrate dehydrogenase 1（*IDH1*）、Isocitrate dehydrogenase 2（*IDH2*）、DNA-methyltransferase 3A（*DNMT3A*）和Ras homolog family member A（*RHOA*），有助于鉴别AITL和其他PTCL。病例1表3是2018年Kota Fukumoto等人统计的AITL各类基因突变的出现频率。

病例1表3　AITL各类基因突变的出现频率

Recurrent gene mutations in AITL

	Frequencies (%)	References
RAS superfamily		
RHOA	50-70	10-12
Epigenetic regulators		
TET2	47-83	10,13
DNMT3A	20-30	10,11,14
IDH2	20-45	10,15
TCR signaling pathway		
PLCγ	14	16
CD28	9-11	16,17
FYN	3-4	11,16
VAV1	5	16

AITL, angioimmunoblastic T-cell lymphoma; DNMT3A, DNA methyltransferase 3 alpha; FYN, FYN protooncogene, Src family tyrosine kinase; IDH2, isocitrate dehydrogenase 2, mitochondrial; PLCγ, phospholipase C gamma 1; RHOA, ras homolog gene family, member A; TCR, T-cell receptor; TET2, tet methylcytosine dioxygenase 2; VAV1, vav guanine nucleotide exchange factor 1.

注：引自：Kota Fukumoto, Tran B.Nguyen, Shigeru Chiba, Mamiko Sakata-Yanagimoto.Review of the biologic and clinical significance of genetic mutations in angioimmunoblastic T-cell lymphoma. Cancer Sci, 2018, 109（3）：490-496.

TET2、*DNMT3A* 和 *IDH2* 是与表观遗传修饰相关的基因，它们所编码的蛋白参与DNA 甲基化表观遗传调控。

TET2 基因突变存在于 47%～83% 的 AITL 患者中。*TET2* 基因编码一种甲基胞嘧啶双加氧酶，催化 5- 甲基胞嘧啶（5-methylcytosine, 5-mC）转化为 5- 羟甲基胞嘧啶（5-hydroxymethylcytosine, 5-hmC）、5- 氟胞嘧啶（5-formylcytosine, 5-fC）和 5- 羧基胞嘧啶（5-Carboxylcytosine, 5-CaC），可以调控主/被动去甲基化过程。*TET2* 突变往往是多发性、杂合性的，大多数突变为 C 末端双加氧酶结构域的错义突变和 N 末端区域的无义或移码突变，导致 *TET2* 氧化活性区破坏或 *TET2* 截短、功能缺失。它的缺失突变会促进 DNA 甲基化（突变有负向效果）。在很多血液系统恶性肿瘤中都能发现这一突变。超过一半的 AITL 病例存在多种 *TET2* 突变类型，而髓样恶性肿瘤病例中一般只能找到一种突变类型，这提示在 AITL 中 *TET2* 的功能抑制程度要比髓样肿瘤更高。*TET2* 突变一般伴有其他突变，即 "二次打击"，常见的突变包括 RHOA、IDH2 等。

DNMT3A 突变存在于 20%～30% AITL 患者中，突变一般位于 p.R882 位点。*DNMT3A* 基因编码一种 DNA 甲基转移酶，介导从头甲基化。它的功能缺失性突变会加剧 DNA 去甲基化过程（与 TET2 相反）。虽然两者的表观遗传效应相反，但 *DNMT3A* 和 *TET2* 突变常同时出现（病例1表4），它们如何协同/竞争调节 DNA 甲基化的机

制尚未完全阐明。也有研究者发现，AITL 患者的 B 细胞常含有与肿瘤 T 细胞相同的 TET2 和（或）DNMT3A 突变，这说明 AITL 的突变可能源于造血干细胞，而非外周 T 细胞突变。

IDH2 突变存在于 20%～45% 的 AITL 患者中，但在其他 TFH PTCL 中却并不多见，所以可能更具有疾病特异性。在 *AITL* 中 *IDH2* 突变几乎都发生在 p.R172 位点，且亦经常与 *TET2* 突变共现。*IDH2* 编码线粒体异柠檬酸脱氢酶，其突变导致酶失活及 2-羟基戊二酸的非正常积累，进而引起组蛋白和 DNA 甲基化的改变，促进肿瘤发生。

不同于以上三种基因的表观遗传修饰功能，*RHOA* 基因在信号转导级联通路中发挥作用。*RHOA* 基因编码 Rho 小 GTP 酶家族的一个成员，它是一种结合 GTP 的小分子蛋白。这种蛋白在肿瘤组织高表达，它的酶活性通过信号通路参与和调节细胞骨架的重排，调节细胞的形态、附着和运动，进而诱导细胞癌变及肿瘤细胞增殖、转移。这种突变存在于 50%～70% 的 AITL 患者中，常与 *IDH2* 突变共现（病例 1 表 4），且主要是在第 17 位残基发生由缬氨酸取代甘氨酸的点突变。已有研究证明 *RHOA G17V* 的表达和 *TET2* 的丢失可导致小鼠 AITL 的发生。造血干细胞首先获得 *TET2* 突变，然后在 *RHOA G17V* 突变体的表达指导下，诱导细胞因子 IL-4、IL-6、IL-21 和 IL-10 的产生，TCR 信号通路的过度激活，最终导致 TFH 细胞异常增殖。*RHOA G17V* 在 CD_4^+ T 细胞中的表达还可诱导 TFH 细胞的特异性、诱导性共刺激因子（ICOS）上调，支持 ICOS 信号在 TFH 细胞转化中的驱动作用。

病例 1 表 4　四种常见基因突变的共现频率

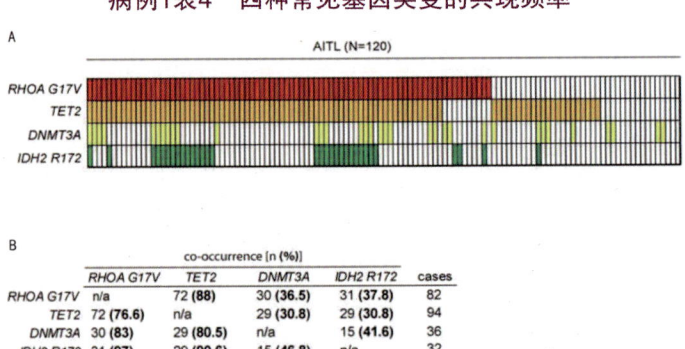

注：引自：Cortes JR, Palomero T. The curious origins of angioimmunoblastic T-cell lymphoma. Curr Opin Hematol, 2016, 23 (4): 434-443.

AITL 的发生可能还与组成 TCR 信号通路的 FYN 和 CD28 发生突变有关，但相对少见。FYN 基因编码一种酪氨酸激酶，它和同属 SRC 家族的 LCK 激酶共同刺激 TCR，促进 T 细胞活化。对于 AITL，FYN 突变可破坏 FYN SH2 结构域和 C-端 FYN Tyr531 之间的相互抑制作用，导致酪氨酸激酶信号传导增强。CD28 突变影响的是 D124 和

T195区域，通过增强配体-受体相互作用来增强信号传导。

目前学界对AITL的发生机制有着较为一致的认识：AITL的发生是多步骤过程，表观遗传调节因子和信号传导通路的异常共同导致了TFH细胞的恶性转化，从而导致AITL的发生（病例1图7、病例1图8）。在血细胞分化的早期，TET2和DNMT3A发生功能缺失型突变，诱导造血干细胞形成癌前细胞。TFH细胞的分化是由CD_4^+幼稚T细胞和树突状细胞的交互作用形成的，树突状细胞递呈于T细胞，刺激IL6、IL21、IL12，促进STAT3/STAT4的活化，然后分化完成。由于ICOS的活化，BCL6和CXCR5表达上调，迁徙至B细胞附近，帮助形成生发中心，产生浆细胞和记忆B细胞。但此时细胞又获得了RHOA、IDH2突变，加之B细胞的抗原递呈作用以及TCR通路可能存在的FYN和CD28突变，使得具有TFH表型的T细胞在炎性微环境下发生恶性增殖，导致了AITL的发生。这种机制不仅体现在AITL中，也在其他TFH来源的PTCL得到印证。

本例患者的T细胞淋巴瘤41基因NGS检测提示TET2：Q1553X、IDH2：R172K、RHOA：G17X、RHOA：G17V基因位点发生突变。该患者TET2突变同时伴有IDH2和RHOA突变，具备二次"打击"条件，且存在RHOA：G17X、RHOA：G17V两种突变形式，更提示不良预后。

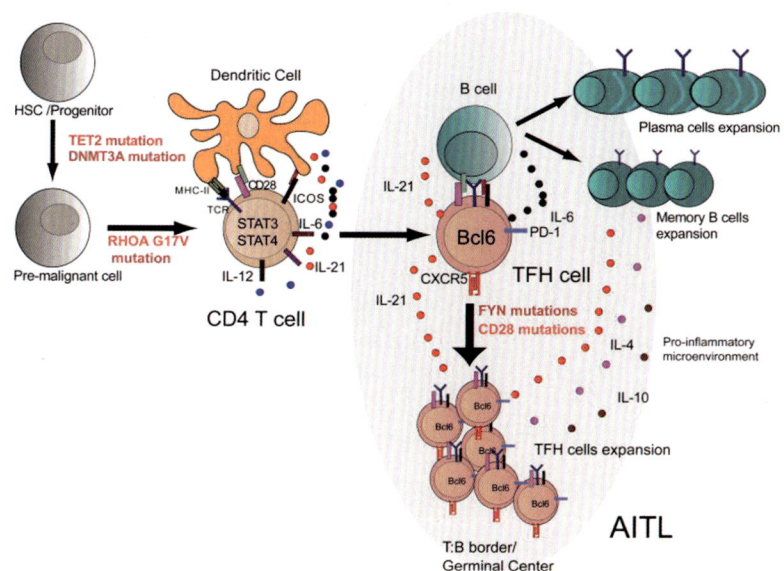

病例1图7　TFH细胞发生恶变的机制

注：引自：Cortes JR, Palomero T.The curious origins of angioimmunoblastic T-cell lymphoma[J].Curr Opin Hematol, 2016, 23 (4): 434-443.

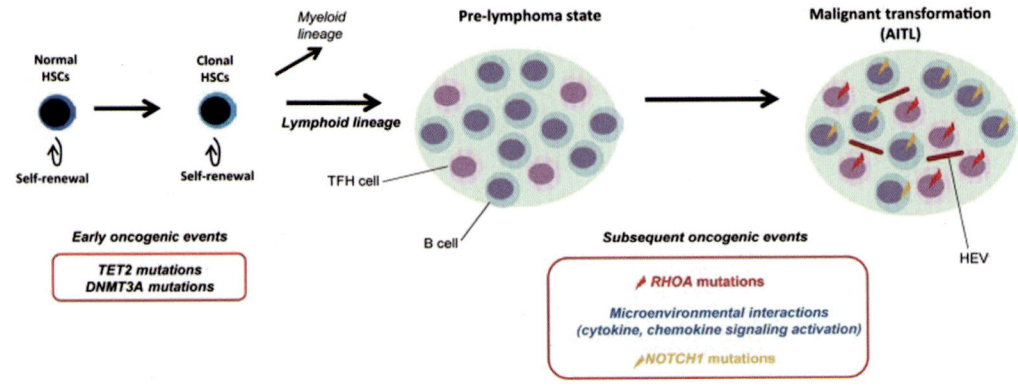

病例1图8　形成AITL的多步骤过程

注：引自：Fujisawa M, et al.Recent Progress in the Understanding of Angioimmuno-blastic T-cell Lymphoma.J Clin Exp Hematop，2017，57(3)：109-119.

4．AITL（伴 RS 样细胞）的治疗及预后

（1）治疗：AITL 的治疗手段包括传统化疗、表观遗传学药物、免疫调节剂、造血干细胞移植以及其他新药尝试。

对于 AITL，目前尚无标准的治疗方案。常规的一线方案是以蒽环类药物为基础的 CHOP 或者 CHOP 样化疗方案，但疗效不甚理想。Vose 等（2008）、Schmitz 等（2010）和 Simon 等（2010）团队分别报道了 CHOP 方案的 OS 率和 PFS 率，分别为 30%～45% 和 20%～30%，并且发现 IPI 评分低的患者疗效更好。Schmitz 和 Ellin 两个研究团队发现，年轻患者采用 CHOEP 方案可比 CHOP 方案获得更高的 EFS 率和 PFS 率，因此在年轻患者中可能 CHOEP 是更好的选择。但对老年患者来说，CHOP 依然是最传统、最稳妥的选择，EFS 率（41%～48%）和 OS 率（43% 左右）都比较高（病例1表5）。

Norbert Schmitz 等人综述了近年来 PTCL（主要是 TFH PTCL）的治疗进展，总结出适用于 TFH PTCL 的治疗路径（病例1图9）。在大多数 PTCL 患者中，传统化疗不能诱导长期缓解。因此患者（特别是年轻患者）在 4～6 疗程化疗达到完全缓解后，推荐进行自体 / 异体干细胞移植作为巩固治疗。

其包括 AITL 在内的 T 细胞淋巴瘤的发生机制与表观遗传调控异常密切相关，因此表观遗传调控已成为 PTCL 靶向治疗的重要组成部分。

组蛋白去乙酰化酶抑制剂（histone deacetylase inhibitor，HDACi）是广泛用于临床的表观遗传药物。有三种 HDACis 已获得 FDA 批准应用于 T 细胞淋巴瘤治疗：罗米地辛（romidepsin）、伏立诺他（vorinostat）和贝利司他（belinostat）。而西达本胺作为一种新型的亚型选择性 HDACi，已于 2014 年被中国批准治疗复发或难治性 PTCL。HDACi 的反应率取决于药物本身和淋巴瘤的病理亚型。一项研究

病例1表5　PTCL一线疗法的疗效

Results of conventional first-line therapy for PTCL.

Reference	Regimen	Patients (n)	Median age (years)	PTCL-NOS or AITL (%)	IPI high or high/intermediate (%)	EFS (%)	OS (%)
Simon et al (2010)	CHOP	45	51	82	41	41 @ 2 years	n.r.
	VIP-rABV	43				45 @ 2 years	n.r.
Kim et al (2006)	CHOP-EG	26	58	62	42	50 @ 1 year	70 @ 1 year
Mahadevan et al (2013)	PEGS	33	60	64	42	14 @ 2 years (26 first-line patients)	36 @ 2 years (26 first-line patients)
Advani et al (2016)	CEOP-P	33	62	88	46	39 @ 2 years (PFS)	60 @ 2 years
Escalon et al (2005)	CHOP	24	60	63	29	n.r.	43 @ 3 years
	Intense	52		75	40	n.r.	49 @ 3 years
Schmitz et al (2010)	CHOP	29	18–60	n.r. (ALK + ALCL excluded)	n.r.	48 @ 3 years	n.r.
	CHOEP	69				61 @ 3 years	n.r.

ALK + ALCL, ALK-positive anaplastic large cell lymphoma; CEOP-P, cyclophosphamide, etoposide, vincristine, prednisone, pralatrexate; CHOEP, CHOP with etoposide; CHOP intense, hyperCHOP (CHOP with increased doses of cyclophosphamide and doxorubicin), ASHAP (doxorubicin, methylprednisolone, cytosine-arabinoside, cisplatin), MINE (mesna, ifosfamide, mitoxantrone, etoposide) or Hyper-CVAD (cyclophosphamide, mesna, doxorubicin, vincristine, dexamethasone with higher doses of cyclophosphamide, doxorubicin, vincristine); CHOP-EG, CHOP with etoposide, gemcitabine; CHOP, cyclophosphamide, doxorubicin, vincristine, and prednisone; EFS, event-free survival; IPI, International Prognostic Index; n.r., not reported; OS, overall survival; PEGS, cisplatin, etoposide, gemcitabine, methylprednisolone; PFS, progression-free survival; PTCL-NOS, peripheral T-cell lymphoma, not otherwise specified; VIP-rABV, etoposide, ifosfamide, cisplatin alternating with doxorubicin, bleomycin, vinblastine, dacarbazine.

注：引自：Schmitz N, de Leval L. How I manage peripheral T-cell lymphoma, not otherwise specified and angioimmunoblastic T-cell lymphoma: current practice and a glimpse into the future. Br J Haematol, 2017, 176 (6): 851-866.

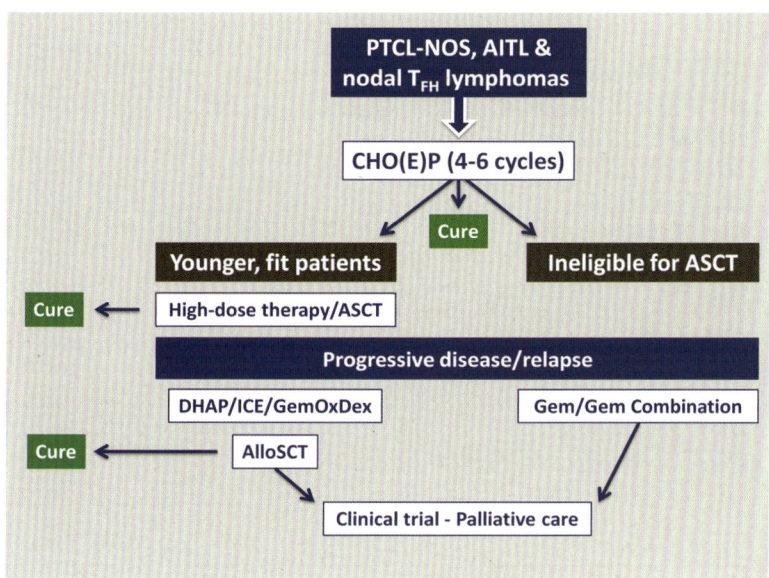

病例1图9　TFH PTCL的治疗路径

注：引自：Schmitz N, de Leval L. How I manage peripheral T-cell lymphoma, not otherwise specified and angioimmunoblastic T-cell lymphoma: current practice and a glimpse into the future. Br J Haematol, 2017, 176 (6): 851-866.

采用罗米地辛挽救性治疗复发/难治AITL患者，ORR为33%（9/27）。另一项西达本胺单药治疗复发/难治PTCL患者的研究显示，西达本胺对AITL这一病理类型的应答率最高，ORR达50%，CRR达40%。贝利司他更适用于基线血小板计数减少（＜

100×10^9/L）的患者。HDACi的常见副作用包括血小板减少（80%～90%）、疲劳（30%～50%）和胃肠道毒性反应（40%～60%），还有研究在探索HDACi联合化疗会否比单用化疗效果更好。一项在初治PTCL患者中比较CHOP方案与罗米地辛＋CHOP方案的Ⅲ期临床研究（NCT01796002）正在进行中。

DNA甲基转移酶抑制剂（DNA methyltransferase inhibitors, DNMTi）也是一种表观遗传调节药物。核苷酸抑制剂5-阿扎胞苷（5-azacytidine）、地西他滨（5-aza-2'-deoxycytidine, decitabine）能够通过结合DNA、降解DNMT1来阻断甲基化过程。这类药物现已广泛用于骨髓增生异常综合征、急性髓细胞白血病的治疗。因AITL常见 *TET2* 突变，且 *TET2* 突变与疾病晚期、血小板减少、国际预后指数高和无进展生存期较短有关，推测去甲基化药物在AITL的治疗中可能具有潜在价值。一项针对12名AITL患者的5-阿扎胞苷治疗试验获得了75%的ORR，其中CR率50%（6/12），PR率25%（3/12），提示伴 *TET2* 突变的AITL患者可能对阿扎胞苷治疗有效（病例1图10）。另有研究报道，合并EBV感染和 *TET2* 突变的AITL患者对阿扎胞苷治疗反应较好。

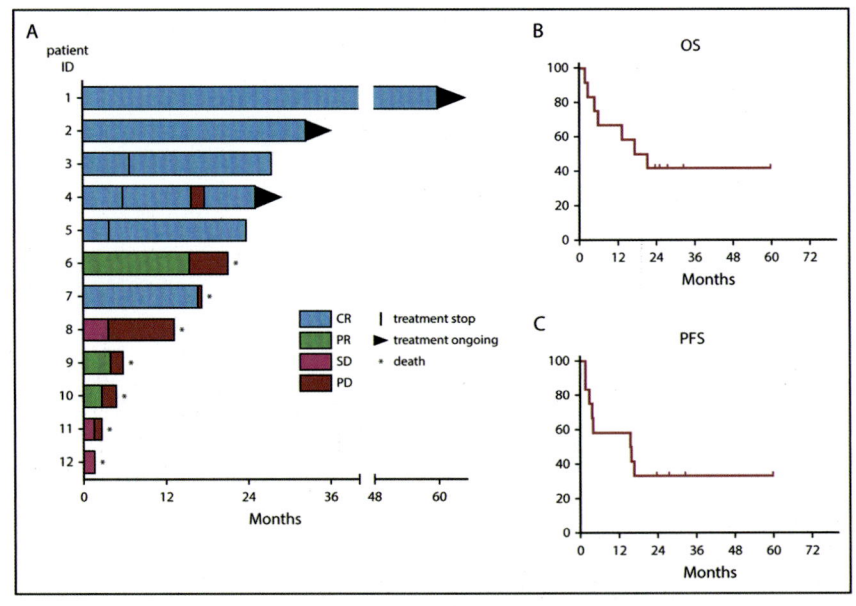

病例1图10　阿扎胞苷治疗的AITL患者预后

注：引自：Lemonnier F, et al. Treatment with 5-azacytidine induces a sustained response in patients with angioimmunoblastic T-cell lymphoma[J]. Blood, 2018, 132（21）：2305-2309.

DNA的高度甲基化和组蛋白的低乙酰化水平都能导致染色质静默，从而抑制特定基因的表达。单用DNMTi或HDACi时，高剂量的药物可能产生很强的毒副反应，再加之这两类药物在减少剂量后依然能保有它们的染色质调节活性，故DNMTi

和HDACi的联合使用或成为一条低毒、高效的治疗途径。2019年的一项Ⅰ期临床试验（NCT01998035）显示了在T细胞淋巴瘤患者中联合使用罗米地辛和5-阿扎胞苷的有效性，ORR达73%，CRR达55%。病例1表6汇总了几种新药的Ⅱ期临床试验结果。

病例1表6　新药Ⅱ期临床试验结果

Results of phase II studies using new drugs.

Reference	Regimen	Patients (n)	Median age (years)	PTCL-NOS orAITL (%)	IPI high or high/intermediate (%)	PFS (median)	OS (median)
Coiffier et al (2012)	Romidepsin	130	61	74	76 (≥2)	4 months	NR
O'Connor et al (2015)	Belinostat	120	64	83		1·6 months	7·9 months
Horwitz et al (2014a)	Brentuximab Vedotin	35*	64	100	NR	2·6 months	NR
Ogura et al (2014)	Mogamulizumab	37	67	96	NR	2·0 months	14·2 months
Barr et al (2015)	Alisertib	37	62	59	NR	3·0 months	8·0 months
Toumishey et al (2015)	Lenalidomide	39	65	59	NR	4·0 months	12·0 months
Ribrag et al (2013)	Plitidepsin	34	58	59	NR	1·6 months	10·2 months

IPI, International Prognostic Index; NR, not reported; OS, overall survival; PFS, progression-free survival; PTCL-NOS, peripheral T-cell lymphoma, not otherwise specified.
*patients with any CD30 expression detectable by immunohistochemistry were eligible.

注：引自：Schmitz N, de Leval L.How I manage peripheral T-cell lymphoma, not otherwise specified and angioimmunoblastic T-cell lymphoma: current practice and a glimpse into the future.Br J Haematol, 2017, 176 (6): 851-866.

可以看出2015年Toumishey的来那度胺临床试验中，中位PFS和OS时间相对最长。Toumishey等人选取的是复发难治（而非初治）的各种类型的T细胞淋巴瘤患者（$N=39$），采用的是来那度胺单药治疗（而非联合化疗），与本案例患者的情况并不完全相同。其试验结果显示，T细胞淋巴瘤患者（$N=39$）的ORR为26%，而AITL患者（$N=9$）的ORR（%）为33%（病例1表7）。

病例1表7　来那度胺在各类T细胞淋巴瘤中的疗效

Response of Patients Receiving Lenalidomide Treatment by Histology (N=39)

Histology	No.	CR	PR	SD	PD	NA	ORR, %
Anaplastic large cell lymphoma	10	0	1	2	4	3	10
Angioimmunoblastic TCL	9	1	2	2	1	3	33
Enteropathy-type TCL	2	0	0	0	0	2	0
Hepatosplenic TCL	2	0	0	1	0	1	0
PTCL unspecified	14	2	4	3	4	1	43
Lymphoblastic	2	0	0	1	1	0	0
All histologic subtypes	39	3	7	9	10	10	26

Abbreviations: CR, complete response; NA, not available; ORR, overall response rate; PD, progressive disease; PR, partial response; PTCL, peripheral T-cell lymphomas; SD, stable disease; TCL, T-cell lymphomas.

注：引自：Toumishey E, et al.Final report of a phase 2 clinical trial of lenalidomide monotherapy for patients with T-cell lymphoma.Cancer, 2015, 121 (5): 716-723.

来那度胺（lenalidomide）是一种人工合成的谷氨酸衍生物，是已投入临床使用的免疫调节药物。它通过抑制血管内皮生长因子来抑制营养肿瘤血管的生成，具有抗血管生成和免疫调节的作用；也可直接抑制肿瘤细胞增生，具有抗肿瘤活性。

虽然单药治疗效果不算特别突出,但可能对 AITL 的治疗具有独特效果,将其与传统化疗方案相结合治疗 AITL 或可成为一种选择。

(2)预后:AITL 的总体预后不太乐观,5 年 OS 率只有 33% 左右(病例 1 图 11)。AITL 患者的临床预后与很多因素有关。21 世纪以来的几项研究给出了多样结论:Mourad 等人认为男性、纵隔淋巴结肿大和贫血影响 OS;Tokunaga 等人认为高龄、高 WBC 和 IgA、贫血、血小板减少、结外累及数目都是 OS 不良预后因素;Federico 与 Tokunaga 团队有相似结论,指出年龄、结外累及数量、是否有 B 症状和血小板减少是 OS 的不良预后因子。

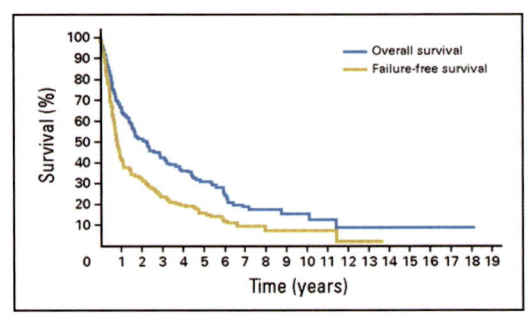

病例1图11　243名AITL患者的总生存曲线(OS)和无失败生存(FFS)

注:引自:Massimo Federico et al.Clinicopathologic Characteristics of Angioimmunoblastic T-Cell Lymphoma: Analysis of the International Peripheral T-Cell Lymphoma. J Clin Oncol, 2013, 31 (2): 240-246.

2015 年,Kameoka Y 等人对 56 名 AITL 患者进行了针对 OS 和 PFS 预后的单因素和多因素分析,筛选出了可能具有临床预后价值的因素(病例 1 表 8)。单因素分析显示,年龄、发热、PS 状态、血红蛋白和血清白蛋白水平与 OS 相关,而血清 LDH 和 IL-2R 水平可能与 PFS 相关。多因素分析显示,低白蛋白血症、高 LDH 和高 IL-2R 可能与不良预后具有更强的相关性。

日本学者针对 30 例伴有 RS 样细胞的 PTCL 患者进行了研究,发现无论患者的 RS 样细胞是 EBER 阳性还是阴性,其临床特征(除性别一项)、实验室检查结果(WBC、Hb、LDH、sIL-2R 等)和疗效(CR 率、OS、PFS)均无显著区别(病例 1 表 9)。在 OS 和 PFS 方面,似乎 EBER(-)的患者要更好一点(病例 1 图 12),但也没有明显的统计学差异。

病例1表8　56名AITL患者的预后因素分析

Prognostic factors for OS and PFS

Variables		OS						PFS					
		Univariate analysis			Multivariate analysis			Univariate analysis			Multivariate analysis		
		HR	95 % CI	P	HR	95 % CI	P	HR	95 % CI	P	HR	95 % CI	P
Sex	Female	0.501	0.198–1.265	0.136				1.005	0519–1.945	0.989			
Age	>60	5.296	1.240–22.615	0.019	2.517	0.570–11.112	0.223	1.655	0.780–3.513	0.190			
Hepatomegaly	+	0.657	0.272–1.586	0.346				0.720	0.361–1.435	0.350			
Splenomegaly	+	0.677	0.303–1.510	0.333				0.699	0.369–1.327	0.273			
Effusion/ascites	+	1.546	0.686–3.484	0.288				1.384	0.720–2.662	0.330			
Bone marrow	+	1.492	0.649–3.426	0.347				0.931	0.459–1.889	0.842			
Mediastinum	+	0.888	0.380–2.075	0.783				1.068	0.551–2.070	0.844			
Body weight loss	+	1.420	0.585–3.448	0.436				1.437	0.703–2.939	0.321			
Fever	+	2.965	1.174–7.484	0.016	1.343	0.449–4.016	0.598	1.677	0.867–3.244	0.124			
Night sweat	+	0.809	0.276–2.372	0.699				0.903	0.373–2.186	0.821			
Stage	III to IV	0.969	0.131–7.188	0.976				1.533	0.210–11.211	0.674			
Performance status	≥ 2	4.228	1.737–10.293	0.001	2.024	0.699–5.865	0.194	1.735	0.911–3.307	0.094	1.433	0.625–3.285	0.395
Anemia	Presence[a]	2.906	1.078–7.830	0.027	1.929	0.678–5.478	0.218	1.501	0.754–2.988	0.247			
Platelet count	<150 × 10⁹/L	1.616	0.689–3.788	0.265				1.360	0.672–2.750	0.392			
Eosinophil count	>5 × 10⁹/L	1.607	0.633–4.080	0.313				1.428	0.622–3.281	0.401			
Serum LDH level	>UNL	2.999	0.703–12.793	0.099	6.587	0.576–57.424	0.088	2.927	1.009–8.486	0.048	7.161	1.407–36.451	0.018
Total protein level	<7.0 g/dl	0.860	0.376–1.965	0.721				1.336	0.692–2.581	0.388			
Serum albumin level	<3.5 g/dl	3.772	1.590–8.945	0.001	2.953	1.090–8.001	0.033	1.787	0.915–3.490	0.089	2.054	0.891–4.738	0.091
sIL2R level	>530 U/ml	1.581	0.691–3.618	0.273				2.400	1.197–4.813	0.014	2.478	1.121–5.479	0.025
EBER-ISH	positive	0.952	0.332–2.727	0.927				0.652	0.285–1.490	0.310			
IgG level	>1600 mg/dL	1.315	0.497–3.481	0.692				0.844	0.425–1.674	0.627			
IgA level	>350 mg/dL	0.862	0.350–2.213	0.746				0.749	0.372–1.509	0.419			
IgM level	>250 mg/dL	0.997	0.392–2.538	0.995				0.937	0.451–1.950	0.862			

OS overall survival, PFS progression-free survival, HR hazard ratio, CI confidence interval, LDH lactate dehydrogenase, ULN upper limit of normal, sIL2R soluble IL-2 receptor, EBER-ISH Epstein–Barr virus-encoded small RNA by in situ hybridization

[a] Anemia was defined as a hemoglobin level <130 g/L for men and <110 g/L for women

注：引自：Kameoka Y, et al. Analysis of clinical characteristics and prognostic factors for angioimmunoblastic T-cell lymphoma. Int J Hematol, 2015, 101 (6): 536-542.

病例1表9　EBER（+）或EBER（-）患者的临床特征和疗效比较

Variable	EBER-positive HRS-like Cells (n = 20)	EBER-negative HRS-like Cells (n = 10)	P value
Age (y), median (range)	77 (39-91)	76 (48-87)	0.659*
Sex, Male	15/20 (75%)	3/10 (30%)	0.045
Involvement of extranodal sites >1	8/20 (40%)	1/10 (10%)	0.204
Stage III/IV	18/20 (90%)	9/10 (00%)	1.000
B-symptoms	10/20 (50%)	2/10 (20%)	0.235
Performance status >1	5/20 (25%)	2/10 (20%)	1.000
IPI (HI/H)	11/20 (55%)	5/10 (50%)	1.000
PIT (groups 3 & 4)	10/20 (50%)	5/10 (50%)	1.000
WBC > 10,000/mm³	6/20 (30%)	3/10 (30%)	1.000
Hemoglobin < 10.5 g/dL	8/20 (40%)	1/10 (10%)	0.204
Platelets < 150,000/mm³	7/20 (35%)	1/10 (10%)	0.210
Serum Albumin level < 3.5 g/dL	8/20 (40%)	3/10 (30%)	0.702
Elevated serum LDH level	7/20 (35%)	4/10 (40%)	1.000
sIL-2R > 4000 U/mL	7/18 (39%)	4/10 (40%)	1.000
CRP > 2.00 mg/dL	6/19 (32%)	4/10 (40%)	0.698
CR response	8/18 (44%)	6/10 (60%)	0.695
OS			0.235†
PFS			0.108†

Fisher's exact test.
*Mann-Whitney test.
†Log-Rank test.
CR indicates complete remission; CRP, C-reactive protein; EBV, Epstein-Barr virus; H, High; HI, High-Intermediate; HRS, Hodgkin and Reed-Sternberg; IPI, International Prognostic Index; LDH, lactate dehydrogenase; OS, overall survival; PFS, progression-free survival; PIT, Prognostic Index of T-cell Lymphoma; sIL-2R, soluble IL-2 receptor; WBC, white blood cell.

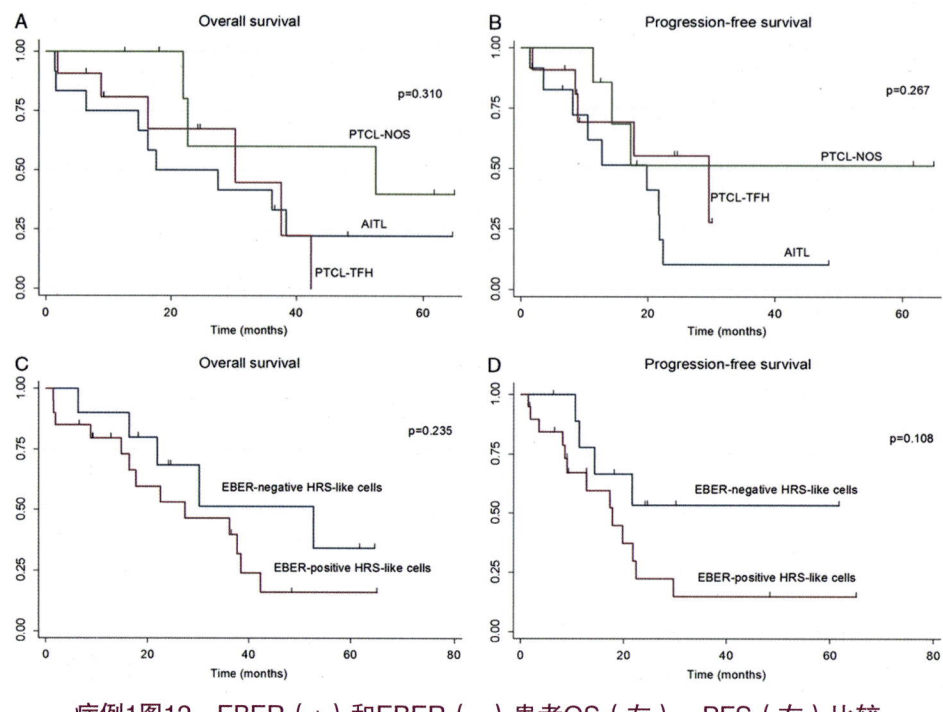

病例1图12　EBER（+）和EBER（-）患者OS（左）、PFS（右）比较

注：表9、图12引自：Eladl AE, et al.Clinicopathological Study of 30 Cases of Peripheral T-cell Lymphoma with Hodgkin and Reed-Sternberg-like B-cells from Japan[J].Am J Surg Pathol, 2017, 41（4）：506-516.

对于伴或不伴RS样细胞的AITL病例是否存在病理特征、临床表现、EBV感染状态以及治疗和预后方面的差别，文献报道和临床经验中并无太多相关证据。但可以肯定的是，伴RS样细胞的AITL的诊疗关键是尽早识别真正的肿瘤细胞。有文献报道了两例"误诊"病例：一例是65岁的男性，最终诊断是Ⅳ期的AITL，但在这之前做了2个疗程ABVD和DA-EPOCH治疗，不过在接受了自体移植后的三个月获得了无病生存。还有一例是67岁的男性，最初诊断为CHL，予以8个疗程ABVD方案，两年后复现肿大的淋巴结，遂予以两个疗程COPP和腹股沟区放疗，7年后再次复发，最终确诊为滤泡变异型外周T细胞淋巴瘤（PTCL NOS, follicular variant）。普通AITL或普通CHL的治疗和组合淋巴瘤的治疗策略是非常不同的，对于伴有RS样细胞的AITL，如何避免误诊为CHL，或漏诊了组合淋巴瘤，是提高预后的关键。

结论、治疗与随访

患者为69岁男性，反复出现淋巴结肿大，后经淋巴结穿刺活检最终诊断为血管免疫母细胞性T细胞淋巴瘤伴RS样细胞（Ann Arbor ⅣA期，IPI 3分）。本文重点讨论了AITL患者的临床和病理特征，尤其是T细胞淋巴瘤中RS样细胞的出现、EBV感染与否以及基因突变类型和疾病发生的关系。结合循证医学推荐的治疗方案和最新治疗进展，本例最终决定给予患者CHOP$^+$来那度胺方案治疗。患者在治疗过程中发生严重肺部感染，故停用蒽环类药物，改为COP$^+$来那度胺方案，中期PET-CT结果为PR（Deauville 3分）。因无法耐受原方案，患者于2020年3月3日起更换方案：阿扎胞苷100mg d1～7＋西达本胺30mg 2次/天，3次治疗后PET-CT评估结果为CR（Deauville 1分），之后西达苯胺单药维持。最近一次复查是2021年1月，截至目前情况尚可，现仍在规律随访中。

参考文献

[1]Attygalle A D, et al.Histologic evolution of angioimmunoblastic T-cell lymphoma in consecutive biopsies: clinical correlation and insights into natural history and disease progression[J].Am J Surg Pathol, 2017, 31（7）: 1077-1088.

[2]Cairns R A, et al.IDH2 mutations are frequent in angioimmunoblastic T-cell lymphoma[J].Blood, 2012, 119（8）: 1901-1903.

[3]Cortes J R, Palomero T.The curious origins of angioimmunoblastic T-cell lymphoma[J].Curr Opin Hematol, 2016, 23（4）: 434-443.

[4]Eladl A E, et al.Clinicopathological Study of 30 Cases of Peripheral T-cell Lymphoma with Hodgkin and Reed-Sternberg-like B-cells from Japan[J].Am J Surg Pathol, 2017, 41（4）: 506-516.

[5]Ellin F, et al.Real-world data on prognostic factors and treatment in peripheral T-cell lymphomas: a study from the Swedish Lymphoma Registry[J].Blood, 2014, 124（10）: 1570-1577.

[6]Federico M, et al.Clinicopathologic characteristics of angioimmunoblastic T-cell lymphoma: analysis of the international peripheral T-cell lymphoma project[J].J Clin Oncol, 2013, 31（2）: 240-246.

[7]Feller A C, et al.Clonal gene rearrangement patterns correlate with immunophenotype and clinical parameters in patients with angioimmunoblastic lymphadenopathy[J].Am J Pathol, 1988, 133（3）: 549-556.

[8]Fujisawa M, et al.Recent Progress in the Understanding of

Angioimmunoblastic T-cell Lymphoma. J Clin Exp Hematop, 2017, 57 (3): 109-119.

[9] Huang W, et al. MUM-1 expression differentiates AITL with HRS-like cells from cHL[J]. Int J Clin Exp Pathol, 2015, 8 (9): 11372-11378.

[10] Kameoka Y, et al. Analysis of clinical characteristics and prognostic factors for angioimmunoblastic T-cell lymphoma[J]. Int J Hematol, 2015, 101 (6): 536-542.

[11] Lemonnier F, et al. Recurrent TET2 mutations in peripheral T-cell lymphomas correlate with TFH-like features and adverse clinical parameters[J]. Blood, 2012, 120 (7): 1466-1469.

[12] Mourad N, et al. Clinical, biologic, and pathologic features in 157 patients with angioimmunoblastic T-cell lymphoma treated within the Groupe d'Etude des Lymphomes del'Adulte (GELA) trials[J]. Blood, 2008, 111 (9): 4463-4470.

[13] Nguyen T B, et al. Identification of cell-type-specific mutations in nodal T-cell lymphomas[J]. Blood Cancer J, 2017, 7 (1): e516.

[14] Nicolae A, et al. Peripheral T-cell lymphomas of follicular T-helper cell derivation with Hodgkin/Reed-Sternberg cells of B-cell lineage: both EBV-positive and EBV-negative variants exist[J]. Am J Surg Pathol, 2013, 37 (6): 816-826.

[15] Schmitz N, de Leval L. How I manage peripheral T-cell lymphoma, not otherwise specified and angioimmunoblastic T-cell lymphoma: current practice and a glimpse into the future[J]. Br J Haematol, 2017, 176 (6): 851-866.

[16] Schmitz N, et al. Treatment and prognosis of mature T-cell and NK-cell lymphoma: an analysis of patients with T-cell lymphoma treated in studies of the German High-Grade Non-Hodgkin Lymphoma Study Group[J]. Blood, 2010, 116 (18): 3418-3425.

[17] Schwartz F H, et al. TET2 mutations in B cells of patients affected by angioimmunoblastic T-cell lymphoma[J]. J Pathol, 2017, 242(2): 129-133.

[18] Scourzic L, et al. DNMT3A (R882H) mutant and TET2 inactivation cooperate in the deregulation of DNA methylation control to induce

lymphoid malignancies in mice[J]. Leukemia, 2016, 30 (6): 1388-1398.

[19] Simon A, et al. Upfront VIP-reinforced-ABVD (VIP-rABVD) is not superior to CHOP/21 in newly diagnosed peripheral T cell lymphoma. Results of the randomized phase III trial GOELAMS-LTP95[J]. Br J Haematol, 2010, 151 (2): 159-166.

[20] Swerdlow S H, et al. The 2016 revision of the World Health Organization classification of lymphoid neoplasms[J]. Blood, 2016, 127 (20): 2375-2390.

[21] Tokunaga T, et al. Retrospective analysis of prognostic factors for angioimmunoblastic T-cell lymphoma: a multicenter cooperative study in Japan[J]. Blood, 2012, 119 (12): 2837-2843.

[22] Toumishey E, et al. Final report of a phase 2 clinical trial of lenalidomide monotherapy for patients with T-cell lymphoma[J]. Cancer, 2015, 121 (5): 716-723.

[23] Vose J, et al. International peripheral T-cell and natural killer/T-cell lymphoma study: pathology findings and clinical outcomes[J]. J Clin Oncol, 2008, 26 (25): 4124-4130.

[24] Willenbrock K, et al. Frequent occurrence of B-cell lymphomas in angioimmunoblastic T-cell lymphoma and proliferation of Epstein-Barr virus-infected cells in early cases[J]. Br J Haematol, 2007, 138 (6): 733-739.

[25] Zaki M A, et al. Presence of B-cell clones in T-cell lymphoma[J]. Eur J Haematol, 2011, 86 (5): 412-419.

[26] Nada Ahmed, et al. Targeting epigenetic regulators in the treatment of T-cell lymphoma[J]. Expert Review of Hematology, 2020, 13: 2, 127-139.

[27] Pro B, et al. Romidepsin induces durable responses in patients with relapsed or refractory angioimmunoblastic T-cell lymphoma[J]. Hematol Oncol, 2017, 35 (4): 914-917.

[28] Shi Y, et al. Results from a multicenter, open-label, pivotal phase II study of chidamide in relapsed or refractory peripheral T-cell lymphoma[J]. Ann Oncol, 2015, 26 (8): 1766-1771.

[29] Lemonnier F, et al. Treatment with 5-azacytidine induces

a sustained response in patients with angioimmunoblastic T-cell lymphoma[J]. Blood, 2018, 132 (21): 2305-2309.

[30] O'Connor O A, et al. Oral 5-azacytidine and romidepsin exhibit marked activity in patients with PTCL: a multicenter phase 1 study[J]. Blood, 2019, 134 (17): 1395-1405.

[31] DiNardo C D, et al. Durable remissions with ivosidenib in IDH1-mutated relapsed or refractory AML[J]. N Engl J Med, 2018, 378 (25): 2386-2398.

[32] Stein EM, DiNardo C D, Pollyea D A, et al. Enasidenib in mutant IDH2 relapsed or refractory acute myeloid leukemia[J]. Blood, 2017, 130 (6): 722-731.

[33] Lemonnier F, et al. Recurrent TET2 mutations in peripheral T-cell lymphomas correlate with TFH-like features and adverse clinical parameters[J]. Blood, 2012, 120 (7): 1466-1469.

[34] Cortes J R, et al. RHOA G17V Induces T Follicular Helper Cell Specification and Promotes Lymphomagenesis[J]. Cancer Cell, 2018, 33 (2): 259-273.

[35] Zing N P C, et al. Peripheral T-Cell Lymphomas: Incorporating New Developments in Diagnostics, Prognostication, and Treatment into Clinical Practice-PART 1: PTCL-NOS, FTCL, AITL, ALCL. Oncology (Williston Park), 2018, 32 (7): e74-e82.

[36] Advani R, et al. Outcomes and Prognostic Factors in Angioimmunoblastic T cell Lymphoma: Final Report from the International T-Cell Project[J]. Blood, 2021: blood.2020010387.

[37] Ye Y, et al. Correlation of mutational landscape and survival outcome of peripheral T-cell lymphomas[J]. Exp Hematol Oncol, 2021, 10 (1): 9.

[38] Szablewski V, et al. Cutaneous localization of angioimmunoblastic T-cell lymphoma may masquerade as B-cell lymphoma or classical Hodgkin lymphoma: A histologic diagnostic pitfall[J]. J Cutan Pathol, 2019, 46(2): 102-110.

（撰写者：石子旸 黄耀慧 审阅者：程 澍）

病例2
原发性干燥综合征合并EBV阳性的弥漫大B细胞淋巴瘤

病史简介

现病史

患者，女，65岁。患者1年前（2018年8月）无明显诱因下出现发热，热峰达39℃，伴咽痛咳嗽，咳白痰，无寒战，无呕吐腹泻，外院予以退热抗感染治疗后体温可好转。病情反复，上述情况发生1~2次/月，一般3~4天症状好转，未予重视。3个月前（2019年3月）患者无明显诱因下再次出现发热，热峰40℃，无规律，伴畏寒寒战、胸闷，自觉头晕乏力，无明显咳嗽咳痰、尿频尿急等不适。2019年5月至当地医院就诊，予以左氧氟沙星等抗感染治疗，症状无好转，遂于2019年6月11月至舟山医院就诊。住院期间予以相关检查示血沉110mm/h↑，CRP 29.1mg/L↑，WBC 7.6×10^9/L，RBC 3.59×10^{12}/L，PLT 279×10^9/L，Hb 103g/L↓，RF 376U/ml↑，同时行骨髓穿刺检查无特异性表现。结合患者既往有干燥综合征病史予以甲强龙抗炎调节免疫及其他对症治疗，患者胸闷症状缓解，仍有反复发热，进一步检查CT示肠系膜多发增大淋巴结，MRI示左前上、中纵隔结节灶，考虑增大淋巴结可能。患者于2019年7月18日到我院门诊，行PET-CT提示纵隔、右侧心膈角、腹腔、腹膜后、盆腔多发淋巴结肿大伴代谢增高。2019年7月23日诊治于我院放射介入科，行CT引导下纵隔肿物穿刺，病理结果：淋巴组织增生性病变伴EBV感染，结合免疫表型，考虑为①EBV阳性的大B细胞淋巴瘤；②淋巴瘤样肉芽肿。较倾向为前者。现为进一步诊治收入我科。

发病来，患者精神一般，二便正常，稍乏力，无明显口干，近1个月内体重下降约4kg，最近10日胃纳减退较显。目前患者仍有高热，自服布洛芬口服液退热。

既往史

健康状况：患有疾病。

疾病史：干燥综合征病史20余年，平素服用强的松、羟氯喹、中药控制，目前使用羟氯喹100mg 2次/天联合强的松（早10mg、中5mg、晚10mg）口服；骨质疏松3年余，目前使用阿法骨化醇0.25μg 2次/天联合芪骨胶囊3片1次/天口服；双侧甲状腺结节4年余。否认高血压、糖尿病、冠心病等慢性疾病史。否认乙肝、结核等传染病史。预防接种史：随社会。1981年剖宫产手术，否认外伤史。否认药物食物过敏史。

个人史

生长于上海市，否认疫水疫区接触史。否认放射性物质、化学毒物接触史。无烟酒嗜好。

月经史：已绝经。

婚育史：已婚已育，配偶及孩子体健。

家族史

否认家族性肿瘤病史及类似疾病史。

入院体检

体温36.7℃，脉搏90次/分，呼吸18次/分，血压117/84mmHg。神清，查体合作，对答切题，咽部无充血，双侧扁桃体未见明显肿大。皮肤巩膜无黄染，蜘蛛痣（-），肝掌（-），无瘀点瘀斑，浅表淋巴结未及肿大。双肺呼吸音清，未闻及干湿啰音，心率90次/分，律齐，未闻及病理性杂音。腹软，无压痛、无反跳痛；肝脾肋下未及。Murphy征（-），肝肾区叩痛（-），移动性浊音（-）。双下肢静脉曲张，左侧为著，无压痛（-），NS（-）。

实验室检查

【血常规】白细胞计数5.10×10^9/L，中性粒细胞（%）68.7%，淋巴细胞（%）21.4%，单核细胞（%）8.9%，嗜酸性粒细胞（%）0.5%，嗜碱性粒细胞（%）0.5%，红细胞计数 3.20×10^{12}/L↓，血红蛋白94g/L↓，红细胞比容0.283↓，平均红细胞体积88.5fl，平均血红蛋白量29.5pg，平均血红蛋白浓度333g/L，红细胞分布宽度17.1%，血小板计数249×10^9/L，血小板平均体积8.1fl。

【生化检查】前白蛋白 163mg/L↓，丙氨酸氨基转移酶 23U/L，天门冬氨酸氨基转移酶 18U/L，碱性磷酸酶 82U/L，γ-谷氨酰基转移酶 58U/L，总胆红素 8.8μmol/L，直接胆红素 1.4μmol/L，总蛋白 59g/L↓，白蛋白 29g/L↓，胆汁酸 9.4μmol/L，尿素 5.4mmol/L，肌酐 52μmol/L↓，尿酸 222μmol/L，估算肾小球滤过率 97.3ml/（min·1.73m^2），乳酸脱氢酶 225U/L↑。

【铁代谢】血清铁 7.6μmol/L↓，铁饱和度 19.1%↓，总铁结合力 39.7μmol/L↓，血清铁蛋白 269.5ng/ml。

【免疫指标】ANA13项：抗核抗体（IFA）阳性（+），ANA主要核型均质型，主要核型强度1:160，抗双链DNA IgG（ELISA）18.3U/ml，抗RNP/Sm抗体（印迹法）阴性（-），抗Sm抗体（印迹法）阴性（-），抗SSA抗体（印迹法）阳性（++），抗Ro-52抗体（印迹法）阳性（++），抗SSB抗体（印迹法）阴性（-），抗SCL-70抗体（印迹法）阴性（-），抗Jo-1抗体（印迹法）阴性（-），抗核糖体P蛋白抗体（印迹法）阴性（-），抗心磷脂IgG抗体（ELISA）≤9.4GPL，抗心磷脂IgM抗体（ELISA）≤9.4MPL。

红细胞沉降率：97mm/h↑。

免疫球蛋白、补体：免疫球蛋白 IgG 808mg/dl，免疫球蛋白 IgA 540mg/dl↑（82～453mg/dl），免疫球蛋白 IgM 15mg/dl↓，免疫球蛋白 IgE 75.6U/ml；补体 C3 123mg/dl，补体 C4 31mg/dl。

抗链球菌溶血素"O"：71U/ml。

类风湿因子：330U/ml↑（0～20U/ml）。

C-反应蛋白：2.24mg/dl↑。

细胞因子：白介素-1 7.34pg/ml↑，白介素-2受体 1305.10U/ml↑（223～710U/ml），白介素-6 14.10pg/ml↑（＜3.4pg/ml），白介素-8 41.30pg/ml，白介素-10 17.90pg/ml↑，肿瘤坏死因子TNF 7.85pg/ml。

【病毒检查】

EB病毒抗体：EB病毒 EAIgG 19.10U/ml↑，EB病毒 EBVIgM＜10.10，EB病毒 VCAIgG 57.50U/ml↑，EB病毒 EBNAIgG 107.10U/ml↑，EB病毒 VCAIgA 阴性（-），EB病毒 RtaIgG 阴性（-）

EB病毒DNA：EB病毒 3.5×10^{4}copies/ml。

【骨髓检查】

骨髓涂片：骨髓增生活跃，粒、红、巨三系增生活跃，血小板散在或成簇可见。

骨髓基因重排：未发现 IGH FR1-JH、IGH FR2-JH、IGH DH-JH、IGK Vk-Jk、

IGK Vk-Kde+intron-Kde、TCRB Vβ-Jβ（A）、TCRB Vβ-Jβ（B）、TCRB Dβ-Jβ、TCRG Vγ1f、Vγ10-Jγ 基因重排，发现 TCRG Vγ9、Vγ11-Jγ 基因重排。

骨髓流式：CD45/SS 散点图中，R1 区域中的细胞 CD45 强表达、SS 低（疑为淋巴细胞），约占 16.7%，CD3+CD4+CD8dim，细胞约占 2.5%，以 CD3+CD4+CD8dim 细胞设门：CD2：100.1%，CD5：100.1%，CD7dim：73.4%，CD45RA：<0.1%，CD45RO：100.1%，TCRα/β：100.1%，TCRγ/δ<0.1%，CD3 81.8%，CD3+CD4+ 28.1%，CD3+CD8+ 52.9%，CD3+CD2+ 81.8%，CD3+CD5+ 80.7%，CD3+CD7+ 70.5%，CD5 81.2%，CD2 96.4%，CD7 87.3%，CD3-CD（16+56）+ 14.5%，CD19 0.3%。TCR Vβ 表达情况如下：Vβ5.3<0.10%，Vβ7.1 0.60%，Vβ3<0.10%，Vβ9 0.60%，Vβ17 0.60%，Vβ16<0.10%，Vβ18<0.10%，Vβ5.1 2.00%，Vβ20 0.30%，Vβ13.1 79.30%，Vβ13.6 0.80%，Vβ8 1.60%，Vβ5.2<0.10%，Vβ2<0.10%，Vβ12<0.10%，Vβ23<0.10%，Vβ1 1.00%，Vβ21.3 0.50%，Vβ11<0.10%，Vβ22 3.10%，Vβ14<0.10%，Vβ13.2 0.40%，Vβ4 0.80%，Vβ7.2<0.10%。其中 TCR Vβ13.1 占 79.3%，代表细胞呈克隆性增殖。

染色体培养：46，XX。

影像学检查

【PET-CT】 ①纵隔、右侧心膈角、腹腔、腹膜后、盆腔多发淋巴结肿大伴代谢增高；腹中部局部肠系膜增厚伴渗出，代谢增高；双肺弥漫性代谢增高，双肺结节伴代谢增高；T12-L1、L5-S1 代谢增高灶，考虑恶性病变（转移？血液系统恶性疾病淋巴瘤？）；②胃小弯壁稍厚，局部代谢增高；③部分回肠壁代谢增高；④左侧甲状腺高代谢灶；⑤肝右叶低密度灶，代谢不高；⑥左侧肾上腺结节伴代谢增高；⑦胆囊结石，胆囊炎；肝右叶钙化灶；子宫体后部肌瘤伴钙化；⑧左侧第 1 后肋骨皮质不连续伴骨痂形成，代谢稍高，首先考虑损伤性改变。

病理检查

纵隔穿刺活检病理："纵隔穿刺活检标本"淋巴组织增生性病变伴 EBV 感染，结合免疫表型，考虑为：①EBV 阳性的弥漫性大 B 细胞淋巴瘤；②淋巴瘤样肉芽肿。较倾向为前者。

免疫组化（病例 2 图 1）：不典型淋巴细胞：AE1/AE3(−)，CD20(+)，Pax-5(+)，CD30（部分+），CD15(−)，CD5(−)，CD3(−)，Bcl-6(−)，CD23(−)，MUM-1(+)，CD10(−)，Ki67（70%+），CD19(+)，Bcl-2（约 40%+），c-myc（约 10%+），Cyclin D1(−)，CD21(−)，CD23(−)，PD-L1(TPS＝90%)；EBV 原位杂交：EBER(+)。

肺穿刺活检病理：未见异型成分。

胃镜病理：①胃窦后壁活检标本：轻度慢性非萎缩性胃炎，HP（-）。②胃窦小弯侧活检标本：轻度慢性非萎缩性胃炎，肠化（个别+），HP（-）。③胃体中上部小弯侧活检标本：浅表黏膜慢性炎，HP（-）。

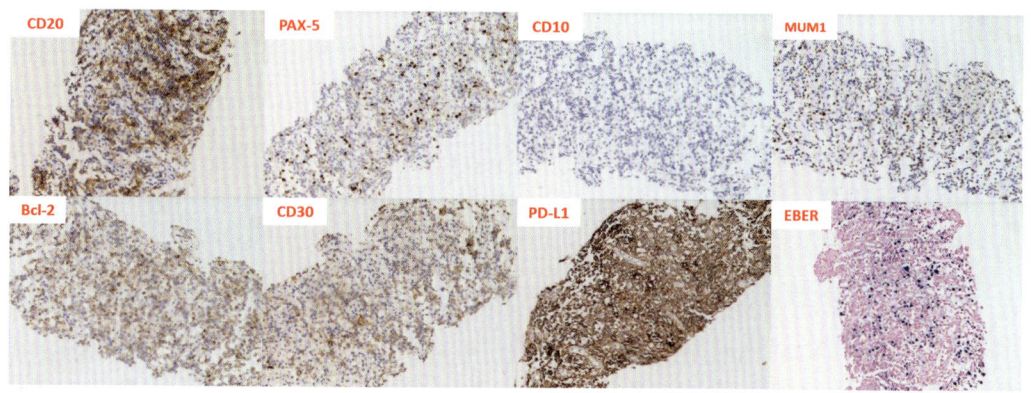

病例2图1　纵隔穿刺标本免疫组化

问题

1. 原发性干燥综合征合并淋巴瘤的发生率、有利因素和机制是什么？
2. 自身免疫性疾病对淋巴瘤的预后有何影响？
3. EBV 阳性淋巴细胞增殖性疾病包括哪些？EBV 阳性弥漫大 B 细胞淋巴瘤与淋巴瘤样肉芽肿应如何鉴别？
4. EBV 阳性 DLBCL 如何治疗，预后怎样？

讨论与分析

1. 原发性干燥综合征合并淋巴瘤的发生率、有利因素和机制是什么？

原发性干燥综合征（primary Sjögren's syndrome, pSS）是一种慢性、多系统受累的自身免疫性疾病，主要表现为眼干、口干等外分泌腺受累的症状，也可出现皮疹、肌肉疼痛、关节炎、血液系统受累等其他腺体外症状。该疾病的主要特征包括淋巴细胞浸润外分泌腺、炎性细胞因子的产生、B 淋巴细胞的活化和自身抗体的产生。实验室检查方面易出现多种自身抗体阳性，86.1% 的患者检测到抗核抗体 ANA 滴度升高，64.6% 的患者抗 SSA 抗体阳性，44.1% 的患者抗 SSB 抗体阳性，34.3% 的患者可检测到类风湿因子（rheumatoid factor, RF）水平升高。pSS

起病缓慢，是一种惰性疾病，然而大量研究表明 pSS 患者发生淋巴组织恶性增生性疾病的风险比正常人显著增高，合并淋巴瘤的风险可较正常人升高 10～44 倍 [Lupus, 2019, 28(8): 923-936.]，其中以黏膜相关淋巴组织（mucosa-associated lymphoid tissue, MALT）淋巴瘤最为常见，其次为弥漫大 B 细胞淋巴瘤（diffuse large B-cell lymphoma, DLBCL）和边缘区淋巴瘤。淋巴瘤是导致 pSS 患者的主要死因之一，与单纯 pSS 患者相比死亡风险增加 2～8 倍，是 pSS 常见的严重并发症。

瑞典的一项大规模研究评估了 1968—2010 年诊断的 14570 例 pSS 患者，其中 143 例发生了淋巴瘤 [Ann Oncol, 2014, 25（10）: 2025-2030.]，标化发病比（standardized incidence ratio, SIR）为 4.9 [95% CI（4.2～5.8）]。我国的研究数据显示，较普通人群相比，pSS 患者合并淋巴瘤的 SIR 为 48.1 [95%CI（20.7～94.8）]，提示我国 pSS 患者淋巴瘤的发病率相对较高 [Rheumatology, 2010, 49（3）: 571-577.]。最近有研究表明，罹患淋巴瘤的风险随着 pSS 病程的延长而逐渐增高，每年增加 2.2%。一项对 584 例 pSS 患者随访 30 年的研究显示，从确诊 pSS 到发生淋巴瘤的平均年限为 11 年 [引自：Medicine Baltimore, 2012, 91（1）: 1-9]。

pSS 患者发生淋巴瘤是一个以慢性抗原刺激为中心的多步骤过程（病例 2 图 2）。在生发中心（germinal center, GC）样结构中，自身免疫抗体导致上皮部位出现高浓度的免疫复合物，后者刺激自身反应性 B 淋巴细胞扩增。肿瘤坏死因子（tumor necrosis factor, TNF）家族的 B 淋巴细胞刺激因子（B cell activating factor, BAFF）是参与 B 淋巴细胞活化和刺激的关键分子，也是 pSS 发病机制的主要参与者。研究发现，pSS 合并淋巴瘤患者血清 BAFF 水平升高，且 BAFF 水平与唾液腺疾病活动评分增加以及 B 细胞克隆扩增存在相关性，pSS 患者合并淋巴瘤的风险与 BAFF 基因多态性密切相关。还有研究显示在超过 2/3 pSS 合并 MALT 淋巴瘤的患者中发现了 BAFF 受体（BAFF-R）His159Tyr 的突变，这些患者淋巴细胞数目增多，且淋巴瘤发生时间缩短。BAFF-R His159Tyr 突变可增加对 TNF 受体相关因子 2（TNF receptor associated factor 2, TRAF2）、TRAF3 和 TRAF6 的募集，从而异常激活 NF-κB 通路，进一步促进这些自身反应性 B 淋巴细胞的激活，增加淋巴瘤的发生风险。TNFα 诱导蛋白 3（TNFAIP3）是由 TNFAIP3 基因编码的 NF-κB 的负反馈调节因子。pSS 患者的唾液腺活检组织和大多数携带 TNFAIP3 突变的淋巴瘤患者的肿瘤组织中均能观察到 TNFAIP3 表达减弱或者阴性。基因突变（TNFAIP3 突变）引发的免疫调控紊乱可能进一步导致淋巴瘤的免疫逃逸。

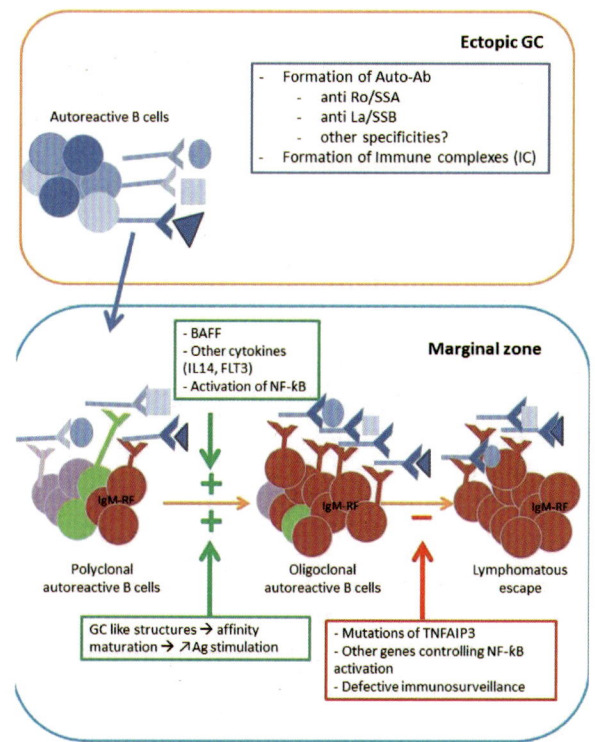

病例2图2　pSS患者合并淋巴瘤发生的机制

注：引自Nocturne G, et al. Lymphomas complicating primary Sjögren's syndrome：from autoimmunity to lymphoma.Rheumatology（Oxford），2019，5：kez052.

2．哪些因素对pSS患者发生淋巴瘤具有有利意义？

pSS患者中持续腮腺肿大、脾大和淋巴结肿大、皮肤紫癜可能增加患淋巴瘤的风险。EULAR干燥综合征疾病活动指数（ESSDAI）从全身症状、淋巴结、腺体、关节、皮肤、肺、肾、肌肉、中枢神经、外周神经、血液系统及血清学等12个方面对干燥综合征的活动状态进行评估，这一指数对预测淋巴瘤的发生也具有重要作用，疾病处于持续的中度（ESSDAI 5～14分）、高度（ESSDAI≥14分）活动是淋巴瘤发生的独立预测因素。一些血清检测指标也对淋巴瘤的发生具有预测价值，包括冷球蛋白血症、CD4淋巴细胞减少症、低补体血症以及血清或尿液中的单克隆蛋白等。还有研究提示血清CCL11和CXCL13水平增高以及血清BAFF水平增高都可与pSS合并淋巴瘤相关。值得注意的是，低补体血症不仅是淋巴瘤发生的预测因素，也是影响生存的预后因素。

Fragkioudaki等人基于临床表现和血清学指标建立了包括腮腺肿大、淋巴结病变、雷诺现象、抗 Ro/SSA 和（或）抗 La/SSB 自身抗体阳性、RF 阳性、单克隆免疫球蛋白、低 C4 水平 7 条标准在内的淋巴瘤预测体系，满足≤2 条标准的患者淋巴瘤发生率仅为 3.8%，而如果满足所有 7 条标准，淋巴瘤发生率则达到 100%。同样的，Quartuccio 等人研究了在腮腺肿大的 pSS 患者中，低补体 C4 水平、冷球蛋白血症、抗 SSB 抗体阳性和白细胞减少 4 个血清学指标对发生淋巴瘤的预测价值。全阴性或仅 1 个指标阳性对淋巴瘤发生的阴性预测值高达 90%，而当 2 个及以上指标呈阳性时，淋巴瘤的发生风险大大提高。这些指标在临床上易于检测，可作为早期判断 pSS 患者罹患淋巴瘤的预测指标，对于高风险的患者应进行密切随访。

　　pSS 患者的小唾液腺可显示局灶性淋巴细胞唾液腺炎，其特征是存在一个或多个淋巴细胞聚集灶（血管或导管周围 4mm² 的腺体组织中存在≥50 个淋巴细胞浸润），浸润灶评分（focus score，FS）用于描述 pSS 的腺体受累，FS＞3 分的患者具有患淋巴瘤高风险。多项研究指出，合并淋巴瘤的 pSS 患者的小唾液腺或腮腺中发现 GC 样结构，提示 GC 样结构的存在也可以作为淋巴瘤的预测因素。病例 2 表 1、病例 2 表 2 总结了淋巴瘤的临床、生物学、组织学和基因层面的预测因素。

病例2表1　pSS患者发生淋巴瘤的危险指标

Risk indicators for lymphoma development in SjS

Clinical, laboratory, immunological, histopathological and genetic findings associated with increased risk for the development of lymphoma.

Clinical features
- Persistent parotid gland enlargement
- Purpura
- European League Against Rheumatism Sjögren syndrome (SjS) Disease Activity Index (ESSDAI) score of ≥5

Laboratory abnormalities
- CD4+ lymphopaenia

Immunological findings
- Low complement C3 or C4 levels
- Mixed cryoglobulinaemia
- Monoclonal gammopathy of undetermined significance
- Increased lymphocyte-related cytokine levels (including B cell-activating factor, FMS-like tyrosine kinase 3 ligand, CXC-chemokine ligand 13 and CXC-chemokine ligand 11)
- Increased β2-microglobulin levels
- Presence of rheumatoid factor

Histopathological features
- Presence of germinal centres in the lymph nodes
- Focus score of >3

Genetic polymorphisms
- *TNFSF13B*
- *TNFRSF13C*
- *TNFAIP3*

引自：Brito-Zerón P, et al. Sjögren syndrome. Nat Rev Dis Primers, 2016, 2: 16047.

病例2表2　pSS患者发生淋巴瘤的危险因素

Predictive factors	References
Clinical	
Permanent swelling of SG	[22-24]
Adenopathy	[25, 26]
Purpura	[4, 26, 27]
Paraclinical	
Cryoglobulinemia	[26, 28]
Lymphopenia	[4, 29]
Low C4	[4, 26, 27, 29]
Monoclonal component	[25]
GC-like structures within SG, FS	[30, 31]

注：引自：Nocturne G, et al. Lymphomas complicating primary Sjögren's syndrome: from autoimmunity to lymphoma. Rheumatology (Oxford), 2019, 5; kez052.

本例患者具有明确干燥综合征病史，至我科就诊时查ANA抗体滴度1∶160、抗SSA抗体阳性，RF水平升高，疾病中度活动，这些是淋巴瘤发生的高危因素。由于患者以深部病灶为主，就诊时体能状况较差，不能耐受穿刺手术，未能取活检行基因检测。

3. 自身免疫性疾病对淋巴瘤的预后有何影响？

法国的一项多中心回顾性研究纳入了2503例淋巴瘤患者，其中108例（4.3%）合并自身免疫性疾病，与不合并自身免疫性疾病的淋巴瘤患者相比，合并自身免疫性疾病者预后较差（病例2图3）。单独分析B细胞淋巴瘤与T细胞淋巴瘤患者群体中自身免疫性疾病对预后的影响，仍得到同样的结论。

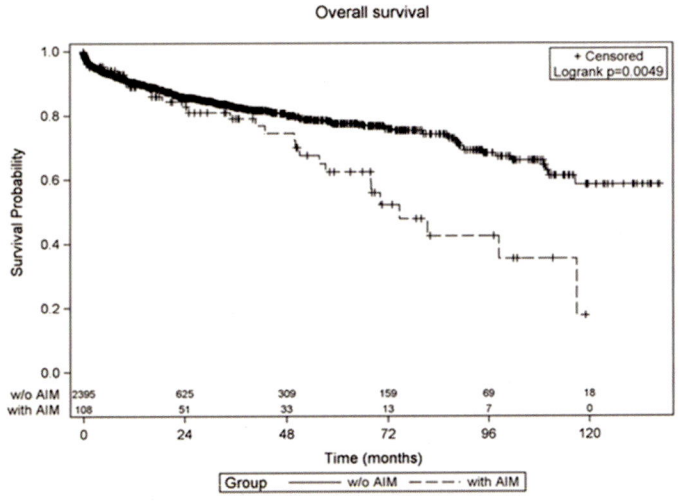

病例2图3　合并自身免疫性疾病与不合并自身免疫性疾病淋巴瘤患者的生存曲线

注：引自：Jachiet V, et al. Autoimmune manifestations associated with lymphoma: characteristics and outcome in a multicenter retrospective cohort study. Leuk Lymphoma, 2018, 59 (6): 1399-1405.

Voulgarelis 等回顾性分析了 584 例 pSS 患者，其中 53 例合并淋巴瘤，与正常人群相比，pSS 合并淋巴瘤与不合并淋巴瘤患者的标准化死亡比分别为 3.25 [95%CI（1.32～6.76）] 和 1.08 [95% CI（0.79～1.45）]，提示 pSS 合并淋巴瘤患者的生存率显著下降 [引自：MedicineBaltimore, 2012, 91（1）：1-9]。研究人员进一步扩展 pSS 合并淋巴瘤患者至 77 例，其中 51 例为 MALT 淋巴瘤，12 例为 DLBCL，所有患者 5 年总生存率为 90.91%，5 年无事件生存率为 77.92%，DLBCL 患者的 5 年总生存率和无事件生存率分别为 75% 和 50%。国际预后指数（international prognostic index, IPI）中高危/高危和 ESSDAI≥10 分是影响总生存期和无事件生存期的独立不良预后因素。

自身免疫性疾病可增加淋巴瘤的发生风险，且影响淋巴瘤预后。那么仅有免疫标志物异常是否与淋巴瘤患者的预后存在相关性呢？国内的一项回顾性研究纳入了 502 例 DLBCL 患者，分析其治疗前免疫标志物水平与预后的关系，包括循环免疫复合物，免疫球蛋白 IgG、IgM、IgA、IgE，补体 C3、C4，类风湿因子，抗核抗体，抗 SSA，抗溶血链球菌"O"，抗 dsDNA 等。研究发现，≥3 个免疫标志物异常是影响患者无进展生存期和总生存期的独立预后因素（病例 2 图 4）。

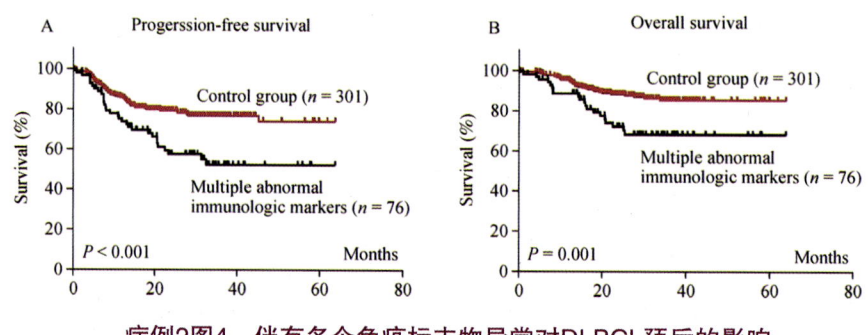

病例 2 图 4　伴有多个免疫标志物异常对 DLBCL 预后的影响

注：引自：Cao Y, et al. Presence of multiple abnormal immunologic markers is an independent prognostic factor of diffuse large B-cell lymphoma. Front Med, 2019, 13（1）：94-103.

本例患者具有明确自身免疫性疾病史，提示预后不良。

4. EBV 相关淋巴增殖性疾病有哪些？EBV 阳性的 DLBCL 与淋巴瘤样肉芽肿的鉴别？

EBV 呈地方性和散发性分布，是主要通过呼吸道传播的"亲吻病毒"，约 95% 的健康人在 3 岁之前感染 EBV 并以潜伏感染的形式终生携带。EBV 表面的包膜蛋白 gp350/220 与 B 细胞表面的 CD21 分子靶向结合，同时 EBV 编码的糖蛋白 gp42 与 B

细胞表面 HLA-Ⅱ类分子相互作用，随后经核融合复合体（gH/gL/gp42）诱导病毒包膜与 B 细胞内吞膜融合，使病毒粒子释放入 B 细胞。T/NK 细胞的感染机制尚不明确。EBV 常常以潜伏感染和裂解感染两种状态存在，其中潜伏感染最为常见。根据潜伏期 EBV 编码抗原表达的不同，EBV 相关肿瘤可以分为 EBV 潜伏Ⅰ～Ⅲ型。Ⅰ型潜伏感染表达 EBNA1、EBER、BART 病毒蛋白，主要见于 Brukitt 淋巴瘤；Ⅱ型潜伏感染表达 EBNA 1、LMP、EBER 及 BART，主要见于霍奇金淋巴瘤、NK/T 细胞淋巴瘤、胃癌及鼻咽癌；Ⅲ型潜伏感染中，所有的病毒蛋白 EBNA、LMP、EBER、BART 均有表达，常见于免疫功能缺陷相关淋巴组织增生性疾病（lymphoproliferative disease, LPD）、DLBCL 及传染性单核细胞增多症。EBV 潜伏感染的基因表达产物对淋巴瘤的发生起到了启动和促进作用，其表达的多种病毒相关蛋白，可激活多条肿瘤相关信号转导通路，促进细胞增殖。EBV 感染相关 LPD 根据感染靶细胞的不同分为 EBV 相关 B 细胞 LPD 和 T/NK 细胞 LPD 两大类，其中 EBV 相关 B 细胞 LPD 的分类见病例 2 表 3。

病例2表3　EBV相关的B细胞淋巴组织增生性疾病

EBV-associated B-cell lymphoproliferative disorders.

1. **B-cell lymphoproliferations EBV-associated**
   a. Infectious mononucleosis
   b. EBV+ diffuse large B-cell lymphoma, NOS
   c. EBV+ mucocutaneous ulcer
   d. Diffuse large B-cell lymphoma associated with chronic inflammation
      i. Fibrin associated diffuse large B-cell lymphoma
   e. Lymphomatoid granulomatosis
2. **B-cell lymphomas that might be EBV-associated**
   a. Plasmablastic lymphoma
   b. Burkitt lymphoma
   c. Classic Hodgkin Lymphoma
3. **B-cell lymphomas rarely EBV-associated**
   a. Chronic lymphocytic leukaemia
   b. Myeloma/Plasmacytoma
4. **Immunodeficiency-associated lymphoproliferative disorders**
   a. Lymphoproliferations associated with primary immune deficiencies
   b. Lymphomas associated with HIV
   c. Post-transplant lymphoproliferative disorders (PTLD)
      i. Non-destructive PTLD
      ii. Polymorphic PTLD
      iii. Monomotphic PTLD
         1. Monomorphic B-cell PTLD
         2. Monomorphic T/NK-cell PTLD
   d. Other iatrogenic immunodeficiency-associated lymphoproliferative

注：引自：Dojcinov SD, et al. EBV-Positive Lymphoproliferations of B-T-and NK-Cell Derivation in Non-Immunocompromised Hosts. Pathogens, 2018, 7 (1).pii: E28.

EBV+ DLBCL 是最常见的 EBV 相关 B 细胞 LPD，在西方国家的发病率为 2%～3%，而在亚洲国家多见（13%～15%）。2008 年 WHO 淋巴瘤分型首次将老年性 EBV+ DLBCL 划分为新的亚型。随着研究的深入，研究者发现该类淋巴瘤也可以发生于免疫健全的年轻患者，2016 年 WHO 分型又将其重新定义为"EBV 阳性 DLBCL，非特指型（EBV+ DLBCL, NOS）"。EBV+ DLBCL 的中位发病年龄为 71 岁，男性多见（男女比例 1.5∶1），老年患者通常表现为结外大包块（40%～70%），可有明显的局部或全身淋巴结肿大，伴有 B 症状（40%）。几乎所有解剖部位均可受累，其中以肺、上消化道、胃肠道最为常见。IPI 高危和体能状况较差的情况多见。年轻患者则主要表现为淋巴结肿大，结外受累较少（11%）。大多数 EBV+ DLBCL 患者血清 EBV DNA 阳性，且拷贝数水平与疾病负荷相关。老年患者的预后较差，生存期平均为 24 个月，许多患者由于体能状况差不能耐受化疗而接受姑息治疗或减低强度的化疗。年轻患者（<45 岁）预后则好得多，90% 可获得长期生存。

EBV+ DLBCL 常表现为不同数量的免疫母细胞样或 R-S 样转化大细胞分布于由小淋巴细胞、浆细胞及组织细胞等构成的炎性背景中，这一类型也被一些学者定义为多形型，少数情况下表现为单一形态的大细胞弥漫成片分布，即单形性型。EBV+ DLBCL 肿瘤细胞表达全 B 细胞标记，如 CD20、CD19、CD79a、PAX5、OCT2、BOB1、MUM1 等，CD10 大多为阴性，免疫分型多为非生发中心型（non-germinal center B cell, non-GCB）；多数病例肿瘤细胞表达 CD30，68% 的病例共表达 CD15。EBV 在肿瘤细胞中多呈 II 型潜伏感染表达，部分呈 III 型潜伏感染表达。EBER 原位杂交阳性。

绝大多数 EBV+ DLBCL 可检测到克隆性 IgH 重排，60% 可检测到"限制性"或寡克隆 T 细胞受体基因重排。通过基因表达谱分析，EBV+ DLBCL 表现为活化 B 细胞表型，NF-κB 和 JAK/STAT 通路激活。这些淋巴瘤表现出"宿主免疫反应"特征，与先天免疫反应相关的抗病毒治疗相关基因、促炎细胞因子和趋化因子过表达，这表明存在病毒诱导的炎性微环境。EBV+ DLBCL 常见的染色体异常为 1q23.2-23.3 和 9p24.1 处的染色体扩增，编码 SLAMF1 和 PDL2 的关键免疫调节基因共同定位于此区域。特别是 9p24.1 的扩增会导致 PDL2 的上调，从而导致免疫逃逸以及预后不良。

淋巴瘤样肉芽肿（lymphomatoid granulomatosis, LyG）中位发病年龄为 50 岁，多见于西方国家。LyG 主要侵犯结外器官，最常见和经典的表现是肺部受累导致的咳嗽、呼吸困难和疼痛，影像学表现为双侧肺部多发性病变，多发性结节状阴影，边缘模糊，也可表现为片状阴影状改变，亦可见毛玻璃样密度影。中枢神经系统、皮肤、肝脏、肾脏可能同时受累。中枢神经系统病变患者会出现意识模糊、痴呆、共济失调、轻瘫、癫痫发作或颅神经体征。仅表现为肺外病变的病例很少见。

病理上EBV感染的B细胞数量相对较少，胞核泡状，核仁明显，胞质中等。而病灶内的反应性T细胞数量相对比较多，染色质粗大，胞质稀少。T细胞由CD_4^+和CD_8^+细胞组成，部分患者免疫功能存在缺陷。血液中EBV病毒载量通常不会升高。病变围绕中小血管浸润，存在大量反应细胞以及不同程度的坏死组织，异型性的EBV阳性的B细胞数量不一。根据WHO分类，LyG可根据非典型性EBV+大B细胞的数量和坏死程度分为3级，Ⅰ级病变为多种淋巴样细胞浸润，不伴有细胞的异型性。转化的淋巴样大细胞极少或未见，坏死不明显。通过EBER探针原位杂交可发现少数EBV+ B细胞（<5个/HPF）。Ⅱ级病变则在多种淋巴细胞的背景中偶尔可见大淋巴细胞或免疫母细胞，坏死更多见。原位杂交较容易辨认EBV+B细胞（常为5~20个/HPF）。Ⅲ级病变最容易被认为恶性淋巴瘤。尽管炎性背景仍存在，但大淋巴细胞明显增多，多形细胞和霍奇金样细胞非常常见并伴有广泛的坏死。原位杂交显示EBV+细胞极多，局部甚至成片出现（>50个/HPF）。EBV+B细胞一般表达CD20，CD79a可不同程度表达，CD30+的细胞数量多少不一，但CD15阴性。LMP1常在大异型形的细胞和更多形的细胞表达。背景淋巴细胞为CD_3^+ T细胞，CD_4^+ T细胞多于CD_8^+ T细胞。

LyG的发病机制尚不清楚。目前认为，LyG至少在某种程度上与先天性免疫缺陷如Wiscott-Aldrich综合征、X连锁淋巴组织增生综合征，以及移植后免疫抑制、HTLV和HIV感染所致的免疫抑制等有关。即使在没有已知免疫缺陷的患者中，也可以通过实验室检查发现存在免疫功能降低。LyG可具有不同的IgH重排，在Ⅱ~Ⅲ级病变中单克隆的概率更高。尚未发现致癌基因的改变。

病例2表4总结了EBV+ DLBCL和LyG在临床特点、病理形态、免疫组化、发病机制和分子表现的不同点。

病例2表4　EBV+ DLBCL与LyG的鉴别

Summary of B-cell lymphomas (non-Hodgkin and classic Hodgkin) EBV-associated.

	Anatomic Sites and Distribution	EBV (%)	LMP1	EBNA2	Morphologic Features	Immunophenotypic Features and Clonality	Pathogenesis	Main Genetic Alterations
EBV+ DLBCL, NOS	LN or extranodal sites	100	+/−	−/+	Large cells; centroblastic or HRS-like morphology, TCRBL-like; angioinvasion and necrosis	Mainly post GC phenotype: CD45+/−, Pan-B cell markers+, CD138+/−, CD10−/+, BCL6+/−. IRF4/MUM1+; 68%, CD30+ and CD15+. IGH monoclonal.	Immunosenescence, Immune evasion (PDL2 upregulated)	NFκB and JAK/STAT pathways activated. GEP: "host immune response"
Lymphomatoid granulomatosis	Lung, CNS, skin, liver or kidney	100	−/+	−/+	Large cells with centroblastic, immunoblastic or HRS-like features in a T-cell reactive background; Angioinvasion and necrosis	Post GC phenotype: CD45+, Pan-B cell markers+, CD30+, CD15−; IGH monoclonal.	Underlying inherent immunosuppression	Alterations of oncogenes not detected

注：引自Dojcinov SD, et al. EBV-Positive Lymphoproliferations of B-T-and NK-Cell Derivation in Non-Immunocompromised Hosts. Pathogens, 2018, 7, 28.

本例患者组织病理见肿瘤细胞，表达全B细胞标记（CD20、CD19、PAX5、MUM1），CD10（−），CD30部分（+），同时EBER原位杂交阳性，外周血EBV病毒载量阳性，病理检查不支持LyG，故最终诊断为EBV+ DLBCL。

那么该患者诊断 B 细胞淋巴瘤，骨髓中存在克隆性 T 细胞应如何解释？

按照 TCR 双肽链分类，T 淋巴细胞可分为 TCR α/β 和 TCR γ/δ 两种类型，其中 TCR α/β+ T 淋巴细胞占 95%～97%，正常情况下 TCR Vβ 呈多克隆分布。近年来对类风湿关节炎、系统性红斑狼疮、干燥综合征等自身免疫疾病的 T 细胞亚群进行分析，发现 TCR Vβ 某些亚群高水平表达（优势表达），存在与疾病特异性抗原相关的、大量扩增的自身反应性 T 细胞克隆。自身免疫病患者受外来或自身抗原刺激或激动，出现一些优势 Vβ 的表达，呈现限制性取用的特点。综上，免疫异常是导致本例患者克隆性 T 细胞出现的重要原因。

5. 治疗与预后

EBV+ DLBCL 较 EBV- DLBCL 患者预后更差，5 年 OS 率仅为 25%。EBV+ DLBCL 患者对联合化疗的反应低于 EBV- DLBCL 患者。对环磷酰胺、阿霉素、长春新碱和强的松（CHOP）的总反应率（overall response rate, ORR）为 30%～80%，完全反应率（complete response rate, CRR）为 30%～50%。化疗联合免疫治疗可提高 EBV+ DLBCL 的疗效，利妥昔单抗联合 CHOP（R-CHOP）治疗的 ORR 为 50%～90%，CRR 为 30%～70%。

目前对于 EBV+ DLBCL 尚无特别有效的治疗手段。免疫治疗、细胞治疗、诱导 EBV 裂解、靶向 EBV 编码抗原驱动相关信号通路等为 EBV+ DLBCL 提供了新的治疗可能。

EBV 相关淋巴瘤存在特定的免疫微环境，在 LMP1 信号的激活下，淋巴瘤细胞伴有较高水平的 PD-L1 表达，而微环境中免疫细胞则高表达 PD-1。PD-1 单抗在经典型霍奇金淋巴瘤、NK/T 细胞淋巴瘤中的应用越来越受到肯定。随着相关研究的深入，免疫检查点抑制剂也必然将拓展到更多的 EBV 相关 LPD 亚型中。

细胞免疫是机体清除 EBV 感染细胞的主要途径。EBV 特异性细胞毒性 T 细胞（cytotoxic T-cell, CTL）为 EBV 相关 LPD 的细胞免疫治疗率先打开了局面。EBV 特异性 CTL 可以来自 EBV 阳性患者的体外分选扩增和 EBV 阴性患者的体外诱导扩增，也可以来自 EBV 阳性造血干细胞移植供者和第三方的 EBV-CTL 库。Bollard 等采用 LMP1-CTL 治疗 21 例复发难治 EBV 相关淋巴瘤患者，获得 52% 的 CRR 和 62% 的 ORR。随着 EBV-CTL 的研究深入以及 EBV-CTL 制备工艺的简化，未来可以为 EBV 相关淋巴瘤患者带来更多的治疗选择。

EBV 在潜伏状态下，通过 EBNA 调控 EBV-DNA 复制，不再依赖 DNA 聚合酶，对常规的抗病毒药物如更昔洛韦、膦甲酸钠等抗病毒药物的治疗无效。将 EBV 诱导进入裂解阶段可能使其有效暴露于抗病毒治疗。组蛋白去乙酰化酶抑制剂与抗病毒药物联合治疗 EBV 相关淋巴瘤取得了一定疗效。

如前文所述，EBV+ DLBCL 中观察到 NF-κB、JAK-STAT 信号通路的激活。与这些信号通路相关的靶向药物，如硼替佐米、来那度胺、伊布替尼、PI3K 抑制剂等可能为 EBV+ DLBCL 的治疗提供新的思路。

结论、治疗与随访

该患者有明确原发性干燥综合征病史，病程约 20 年后出现反复发热，全身多发淋巴结肿大，外周学 EBV 病毒载量阳性，依靠组织活检病理，诊断为 EBV+ DLBCL，Ann Arbor ⅣB 期，ECOG 2 分，IPI 5 分，存在多个临床及生物学预后不良因素。我们给予了 R-CHOP 方案化疗 6 疗程，治疗后 EBV DNA 下降至正常，但 PET-CT 评估前上纵隔、右侧心膈角、主动脉弓左侧、肠系膜内淋巴结显示，双肺多发斑片结节，代谢均增高，Deauville 评分 5 分。改为二线方案 R2-ICE 化疗，3 疗程后复查 PET-CT，肿大淋巴结及肺部病灶均明显缩小减少，可以评估为 PR。目前患者口服来那度胺维持，随访至今持续缓解。

参考文献

[1] Retamozo S, Brito-Zerón P, Ramos-Casals M. Prognostic markers of lymphoma development in primary Sjögren syndrome. Lupus, 2019, 28 (8): 923-936.

[2] Fallah M, Liu X, Ji J, et al. Autoimmune diseases associated with non-Hodgkin lymphoma: a nationwide cohort study [J]. Ann Oncol, 2014, 25 (10): 2025-2030.

[3] Zhang W, Feng S, Yan S, et al. Incidence of malignancy in primary Sjogren's syndrome in a Chinese cohort [J]. Rheumatology, 2010, 49 (3): 571-577.

[4] Voulgarelis M, et al. Prognosis and outcome of non-Hodgkin lymphoma in primary Sjögren syndrome. Medicine (Baltimore), 2012, 91 (1): 1-9.

[5] Nocturne G, et al. Lymphomas complicating primary Sjögren's syndrome: from autoimmunity to lymphoma. Rheumatology (Oxford), 2019, 5; kez052.

[6] Colafrancesco S, et al. STAT4, TRAF3IP2, IL10, and HCP5 Polymorphisms in Sjögren's Syndrome: Association with Disease

Susceptibility and Clinical Aspects. J Immunol Res, 2019: 7682827.

[7] Brito-Zerón P, et al. Sjögren syndrome. Nat Rev Dis Primers, 2016, 2: 16047.

[8] Jachiet V, et al. Autoimmune manifestations associated with lymphoma: characteristics and outcome in a multicenter retrospective cohort study. Leuk Lymphoma, 2018, 59 (6): 1399-1405.

[9] Cao Y, et al. Presence of multiple abnormal immunologic markers is an independent prognostic factor of diffuse large B-cell lymphoma. Front Med, 2019, 13 (1): 94-103.

[10] Dojcinov S D, et al. EBV-Positive Lymphoproliferations of B-T-and NK-Cell Derivation in Non-Immunocompromised Hosts. Pathogens, 2018: 28.

（撰写者：张慕晨 审稿者：程 澍）

病例3
治疗相关慢性粒-单核细胞白血病（CMML）

病史简介

患者，男，73岁，因确诊左肺鳞癌7个月余，发热3天，2019年11月5日就诊呼吸科。

现病史

患者2019年3月于外院被诊断为左肺鳞癌，卡铂联合紫杉醇新辅助化疗一个疗程后于同年5月行左肺上叶肺癌根治术，未行术后辅助化疗。

2019年8月患者无明显诱因下出现发热，最高39.8℃，伴咳嗽、咳痰，血检提示C反应蛋白92mg/L（正常范围＜10mg/L），ESR 48mm/h（正常范围＜20mm/h），血常规示白细胞计数3.98×10^9/L，单核细胞39.8%，血红蛋白95g/L，血小板计数110×10^9/L，常规病原学检查及T-SPOT（结核感染T细胞检测）均阴性，行纤支镜检查未检明显异常，经验性抗感染治疗（头孢西丁、左氧氟沙星）后体温恢复正常。

2019年9月5日患者再次发热，体温最高38.4℃，入院检查仍未提示确切病原学感染依据。我院血常规示白细胞计数8.16×10^9/L，单核细胞% 39.1%，血红蛋白 94g/L，血小板计数74×10^9/L。查维生素B_{12}、叶酸正常范围，内因子抗体阴性，铁蛋白754.5ng/ml（正常范围23.9～336.2ng/ml），抗心磷脂IgM 28.2MPL（＞20MPL为阳性），ANA、ENA阴性，皮肌炎相关抗体阴性。再次行支气管镜检查示左肺下叶基底段开口狭窄，活检病理未见异型成分。予头孢西丁＋左氧氟沙星抗感染，益比奥改善贫血、特比澳改善血小板减少、瑞白升白细胞等治疗，患者体温恢复正常。

2019年9月下旬，患者再次发热伴乏力。热峰38.3℃，少量咳嗽，咳痰，无畏寒寒战，无头晕头痛，无胸闷气促，无腹痛腹泻不适。自服可乐必妥2天，体温有所下降，热峰37.8℃，后因胃部不适故停药。为明确发热原因，PET-CT检查，示左肺上叶根治术后，术区皮下水肿伴代谢稍高，考虑术后反应性病变；左侧第4、5侧肋骨质异常伴代谢增高，考虑转移性病变，并于我院行超声引导下左锁骨上肿物细针穿刺，提示淋巴结反应性增生，予抗感染治疗后热退出院。

2019年10月18再次发热，用可乐必妥抗炎后体温逐渐恢复正常，血常规示白细胞 2.2×10^9/L，中性粒细胞计数 0.69×10^9/L，血红蛋白98g/L，血小板 185×10^9/L。于10月24日、10月26日分别瑞白升白治疗。复查抗心磷脂抗体IgM 31.4MPL（>20MPL为阳性），抗β_2-糖蛋白抗体111.4SMU（正常值<20SMU），风湿科会诊予以羟氯喹100mg，2次/天口服，进一步查狼疮抗凝物阴性，无DVT。并2019年10月30日行骨髓穿刺检查，提示骨髓增生明显活跃，伴粒红二系病态造血。基因检测可见TCR基因重排。

2019年11月1日，患者无明显诱因下再次发热，体温最高38.9℃，伴少量咳嗽、咳痰，自服可乐必妥效果不佳，遂再次收住入院，骨穿提示MDS可能继发感染性疾病不能除外，予静脉可乐必妥0.5g 1次/天抗炎（11月5至19日），后改为可乐必妥0.5g 1次/天口服。11月18日复查血常规示白细胞计数 2.91×10^9/L，中性粒细胞计数 1.26×10^9/L，血红蛋白89g/L，予瑞白升白、益比奥改善贫血，后（11月20日）复查血常规白细胞及血红蛋白均有所改善。

2019年12月4日，患者无明显诱因出现发热，体温最高40℃，伴肌肉酸痛、乏力、纳差，无胸闷、气促等不适。

自发病来，患者神清，精神可，睡眠、食欲不佳，小便次数较多，便秘，体重无明显变化。

既往史

一般健康状况：一般。

疾病史：否认高血压、糖尿病、心脏病等慢性疾病史。

传染病史：否认肝炎、结核等传染病史。

预防接种史：随社会规定。

手术外伤史：右侧锁骨骨折手术史，左肺癌根治术史。

输血史：否认。

食物过敏史：否认。

药物过敏史：否认。

个人史

出生并生长于上海市，否认疫区疫水接触史，吸烟50余年，1包/天，已戒烟半年。

婚育史：已婚已育。

家族史：否认家族相关遗传病史。

入院体检

体温36.6℃，脉搏84次/分，呼吸18次/分，血压108/67mmHg。神清，轻度贫血貌，皮肤巩膜无黄染，无瘀斑瘀点。两肺呼吸音清，心率80次/分，律齐，无杂音。腹平软，无压痛，肝脾肋下未及。双下肢无水肿。

实验室检查

【血检常规】2019年8月12日：C-反应蛋白：92mg/L（正常范围＜10mg/L）。ESR：48mm/h（正常范围＜20mm/h）。血常规：白细胞计数$3.98×10^9$/L，单核细胞% 39.8%（参考值3%～10%），单核细胞计数$3.34×10^9$/L[参考值$(0.2～1)×10^9$/L]，血红蛋白95g/L，血小板计数$110×10^9$/L。生化：丙氨酸氨基转移酶30U/L，天门冬氨酸氨基转移酶56U/L（参考值8～40U/L），碱性磷酸酶55U/L（参考值38～126U/L），γ-谷氨酰基转移酶43U/L，总蛋白69g/L，白蛋白34g/L（参考值35～55g/L），肌酐77μmol/L，钠134mmol/L，钾3.55mmol/L，氯101mmol/L，二氧化碳22.4mmol/L，钙2.21mmol/L，磷0.59mmol/L，乳酸脱氢酶293U/L（参考值98～192U/L），肌酸激酶693U/L（参考值22～269U/L）。

【凝血检查】APTT 36.1s，PT 13.2s，INR 1.12，TT 16.80s，Fg 4.5g/L（参考值1.8～3.5g/L），纤维蛋白降解产物2.6mg/L，D-二聚体定量0.81mg/L（参考值＜0.55mg/L）。

常规病原学检查及T-SPOT均阴性。

2019年9月5日血常规：WBC $8.16×10^9$/L，单核细胞% 39.1%，单核细胞计数$3.19×10^9$/L，Hb 94g/L，PLT $74×10^9$/L。

维生素B_{12}、叶酸正常，内因子抗体阴性。铁蛋白754.5ng/ml（正常范围23.9～336.2ng/ml）。抗心磷脂IgM 28.2MPL（＞20MPL为阳性）。ANA、ENA阴性，皮肌炎相关抗体阴性。

2019年10月18日血常规：白细胞$2.2×10^9$/L，中性粒细胞$0.69×10^9$/L，单核细胞% 32.9%，单核细胞计数$0.72×10^9$/L，血红蛋白98g/L，血小板$185×10^9$/L。

抗心磷脂抗体IgM 31.4MPL（＞20MPL为阳性），抗$β_2$-糖蛋白抗体111.4SMU（正常值＜20SMU）。

2019年11月18日血常规：白细胞计数$2.91×10^9$/L，中性粒细胞计数

$1.26×10^9$/L，单核细胞% 31.1%，单核细胞 $0.91×10^9$/L，血红蛋白89g/L，血小板 $193×10^9$/L。

【外周血流式】2019年12月9日，粒细胞群体中，单核细胞约占39.9%，以成熟单核为主，CD14+细胞中CD14+CD16-，细胞约占80.1%。

【骨髓检查】2019年10月30日，形态学：骨髓增生明显活跃，粒红比3.79：1，粒系增生明显活跃，伴成熟障碍，AKP积分升高，红巨二系增生活跃，粒红二系可见轻度病态造血。流式：未见异常细胞。染色体：46，XY。基因：*TCR*重排阳性。

【基因进一步检查】2019年11月21日，TET2突变（VAF 50.4%）、ZRSR2突变（VAF 77.1%），JAK2 V617F、C-KIT、FLT3-ITD、FLT3-TKD、NPM1、CEBPA-C段、CEBPA-N端、N-RAS、DNMT3A-PHD、DNMT3A-催化结果域N端、DNMT3A-催化结果域C端未检测到突变。

【形态学】2019年12月9日，骨髓原始细胞2.5%，幼单细胞1%，单细胞12.5%；外周血片单核细胞45%，绝对值 $4.64×10^9$/L，符合CMML骨髓象（病例3图1）。

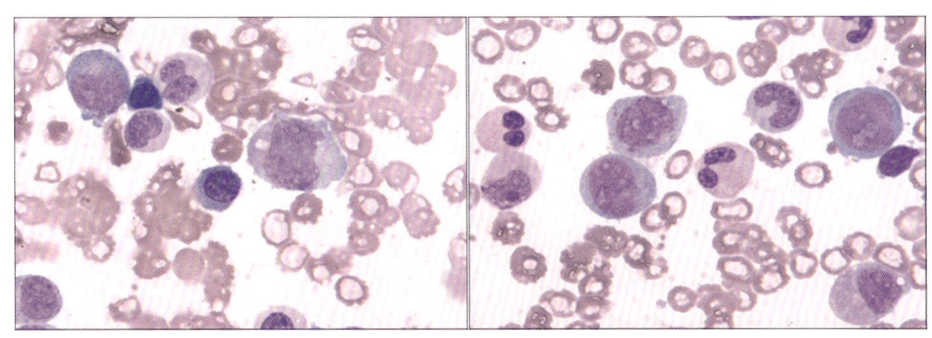

病例3图1　骨髓涂片细胞形态

【流式】0.17%异常表型T细胞（CD3-CD4+ CD8 -CD2+ CD5+ CD7+ CD10+ CD279+ CD45RO+ CD45RA-），考虑T细胞淋巴瘤浸润可能。

【基因】CEBPA-N端、CEBPA-C端、NRAS、DNMT3A-PHD阴性。

【染色体】46，XY（20）。

【骨髓活检】造血细胞粒系（+），伴粒系轻度核左移及少量单核细胞，需考虑MDS、MDS/MPN。

影像学检查

【胸水＋定位彩色超声】2019年8月20日，右侧胸腔内未见明显无回声区。

左侧胸腔内肺底可见无回声区，最大深度约19mm。

诊断意见：左侧胸腔积液。

【胸部CT（薄层）增强】 2019年8月21日，左肺癌术后改变；两肺斑片条索影，右肺微小结节，左肺肺气囊；左侧胸腔积液，右侧胸膜增厚；心包增厚，主动脉及冠脉壁钙化；纵隔淋巴结显示，部分钙化；左侧部分肋骨骨质不连；附见肝S5段低密度影，S8段结节状高密度强化影，左侧肾上腺增粗。左侧甲状腺结节。

【胸部CT（薄层）平扫】 2019年9月10日，左肺癌术后改变；两肺斑片条索影，右肺微小结节；左侧胸腔积液，右侧胸膜增厚；心包增厚，主动脉及冠脉壁钙化；纵隔淋巴结显示，部分钙化；左侧部分肋骨骨质不连。上述改变较2019年8月21日旧片相仿。附见：肝S8段密度减低影，左侧肾上腺增粗，左侧甲状腺结节，请结合临床及其他相关检查，随诊。

【胸水+定位彩色超声】 右侧胸腔内未见明显无回声区。左侧胸腔内肺底可见无回声区，最大深度约27mm。体表未标记。诊断意见：左侧胸腔积液。

【心脏超声】 左房增大，升主动脉近端增宽，主动脉瓣退行性变伴轻度关闭不全。

【颈部、锁骨上、腋下、腹股沟淋巴结、腹部脏器彩色超声】 2019年9月12日，右肾结石；左肾囊性灶，考虑肾囊肿，随访；左侧锁骨上淋巴结显示。肝胆囊胰体脾未见明显异常。双侧颈部、右侧锁骨上、双侧腋窝、双侧腹股沟未见明显异常肿大淋巴结。

【股骨-MRI平扫】 2019年9月16日，双侧股骨中上段髓腔信号不均；双侧大腿肌群未见异常信号。腹部肿块彩色超声：临床所指处（耻骨联合上方）目前未见肿块。

PET-CT（2019年9月29日）：左肺上叶根治术后，术区皮下水肿伴代谢稍高，考虑术后反应性病变；左侧第4、5侧肋骨质异常伴代谢增高，考虑转移性病变。

【头MRI增强】 2019年11月19日，颅脑未见异常强化灶；双侧额叶、侧脑室周围白质散在腔隙灶可能，老年脑改变。肋骨CT三维重建平扫：左侧第4～7肋局部骨质不连并周围骨痂形成，其中第4肋骨断端略分离、错位；左肺癌术后改变；两肺斑片条索影，左侧胸腔积液，较前2019年9月10日吸收减少，右肺微小结节较前相仿；心包增厚，主动脉及冠脉壁钙化；纵隔淋巴结显示，部分钙化。下肢动、静脉血管多普勒：双侧下肢动脉斑块形成，双侧下肢深静脉血流通畅。上肢动、静脉血管多普勒：双侧上肢动脉血流参数未见明显异常，双侧上肢深静脉血流通畅。2019年12月12日颈部、锁骨上、腋下、腹股沟淋巴结、肝、胆、胰、脾彩色超声：双侧锁骨上淋巴结显示；双侧颈部、双侧腋窝、双侧腹股沟未见明显异常肿大淋巴结；肝内高回声肿块，考虑血管瘤可能；胆囊胰体脾未见明显异常。

肺、骨、锁骨上肿物穿刺病理检查结果如下。

【胸科医院术后病理】 2019年5月23日，左肺上叶大小25cm×12cm×6cm，胸膜光滑。左上叶固有段见肿块，大小4cm×4cm×3.5cm，切面灰白，质中，界不清，局部贴胸膜，累及支气管，余肺支气管通畅，轻度气肿。另送支气管切端：碎组织。镜检：左肺上叶固有段角化型鳞状细胞癌，伴坏死，大小4cm×4cm×3.5cm，段支气管壁浸润，肿瘤抵达胸膜下，未突破脏层胸膜弹力板（PL0）。支气管切端，淋巴结4、5、7、10、11组未见癌转移。弹力纤维染色（−），PDL-1（+）90%。

【纤维支气管镜】 2019年9月5日，左肺上叶术后残端吻合口黏膜轻度充血，作肺下叶黏膜增生、纵行皱襞，左肺下叶基底段开口狭窄，活检病理未见异型成分。

【左锁骨上肿物细针穿刺活检】 2019年9月29日，病例提示淋巴结反应性增生。

【左侧肋骨穿刺】 2019年11月8日，病理示少量胶原纤维伴钙化，未见异型成分。

患者治疗情况如病例3图2：

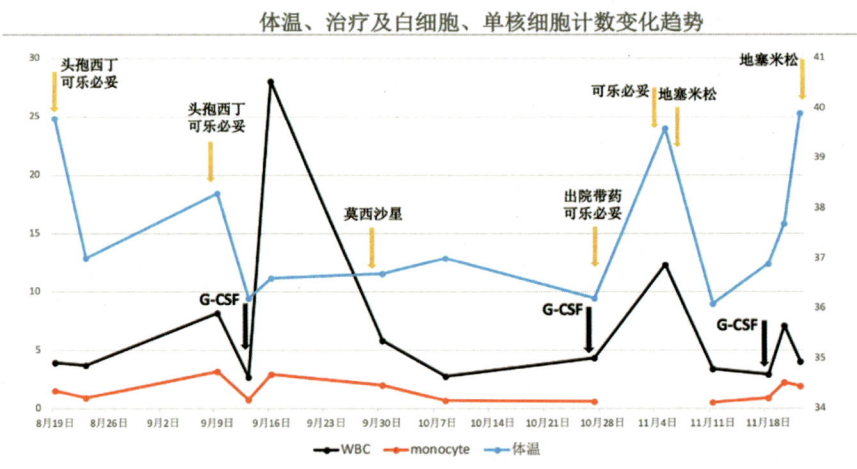

病例3图2　患者治疗情况

注：该患者起病以来体温（℃）、白细胞计数（×10^9/L）、单核细胞计数（×10^9/L）及治疗情况。

问题

1. 该患者慢性粒-单核细胞白血病的诊断是否明确？是否与原发肿瘤和以前治疗有关？

2. TCR重排及T细胞淋巴瘤浸润可能的意义。

3. 患者抗心磷脂抗体阳性，是否合并其他自身免疫疾病？是否与肺部恶性肿瘤有关？

4. 治疗与预后。

讨论与分析

（一）诊断

1. 单核细胞增多预示哪种诊断？是慢性粒-单核细胞白血病或是反应性单核细胞增多还是其他疾病？

首先，慢性粒-单核细胞白血病（chronic myelomonocytic leukemia, CMML）是一种恶性造血干细胞疾病，同时具有骨髓增殖性肿瘤（myeloproliferative neoplasm, MPN）和骨髓增生异常综合征（myelodysplastic syndrome, MDS）的临床和病理特征。CMML的特征是外周血单核细胞增多，伴骨髓增生异常；血细胞减少和肝脾大很常见。脾大见于多达25%的CMML患者，常伴有肝大、淋巴结肿大或结节性皮肤白血病细胞浸润。偶尔观察到有牙龈浸润，但远少于伴单核细胞分化的AML中；很少有中枢神经系统受累。全身症状（即发热、不明原因体重减轻，以及盗汗）也可见于部分CMML病例。

该患者无明显肝脾大，但有持续性外周血单核细胞增多，伴有骨髓增殖异常。同时伴有反复发热，临床表现符合CMML疾病特点。

2. 如何确定患者是良性单核细胞增多还是CMML？

（1）通过基因突变来鉴别：最近研究表明，在CMML患者中具有显著高比例的基因异常，如*TET2*、*SRSF2*、*ASXL1*、*NRAS*、*RUNX1*等基因突变。

多项研究总结数据发现，CMML发病与多种基因异常事件有关，其中比较常见的是与表观遗传学相关的*ASXL1*、*TET2*，与mRNA成熟过程相关的*SRSF2*，以及与信号通路有关的*CBL*、*NRAS*，蛋白翻译及核小体组装相关的*RUNX1*（病例3图3）。CMML中观察到的最常见细胞遗传异常是基因重排或7号染色体的缺失突变，以及8号染色体三体。在90%以上的疑似CMML病例中，测序9个基因（即*SRSF2*、*ASXL1*、*CBL*、*EZH2*、*JAK2*、*KRAS*、*NRAS*、*RUNX1*和*TET2*）可以发现一个克隆事件。

CMML是一种确切发病原因尚不明确的疾病，目前认为是通过连续的体细胞基因事件（这些事件根据达尔文原则组成不同的肿瘤细胞克隆系）而发生的，可能与多种基因变化有关。大多数CMML病例包含一种以上的克隆，并且在基因方面呈动态变化。

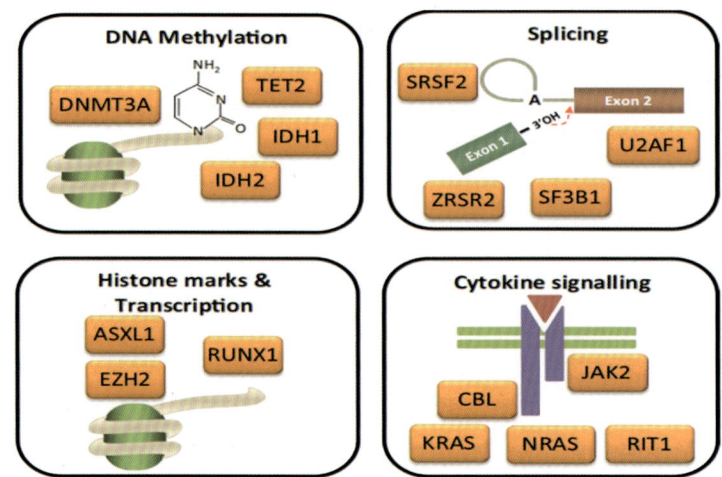

病例3图3　CMML中常见的癌基因突变

注：引自：Itzykson R, et al.CMML：Clinical and molecular aspects.Int J Hematol, 2017, 105（6）：711-719.

因为CMML和MDS中观察到的突变存在重叠，所以支配CMML表型的遗传事件目前是研究的热点。针对单个细胞克隆的测序分析提示，始祖突变（如 *TET2*）的早期克隆优势可能是CMML区别于MDS的一个关键的致病特征。某些基因突变在CMML病例中很常见。例如，*SRSF2* 突变和 *ASXL1* 突变在CMML中的频率都接近50%，远高于在MDS中的频率。

结合该患者2019年10月骨穿提示粒红二系轻度病态造血，但后续骨髓象提示CMML，加之骨髓基因检测，发现伴有 *TET2* 突变，基因学检查支持该患者诊断为CMML。

（2）可通过形态、免疫表型鉴别：CMML在免疫表型方面，常见有原始粒细胞表型，如CD117表达增高、CD45/SSC改变、CD13表达增高，相比较正常单核细胞及反应性单核细胞增多，CMML常在流式检测中表现为CD14+ CD16-。一项研究提示，当流式细胞计显示CD14+ CD16- 单核细胞占总单核细胞数的94%以上时，则可以排除单核细胞增多的多项鉴别诊断（病例3图4）。使用这一阈值时，其对CMML的敏感性和特异性分别为94%和92%。该研究方法能够准确地将CMML患者与健康供血者、反应性单核细胞增多患者或其他非CMML血液系统恶性肿瘤患者鉴别开来。

该患者2019年12月外周血流式检测提示，粒细胞群体中有39.9%单核细胞，在CD14+ CD16- 细胞占CD14+ 细胞80%，该患者免疫学检查也同样支持CMML诊断。

3. CMML诊断标准如病例3表1，鉴别诊断流程见病例3图5。

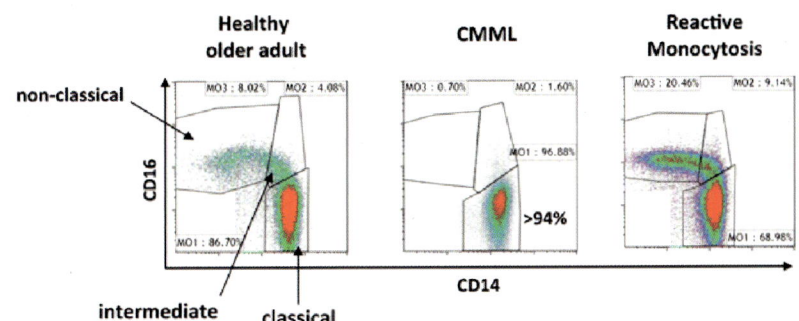

病例3图4 基于CD14和CD16表达的正常外周血、CMML和反应性单核细胞细胞的单核细胞亚群模式

注：引自Itzykson R, et al.CMML：Clinical and molecular aspects.Int J Hematol, 2017, 105（6）：711-719.

病例3表1 WHO CMML诊断标准

WHO Diagnostic Criteria for CMML
• Persistent peripheral blood monocytosis $\geq 1 \times 10^9$/L, with monocytes accounting for $\geq$10% of WBC count.
• Not meeting WHO criteria for $BCR-ABL1^+$ CML, PMF, PV, or ET.
• No rearrangements of PDGFRA/B; no FGFR1 rearrangement; no $PCM1-JAK2$.
• Less than 20% blasts in blood and bone marrow.
• Dysplasia in one or more myeloid lineages.
• If minimal or absent myelodysplasia, must also have an acquired clonal cytogenetic or molecular genetic abnormality in hematopoietic cells or monocytosis for at least 3 mo and all other causes of monocytosis excluded.

Abbreviations: CML = chronic myelogenous leukemia; CMML = chronic myelomonocytic leukemia; ET = essential thrombocythemia; FGFR1 = fibroblast growth factor receptor 1; PCM1-JAK2 = pericentriolar material 1- Janus associated Kinase 2; PDGFRA/B = platelet-derived growth factor receptors A/B; PMF = primary myelofibrosis; PV = polycythemia vera; WHO = World Health Organization.

注：引自Geevarghese A, Mascarenhas J.Evolving Understanding of Chronic Myelomonocytic Leukemia：Implications for Future Treatment Paradigms.Clin Lymphoma Myeloma Leuk, 2018, 18（8）：519-527.

该患者既往存在肺部恶性肿瘤病史，并曾化疗及手术，其后出现三系减少症状，应用骨髓造血刺激因子后有所回升，后伴有单核细胞增多。现患者骨穿提示CMML，考虑患者治疗相关CMML可能性大，那么治疗相关CMML与原发性CMML有何区别？

治疗相关的骨髓肿瘤包括治疗相关的骨髓增生异常综合征和急性髓系白血病，通常具有更强的侵袭性和较差预后。目前，描述CMML相关环境暴露和风险的文献很有限。一项单机构研究显示，治疗相关CMML约占CMML病例的10%，多种药物可能诱发（病例3表2），其在接触化疗和（或）放射治疗后大约7年发生。与原发性CMML相比，治疗相关CMML患者的LDH水平较高，核型异常频率较高，细胞遗传分层风险较高。基因突变分布无差异。

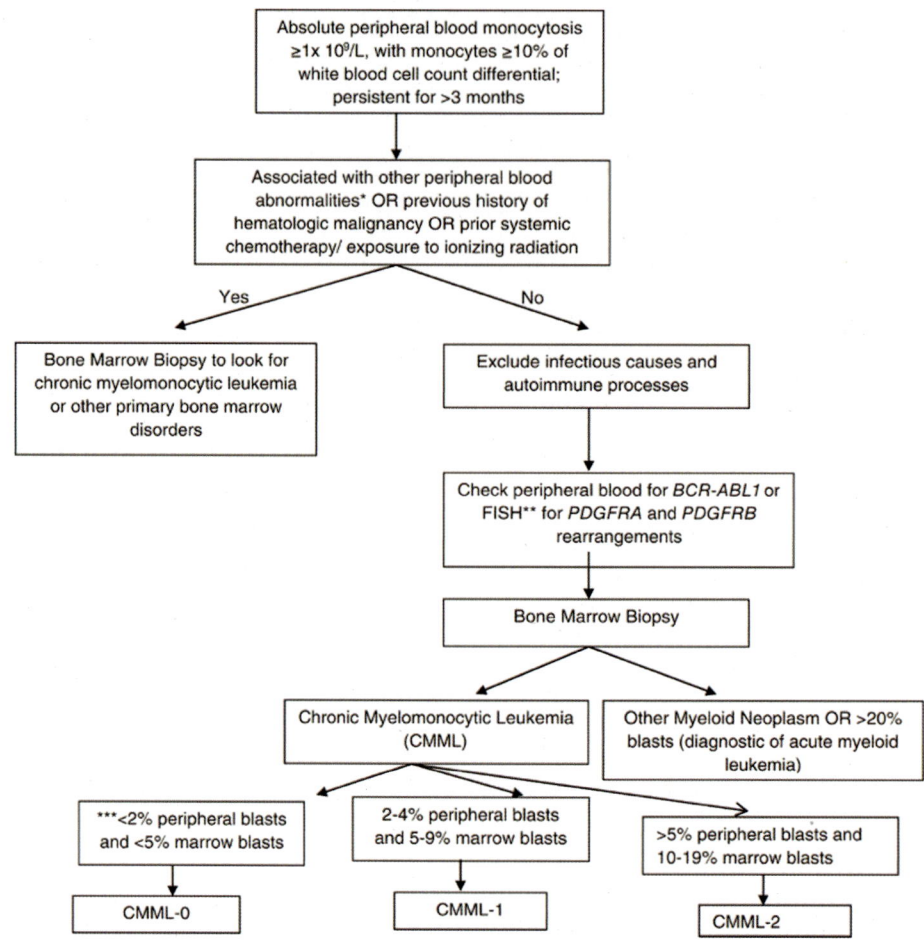

病例3图5 外周血单核细胞病的鉴别诊断的流程

注：引自 Patnaik MM, Tefferi A. Chronic Myelomonocytic leukemia: 2020 update on diagnosis, risk stratification and management. Am J Hematol, 2020, 95 (1): 97-115.

病例3表2 引起治疗相关CMML的常见化疗药物

Type of Chemotherapy	Patient n (Total n = 24)	%
Alkylating Agents	12	50
Topoisomerase Inhibitors	6	25
Antimetabolite	14	58
Antimicrotubule Agent	7	29
Cytotoxic Antibiotic	4	17
Other	4	17

注：引自 Subari S, et al. Patients With Therapy-Related CMML Have Shorter Median Overall Survival Than Those With De Novo CMML: Mayo Clinic Long-Term Follow-Up Experience. Clin Lymphoma Myeloma Leuk, 2015, 15 (9): 546-549.

结合该患者既往肺部恶性肿瘤病史,并行全身性化疗,且生化检测提示乳酸脱氢酶水平升高,考虑患者诊断为治疗相关 CMML 诊断。但相比文献报道不同,该患者在化疗后 8 个月即发生 CMML,间隔病程较短。

(二)TCR 重排及 T 细胞淋巴瘤浸润可能的意义

患者骨穿流式可见 0.17% 异常表型 T 细胞(CD3+ CD4+ CD8 -CD2+ CD5+ CD7+ CD10+ CD279+ CD45RO+ CD45RA-),考虑 T 细胞淋巴瘤浸润可能,同时 2019 年 10 月骨穿基因检查发现 TCR 基因重排,B 超提示患者双侧锁骨上淋巴结增大,细针穿刺病理提示淋巴结反应性增生。

结合患者目前症状及辅助检查,T 细胞淋巴瘤诊断尚不能成立,但患者异常 T 细胞克隆与基因突变是否是 T 细胞淋巴瘤的早期表现值得注意。因 TET2 基因突变是血管免疫母 T 细胞淋巴瘤发病过程中重要的重现性遗传学改变(病例 3 图 6),同时也常见于包括 CMML 在内的多种血液系统恶性肿瘤(病例 3 图 7)。

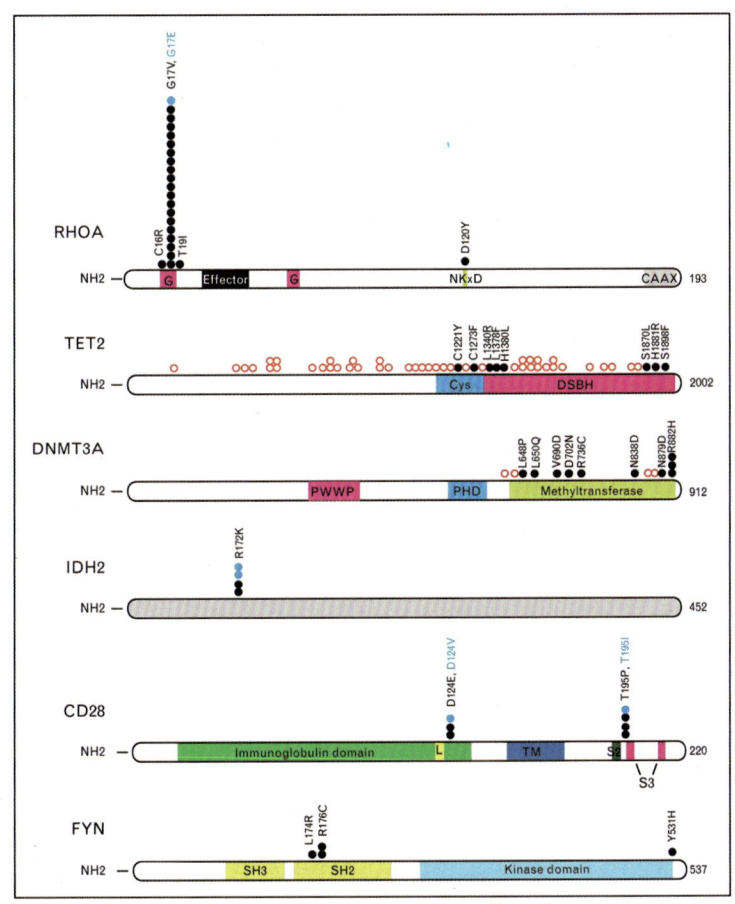

病例3图6　AITL常见基因突变

注:引自 Cortes JR, Palomero T. The curious origins of angioimmunoblastic T-cell lymphoma. Curr Opin Hematol, 2016, 23(4):434-443.

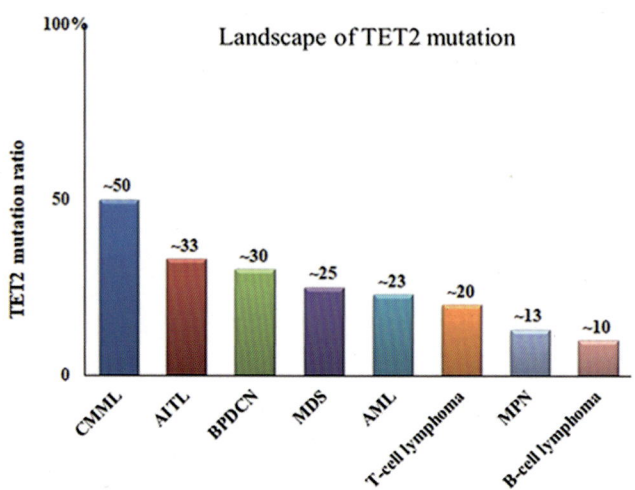

病例3图7　TET2基因突变在多种血液系统恶性疾病中的突变频率

注：引自 Feng Y, et al. TET2 Function in Hematopoietic Malignancies, Immune Regulation, and DNA Repair. Front Oncol, 2019: 210.

（三）抗磷脂综合征

抗磷脂综合征（antiphospholipid syndrome，APS）的特征：持续有抗磷脂抗体（antiphospholipid antibody，aPL）实验室证据的情况下，存在静脉或动脉血栓形成和（或）不良妊娠结局。

APS分类标准纳入的aPL检测试验包括抗心磷脂抗体（anticardiolipin antibody, ACL；IgG或IgM型）ELISA、抗β_2糖蛋白（glycoprotein, GP）Ⅰ抗体（IgG或IgM型）ELISA，以及狼疮抗凝物质（lupus anticoagulant, LA）测定。

该患者存在持续性抗心磷脂IgM抗体阳性，伴有抗β_2糖蛋白（glycoprotein, GP）Ⅰ抗体阳性，但该患者并未存在静脉或动脉血栓事件依据，故抗磷脂抗体综合征诊断不能成立（病例3表3）。那么是何种原因可能造成患者抗磷脂抗体阳性呢？

除了原发性APS患者会出现aPL以外，以下几类个体也可能存在aPL：无其他异常、有自身免疫性疾病或风湿性疾病，以及使用过某些药物或接触过感染因子、恶性肿瘤。报道显示，在恶性肿瘤的情况下可出现aPL，包括肺、结肠、宫颈、前列腺、肾脏、卵巢、乳腺和骨的实体瘤；霍奇金病和非霍奇金淋巴瘤；MPN（如原发性骨髓纤维化、真性红细胞增多症），以及髓系白血病和淋巴细胞白血病。

该患者存在肺部恶性肿瘤病史，并近期出现反复高热，抗感染治疗有效。综上可知，其存在抗磷脂抗体阳性的其他感染、恶性肿瘤情况的可能，但抗磷脂抗体综合征的诊断不能成立。

病例3表3 抗磷脂综合征诊断标准

Antiphospholipid antibody syndrome (APS) is present if at least one of the clinical criteria and one of the laboratory criteria that follow are met*
Clinical criteria
1. Vascular thrombosis†
One or more clinical episodes‡ of arterial, venous, or small vessel thrombosis§, in any tissue or organ. Thrombosis must be confirmed by objective validated criteria (i.e. unequivocal findings of appropriate imaging studies or histopathology). For histopathologic confirmation, thrombosis should be present without significant evidence of inflammation in the vessel wall.
2. Pregnancy morbidity
(a) One or more unexplained deaths of a morphologically normal fetus at or beyond the 10th week of gestation, with normal fetal morphology documented by ultrasound or by direct examination of the fetus, or
(b) One or more premature births of a morphologically normal neonate before the 34th week of gestation because of: (i) eclampsia or severe pre-eclampsia defined according to standard definitions [11], or (ii) recognized features of placental insufficiency¶, or
(c) Three or more unexplained consecutive spontaneous abortions before the 10th week of gestation, with maternal anatomic or hormonal abnormalities and paternal and maternal chromosomal causes excluded.
In studies of populations of patients who have more than one type of pregnancy morbidity, investigators are strongly encouraged to stratify groups of subjects according to a, b, or c above.
Laboratory criteria**
1. Lupus anticoagulant (LA) present in plasma, on two or more occasions at least 12 weeks apart, detected according to the guidelines of the International Society on Thrombosis and Haemostasis (Scientific Subcommittee on LAs/phospholipid-dependent antibodies) [82,83].
2. Anticardiolipin (aCL) antibody of IgG and/or IgM isotype in serum or plasma, present in medium or high titer (i.e. > 40 GPL or MPL, or > the 99th percentile), on two or more occasions, at least 12 weeks apart, measured by a standardized ELISA [100,129,130].
3. Anti-β₂ glycoprotein-I antibody of IgG and/or IgM isotype in serum or plasma (in titer > the 99th percentile), present on two or more occasions, at least 12 weeks apart, measured by a standardized ELISA, according to recommended procedures [112].

注：引自 Miyakis S, et al. International consensus statement on an update of the classification criteria for definite antiphospholipid syndrome (APS). J Thromb Haemost, 2006, 4（2）: 295-306.

（四）CMML 预后及治疗

CMML 患者的总体预后较差，预期中位总生存期（overall survival, OS）约为 30 个月。一部分患者最终进展为 AML（病例3图8）。

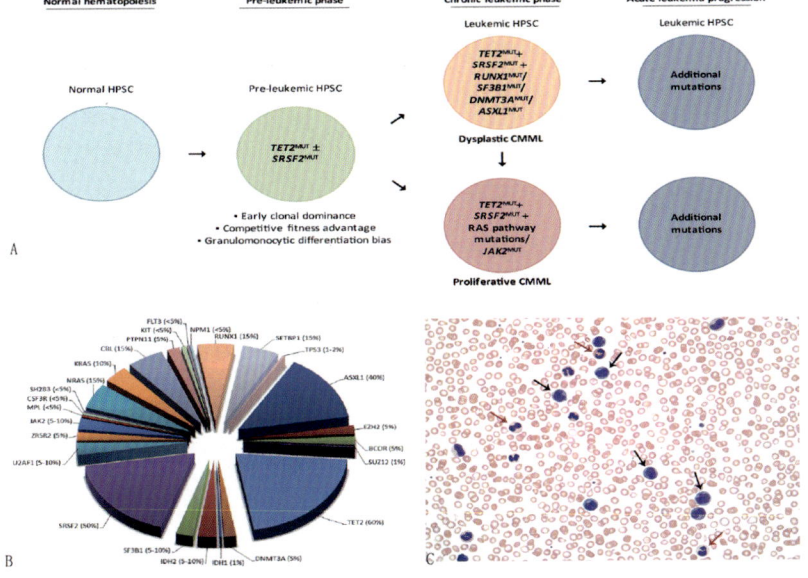

病例3图8　CMML的疾病演变

引自 Coltro G, Patnaik MM. Chronic Myelomonocytic Leukemia: Insights into Biology, Prognostic Factors, and Treatment. Curr Oncol Rep, 2019, 21（11）: 101.

世纪组织根据骨髓原始细胞百分比＜10%或是≥10%将其分为CMML-1或CMML-2两个亚型。CMML的自然病程和OS存在显著的临床异质性，存在多种预后评分系统，同一患者应用不同评分系统评估结果会存在较大差异，不能准确判断患者预后。

前期临床研究发现治疗相关性CMML患者中，中、高危患者比例较高，预后较差（病例3图9）。有意思的是，与CMML预后相关的主要遗传学事件发生率，如TET2突变、DNMT3A突变，IDH1、IDH2突变的概率却无显著性差异。但在治疗相关性CMML患者中核型异常、细胞遗传学异常比例显著增加（病例3表4）。

该患者诊断为治疗相关性CMML，但与文献报道不同的是患者肺癌化疗后8个月即发生CMML，间隔时间较短，综合考虑该患者疾病进展较快，预后差可能大，是否由于合并高危细胞遗传学、基因学突变，有待进一步研究。

通过前期研究数据及CMML疾病特征，存在一定比例的患者最终进展为AML。根据患者的疾病状态及一般情况，不同阶段的治疗有所区别（病例3图10）。

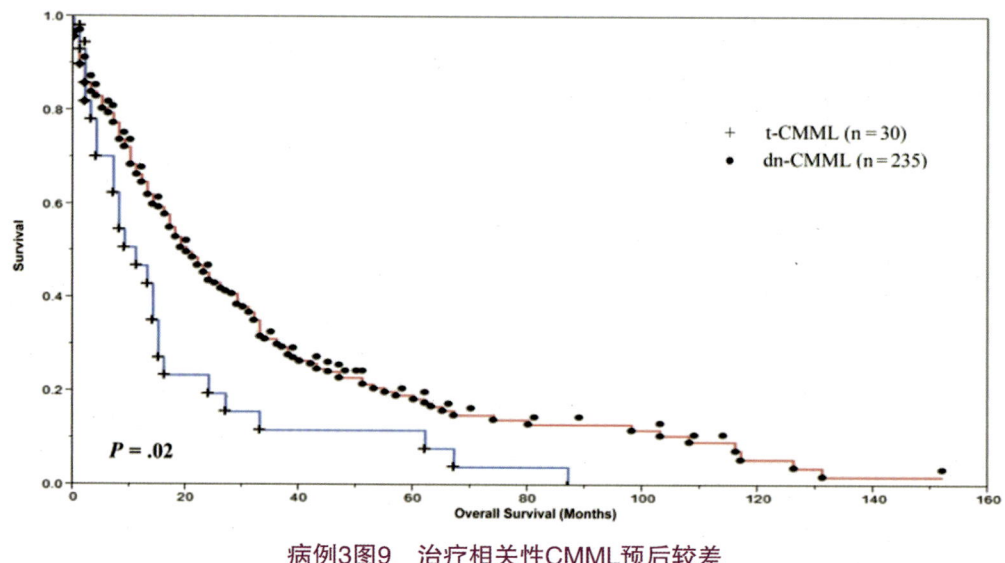

病例3图9　治疗相关性CMML预后较差

注：引自Subari S, Patnaik M, Alfakara D, et al. Patients With Therapy-Related CMML Have Shorter Median Overall Survival Than Those With De Novo CMML：Mayo Clinic Long-Term Follow-Up Experience.Clin Lymphoma Myeloma Leuk, 2015, 15 (9): 546-549.

病例3表4　治疗相关性CMML及原发性CMML的比较（节选）

Comparison of clinical and laboratory characteristics of 497 chronic myelomonocytic leukemia (CMML) patients, stratified by a diagnosis of therapy related-CMML versus *de novo*-CMML

Variables	All patients (n = 497)	Patients with t-CMML (n = 45, 9%)	Patients with d-CMML (n = 452, 91%)	P value
Age in years; median (range)	72 (18-95)	73 (24-89)	72 (18-95)	.5
Sex (Male); n (%)	329 (66%)	29 (64%)	300 (66%)	.8
Hemoglobin g/dL; median (range)	10.7 (1.4-16.9)	10.6 (1.4-15.4)	10.7 (6.4-16.9)	.4
WBC × 10^9/L; median (range)	13 (1.3-264.8)	14.6 (1.8-71.5)	12.9 (1.3-264.8)	.5
ANC × 10^9/L; median (range)	6.2 (0-151)	6.8 (1.4-67.5)	6.2 (0-151)	.9
ALC × 10^9/L; median (range)	1.8 (0-22)	1.5 (0.3-5.7)	1.9 (0-22)	.1
AMC × 10^9/L; median (range)	2.7 (1-84)	3.6 (1.3-20.4)	2.7 (1-84)	.14
Platelets × 10^9/L; median (range)	99 (7-1277)	75 (18-682)	100 (7-1277)	.2
Presence of circulating immature myeloid cells; n (%)	(n = 492) 293 (60%)	27 (60%)	(n = 447) 266 (60%)	.9
PB blast %; median (range)	0 (0-19)	0 (0-12)	0 (0-19)	.3
BM blast %; median (range)	3 (0-19)	5 (0-18)	3 (0-19)	.1
Lactate dehydrogenase levels IU/ml; median (range)	(n = 255) 226 (84-1824)	(n = 22) 194 (121-363)	(n = 233) 228 (24-1824)	.02
FAB CMML Classification Proliferative; n (%) Dysplastic; n (%)	(n = 491) 247 (50%) 244 (50%)	27 (60%) 18 (40%)	(n = 446) 220 (49%) 226 (51%)	.2
2016 WHO CMML morphological subtypes; n (%) CMML-0	(n = 486) 269 (55%)	20 (44%)	(n = 441) 249 (56%)	.2
Cytogenetics Abnormal; n (%)	(n = 471) 158 (34%)	(n = 45) 25 (56%)	(n = 426) 133 (27%)	.001
Cytogenetics; n (% of abnormal karyotype)				.001
-Y (loss of chromosome Y) -Y -Y + 1abnormality	 22 (14%) 2 (1%)	 2 (8%) 0	 20 (15%) 2 (2%)	.7
del5q	2 (1%)	0	2 (2%)	0.7
del9q	1 (0.5%)	0	1 (1%)	0.8
del13q	3 (2%)	1 (4%)	2 (1%)	0.14
del20q del20q- sole del20q + 1abnormality	 10 (6%) 2 (1%)	 2 (8%) 0	 8 (6%) 2 (2%)	.5
+21 (trisomy 21)	5 (3%)	0	5 (4%)	0.5
+8 (trisomy 8) +8 sole +8 + 1abn	 24 (15%) 5 (3%)	 3 (12%) 0	 21 (16%) 5 (4%)	.4
-7/del7q (monosomy 7/deletion 7q) -7/del7q sole -7/del7q + 1abn	 15 (9%) 1 (0.5%)	 3 (12%) 1 (4%)	 12 (9%) 0	.7
Monosomal karyotype	22 (14%)	5 (20%)	17 (13%)	0.09
Complex karyotype	10 (6%)	3 (12%)	7 (5%)	0.02
Others	34 (22%)	5 (20%)	29 (22%)	0.2

(Continues)

(Continued)

Variables	All patients (n = 497)	Patients with t-CMML (n = 45, 9%)	Patients with d-CMML (n = 452, 91%)	P value
Spanish CMML Cytogenetic risk stratification; n (%)	(n = 444)	(n = 43)	(n = 401)	.0005
Low	318 (71%)	20 (46%)	298 (74%)	
Intermediate	87 (20%)	15 (35%)	72 (18%)	
High	39 (9%)	8 (19%)	31 (8%)	
Mayo-French cytogenetic risk stratification; n (%)	(n = 444)	(n = 43)	(n = 401)	<.0001
Low	318 (71%)	19 (44%)	299 (74%)	
Intermediate	101 (23%)	18 (42%)	83 (21%)	
High	25 (6%)	6 (14%)	19 (5%)	
Mayo prognostic model; n (%)	(n = 489)		(n = 444)	.7
Low	117 (24%)	10 (22%)	107 (24%)	
Intermediate	171 (35%)	14 (31%)	157 (35%)	
High	201 (41%)	21 (47%)	180 (41%)	
Molecular genetics; n (%)	(n = 265)	(n = 24)	(n = 241)	
Epigenetic regulator genes				
TET2	153 (58%)	14 (58%)	139 (58%)	.8
DNMT3A	15 (6%)	2 (8%)	13 (5%)	.5
IDH1	5 (2%)	0	5 (2%)	.5
IDH2	15 (6%)	1 (4%)	14 (6%)	.7
Chromatin regulation genes				
ASXL1	135 (51%)	11 (46%)	124 (51%)	.6
EZH2	7 (3%)	1 (4%)	6 (2%)	.6
Transcription factors				
RUNX1	21 (2%)	3 (13%)	18 (7%)	.4
BCOR	1 (0.5%)	1 (4%)	0	.0015
Spliceosome components				
SF3B1	15 (6%)	0	15 (6%)	.2
SRSF2	126 (48%)	7 (29%)	119 (49%)	.06
U2AF1	19 (7%)	2 (8%)	17 (7%)	.8
ZRSR2	8 (3%)	1 (4%)	7 (3%)	.7
Cell signaling				
JAK2	20 (8%)	0	20 (8%)	.1
MPL	2 (1%)	0	2 (1%)	.7
SH2B3	1 (0.5%)	0	1 (0.5%)	.8
CBL	35 (13%)	3 (13%)	32 (13%)	.9
KRAS	12 (5%)	1 (4%)	11 (5%)	.9
NRAS	41 (15%)	4 (17%)	37 (15%)	.9
PTPN11	7 (3%)	0	7 (3%)	.4
CSF3R	4 (2%)	0	4 (2%)	.5
C-KIT	8 (3%)	1 (4%)	7 (3%)	.7
FLT3	7 (3%)	1 (4%)	6 (2%)	.6
NPM1	1 (0.5%)	0	1 (0.5%)	.8
CALR	1 (0.5%)	0	1 (0.5%)	.8
Tumor suppressor genes				
Tp53	7 (3%)	1 (4%)	6 (2%)	.6
Others				
SETBP1	36 (14%)	2 (8%)	34 (14%)	.4
CEBPA	3 (1%)	0	3 (1%)	.6
Mayo Molecular Model; n (%)	(n = 259)	(n = 24)	(n = 235)	.4
Low	20 (8%)	1 (4%)	19 (8%)	
Intermediate-1	67 (26%)	4 (17%)	63 (27%)	
Intermediate-2	83 (32%)	11 (46%)	72 (31%)	
High	89 (34%)	8 (33%)	81 (34%)	

(Continues)

(Continued) Variables	All patients (n = 497)	Patients with t-CMML (n = 45, 9%)	Patients with d-CMML (n = 452, 91%)	P value
GFM CMML prognostic model; n (%) 　Low 　Intermediate 　High	(n = 261) 113 (43%) 98 (38%) 50 (19%)	(n = 24) 7 (29%) 16 (67%) 1 (4%)	(n = 237) 106 (45%) 82 (34%) 49 (21%)	.006
Leukemic transformation; n (%)	94 (19%)	10 (22%)	84 (19%)	.55
Deaths; n (%)	301 (61%)	34 (76%)	267 (59%)	.03
Follow up in months; Median (range)	14 (0-200)	8 (0-67)	16 (0-200)	.008

Key: CMML- chronic myelomonocytic leukemia, WHO- World Health Organization, WBC, white blood cell count; ANC, absolute neutrophil count; AMC- absolute monocyte count; ALC- absolute lymphocyte count; PB, peripheral blood; BM, bone marrow, FAB- French American British, GFM- Groupe Français des Myélodysplasies; t-CMML, therapy related CMML; d-CMML, de novo CMML.

注：引自 Patnaik MM, et al. Therapy related-chronic myelomonocytic leukemia (CMML): Molecular, cytogenetic, and clinical distinctions from de novo CMML. Am J Hematol, 2018, 93 (1): 65-73.

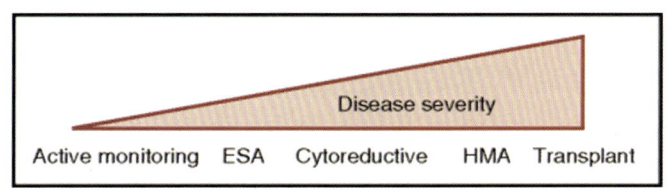

病例3图10　目前CMML的治疗策略

注：引自 Solary E, Itzykson R. How I treat chronic myelomonocytic leukemia. Blood, 2017, 130 (2): 126-136.

治疗指征：除异基因造血干细胞移植以外，其他治疗不具治愈性，且未被证实可显著改变CMML的自然病程。因此，除造血干细胞移植之外的治疗仅用于有症状患者，以缓解症状。

目前认为，进行非造血干细胞移植干预治疗的指征通常包括：①全身症状（如发热和体重减轻）加重；②器官受累（如症状性脾大、皮肤病变、肾功能不全和肺部受累）；③血细胞计数改变（如白细胞增多、白细胞瘀滞、血细胞减少加重，以及原始细胞百分比增加）。

对于有治疗指征的患者来说，治疗应着重于减轻症状及减少输血负担，而去甲基化药物是具有严重血细胞减少或羟基脲疗效不充分的患者的优选。2013年一项临床试验研究中，入组31例患者，使用阿扎胞苷$50 \sim 70 mg/m^2$治疗7天，或者使用阿扎胞苷100mg剂量$5 \sim 7$天，患者的CR率为45%，PR率为3%。中位生存期为37个月。

结论、治疗与随访

患者既往左肺鳞癌术后，$pT_{2b}N_0Mx$，左侧肋骨转移可能，PS1分诊断明确。现出现的单核细胞增多伴反复发热，结合患者病史及实验室检测，考虑该患者治疗相关性CMML，且在化疗后8个月发生，参考文献考虑预后较差。该患者目前有贫血，但尚不需依赖输血，白细胞计数不高，无细胞瘀滞症表现，反复发热与疾病状态或感染相关，建议继续关注血检随访，准备治疗时机。随访至2020年4月20日，患者出院后规律检测血常规，白细胞计数正常范围，仍有反复发热，口服激素治疗可控制体温。现因疫情原因，在龙华医院行中药调理治疗。

参考文献

[1] Orazi A, Germing U. The myelodysplastic/myeloproliferative neoplasms: myeloproliferative diseases with dysplastic features. Leukemia, 2008, 22 (7): 1308-1319.

[2] Emanuel P D. Juvenile myelomonocytic leukemia and chronic myelomonocytic leukemia. Leukemia, 2008, 22 (7): 1335-1342.

[3] Such E, et al. Cytogenetic risk stratification in chronic myelomonocytic leukemia. Haematologica, 2011, 96 (3): 375-383.

[4] Gambacorti-Passerini CB, et al. Recurrent ETNK1 mutations in atypical chronic myeloid leukemia. Blood, 2015, 125 (3): 499-503.

[5] Itzykson R, et al. CMML: Clinical and molecular aspects. Int J Hematol, 2017, 105 (6): 711-719.

[6] Itzykson R, Solary E.. An evolutionary perspective on chronic myelomonocytic leukemia. Leukemia, 2013, 27 (7): 1441-1450.

[7] Itzykson R, et al. Clonal architecture of chronic myelomonocytic leukemias. Blood, 2013, 121 (12): 2186-1298.

[8] Meggendorfer M, et al. SRSF2 mutations in 275 cases with chronic myelomonocytic leukemia (CMML). Blood, 2012, 120 (15): 3080-3088.

[9] Yoshida K, et al. Frequent pathway mutations of splicing machinery in myelodysplasia. Nature, 2011, 478 (7367): 64-69.

[10] Selimoglu-Buet D, et al. Characteristic repartition of monocyte subsets as a diagnostic signature of chronic myelomonocytic leukemia.

Blood, 2015, 125 (23): 3618-3626.

[11] Padron E, et al. ETV6 and signaling gene mutations are associated with secondary transformation of myelodysplastic syndromes to chronic myelomonocytic leukemia. Blood, 2014, 123 (23): 3675-3677.

[12] Patnaik MM, et al. Therapy related-chronic myelomonocytic leukemia (CMML): Molecular, cytogenetic, and clinical distinctions from de novo CMML. Am J Hematol, 2018, 93 (1): 65-73.

[13] Elena C, et al. Integrating clinical features and genetic lesions in the risk assessment of patients with chronic myelomonocytic leukemia. Blood, 2016, 128 (10): 1408-1417.

[14] Patnaik MM, Tefferi A. Chronic Myelomonocytic leukemia: 2020 update on diagnosis, risk stratification and management. Am J Hematol, 2020, 95 (1): 97-115.

[15] Fianchi L, et al. High rate of remissions in chronic myelomonocytic leukemia treated with 5-azacytidine: results of an Italian retrospective study. Leuk Lymphoma, 2013, 54 (3): 658-661.

(撰写者：吴 敏 审阅者：吴 文)

病例4

MDS-AA重叠综合征

病史简介

患者，男，73岁，上海人，退休。患者因出现乏力，活动后气促，于2019年1月16日至华山医院北院查血红蛋白51g/L、血小板51×10^9/L、白细胞2.17×10^9/L、叶酸24.17nmol/L、维生素B_{12} 224pmol/L、血沉：120mm/h。肺部CT提示：两肺纹理增多，双肺多发炎症伴实变；上腹部CT（2019年1月16日）右肾细小结石或钙化；双肾盂旁囊肿可能，脾点状钙化；下腹部CT（2019年1月16日）膀胱充盈明显，尿潴留可能。结肠积气积粪，前列腺钙化灶，小肠系膜密度稍高。骨髓检查（2019年1月21日）骨髓象增生低下，粒系比例明显减少，少数伴毒性改变。红系部分（<10%）有明显病态造血表现，铁染色示有铁利用障碍。全片仅见一个颗粒型巨核细胞，血小板散在难见；片上淋巴细胞比例增多，浆细胞较易见。此外可见少量单核组织巨噬细胞；骨髓流式细胞检测（2019年1月22日）提示骨髓原始细胞约占0.52%，中性粒细胞比例偏低占31%伴左移。患者全血细胞减少伴感染，为进一步诊治来我院。

既往史

平素健康状况：良好。

疾病史：否认糖尿病史，有高血压病史30余年，血压最高160/90mmHg，口服苯磺酸氨氯地平（兰迪）治疗。2019年1月来因血压偏低停药，血压目前正常范围；冠状动脉粥样硬化性心脏病病史20余年。

预防接种史：不详。

传染病史：否认病毒性肝炎史；否认结核病史，否认其他传染病史。

手术外伤史：否认。

输血史：有输血史。

过敏史：否认药物及食物过敏史。

个人史

出生于上海；否认地方病或传染流行区居住史；否认毒物、粉尘及放射性物质接触史；否认吸烟、饮酒史；否认冶游史。

婚育史

已婚已育。

家族史：否认家族性遗传性疾病史。

体格检查

ECOG 3分，血压111/62mmHg，神清，精神可，重度贫血貌，皮肤巩膜无黄染，未见明显瘀点、瘀斑。浅表淋巴结未触及。胸骨无压痛，两肺呼吸音清，未闻及干湿性啰音。心率82次/分，律齐。腹软，无压痛及反跳痛，肝脾肋下未及。双下肢无水肿。

实验室检查

【**血常规**】2019年1月25日，白细胞 $1.88×10^9$/L↓，血红蛋白50g/L↓，血小板 $37×10^9$/L↓，中性粒细胞 $0.79×10^9$/L↓，平均红细胞体积99.2fl，平均血红蛋白量33pg，平均血红蛋白浓度333g/L，网织红细胞% 1.39%↑，未成熟网织红细胞比率32.1%↑。

2019年1月28日：白细胞 $1.71×10^9$/L↓，血红蛋白48g/L↓，血小板 $9×10^9$/L↓，中性粒细胞 $0.8×10^9$/L↓。

2019年2月6日：白细胞 $1.62×10^9$/L↓，血红蛋白43g/L↓，血小板 $7×10^9$/L↓，中性粒细胞 $0.39×10^9$/L↓，平均红细胞体积99fl，平均血红蛋白量33.6pg，平均血红蛋白浓度339g/L。

2019年2月13日：白细胞 $1.87×10^9$/L↓，血红蛋白43g/L↓，血小板 $8×10^9$/L↓。

2019年1月25日铁代谢：铁34.6μmol/L↑，转铁蛋白1.85g/L，转铁蛋白饱和度74%↑，不饱和铁结合力13.7μmol/L↓，总铁结合力48.3μmol/L↓，铁蛋白629μg/L↑，可溶性转铁蛋白受体0.5mg/L。

2019年1月25日病毒检查：甲型流感病毒IgM阴性，乙型流感病毒IgM阴性，副流感病毒IgM阴性，肺炎支原体IgM阴性，肺炎衣原体IgM阴性，呼吸道合胞病毒IgM阴性，腺病毒IgM阴性，柯萨奇B组IgM阴性，HCMV-DNA阴性，EBV-DNA（定量）＜1000↓。

2019年1月25日传染病检查：血清肝炎抗体：抗HEV-IgG 12.8COI↑，乙肝表面抗体15.97mIU/ml↑，乙肝核心抗体0.93S/CO↓，余均阴性，HIV、梅毒均阴性。

2019年1月25日血生化：总蛋白56g/L↓，白蛋白31g/L↓，其余肝肾功能指标及电解质正常。

2019年1月25日心肌标志物、凝血功能：正常。

2019年1月25日甲状腺九项：无异常。

2019年1月25日肿瘤指标：阴性。

2019年1月25日血清蛋白电泳：白蛋白58.2%，α_1球蛋白5.7%↑；α_2球蛋白11.6%↑；β_1球蛋白6.7%；β_2球蛋白5.6%；γ球蛋白12.2%。

2019年1月25日，直接抗人球蛋白试验：阴性。

【免疫功能】

2019年2月6日，流式亚群：CD4（T淋巴辅助/诱导细胞）53%↑，CD8（T淋巴抑制/毒细胞）23%，CD4/CD8 2.3，CD3（T淋巴细胞）77%；NK（CD16+56+）自然杀伤细胞）9%，CD19（B淋巴细胞）13%。

2019年1月25日，自身抗体：ANA谱、ANCA均阴性。

2019年1月25日，免疫球蛋白＋轻链：IgA 1.87g/L，免疫球蛋白IgG 8.83g/L，免疫球蛋白IgM 0.5g/L，免疫球蛋白IgE 75U/ml，血清蛋白κ轻链2.04g/L↓，血清蛋白λ轻链0.89g/L↓，血清κ/λ 2.29。

2019年2月6日，细胞因子：白介素-1 5pg/ml↑，白介素-2 741pg/ml↑，白介素-6 8.6pg/ml↑；白介素-8 14 pg/ml，白介素-10 5pg/ml，肿瘤坏死因子a 4pg/ml。

2019年1月25日：粒细胞及红细胞表面CD55、CD59抗原表达正常（病例4图1）。

2019年1月25日：Flaer检测正常（病例4图2），可排除PNH。

【影像学检查】

2019年1月27日，彩超：双侧甲状腺结节（拟TI-RADS 3类）；全身浅表淋巴结未见明显肿大；轻度脂肪肝，脾脏、胰腺、胆道、肾脏未见明显占位病变。

2019年1月25日，肺CT平扫：①左肺下叶纤维灶；两肺散在模糊影，考虑炎性改变；②主动脉及冠状动脉管壁钙化；③左侧胸膜局限性增厚伴钙化。

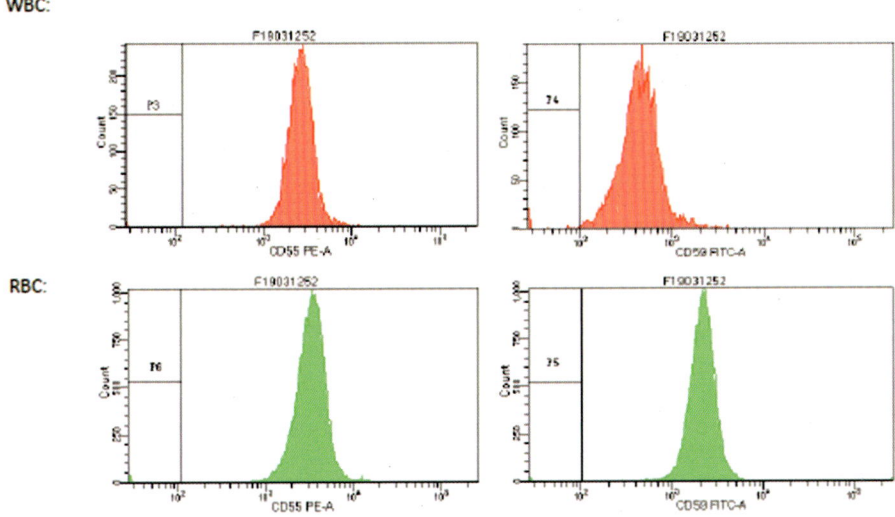

结果：

	CD55（%）	CD59（%）
粒细胞	99.9	99.5
红细胞	99.9	99.9

粒细胞表面：CD55、CD59抗原表达均正常。
红细胞表面：CD55、CD59抗原表达均正常。

病例4图1　粒细胞及红细胞表面CD55、CD59抗原表达谱

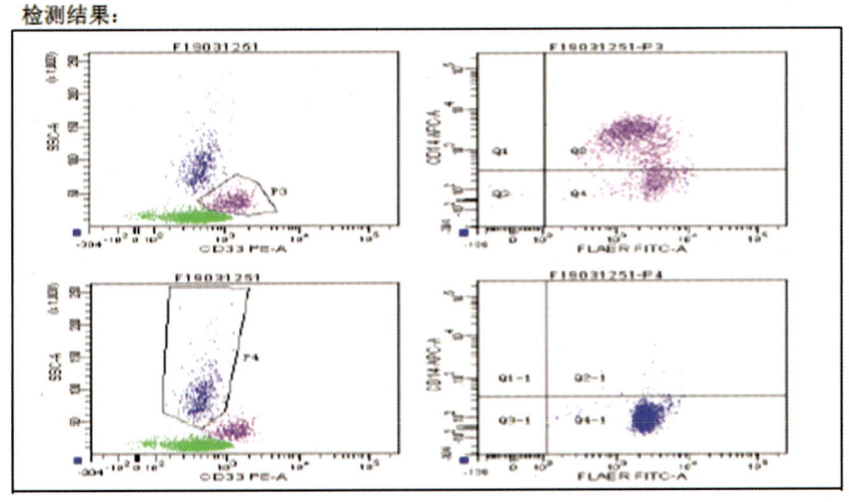

	占单核细胞比例（%）	占粒细胞比例（%）
flaer阴性细胞	0.2	0.0

病例4图2　Flaer检测正常

【骨髓涂片检查】

2019年1月21日，华山北院，骨髓涂片：骨髓象增生低下，粒系比例明显减少，少数伴毒性改变。红系部分（＜10%）有明显病态造血表现，铁染色示有铁利用障碍。全片仅见一个颗粒型巨核细胞，血小板散在难见。片上淋巴细胞比例增多，浆细胞较易见，此外可见少量单核组织巨噬细胞。MDS待排，请结合临床、骨髓活检及基因染色体综合判断。

2019年1月25日，瑞金医院，骨髓涂片：骨髓增生尚活跃（分布不均匀），粒红两系增生偏低，巨系增生低下，血小板散在少见，髓片与外周血片中淋巴细胞比例升高，分别为52%与57%，部分淋巴细胞形态欠佳。

2019年2月11日，我院，髂后骨髓涂片：骨髓有核细胞增生活跃，粒系比例减低，红系增生明显活跃，形态均未见异常；巨核细胞全片未见，血小板少见；淋巴22%，形态无异常；铁染色：细胞内、外铁均可见，环铁粒幼细胞未见。

2019年2月11日，我院，胸骨穿刺涂片：有核细胞增生减低，粒系比例减低，红系比例增高，形态未见异常；巨核细胞全片未见，血小板少见；淋巴15%，形态无异常。

2020年3月14日，骨髓涂片经瑞金医院会诊意见（病例4图3）：

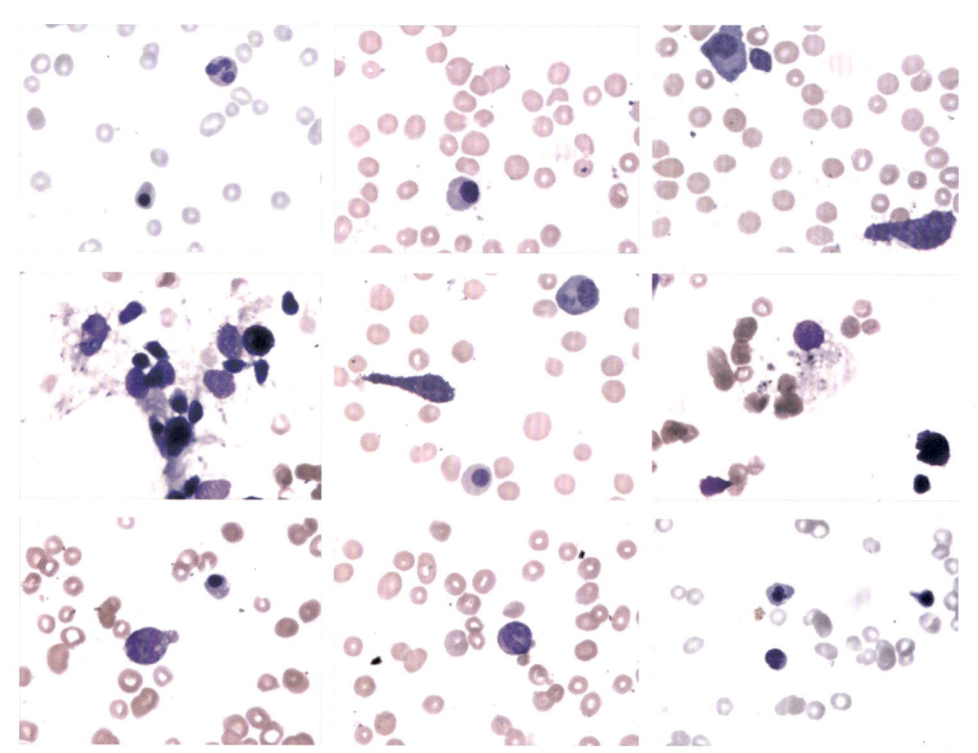

病例4图3　患者骨髓涂片经瑞金医院会诊图集

1.（2019年1月25日，髂骨）：增生活跃，粒红比＝0.57∶1。红系偶见轻度病态。全片可见2个颗粒巨核细胞，1个裸核，血小板少见。

2.（2019年2月11日，髂骨）：增生活跃，粒红比＝0.21∶1，粒系增生低下，红系相对增生，红系轻度病态＞10%。全片未见巨核细胞，血小板少见。浆细胞、淋巴细胞、组织嗜碱细胞易见。

3.（2019年2月11日，胸骨）：增生低下，血液稀释。

4. 外周血片偶见幼粒细胞。

结合病史，提示：低增生MDS不能除外。

【骨髓流式检查】

2019年1月21日，华山北院，骨髓流式：骨髓原始细胞约占0.52%。中性粒细胞比例偏低占31%，伴左移。有核红细胞小部分有CD36表达丢失。

2019年1月25日，瑞金医院，骨髓流式：未见明显异常免疫表型的细胞。

2019年2月11日，我院，骨髓流式：未见明显异常免疫表型的细胞。

【骨髓活检检查】

2019年1月25日，瑞金医院，骨髓活检：镜下所见：造血与脂肪组织细胞之比35%∶65%，粒红比为2∶1，粒系、红系增生活跃，形态无异常，Alip（-）；巨核细胞增生低下（++），形态无异常；网状纤维阴性；淋巴细胞/浆细胞少。病理诊断：造血细胞巨核系增生低下（++）。

2019年2月11日，我院，右髂后骨髓活检：骨髓造血增生低下，镜下骨髓造血组织与脂肪组织比约30%∶70%，其内主为淋巴细胞及浆细胞，仅见极少数红系及粒系，未见巨核细胞。

【染色体核型分析】

2019年1月25日，瑞金医院，骨髓染色体：46，XY。

【分子学检查】

2019年1月25日，瑞金医院，骨髓白血病残留病灶：未发现DNMT3A-催化结构域N端基因突变。

【骨髓TCR及Ig基因重排检测】（病例4表1、病例4表2）

2019年2月11日，骨髓TCR及Ig基因重排检测均为阴性。

病例4表1　骨髓TCR基因重排阴性

检测项目		检测结果
TCRB基因重排	TCRB A	-
	TCRB B	-
	TCRB C	-
TCRG基因重排	TCRG A	-
	TCRG B	-
TCRD基因重排	TCRD	-
阴性对照		-
阳性对照		+

病例4表2　骨髓Ig基因重排阴性

检测项目		检测结果
IgVH基因完全重排（V-D-J）	FR1-JH	-
	FR2-JH	-
	FR3-JH	-
IgDH基因不完全重排（D-J）	DH1-6-JH	-
	DH7-JH	-
IgK基因重排	Vκ-Jκ	-
	Vκ-Kde+INTR-Kde	-
IgL基因重排	Vλ-Jλ	-
阴性对照		-
阳性对照		+

【基因突变检测】

2019年2月11日，血液病34种高频基因突变（病例4表3）筛查：未见致病性突变。

【染色体全基因组芯片检测】

2019年2月11日，染色体全基因组芯片检测：该标本检测到4处染色体异常（病例4表4），经数据库检索和文献查阅，其中1处嵌合单亲二倍体［UPD（6p）］被认为是与恶性血液疾病相关的获得性改变：UPD（6p）常见于获得性再生障碍性贫血（acquired aplastic anemia），同时也在CMML-2患者中有报道。而1处重复［Gain（14q）］在正常人群染色体拷贝数变异（Copy number variation，CNV）多态性数据库中有收录；2处单亲二倍体［UPD（3p）和UPD（20q）］在正常人群UPD

数据库中有收录。

病例4表3　血液病34种高频基因突变筛查列表

基因名	转录本	检测区域	基因名	转录本	检测区域
ASXL1	NM_015338	Exon13	MPL	NM_005373	Exon10
BCOR	NM_001123385	Exon2-15	NF1	NM_001042492	Exon1-49
BCORL1	NM_021946	Exon1-12	NPM1	NM_002520	Exon11
CALR	NM_004343	Exon9	NRAS	NM_002524	Exon2、3
CBL	NM_005188	Exon8、9	PHF6	NM_032458	Exon2-10
CEBPA	NM_004364	Exon1	PIGA	NM_002641	Exon2-6
CSF3R	NM_156039	Exon14-17	PTPN11	NM_002834	Exon3、8+9、12、13
DNMT3A	NM_175629	Exon2-23	RUNX1	NM_001754	Exon2-9
ETV6	NM_001987	Exon1-8	SETBP1	NM_015559	Exon4
ETNK1	NM_018638	Exon3	SF3B1	NM_012433	Exon12-15
EZH2	NM_004456	Exon2-20	SRSF2	NM_001195427	Exon1
FLT3	NM_004119	FLT3-ITD和Exon20	STAG2	NM_001042749	Exon2-33
IDH1	NM_005896	Exon4	TET2	NM_001127208	Exon3-11
IDH2	NM_002168	Exon4	TP53	NM_000546	Exon2-11
JAK2	NM_004972	Exon12-16,20+21	U2AF1	NM_006758	Exon2、6
KIT	NM_000222	Exon2、8-11、13、17	WT1	NM_024426	Exon7、9
KRAS	NM_033360	Exon2、3	ZRSR2	NM_005089	Exon1-11

病例4表4　染色体全基因组芯片检测结果

芯片检测结果显示该标本染色体为男性核型，且含有4处染色体异常，具体见下表：

染色体	异常区带及基因组坐标（ISCN）	异常类型	异常大小	受累基因	临床意义
6	arr[hg19] 6pterp21.31(203,877-35,734,884) hmz	嵌合单亲二倍体	35.53Mb	HLA-A HLA-B HLA-C HLA-DRB1 HLA-DPB1 HLA-DQB1	恶性血液疾病相关的获得性改变
14	arr[hg19] 14q32.33(106,251,069-106,706,125)x3	重复	455Kb	/	CNV多态性改变
3	arr[hg19] 3p21.31p21.1(46,700,712-52,459,515) hmz	单亲二倍体	5.76Mb	/	正常人常见UPD改变
20	arr[hg19] 20q11.21q11.23(29,510,306-35,749,995) hmz	单亲二倍体	6.24Mb	ASXL1	

问题

本例患者全血细胞减少的原因和诊断是什么？讨论以下三种可能：

1. 低增生型MDS？
2. 再生障碍性贫血伴克隆性造血？

3. MDS-AA 重叠综合征？

讨论和分析

1. 骨髓增生异常综合征，低增生型　骨髓增生异常综合征（myelodysplastic syndrome，MDS）是一类起源于造血干细胞的克隆性髓系疾病，MDS 发病机制复杂，现有研究结果主要涉及骨髓微环境（病例4图4）、细胞遗传学、表观遗传学、免疫调节机制等改变。

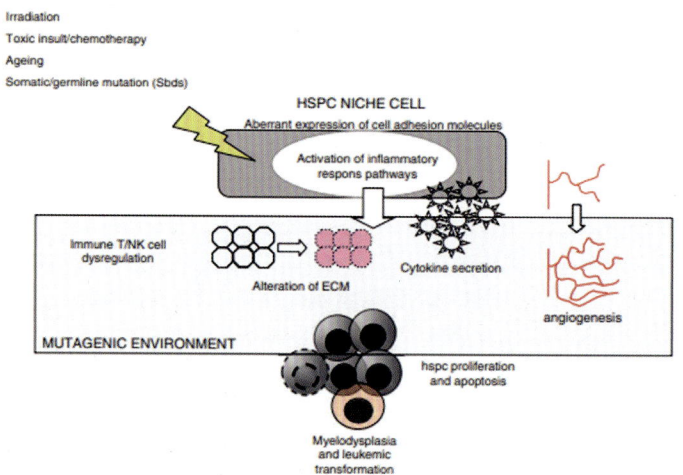

病例4图4　骨髓微环境在MDS发生、发展中的作用

注：引自：Raaijmakers MH. Myelodysplastic syndromes: revisiting the role of the bone marrow microenvironment in disease pathogenesis. International journal of hematology, 2012, 95 (1): 17-25.

骨髓微环境被称为造血干细胞（hematopoietic stem cells，HSCs）的"土壤"，为 HSCs 提供生存的细胞和分子微环境，主要由间充质干细胞（mesenchymal stem cells，MSCs）、细胞外基质和各种细胞因子组成，各成分互相作用以维持和调节 HSCs 的正常增殖和分化。研究显示，MDS 的发生发展可能与骨髓微环境异常有关（病例4图5）。

间充质干细胞是骨髓微环境中的重要成分，其异常在 MDS 的发病和进展中有着重要的作用。研究显示，间充质干细胞通过分泌细胞因子以及向骨、脂肪、血管等细胞分化从而发挥造血调节和支持作用。但是，随着年龄的增长，间充质干细胞的功能会逐渐降低。研究表明在衰老的过程中，间充质干细胞的功能和再生能力会受损，而骨髓间充质干细胞的衰老也可能促进衰老相关疾病的发生（病例4图6）。

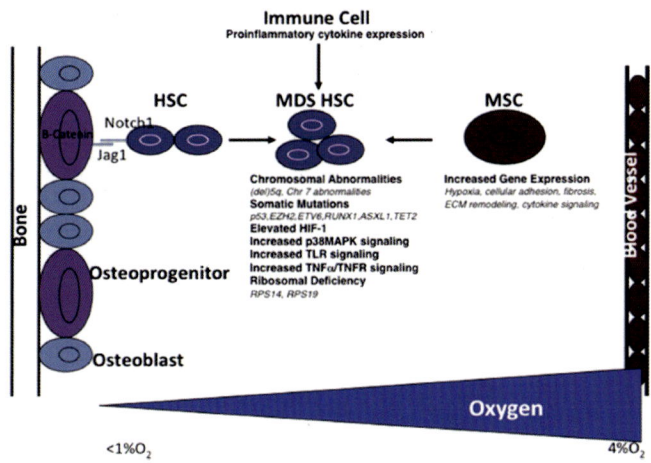

病例4图5　MDS的细胞和分子机制

注：引自：Rankin EB, Narla A, Park JK, et al.Biology of the bone marrow microen-vironment and myelodysplastic syndromes.Molecular genetics and metabolism, 2015, 116（1-2）：24-28.

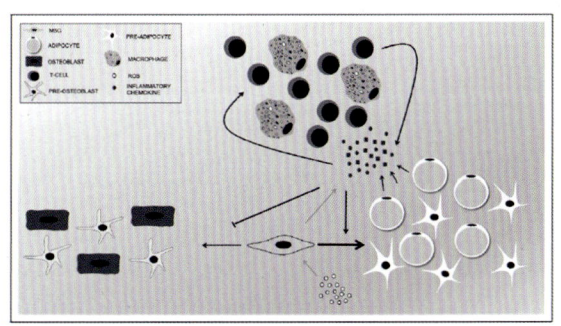

病例4图6　衰老的骨髓微环境

注：引自：Mattiucci D, Maurizi G, Leoni P, et al.Aging and Senes-cence-associated Changes of Mesenchymal Stromal Cells in Myelodysplastic Syndromes.Cell transplantation, 2018, 27（5）：754-64. doi：10.1177/0963689717745890.

虽然还没有一个普遍认可的衰老标志物，但来源于MDS的MSCs（MDS-MSCs）在体外显示的一些特征表明这些细胞正在衰老，诸如造血支持功能的减退、细胞形态的改变、增殖潜能受损、b-半乳糖苷酶表达增加等。所有这些特征都被认为是典型的衰老相关标记；许多学者也就诱导细胞衰老的分子和功能机制进行了深入研究（病例4表5）。

研究发现MDS中的遗传学异常涉及多种机制，如表观遗传学调控、RNA剪切、DNA修复、信号转导等多种过程（病例4图7），约90%MDS患者具备病例4图8所示的至少一种突变。MDS的形成可能是早期的基因突变使造血干细胞获得了增殖优势，随后在新的基因突变共同参与下形成了克隆造血。

病例4表5 MSC-MDS的改变

Table 1. MSC-MDS alterations.[a]

Molecular and Functional Features	Model	References
Global hypermethylation status	Primary in vitro cells	67
Increased β galactosidase expression	Primary in vitro cells	19,21,65,66
Reduced hematopoietic supporting ability	Primary in vitro cells	19,21
Reduced proliferative potential	Primary in vitro cells	19,21,65,66
Deformed cytoskeleton and disordered distribution of F-actin	Primary in vitro cells	68
Altered morphology	Primary in vitro cells	68
CDKN2B overexpression	Primary in vitro cells	21
Normal/increased telomere length	Primary in vitro cells	21,69
CXCL12 upregulation	Primary in vitro cells	14,70
Interleukin 6 (IL6) upregulation	Primary in vitro cells	71
Secretion of damage-associated molecular pattern molecules	In vivo mouse model	22
p53 Tumor suppressor pathway activation	Primary in vitro cells/in vivo mouse model	68
Dysregulated miRNA content in extracellular vesicles	Primary in vitro cells	72
Altered expression of endonucleases regulating miRNA biogenesis	Primary in vitro cells/in vivo mouse model	72–74
Altered transcriptome	Primary in vitro cells	75
LIF upregulation	Primary in vitro cells	75

[a]This table summarizes the alterations revealed in MSC-MDS and the model in which they have been studied. MSC = mesenchymal stromal cells; MDS = myelodysplastic syndromes; LIF = leukemia inhibitory factor.

注：引自：Mattiucci D, Maurizi G, Leoni P, et al. Aging and Senescence-associated Changes of Mesenchymal Stromal Cells in Myelodysplastic Syndromes. Cell transplantation, 2018, 27（5）：754-64. doi：10.1177/0963689717745890.

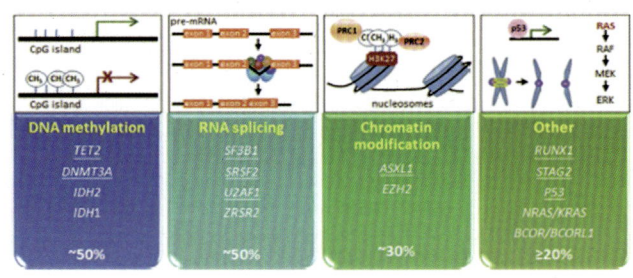

病例4图7 MDS中常见的基因突变种类

注：引自：Dao K-HT. Myelodysplastic Syndromes. Medical Clinics of North America, 2017, 101（2）：333-350. doi：10.1016/j.mcna.2016.19.106.

MDS患者以血细胞减少、骨髓病态造血和高风险向急性白血病转化为特点，临床表现为贫血、出血和感染。多见于老年人，中位发病年龄为70岁；低增生性骨髓增生异常综合征（hypo-MDS）是MDS的一种特殊类型，诊断标准除需符合MDS诊断标准外，还需符合以下条件：年龄＞60岁者，骨髓活检造血细胞容积＜20%；年龄≤60岁者，骨髓活检造血细胞容积＜30%。hypo-MDS突出地表现为骨髓血细胞减少及因骨髓造血衰竭而引发的高死亡风险。研究显示，与非低增生性MDS相比，hypo-MDS患者总生存期较长，且AML无进展生存期也更长（病例4图8）。

本例老年男性患者，以全血细胞减少起病，多部位骨髓穿刺涂片显示骨髓增生程度不一（减低，增生活跃），未见明显增多的原始细胞，有病态造血表现（2019年1月25日，髂骨）：增生活跃，红系轻度病态＞10%；（2019年2月11日，髂骨）：增生活跃，红系偶见轻度病态；骨髓流式未见明显异常免疫表型的细胞；血液病34种高频基因突变筛查未见MDS常见基因突变（病例4表6）。

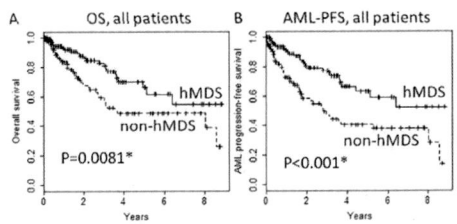

病例4图8　不同亚型MDS患者OS及AML-PFS

注：引自：Kobayashi T, Nannya Y, Ichikawa M, et al. A nationwide survey of hypoplastic myelodysplastic syndrome (a multicenter retrospective study). American Journal of Hematology, 2017, 92 (12): 1324-32. doi: 10.1002/ajh.24905.

病例4表6　MDS中常见基因突变

基因突变	涉及通路	频率	预后意义
SF3B1*	RNA剪切	20%~30%	好
TET2*	DNA甲基化	20%~30%	中性或不明确
ASXL1*	组蛋白修饰	15%~20%	差
SRSF2*	RNA剪切	≤15%	差
DNMT3A*	DNA甲基化	≤10%	差
RUNX1	转录因子	≤10%	差
U2AF1*	RNA剪切	5%~10%	差
TP53*	肿瘤抑制因子	5%~10%	差
EZH2	组蛋白修饰	5%~10%	差
ZRSR2	RNA剪切	5%~10%	中性或不明确
STAG2	黏连蛋白复合物	5%~7%	差
IDH1/IDH2	DNA甲基化	≤5%	中性或不明确
CBL*	信号转导	≤5%	差
NRAS	转录因子	≤5%	差
BCOR*	转录因子	≤5%	差

注：*该类基因也在健康人群的克隆性造血中有报道

患者常规染色体核型分析正常，染色体全基因组芯片检测发现嵌合单亲二倍体UPD（6P），提示克隆造血；但却非MDS患者常见的染色体改变（病例4表7）。

因此参照MDS的最低诊断标准（病例4表8），患者具备MDS特征，但尚不能完全确诊为MDS。

2. 再生障碍性贫血-伴克隆性造血（acquired aplastic anemia, AA）　AA是一组由多种病因所致的骨髓造血功能衰竭性综合征，以骨髓造血细胞增生减低和外周血全血细胞减少为特征，临床以贫血、出血和感染为主要表现。再障主要见于青壮年，其发病高峰期有2个，即15~25岁的年龄组和60岁以上的老年组。男性发病率略高于女性。

AA发病机制复杂，研究认为免疫细胞的改变以及细胞因子的异常分泌对于骨髓衰竭具有重要作用，在AA进展过程中，在细胞毒T细胞免疫介导下，造血干细胞自身免疫反应易引起基因学上有缺陷基因的克隆造血募集反应，选择性地使获得体细胞改变的这部分细胞具有生长优势，使突变的造血干细胞发生免疫逃逸，即形成异常克隆（病例4图9）。

病例4表7 MDS患者染色体异常及频率

染色体异常	频率	
	MDS总体	治疗相关性MDS
不平衡		
+8*	10%	
-7/del(7q)	10%	50%
del(5q)	10%	40%
del(20q)	5%~8%	
-Y	5%	
i(17q)/t(17p)	3%~5%	25%~30%
-13/del(13q)	3%	
del(11q)	3%	
del(12p)/t(12p)	3%	
del(9q)	1%~2%	
idic(X)(q13)	1%~2%	
平衡		
t(11;16)(q23.3;p13.3)		3%
t(3;21)(q26.2;q22.1)		2%
t(1;3)(p36.3;q21.2)	1%	
t(2;11)(p21;q23.3)	1%	
inv(3)(q21.3;q26.2)/t(3;3)(q21.3;q26.2)	1%	
t(6;9)(p23;q34.1)	1%	

注：*缺乏形态学诊断依据，伴单纯的+8、del(20q)和-Y不能诊断为MDS；原因不明的持续性血细胞减少，伴表中的其他异常可作为MDS的诊断依据

病例4表8 MDS的最低诊断标准

MDS诊断需满足两个必要条件和一个主要标准
(1)必要条件(两条均须满足)
 ① 持续4个月一系或多系血细胞减少(如检出原始细胞增多或MDS相关细胞遗传学异常，无需等待可诊断MDS)
 ② 排除其他可导致血细胞减少和发育异常的造血及非造血系统疾病
(2)MDS相关(主要)标准(至少满足一条)
 ① 发育异常：骨髓涂片中红细胞系、粒细胞系、巨核细胞系发育异常细胞的比例≥10%
 ② 环状铁粒幼红细胞占有核红细胞比例≥15%，或≥5%且同时伴有SF3B1突变
 ③ 原始细胞：骨髓涂片原始细胞达5%~19%(或外周血原始细胞2%~19%)
 ④ 常规核型分析或FISH检出有MDS诊断意义的染色体异常
(3)辅助标准(对于符合必要条件、未达主要标准，存在输血依赖的大细胞性贫血等常见MDS临床表现的患者，如符合≥2条辅助标准，诊断为疑似MDS)
 ① 骨髓活检切片的形态学或免疫组化结果支持MDS诊断
 ② 骨髓细胞的流式细胞术检测发现多个MDS相关的表型异常，并提示红系和(或)髓系存在单克隆细胞群
 ③ 基因测序检出MDS相关基因突变，提示存在髓系细胞的克隆群体

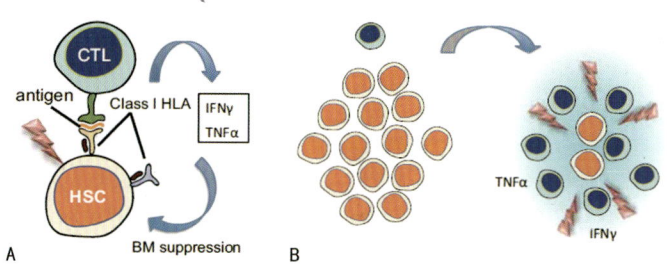

病例4图9　AA免疫介导的机制及克隆演变

注：引自：Ogawa S.Clonal hematopoiesis in acquired aplastic anemia.Blood，2016，128（3）：337-369.

AA患者克隆性造血（病例4表9）是以年龄相关克隆性造血类型为基础，早期存在的年龄相关突变再经细胞毒T淋巴细胞免疫攻击造血微环境筛选，加之造血干祖细胞功能减退、耗竭，或两者兼而有之，竞争减少，获得某些突变者可能更易扩张，最终形成免疫原性丢失或减少和耐受细胞毒T淋巴细胞介导凋亡与细胞因子介导的造血抑制，具有逃逸免疫攻击和相对生长优势的造血克隆。

现代分子遗传学技术，尤其二代基因测序技术的应用，发现大约50%的AA在初诊或治疗过程中已经存在或出现新的基因突变，其中除了 PIGA 突变、CN-LOH 和 UPD，AA中出现频率最高的突变基因为 BCOR/BCOR1、DNMT3A、ASXL1 等。

病例4表9　AA中的克隆性造血

Study	Lane, et al. N = 39	Kulasekararaj, et al. N = 150	Heuser, et al. N = 38	Babushok, et al. N = 22	Yoshizato, et al. N = 439 (All)	Yoshizato, et al. N = 256 (NIH)
Ratio of male to female	1.3 (22/17)	0.9 (71/79)	0.9 (18/20)	0.7 (9/13)	1.3 (244/195)	1.6 (157/99)
Median Age (range)	34.8 (4 – 65.7)	44 (17 – 84)	30 (9 – 79)	14.5 (1.5 – 61)	40.5 (2.5 – 88)	29.5 (2.5 – 82.5)
SAA/VSAA	29 (74%)	74 (49%)	27 (71%)	9 (41%)	344 (78%)	256 (100%)
Serially collected samples					82	62
Platform for sequencing						
targeted exons	219 genes	835 genes (N = 57)	42 genes	–	106 genes	
whole exome	–	–	–	22	52	35
Mutated genes†						
DNMT3A	1 (2.6%)	8 (5.3%)	0 (0%)	0 (0%)	37 (8.4%)	18 (7.0%)
ASXL1	2 (5.1%)	12 (8.0%)	1 (4.5%)	1 (4.5%)	27 (6.2%)	17 (6.6%)
BCOR/BCORL1	0 (0%)	6 (4.0%)	0 (0%)	1 (4.5%)	41 (9.3%)	28 (10.9%)
PIGA	ND	18 (12.0%)	ND	9 (40.9%)	33 (7.5%)	25 (9.8%)
Other genes‡	6 (15.1%)		1 (2.6%)	5 (22.7%)	67 (15.3%)	29 (6.6%)
Any genes	9 (23.1%)	29 (19.3%)	2 (5.3%)	16 (72.7%)	157 (35.8%)	90 (35.2%)
Excluding PIGA alone	9 (23.1%)	29 (19.3%)	2 (5.3%)		137 (31.2%)	74 (28.9%)
Clone size						
Median&	ND	20 (1.5 – 68)	ND	ND	15.4 (2.4 – 96.4)	15.2 (2.4 – 76.7)
Clone Size <10%¶	7 (78%)	11 (14%)	0 (0%)	2 (9.1%)	130 (29.6%)	79 (30.9%)
Cytogenetic abn.	ND		3 (7.9%)	2 (9.1%)	20 (8.5%)	9 (3.8%)
6pUPD (+) clone	ND	1		3 (13.6%)	55 (13.2%)	31 (13.2%)
PNH clone	4 (10%)*	85 (57%)	17 (45%)	10 (46%)	221 (50.3%)	110 (43.0%)
IST						
Yes	19 (49%)	107 (71.3%)	ND	20 (91%)	403 (92.4%)	256 (100%)
No	20 (51%)	43 (28.7%)	ND	2 (9%)	33 (7.6%)	0 (0%)
Transformation to MDS/AML	ND	17 (11.3%)	ND	ND	47 (11.2%)	36 (14.1%)

注：引自：Ogawa S.Clonal hematopoiesis in acquired aplastic anemia.Blood，2016，128（3）：337-369.

本例老年男性患者，以全血细胞减少起病，多部位骨髓穿刺显示骨髓增生程度不一（减低 - 增生活跃），红系病态造血，染色体核型分析正常，分子遗传学检查发现嵌合单亲二倍体 UPD（6P），提示克隆性造血。参照 AA 诊断标准：①血常规检查：全血细胞（包括网织红细胞）减少，淋巴细胞比例增高。②骨髓穿刺：多部位（不同平面）骨髓增生减低或重度减低；小粒空虚，非造血细胞（淋巴细胞、网状细胞、浆细胞、肥大细胞等）比例增高；巨核细胞明显减少或阙如；红系、粒系细胞均明显减少。③骨髓活检（髂骨）：全切片增生减低，造血组织减少，脂肪组织和（或）非造血细胞增多，网硬蛋白不增加，无异常细胞。④除外检查：必须除外先天性和其他获得性、继发性 BMF，并结合患者病史资料，患者兼备了 MDS 及 AA 的疾病特征，并不能完全符合 AA 的诊断。

3. MDS-AA 重叠综合征　在临床工作中，经常接诊不明原因一系或多系血细胞减少伴有不同程度的骨髓造血功能减低的患者，没有典型 MDS 病态造血或轻度病态造血（＜10%），排除内科系统其他疾病引起的继发性血细胞减少，这部分患者难以给出明确的诊断。有学者建议用 ICUS 来客观描述这种不符合 AA 和 MDS 诊断标准的"中间状态"患者群体。近些年来，随着二代测序技术的发展，我们发现不仅 80%～90% 的 MDS 患者存在至少一种克隆性突变，AA 患者也可以伴有克隆性造血标志，约 35% 的 ICUS 患者也有克隆性突变，并且健康人随着年龄增大也会出现髓系肿瘤基因突变。进一步研究对于健康人但伴有克隆性突变者，界定为不确定潜能的克隆性造血（clonal hematopoiesis of indeterminate potential, CHIP）；对于伴有克隆性突变的意义未明特发性血细胞减少症（idiopathic cytopenia of undetermined significance, ICUS）患者，界定为意义未明克隆性血细胞减少症（clonal cytopenia of undetermined significance, CCUS）（病例 4 表 10）。

病例4表10　血细胞减少相关疾病及诊断界限

	Non-Clonal ICUS	CHIP	CCUS	Low Blast MDS	High Blast MDS	sAML/AML-MRC
VAF	N/A	~9%	~10-50%	~30-50%	~40-50%	~40-50%
Dysplasia	−	−	−	+	+	+
Cytopenias	+	−	+	+	+	+
BM Blast %	< 2%	< 2%	< 2%	< 2%	2-19%	20+%
Overall Risk	Very Low	Very Low	Low	Low/Int	High	Very High
Treatments	Observation	None	Obs/BSC/GF	Obs/BSC/GF IMiD/IST	HMA/HST	HMA/IC/HST

MDS by WHO 2016：Low Blast MDS、High Blast MDS、sAML/AML-MRC
Clonal Cytopenias：CCUS、Low Blast MDS
Oligoblastic Leukemia：High Blast MDS、sAML/AML-MRC

注：引自：Tanaka TN, Bejar R. MDS overlap disorders and diagnostic boundaries. Blood, 2019, 133（10）：1086-95. doi：10.1182/blood-2018-10-844670.

CCUS 及 ICUS 这些概念的提出很好地解决了我们临床诊断工作中对于不符合 AA 诊断标准，类似 MDS 而不满足 MDS 最低诊断标准的那部分患者的界定。随着高通量基因测序技术的应用，近年来发现在 CCUS 及 AA 患者，甚至健康成年人的血细胞中有相当比例的体细胞基因突变和克隆性造血现象（病例 4 表 11、病例 4 图 10）；而后者只有部分患者最终进展成为 MDS。

在全血细胞减少的患者中，AA 和 MDS 有时也很难区分，两者临床和实验室表现相似，诊断及鉴别诊断有时比较难以准确把握，特别是低增生性骨髓增生异常综合征（hypo-MDS），临床上常难与 AA 鉴别，当 AA 出现细胞遗传学异常时就更难以区别，甚至病程上 MDS 与 AA 两者可以互相转化。事实上，AA 的基因突变和细胞遗传学异常在 AA 向 MDS 的转化中具有关键作用。研究表明，与没有基因突变的 AA 患者相比，有基因突变的患者更易转化为 MDS 和（或）AML。AA 患者在疾病进程中，不同基因突变影响疾病转归，克隆演化有此消彼长的特点，如 *PIG-A*、*BCOR*、*BOCRL1* 突变往往提示预后良好，其频率在病程中会减少或者消失，而与 MDS 或 AML 相关的 *DNMT3A*、*ASXL1* 等基因突变频率增加往往提示疾病向恶性演化，因此血液病学家们提出了骨髓增生异常－再生障碍性贫血（MDS-AA 重叠综合征）的概念。

病例 4 表 11　髓系相关疾病患者中基因突变及频率

注：引自：Tanaka TN, Bejar R. MDS overlap disorders and diagnostic boundaries. Blood, 2019, 133（10）：1086-1095. doi：10.1182/blood-2018-10-844670.

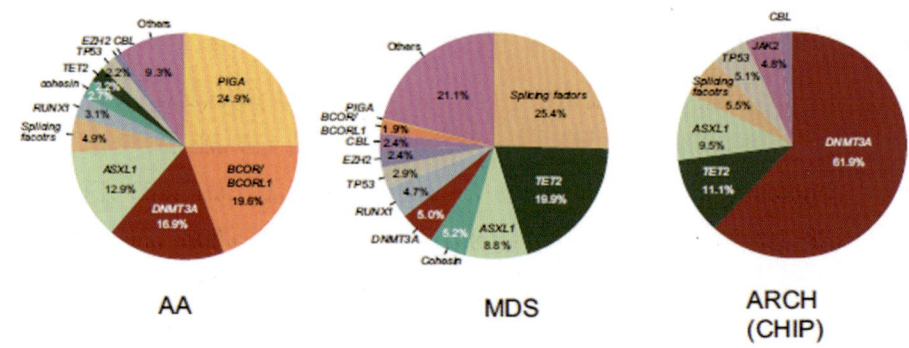

病例4图10　获得性AA的克隆性造血

注：引自Clonal hematopoiesis in acquired aplastic anemia.Blood, 2016, 128 (3): 337-347.

本例老年患者以全血细胞减少起病，多部位骨髓穿刺显示骨髓增生程度减低（减低 - 增生活跃），部分细胞呈现病态造血，常规染色体核型分析正常，二代测序分子遗传学检查发现嵌合单亲二倍体UPD（6P）。参照 AA 及 MDS 的诊断标准，均不能仅仅用单一的疾病类型来诊断，由此我们认为诊断为 MDS-AA 重叠综合征较为恰当。

诊断 MDS 重叠综合征具有重要的临床意义。通常，重叠综合征患者的预后与它们相关各自疾病的预后是不同的。这在一定程度上是由于它们的遗传特征和病理生物学的差异造成的。因此，重叠性疾病需配备不同的治疗方案，并可能存在独特的分子特性。虽然遗传学可以帮助诊断重叠性疾病，但是患者特征、表观遗传改变和微环境的相互作用也有助于塑造疾病的表型特征。下图可以让我们比较清晰地把这些特征结合在一起，帮助患者更准确地建立重叠综合征的诊断（病例 4 图 11）。

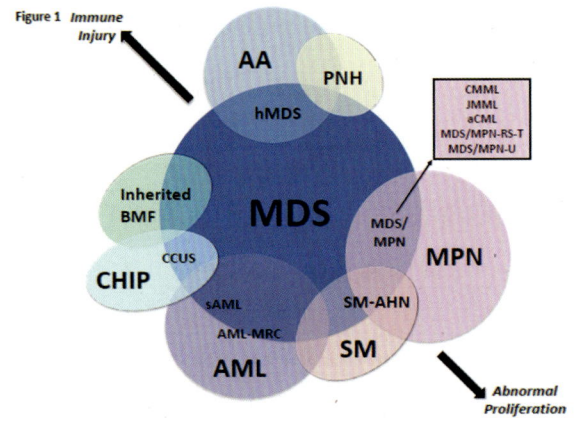

病例4图11　MDS重叠性疾病

注：引自：Tanaka TN, Bejar R.MDS overlap disorders and diagnostic boundaries.Blood, 2019, 133 (10): 1086-1095.

结论、治疗与随访

本例最终诊断为 MDS-AA 重叠综合征。自 2019 年 2 月 27 起予口服环孢素治疗 75mg 每 12 小时 1 次免疫抑制治疗，患者口服环孢素近 6 个月疗效不佳，故停药。于 2019 年 8 月 17 日开始艾曲波帕 25mg/天，半月后艾曲波帕加量至 50mg/天，患者血细胞无回升，9 月 17 日予艾曲波帕再加量至 75mg/天，治疗 1 个月仍无效，患者及家属要求停药。之后定期输注红细胞、血小板支持；期间患者铁蛋白高，予地拉罗司去铁；患者持续血细胞减少，免疫缺陷。2020 年 3 月 29 日患者发生粒细胞缺乏并发重症肺炎、呼吸衰竭，积极抗感染、对症支持治疗过程中并发全身多脏器功能衰竭，最终抢救无效于 2020 年 4 月 22 日死亡。

参考文献

[1] Raaijmakers MH. Myelodysplastic syndromes: revisiting the role of the bone marrow microenvironment in disease pathogenesis. International journal of hematology, 2012, 95 (1): 17-25.

[2] Rankin EB, Narla A, Park JK, et al. Biology of the bone marrow microenvironment and myelodysplastic syndromes. Molecular genetics and metabolism, 2015, 116 (1-2): 24-28.

[3] Mattiucci D, Maurizi G, Leoni P, et al. Aging- and Senescence-associated Changes of Mesenchymal Stromal Cells in Myelodysplastic Syndromes. Cell transplantation, 2018, 27 (5): 754-764.

[4] Dao K-HT. Myelodysplastic Syndromes. Medical Clinics of North America, 2017, 101 (2): 333-350.

[5] Kobayashi T, Nannya Y, Ichikawa M, et al. A nationwide survey of hypoplastic myelodysplastic syndrome (a multicenter retrospective study). American Journal of Hematology, 2017, 92 (12): 1324-1332.

[6] Ogawa S. Clonal hematopoiesis in acquired aplastic anemia. Blood, 2016, 128 (3): 337-369.

[7] Tanaka TN, Bejar R. MDS overlap disorders and diagnostic boundaries. Blood, 2019, 133 (10): 1086-1095.

（撰写者：邹志兰 审阅者：熊 红）

病例5
继发于宫颈粒细胞肉瘤的M2a-AML

病史简介

患者，女，63岁。因确诊粒细胞肉瘤10个月余，发现外周血幼稚细胞1天入院。

现病史

患者2018年5月参加体检时，在妇科B超提示：子宫肌层及近宫颈局部回声减低欠均匀，范围39mm×32mm，建议妇科随诊，2018年5月17日上海黄浦区妇幼保健院就诊，复查妇科B超示：子宫颈后唇见一中等回声，大小32mm×35mm×29mm的肿块，考虑子宫颈癌可能，当时予口服药物治疗（具体不详），嘱随诊观察。后患者于2018年6月19日至上海复旦产科医院复查妇科B超提示子宫肌瘤较前明显增大（57mm×58mm×57mm），入住复旦大学附属肿瘤医院，行PET-CT示：①宫颈MT（恶性肿瘤）累及宫体，FDG高代谢（SUVmax 5.8）；②右侧基底节区脑梗死，右侧颈部淋巴结炎性增生，肝小囊肿，子宫肌瘤可能。行盆腔MR+增强示：宫颈占位，考虑MT，间源性或淋巴瘤待排。行阴道镜检查考虑宫颈可疑浸润癌，但活检仅见凝血块组织，后患者于介入科再次行宫颈病变处活检，术后病理示：粒细胞肉瘤（或粒细胞白血病浸润），免疫组化：CD20−、CD43+、CD68/KP1+、CD117−、MPO+、CD33+、CD15+、TdT−、AE1/AE3−、Ki-67+（40%～50%）。8月6日入住我科，入院后完善相关检查，病理符合粒细胞恶性肿瘤，骨髓细胞学检查提示未见异常，基因检测提示DNMT3A-PHD突变，染色体核型未见异常。8月10日予IA（3+7）方案化疗（IDA13mg d1，10mg d2，10mg d2，Ara-c 182mg d1～7）。9月20日予IA（2+5）方案巩固化疗1个疗程，具体用药：IDA 15mg d1，10mg d2，Ara-c 182mg d1～5，化疗后复查妇科B超占位明显缩小。2018年10月29日骨髓涂片及流式评估未见异常，于10月31日开始中剂量阿糖胞苷化疗，具体用药：阿糖胞苷2.7g q12h d1～3，期间出现快室率房颤一次，心律平口服后好转。11月28日复查妇科B超显示肿块再次增大为19mm×18mm×19mm。2019年1月23日我院盆腔MR增强示阴道穹窿部-宫颈占位，考虑MT。2019年2月21日收住我院妇科，骨髓检查未见异常细胞，但基因检查发现DNMT3A-PHD及FLT3-TKD双突变，全身PET-CT显示子宫颈软组织肿块，代谢增高（SUVmax 5.6），考虑恶性病变。因患者化疗后疾病复发，经我院MDT会诊讨论，建议先局部放疗缩小肿块后再采取手术切除。患者在我院放疗科接受放疗3次后，出现血小板减少，2019年3月27日门诊查外周血示血白细胞计数$5.70×10^9$/L，血红蛋白99g/L，血小板计数$35×10^9$/L，幼稚细胞59%，提示转为急性白血病。入院后骨髓检查提示原粒细胞77%，符合AML-M2a改变。流式LAIP特征为：CD123+CD11b+HLA-DR-CD117+CD34dimCD33+CD13+CD45dim，基因检测结果显示DNMT3A-PHD、FLT3-TKD及NPM1三突变。病程中患者无出血，无发热、乏力不适，现患者为求进一步诊治收入我院。自发病来，患者神清，精神可，胃纳、夜寐可，二便正常，体重无减轻。

既往史

健康状况：一般。

疾病史：患者于2018年5月24日出现头晕，伴恶心、呕吐，在我院住院考虑腔隙性脑梗死，予口服抗血小板及调脂稳定斑块类药物后好转。否认高血压、糖尿病、冠心病等慢性疾病史。

传染病史：否认乙肝，结核等传染病史。

预防接种史：随社会。

手术外伤史：否认。

药物食物过敏史：否认。

个人史

生于上海，长期居住，否认疫水疫区接触史。否认放射性物质、化学毒物接触史。无烟酒等不良嗜好。

月经史：既往月经规律，16岁初潮，月经周期27～30天，行经期3～4天，量中，末次月经2013年8月20日，后停经至今。

婚育史：G3P1，1-0-2-1，适龄婚育，1997年育1子，顺产，无产后大出血。配偶及子女体健。

家族史：否认家族性肿瘤病史及类似疾病史。

入院体检

身高160cm，体重75kg。神清，精神可，贫血貌。皮肤黏膜未见黄染，未见出血点及出血瘀斑，未见齿龈出血，浅表淋巴结未及肿大，胸骨无压痛。颈软；双肺呼吸音清，未及明显干湿啰音；心律齐，腹部平软，无肌卫，无压痛、反跳痛；肝脾肋下未触及。双下肢无水肿。神经系统病理征阴性。

实验室检查

【血常规】

2018年8月10日 IA 诱导前：白细胞计数 5.60×10^9/L，血红蛋白 136g/L，血小板计数 158×10^9/L。

2018年9月20日 IA 巩固前：白细胞计数 3.60×10^9/L↓，血红蛋白 84g/L↓，血小板计数 192×10^9/L。

2018年10月31日中剂量 Ara-C 治疗前：白细胞计数 2.60×10^9/L↓，血红蛋白 101g/L↓，血小板计数 120×10^9/L。

2019年3月放疗3次后血常规情况：

2019年3月27日白细胞计数 5.70×10^9/L，血红蛋白 99g/L↓，血小板计数 35×10^9/L↓。

2019年4月1日白细胞计数 34.40×10^9/L↑，血红蛋白 89g/L↓，血小板计数 34×10^9/L↓。

2019年4月3日白细胞计数 57.60×10^9/L↑，血红蛋白 88g/L↓，血小板计数 48×10^9/L↓。

2019年4月5日白细胞计数 61.19×10^9/L↑，血红蛋白 89g/L↓，血小板计数 32×10^9/L↓。

【骨髓检查及部分影像学检查结果】

病例5表1　该患者骨髓穿刺检查结果

时间	骨髓			影像学检查
	涂片	流式	基因、染色体	
2018年6至8月（PET/CT：2018年6月27日；BM：2018年8月6日）	骨髓增生活跃，粒红比降低，粒、红、巨三系增生活跃，血小板散在或成簇可见	以所有有核细胞设门，未见异常浆细胞群体	DNMT3A-PHD 突变，染色体核型未见异常	PET-CT：宫颈 MT 累及宫体、FDG 高代谢（SUVmax 5.8）；右侧基底节区腔梗；右侧颈部淋巴结炎性增生，肝小囊肿；子宫肌瘤可能

时间	骨髓 涂片	流式	基因、染色体	影像学检查
2018年10月29日BM	与2018-4430骨髓象比较，骨髓增生活跃，粒红比降低，粒、红、巨三系增生活跃，巨系以颗粒巨为主，血小板散在或成簇可见	以所有WBC设门，CD34细胞<0.1%，以所有有核细胞设门，未见异常浆细胞群体		
2019年2月BM、PET-CT	骨髓增生活跃，粒红比降低，粒、红、巨三系增生活跃，血小板散在或成簇可见	以所有有核细胞设门，未见异常浆细胞群体	*DNMT3A-PHD*及*FLT3-TKD*双突变	PET-CT：子宫颈软组织肿块（7.6cm×5.4cm）、FDG代谢增高，考虑恶性病变，代谢较2018年6月27日相仿（SUVmax 5.6）；双肺下叶纹理增粗，右侧肺门钙化灶；脾脏稍大
2019年3月27日BM	骨髓增生活跃，髓片中原粒细胞77%，细胞大小不一，圆形或类圆形，染色质疏松细致，胞浆量不等，淡蓝色，偶见奥氏小体。AKP积分10.5分/100N.C.。红系增生低下，巨核系增生活跃。外周血中原粒细胞65%。结论：AML-M2a之骨髓象	R1区域中为异常细胞群，此细胞群CD45弱表达SS低，约占74.7%，疑为原幼细胞，表型特征如下：CD123＋CD11b＋HLA－DR－CD117＋CD34dimCD33＋CD13＋CD45dim。请于治疗过程中监测MRD	*NPM1*、*DNMT3A-PHD*、*FLT3-TKD*基因突变	

问题

1. 粒细胞肉瘤是一类什么性质的疾病？发生率、发生部位？有哪些临床表现？

2. 粒细胞肉瘤的分子遗传学有何改变，MS转变为M2a的分子机制可能是什么？如何分析*NPM1*、*DNMT3A-PHD*、*FLT3-TKD*基因突变先后出现？

3. 预后与治疗，针对该患者最好的治疗方法？

讨论与分析

1. 粒细胞肉瘤是一类什么性质的疾病？发生率、发生部位？有哪些临床表现？

粒细胞肉瘤，也称髓系肉瘤（Myeloid Sarcoma，MS），占 AML 的 2.5%～9.11%，是髓外 AML 中非常罕见的类型，2008 年世界卫生组（WHO）将其定义为由髓系原始细胞（伴/不伴成熟分化）在髓外的组织器官增殖形成的瘤样肿块，由白血病导致的任何组织器官的浸润不归为此类别中。瘤样肿块以及肿块发生部位组织结构的消失是 MS 诊断的基本条件。MS 的发生率很低。从 2004—2013 年，美国共诊断 AML 94 152 例，MS 只有 746 例，占 7.9‰（病例 5 表 2）。

病例 5 表 2　美国 2004—2013 年 MS 的发病情况

Anatomic location	All patients			Landmark analysis		
	n (%)	Median age	Median survival (months)	n	Chemotherapy within 30 days, n (%)	Surgery or radiation within 30 days (no chemotherapy), n (%)	No treatment within 30 days, n (%)
Connective and soft tissue	234 (31.3)	61.5	10.1	152	60 (39.5)	37 (24.3)	55 (36.2)
Nervous system	46 (6.2)	33.0	10.7	34	12 (35.3)	15 (44.1)	7 (20.6)
Digestive system	77 (10.3)	55.0	32.3	59	18 (30.5)	20 (33.9)	21 (35.6)
Bones and joints	49 (6.6)	61.0	7.3	43	16 (37.2)	9 (20.9)	18 (41.9)
Head and neck	40 (5.4)	61.5	29.6	30	12 (40)	8 (26.7)	10 (33.3)
Skin and breast	92 (12.3)	65.0	19.7	69	15 (21.7)	16 (23.2)	38 (55.1)
Lymph nodes and spleen	73 (9.8)	65.0	11.6	51	24 (47.1)	6 (11.8)	21 (41.2)
Reproductive organs	43 (5.8)	51.0	88.4	36	13 (36.1)	16 (44.4)	7 (19.4)
Cardiopulmonary and mediastinum	32 (4.3)	50.5	11.1	21	12 (57.1)	4 (19)	5 (23.8)
Kidney/bladder/adrenal/retroperitoneum	37 (4.9)	62.0	28.2	24	13 (54.2)	4 (16.7)	7 (29.2)
Unknown/ill-defined	23 (3.1)	67.0	5.7	14	6 (42.9)	0	8 (57.1)
Total	746	59.0	12.8	533	201 (37.7)	135 (25.3)	197 (37)

注：引自：Goyal G, et al. Clinical Features and Outcomes of Extramedullary Myeloid Sarcoma in the United States: Analysis Using a National Data Set. Blood Cancer J, 2017, 7 (8): e592.

MS 无明显的性别偏倚，男女发生比例约为 1.2∶1，其发生部位常见于皮肤、软组织、胃肠道、淋巴结、骨骼、生殖器及腹膜。MS 可孤立发生，也发生在急性髓系白血病（AML）、骨髓增殖性肿瘤（MPN）、骨髓增生异常综合征（MDS）的疾病背景之下，并因此分为四种亚型：

（1）原发性 MS，不伴有现存及既往 AML 以及其他的髓系肿瘤；

（2）MS 同 AML 并存，伴有特定核型或分子表现；

（3）MS 同 AML 并存，无重现性遗传异常；

（4）MS 作为 MPN 或 MDS 向幼稚转化的一种形式。

本例患者为女性，初发以宫颈肿块为主要表现（病例 5 表 3），不伴有骨髓浸润，病理符合 MS 表现，无 AML、MPN、MDS 疾病背景，符合宫颈原发性 MS 的诊断。原发性 MS 最常见于软组织（31.3%）、皮肤及乳腺（12.3%）、消化系统（10.3%），

病例5表3　MS可能发生的部位

Locations	Clinical symptoms	De novo MS n = 55[a,b]	%	Secondary MS n = 50[a,b]	%	P-value[c]
Skin and subcutaneous tissue	Skin rash, plaques or nodules	14	25.5	12	24.0	ns
Lymph node	Swollen/palpable lymph nodes	10	18.2	8	16.0	ns
Gastrointestinal tract	Constipation, melena	6	10.9	1	2.0	ns
Eye/orbita	Swollen eyelid, decreased eye movement, blurred vision	3	5.5	2	4.0	ns
Breast	Palpable painless mass	4	7.3	5	10.0	ns
Mediastinum	Chest pain	4	7.3	1	2.0	ns
Retroperitoneum	Abdominal pain	1	1.8	2	4.0	ns
Ovary	No site specific symptoms mentioned	2	3.6	0	0.0	ns
Lung	Dyspnea	1	1.8	2	4.0	ns
Cervix/uterus	Suprapubic pressure, vaginal bleeding	1	1.8	2	4.0	ns
Urinary tract	No site specific symptoms mentioned	1	1.8	0	0.0	ns
Bone	Hip instability, difficulties to open mouth	2	3.6	3	6.0	ns
Spinal cord	Spastic paraparesis	1	1.8	1	2.0	ns
Pericard	Progressive dyspnea, peripheral edema	1	1.8	1	2.0	ns
Muscle	Swollen/painful muscles	0	0	4	8.0	.0482
Brain	Convulsions, paresis, vertigo	2	3.6	3	6.0	ns
Gingiva	Gingivitis, stomatitis	0	0	1	2.0	ns
Spleen	No site specific symptoms mentioned	0	0	1	2.0	ns
Thyroid	No site specific symptoms mentioned	1	1.8	0	0.0	ns
Nerve endings	Paresis	0	0	1	2.0	ns
Liver	No site specific symptoms mentioned	1	1.8	0	0.0	ns

注：引自：Helena Claerhout, et al. Clinicopathological Characteristics of De Novo and Secondary Myeloid Sarcoma: A Monocentric Retrospective Study. Eur J Haematol, 2018, 100 (6): 603-612.

初发于生殖系统的原发性MS较为罕见，约占整体的5.8%。病理诊断中，对于发生在AML等疾病背景上的MS较容易做出判断，而原发性MS的病理诊断仍旧面临很大挑战，据近期数据统计，有25%~47%的原发性MS存在误诊。CD43及lysozme表达阳性是诊断MS的敏感标志，几乎表达于所有的MS中，而MPO在MS中为特异表达，利用同时标记CD68/KP1、CD117、CD99、CD68/PG-M1、TdT、CD56、CD61、CD30、glycophorin、CD4等标志物，用以同淋巴母细胞淋巴瘤、Burkitt淋巴瘤、浆细胞树突状肿瘤、神经母细胞瘤、横纹肌肉瘤、原始神经外胚层肿瘤、髓母细胞瘤相区分。本例患者初发病理（复旦大学附属肿瘤医院）：CD20-、CD3-、CD43+、CD68/KP1+、CD117+、MPO+、CD33+、CD15+、TdT-、AE1/AE3-、Ki-67+（40%~50%）；我院病理复片（病例5图1、病例5图2）提示MPO+、TdT个别+、Ki-67（约40%+）、CD68（部分+）、Lysozyme（部分+）、CD43+、CD15部分+、CD20-、CD3-、CD7-、C79a-、EBER-，复发病理提示肿瘤细胞MPO+、CD43+、Lysozyme（部分+）、CD117+、ERG+、Ki-67（热点区约70%+），CD34-、CD15-、AE1/AE3-、TdT-、CD20-、CD3-、C79a-、CD30-、CD68-、CD7-、EBER-。初发及复发病理均符合MS的诊断。

鉴于MS可发生任何的身体器官组织，影像学在诊断及后续跟踪随访中也发挥了重要作用。可依据不同器官组织的累及部位，采用CT、MRI、PET-CT评估疾病发展，通常对诊断方向及治疗后随访有积极的指导意义。该患者首发为妇科B超发现肿块，在后续PET-CT中评估提示宫颈MT累及宫体、FDG高代谢，复发时PET-CT提示恶性病变，最终病理确诊为MS。

病例5表4　2016年WHO对于AML及AML相关肿瘤的分类

WHO classification of AML and related neoplasms

Types	Genetic abnormalites
AML with recurrent genetic abnormalities	AML with t(8;21)(q22;q22); RUNX1-RUNX1T1 AML with inv(16)(p13.1q22) or t(16;16)(p13.1;q22); CBFB-MYH11 APL with PML-RARA AML with t(9;11)(p21.3;q23.3); MLLT3-KMT2A ML with t(6;9)(p23;q34.1); DEK-NUP214 AML with inv(3)(q21.3q26.2) or t(3;3)(q21.3;q26.2); GATA2, MECOM AML (megakaryoblastic) with t(1;22)(p13.3;q13.3); RBM15-MKL1 AML with BCR-ABL1 (provisional entity) AML with mutated NPM1 AML with biallelic mutations of CEBPA AML with mutated RUNX1 (provisional entity)
AML with myelodysplasia-related changes	
Therapy-related myeloid neoplasms	
	AML with minimal differentiation AML without maturation AML with maturation Acute myelomonocytic leukemia Acute monoblastic/monocytic leukemia Acute erythroid leukemia Pure erythroid leukemia Acute megakaryoblastic leukemia Acute basophilic leukemia Acute panmyelosis with myelofibrosis
Myeloid sarcoma	
Myeloid proliferations related to Down syndrome	Transient abnormal myelopoiesis ML associated with Down syndrome

注：引自：I De Kouchkovsky, et al. Acute myeloid leukemia: a comprehensive review and 2016 update. Blood Cancer J, 2016, 6(7): e441.

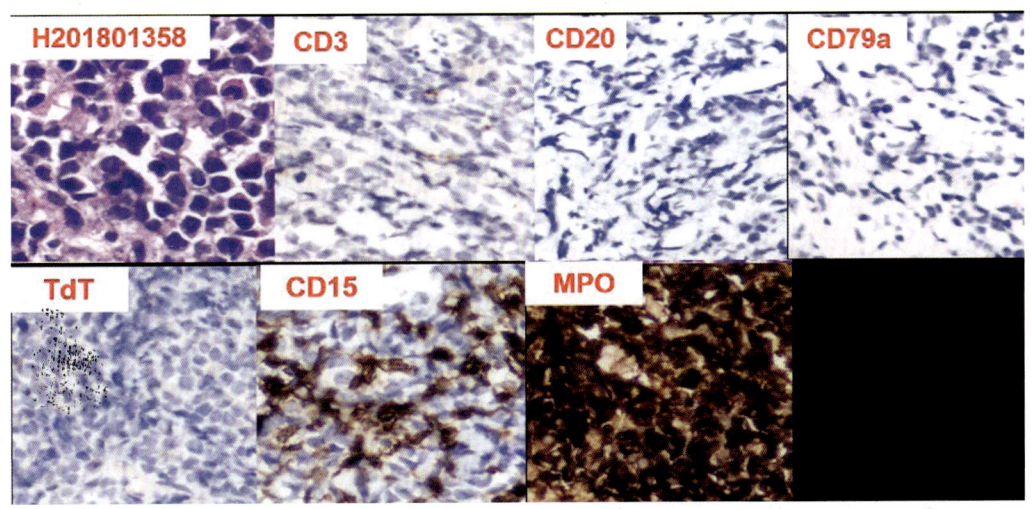

病例5图1　患者初诊时宫颈病理切片免疫组化结果

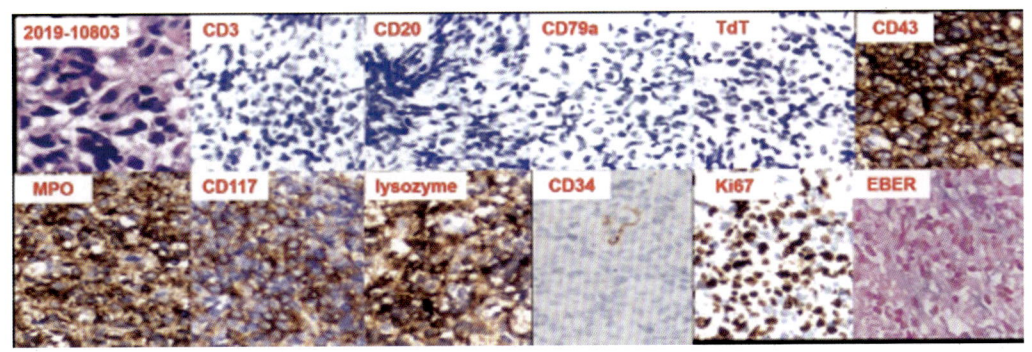

病例5图2　患者复发时宫颈病理切片免疫组化结果

2. MS的分子遗传学及基因的改变？MS转变为M2a的分子机制可能是什么，如何分析 *NPM1*、*DNMT3A-PHD*、*FLT3-TKD* 基因突变先后出现？

（1）MS的分子遗传学及基因改变？

MS肿块分子遗传学及基因的改变与结果大约有71%同骨髓及外周血检测相一致，其中大约50%存在细胞遗传学改变，仅有约37%的患者不存在基因异常。最常见的分子遗传学异常为 *NPM1* 基因突变，约见于15% MS伴有AML的患者中。Inv(16)为最常见的染色体异常，余 t(9:11)、del(16q)、t(8:17)、t(8:16)、t(1:11)及第4、7、8、11染色体异常均有报道。

NPM1 突变发生在大约1/3的初发AML中，其中以A型突变为最多见，占比79.19%。

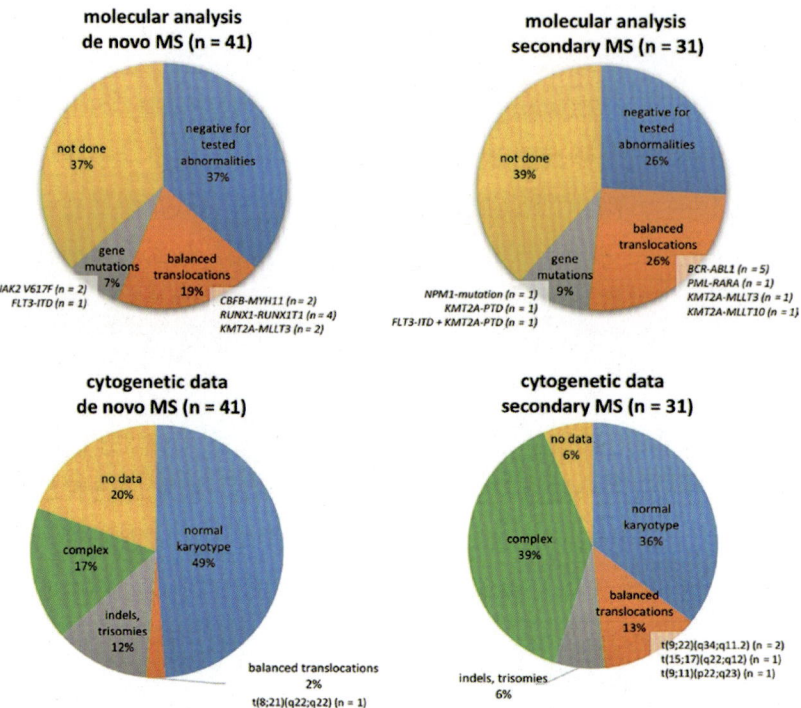

病例5图3　MS患者的细胞遗传学异常及分子遗传学异常的分布

注：引自 Helena Claerhout, et al. Clinicopathological Characteristics of De Novo and Secondary Myeloid Sarcoma：A Monocentric Retrospective Study. Eur J Haematol. 2018 Jun；100（6）：603-612.

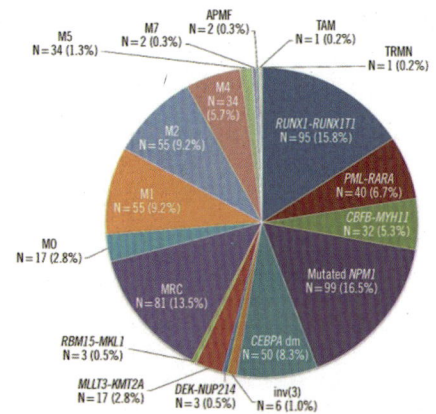

病例5图4　2016年WHO对AML的分类

注：引自Jin Jung, et al. Reclassification of Acute Myeloid Leukemia According to the 2016 WHO Classification. Ann Lab Med.，2019，39(3)：311.

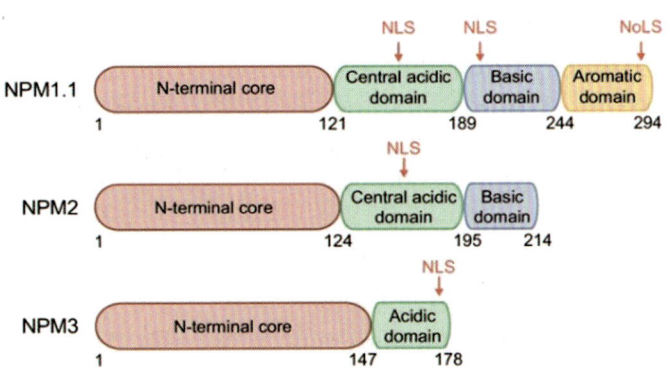

a Schematic representation of the three NPM1 isoforms. Squares represent exons included in each isoform. b Schematic representation depicting the domains of NPM1.1, NPM2 and NPM3. The C terminus of NPM1.1 is unique and contains the NoLS, which is lost in *NPM1*-mutated AML

病例5图5　*NPM*1.1、*NPM2*、*NPM3*的结构示意图

病例5表5　NPM1在AML中的各型突变构成比

Spectrum of *NPM1* mutations in AML

From: New insights into the biology of acute myeloid leukemia with mutated NPM1

Mutation	AA position	Insertion	Frequency (%)
MutA	W288	TCTG	79.09
MutB	W288	CATG	6.14
MutD	W288	CCTG	5.91
Others	Others (W288, R290, W291)	Others	8.86

注：病例5图5、病例5表5引自：Lorenzo Brunetti, et al. New insights into the biology of acute myeloid. Int J Hematol, 2019, 110 (2): 150-160.

在这项统计了610例AML患者的回顾性分析中，依据2016年WHO对AML的分型标准，通过对比2008、2016年WHO对AML的分类，我们发现AML伴有*NPM1*突变最常见于AML-M2、AML-M4、AML-M5三种类型的白血病中（病例5图4、病例5表4、病例5表6）。

大约20%成人初发AML中存在*DNMT3A*突变，其中R882错义突变占到50%。

FLT3在大约30%的AML中存在突变，其中FLT3-ITD最为常见，大约发生在25%的AML患者中，与不良预后相关，而FLT3-TKD存在于7%～10%的AML患者中，其预后意义仍不明确。

（2）MS转变为M2a的分子机制可能是什么？如何分析*NPM1*、*DNMT3A-PHD*、*FLT3-TKD*基因突变先后出现？

病例5表6　2008年WHO对AML的分类同2016年WHO对AML的分类对比

2008 WHO \ 2016 WHO	RUNX1-RUNX1T1	PML-RARA	CBFB-MYH11	Mutated NPM1	CEBPA dm	inv(3)	DEK-NUP214	MLLT3-KMT2A	RBM15-MKL1	MRC	M0	M1	M2	M4	M5	M7	APMF	TAM	TRMN	Total
RUNX1-RUNX1T1	95																			95
PML-RARA		40																		40
CBFB-MYH11			32																	32
RPN1-EVI1						6														6
DEK-NUP214							3													3
MLLT3-MLL								17												17
RBM15-MKL1									3											3
MRC				14	8					80		1	1	1						106
M0											17									17
M1				5	18							54								77
M2				14	21								54							89
M4				37	2									33						72
M5				26											8					34
M6A				1																1
M6B				1	1				1											3
M7																2				2
APMF				1													2			3
TAM																		1		1
TRMN																			1	1
Total	95	40	32	99	50	6	3	17	3	81	17	55	55	34	8	2	2	1	1	601

Abbreviations: AML, acute myeloid leukemia; dm, double mutation; MRC, AML with myelodysplasia-related changes; M0, AML with minimal differentiation; M1, AML without maturation; M2, AML with maturation; M4, acute myelomonocytic leukemia; M5, acute monoblastic and monocytic leukemia; M6A, erythroleukemia; M6B, pure erythroid leukemia; APMF, acute panmyelosis with myelofibrosis; TAM, transient abnormal myelopoiesis associated with Down syndrome; TRMN, therapy-related myeloid neoplasms.

注：引自Jin Jung, et al.Reclassification of Acute Myeloid Leukemia According to the 2016 WHO Classification.Ann Lab Med, 2019, 39（3）：311.

病例5表7　DNMT3A突变在成人AML中的发生频率

Disease	Characteristics	Frequency (%)	References
Adult AML	De novo AML	62/281 (22.1)	Ley et al. 2010
	De novo CN-AML	36/123 (29.3)	Renneville et al. 2012
	Intermediate risk AML	272/914 (29.8)	Gale et al. 2015
	CN-AML	142/415 (34.2)	Marcucci et al. 2012

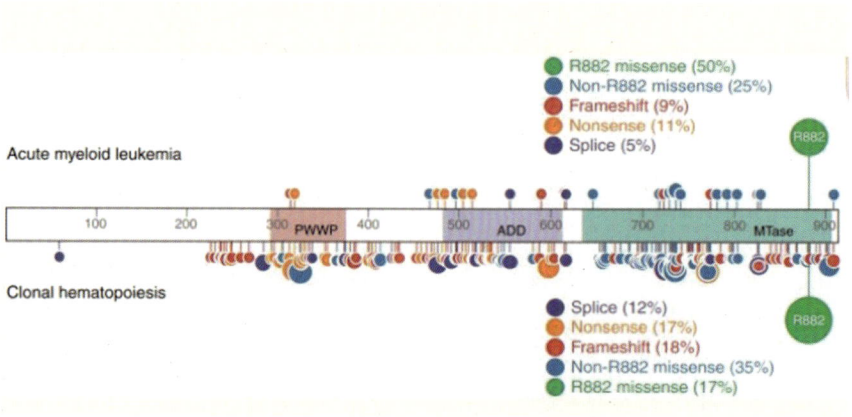

病例5图6　DNMT3A突变谱示意图

注：病例5图6、病例5表7引自Brunetti L, et al.Cold Spring Harb Perspect Med, 2017, 7（2）：a030320.

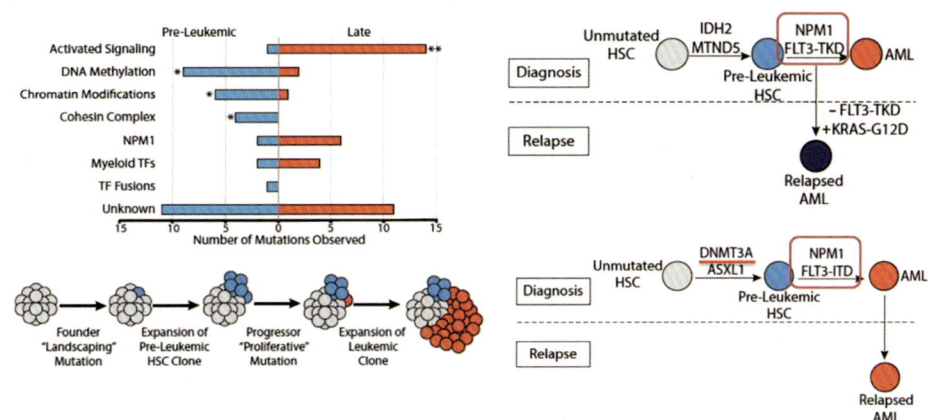

病例5图7　白血病的克隆演进

注：引自 M Ryan Corces-Zimmerman, et al.Preleukemic mutations in human acute myeloid leukemia affect epigenetic regulators and persist in remission.PNAS USA, 2014, 111（7）:2548-2553.

病例5表8　NPM1、FLT3-TKD、DNMT3A突变在AML中的发生频率及临床意义

Mutated Genes	Approximate Frequency (%)	Genetic Interactions and Clinical Impact
Recurrent Gene Mutations and Signatures of Genetic Abnormalities in Adult AML		
Gene mutations that have an impact on clinical practice (according to WHO and 2017 ELN recommendations)[5,31]		
NPM1	25-30	AML with mutated NPM1 defines the largest AML entity Associated with mutations in DNMT3A (approximately 50%), FLT3-ITD (approximately 40%), cohesin genes (approximately 20%; RAD21, SMC1A, SMC3); NRAS (approximately 20%), IDH1 (approximately 15%), IDH2^{R140} (approximately 15%), PTPN11 (approximately 15%), TET2 (approximately 15%) AML with NPM1^{mut}/FLT3-ITD^{neg} or with NPM1^{mut}/FLT3-ITD^{low} (allelic ratio < 0.5) associated with a more favorable outcome in younger adult patients In most studies, no benefit was found for allogeneic HCT in first CR in younger adult patients with NPM1^{mut}/FLT3-ITD^{neg} or FLT3-ITD^{low} Older patients (age > 60 years) with NPM1-mutated AML benefit from conventional intensive chemotherapy Patients should be monitored for MRD: mutant NPM1 transcript levels by qRT-PCR highly predictive for survival outcomes
FLT3-TKD	7-8	Associated with inv(16)/t(16;16) (approximately 20%), t(15;17) (approximately 15%), NPM1 mutations (approximately 10%) Prognostic significance is controversial Midostaurin in combination with intensive chemotherapy has been shown to improve survival of patients (age 18-60 years) with FLT3-TKD mutations
DNMT3A	15-30	Associated with clonal hematopoiesis in healthy elderly persons Early event in leukemogenesis Frequency increases with age (< 60 years: approximately 15%-25%; ≥ 60 years: approximately 20%-30%) Associated with NPM1, FLT3-ITD, IDH1, IDH2^{R140}, and IDH2^{R172} mutation Prognostic impact not consistent (eg, across studies and context-dependent, NPM1 and FLT3-ITD status): modest adverse effect in 2010 ELN unfavorable groups of CN-AML; particularly poor prognosis possibly for the three-way interaction DNMT3A^{mut}/NPM1^{mut}/FLT3-ITD^{pos} Persistent DNMT3A transcript levels in hematologic CR, without predictive effect for outcome; likely no value of DNMT3A MRD assessment

注：引自Lars Bullinger, et al.Genomics of Acute Myeloid Leukemia Diagnosis and Pathways.J Clin Oncol, 2017, 35（9）:934-946.

编码表观遗传修饰因子的基因如 DNMT3A、ASXL1、TET2、IDH1、IDH2 通常在疾病早期获得突变成为起始克隆。伴随年龄的增长及造血的扩增，这些基因突变的频率增加，使罹患血液肿瘤的风险增大，甚至一些基因突变在化疗缓解后仍然存在，造成克隆性扩增，并最终导致疾病的复发。相反，累及 NPM1 或信号分子（如 FLT3、RAS）的突变通常在白血病发生的进程中作为二次事件较晚发生。在二次打击中，*FLT3-TKD* 并不能使小鼠发病，当同时存在 NPM1c 时 NPM1c 可以通过改变 *FLT3-TKD* 从细胞表面到内质网的定位，可能带来 STAT5 的异常激活，从而导致白血病的发生。

从白血病克隆演进的角度，该患者存在孤立性宫颈 MS 时，骨髓基因检测提示已经获得 *DNMT3A-PHD* 突变基因成为起始克隆。经 IA 及 Ara-C 治疗后起始克隆并未消失，并进一步获得 *NPM1* 及 *FLT3-TKD* 突变基因，是患者从原发性 MS 最终演变为 AML 并出现疾病复发及难治的分子生物学基础。但此患者的 *FLT3-TKD* 的出现早于 *NPM1* 的突变，由于我们在疾病的早期测序中并未进行二代测序，或可存在检测疏漏，而患者发生的起始基因突变是否能够溯源于 MS，则依赖于该病例中 MS 的组织标本进行测序分析，本病例中并未获得 MS 组织标本的测序数据。

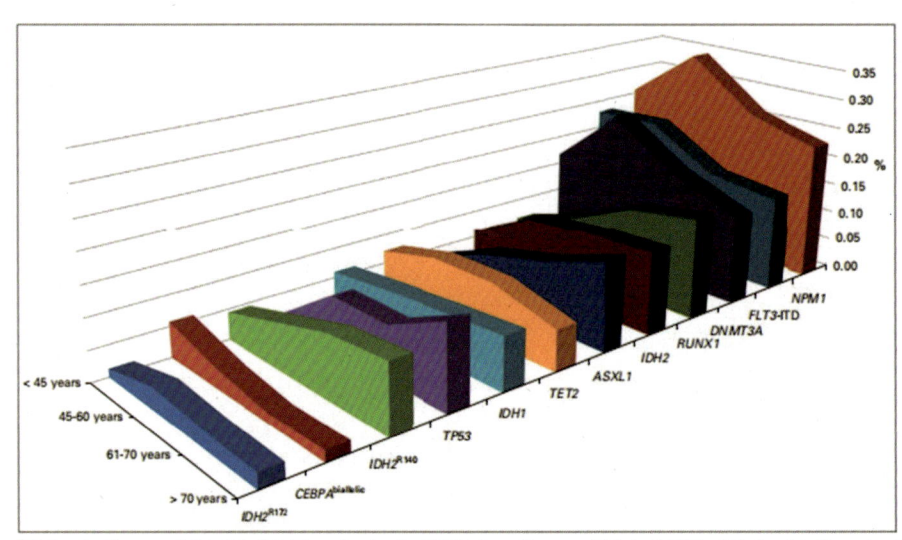

病例5图8　同年龄相关的 *AML* 基因突变频率

注：引自 Lars Bullinger, et al. Genomics of Acute Myeloid Leukemia Diagnosis and Pathways. J Clin Oncol, 2017, 35（9）：934-946.

3. 预后与治疗，针对该患者最好的治疗方法？

（1）预后：由于 MS 的发病率较低，缺乏系统大规模的临床研究，目前国际上对于 MS 的预后因素判断难以达成共识。美国 2004—2013 年 746 例患者的回顾性研究中（病例 5 表 2），MS 的整体中位生存期为 12.8 个月，平均发展为 AML 的时间为 5～12 个月。对于 MS 的初发部位同预后的关系，以及原发性 MS 的预后是否优于 MS 伴有 AML，或 MS 伴有 MPD、MDS，目前依旧存在较大争议。在如下针对 131 例患者的回顾性研究中发现，继发于 MPD、MDS 的 MS 预后较差，伴有 AML 的 MS 同原发性 MS 预后无统计学差异，然而这一结论并未在其他的研究中得到证实。

细胞遗传学的及分子遗传学的改变不仅影响了 AML 的疾病演变及预后，也同样影响了 MS 的预后。MS 中具有正常核型的患者预后要显著优于具有复杂核型及 1～2 种核型异常的患者（病例 5 表 9、病例 5 图 10）。

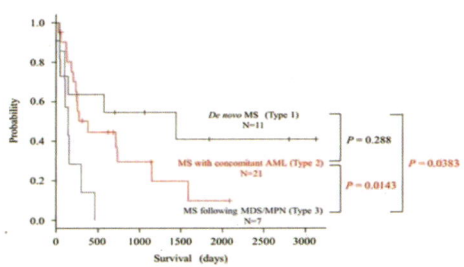

病例5图9　MS的亚型与预后

注：引自 Keisuke Kawamoto, et al. Clinicopathological, Cytogenetic, and Prognostic Analysis of 131 Myeloid Sarcoma Patients. Am J Surg Pathol, 2016, 40（11）: 1473-1483.

病例5表9　2017 ELN依据遗传学改变进行的危险度

注：引自 Lars Bullinger, et al. Genomics of Acute Myeloid Leukemia Diagnosis and Pathways. J Clin Oncol, 2017, 35（9）: 934-946.

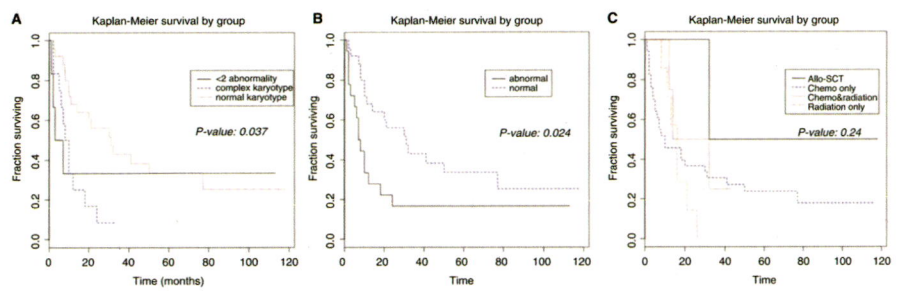

病例5图10　基于分子遗传学异常的MS生存分析

注：引自 David I Ullman, et al. Clinicopathologic and Molecular Characteristics of Extramedullary Acute Myeloid Leukemia. Histopathology, 2019.

该患者年龄为 63 岁，初发为宫颈原发性 MS 存在 *DMNT3A-PHD* 突变，选用 IA 方案诱导＋巩固一次，影像学评估 PR，并继续中剂量 Ara-C 巩固一次，出现宫颈局部复发，并出现 *DNMT3A-PHD*、*FLT3-TKD* 双突变，经讨论采用放疗后化疗的方案。然而，患者在放疗 3 次后评估时转化为 AML-M2a，并伴有 *DNMT3A-PHD*、*FLT3-TKD*、*NPM1* 三突变。依据德国 AMLCG 协作组，患者老年女性因持续存在髓外白血病，考虑难治性 AML，伴 *DNMT3A*、*FLT3-TKD*、*NPM1* 三突变，预后不良。

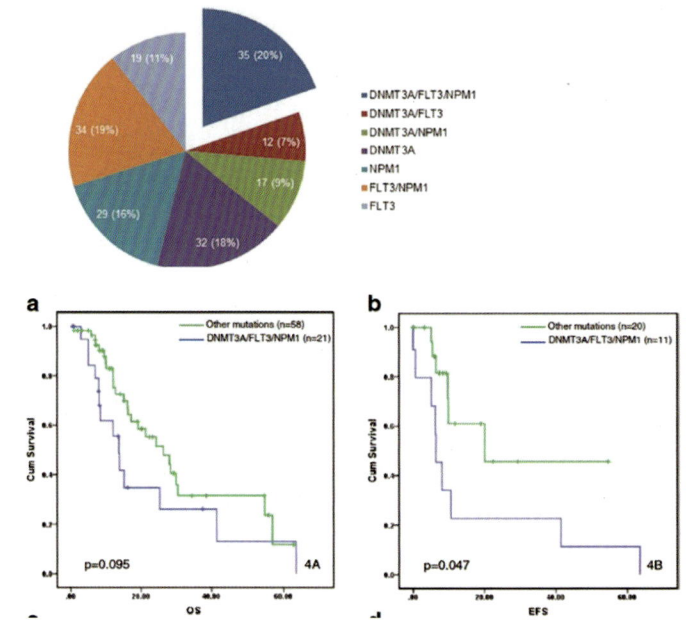

病例5图11　对含有 *NPM1*、*FLT3*（*FLT3–ITD* 及 *FIT3–TKD*）、*DNMT3A* 突变基因的初发 AML 的发病率及预后评估

注：引自 Sanam Loghavi, et al. Clinical features of de novo acute myeloid leukemia with concurrent DNMT3A, FLT3 and NPM1 mutations. J Hematol Oncol, 2014, 7: 74.

（2）治疗：目前对 MS 的治疗并未达成广泛共识，治疗策略目前主要依据 MS 的疾病进展针对性地采取不同的方案：如 MS 是否伴有 AML、原发性 MS 或者疾病复发。对于原发性 MS 或 MS 伴有 AML，多家研究机构推荐采用同 AML 相类似的诱导化疗，同时加用局部放射治疗作为首选治疗方案。初次诱导缓解后进行异基因造血干细胞移植目前认为能够为 MS 患者带来生存获益。如前所述的针对 746 例患者的回顾性研究中，对于＜70 岁的患者，早期干预（化疗或手术/放疗）相比非干预组生存期无明显差异；对于年龄＞70 岁的患者，过早进行化疗或会缩短患者的总体生存。复发的原发性 MS 较为罕见，由于发展为 AML 的中位时间为 7 个月，建议仍旧采取再诱导巩固结合放疗的方案。

病例5表10 可参考的MS治疗方案

MS development	Extent of involvement	Strategies
Initial	Isolated	Intensive AML chemotherapy with consideration of RT as consolidation
	Concurrent MS and marrow	Intensive AML chemotherapy with consideration of HCT; RT if MS persists after induction chemotherapy
Relapse	Isolated	
	After chemotherapy	Reinduction AML chemotherapy with consideration of HCT
	After transplant	Donor lymphocyte infusion, tapering of immunosuppression, RT, and/or clinical trial
	MS and marrow	
	After chemotherapy	Reinduction AML chemotherapy with consideration of HCT, RT, and/or clinical trial
LC	Marrow status	Strategies
	Negative	Intensive AML chemotherapy
	AML	Intensive AML chemotherapy with consideration of HCT; TSEB after chemotherapy for persistent LC if marrow negative

注：引自Richard L.Bakst, et al.How I treat extramedullary acute myeloid leukemia.Blood, 2011, 118 (14): 3785-3793.

50% ~ 70% 的 AML 患者在完全缓解后出现复发，针对这部分复发难治的患者治疗流程可参考 2015 年"How I treat refractory and early relapsed acute myeloid leukemia"中的模式图及 2020 NCCN 指南的推荐治疗方案（病例5图12）。

THERAPY FOR RELAPSED/REFRACTORY DISEASE[1]

Clinical trial[1]
Targeted therapy:
- Therapy for AML with *FLT3*-ITD mutation
  ‣ Gilteritinib[2] (category 1)
  ‣ Hypomethylating agents (azacitidine or decitabine) + sorafenib[3,4]
- Therapy for AML with *FLT3*-TKD mutation
  ‣ Gilteritinib[2] (category 1)
- Therapy for AML with *IDH2* mutation
  ‣ Enasidenib[5]
- Therapy for AML with *IDH1* mutation
  ‣ Ivosidenib[6]
- Therapy for CD33-positive AML
  ‣ Gemtuzumab ozogamicin[7]

Aggressive therapy for appropriate patients:
- Cladribine + cytarabine + G-CSF ± mitoxantrone or idarubicin[8,9]
- HiDAC (if not received previously in treatment) ± (idarubicin or daunorubicin or mitoxantrone)[10]
- Fludarabine + cytarabine + G-CSF ± idarubicin[11,12]
- Etoposide + cytarabine ± mitoxantrone[13]
- Clofarabine ± cytarabine ± idarubicin[14,15]

Less aggressive therapy:
- Hypomethylating agents (azacitidine or decitabine)
- LDAC (category 2B)
- Venetoclax[16] + HMA/LDAC[17,18]

病例5图12 2020年NCCN对于复发难治AML的治疗推荐

注：引自Martin S.Tallman, et al.NCCN Clinical Practice Guidelines in Oncology: Acute Myeloid Leukemia (Version 3.2020).

研究发现，对 R/R AML 积极进行化疗是提高完全缓解率的有效方式。在 2019 年的一项最新纳入中位年龄在 52 岁的 41 例患者的临床实验中，含有氟达拉滨的 FLAGM（氟达拉滨＋大剂量阿糖胞苷＋G-CSF＋米托蒽醌）方案能够获得 73% 的完全缓解率，在第一次复发的患者中大约有 82% 能够在 ≥12 个月后完全缓解。其中在所有纳入的患者当中，约有 78% 曾经应用过大剂量阿糖胞苷治疗。另一项纳入 67 例平均年龄在（50.54±17.75）岁的中国 R/R AML 的临床实验中，CLAG 方案 [5mg/（m^2·d）]克拉屈滨（days 1 ~ 5）、[2g/（m^2·d）]阿糖胞苷（days 1 ~ 5）、300μg/d 非格司亭（重组人粒细胞刺激因子）（days 0 ~ 5）能够使大约 57.9% 的患者获得完全缓解，中位生存期 10 个月左右。此外，鉴于 AML 中 DNA 的甲基化累及诸多的重现性基因异常的改变（如 *DMNT3A* 等），依据表观遗传修饰具有可逆性的特点，针对抑制 DNA 甲基化的药物成为了近年探索复发难治 AML 的治疗方向，这其中包括地西他滨、阿扎胞苷、IDH 抑制剂等药物。如下表所示，其中 Bcl-2 抑制剂联合 AZA 或 DAC 方案 ORR 达到了 51%，中位生存期 6.5 个月。

病例5表11 针对老年复发难治AML的分子靶向药物的临床研究

Molecular targets and results of recently approved new drugs for the treatment of relapsed elderly patients with AML. AZA: azacytidine; CR: complete remission; CRi: CR with incomplete hematological recovery; DAC: decitabine.; ORR: overall response rate; HCT: hemopoietic cell transplantation.

Drug [Ref.]	Target	ORR (CR + CRi)	Median Survival (Months)	Other Benefits
Gilteritinib [43]	FLT3	21%	4.6	Sustained transfusion independence (31%)
Quizartinib [45]	FLT3	48%	6.2	Benefit across subgroups, including varying allelic ratio, prior HCT, AML risk score, and response to prior therapy
Ivosidenib [54]	IDH1	33%	8.8	Sustained transfusion independence (35%)
Enasidenib [53]	IDH2	23%	8.2	Sustained transfusion independence (34%)
AZA or DAC [30]	DNA methylation	16%	6.7	Hematological improvement (8%)
AZA/DAC + Venetoclax [36]	DNA methylation BCL2 regulation	51%	6.5	10% morphological leukemia free state

注：引自 Felicetto Ferrara, et al. Current Therapeutic Results and Treatment Options for Older Patients With Relapsed Acute Myeloid Leukemia. Cancers (Basel), 2019, 11 (2): 224.

FLT3 抑制剂的应用同样在 AML 中显示出了良好的疗效，其中索拉非尼作为一代多靶点 TKI，单药显示出良好的耐受性，但因单药疗效欠佳，在 AML 中常同以强化的阿糖胞苷或蒽环为基础的化疗相结合，在年轻初发 AML 患者中能够延长 EFS 和 RFS，Midostauri 能够使 < 60 岁的年轻患者延长 EFS 及 DFS，但是 FLT3 抑制剂在老年 AML 中的疗效仍待确认；FLT3 抑制剂同去甲基化药物具有协同作用，但是否能够改善复发难治 AML 患者的预后仍需要更大样本的临床试验证实；此外，多项研究证实，索拉非尼在移植后的维持治疗能够延长患者的 OS 及 RFS/LFS，使患者获得生存受益。

因此，对于这类复发难治性 AML，早期对患者积极进行含有氟达拉滨或克拉屈滨的化疗方案，结合去甲基化药物或靶向药物干预可能带来生存获益。

结合本例老年女性患者，此次转化为 AML-M2a，骨髓原始细胞 74%，不符合异基因造血移植的指征。同时，该老年患者经过多次标准化疗以及 3 次放疗，骨髓抑制的风险显著增高。鉴于 FLAG 或 CLAG 方案血液毒性大、骨髓抑制重、老年患者较难耐受，结合患者存在 DMNT3A 的起始突变，因此，化疗上我们选用了毒性相对较小耐受性较好的 CAG 方案结合小剂量地西他滨治疗。在回顾性研究中，PD-L1 高表达的 AML 患者群体整体预后较差，是目前认为免疫逃逸发生的重要机制。同时，HMAs 能够诱导 T 细胞 PD-1 的表达增加，提示患者经过去甲基化治疗后 T 细胞可能会发生功能性的损伤，杀伤功能减弱，而这一功能的损伤间接加重了 AML 的疾病进展，造成预后不良。基础研究中发现，HMAs 的早期应用能够改善 anit-PD-L1 的抗肿瘤效能。因此我们选用在 D-CAG 方案后加用联合脐血输注的方式，希望能够弥补患者 T 细胞的功能缺陷。我们在前期开展了以地西他滨+阿糖胞苷+脐血输注治疗老年 AML 的临床研究，结果提示相比传统化疗组，加用脐带血输注能够延长总体生存。综上，针对此例患者我们选择 D-CAG＋脐带血治疗老年三突变 AML-M2a 主要考量如下：① CAG 对老年患者的耐受性好；② DAC 针对 *DMNT3A* 初始克隆的治疗意义；③经过 DAC 治疗后的患者 T 细胞存在功能缺陷，应用异基因脐带血输注弥补 T 细胞功能不足，增强细胞杀伤功能，并兼具安全性，排异反应相对轻微可控。

结论、治疗与随访

该患者为老年女性，以原发性宫颈粒细胞肉瘤为首发表现，骨髓存在 *DNMT3A-PHD* 基因突变。分别经历 IA（3＋7）诱导，IA（2＋5）巩固、中剂量阿糖胞苷巩固后肿块消失，2019 年 3 月 27 日评估提示转化为 AML-M2a，伴 *DNMT3A-PHD+FLT3-TKD+NPM1* 突变，进展为白血病的时间为 8 个月。后续行 D-CAG＋脐血方案，骨髓涂片提示原粒细胞占 12%，增生受抑之骨髓象，基因提示三突变。3 个月后评估见髓片原始细胞 75%，基因见三突变，并予 DAC＋脐血治疗。2 个月后评估见骨髓原粒细胞占 12%，基因仍见三突变。患者于 2019 年 11 月 23 日因感染加重死亡，转化为 AML 后的生存时间为 8 个月。

结合上述讨论，该患者的骨髓中存在 *DNMT3A-PHD* 起始克隆是后续发展为 AML-M2a（*DNMT3A-PHD*、*FLT3-TKD*、*NPM1* 突变）的分子生物学基础。成为 AML 后该患者被纳入"DAC＋AraC＋脐血"的临床试验研究。由于此前的临床实验中未纳入此类难治性 AML 伴三突变的患者，因此无法进行参照比对。但对照已发表的 *DNMT3A*、*FLT3*、*NPM1* 三突变的中位生存期，该患者在治疗中并未获得生存收益。综上，早期同时进行 MS 组织及 BM 中深度测序，辨别起始克隆，可为早期的异基因造血干细胞移植及早期靶向药物的干预提供帮助；发展为难治性 AML-M2a 后，对患者进行积极化疗联合 FLT3 抑制剂或去甲基化药物或可提高患者的生存收益。

参考文献

[1] Goyal G, Bartley AC, Patnaik MM, et al. Clinical features and outcomes of extramedullary myeloid sarcoma in the United States: analysis using a national data set. Blood cancer journal, 2017, 7（8）: e592. doi: 10.1038/bcj.2017.79 [published Online First: 2017/08/26].

[2]Daver N, Schlenk RF, Russell NH, et al.Targeting FLT3 mutations in AML: review of current knowledge and evidence.Leukemia, 2019, 33 (2): 299-312. doi: 10.1038/s41375-018-0357-9[published Online First: 2019/01/18].

[3]Bullinger L, Dohner K, Dohner H.Genomics of Acute Myeloid Leukemia Diagnosis and Pathways.Journal of clinical oncology: official journal of the American Society of Clinical Oncology, 2017, 35 (9): 934-46. doi: 10.1200/JCO.2016.71.2208 [published Online First: 2017/03/16].

[4]Rudorf A, Muller TA, Klingeberg C, et al.NPM1c alters FLT3-D835Y localization and signaling in acute myeloid leukemia.Blood, 2019, 134 (4): 383-88. doi: 10.1182/blood.2018883140[published Online First: 2019/06/13].

[5]Lazzarotto D, Candoni A, Fili C, et al.Clinical outcome of myeloid sarcoma in adult patients and effect of allogeneic stem cell transplantation.Results from a multicenter survey.Leuk Res 2017; 53: 74-81. doi: 10.1016/j.leukres.2016.12.003 [published Online First: 2017/01/06].

[6]Hatsumi N, Miyawaki S, Yamauchi T, et al.Phase Ⅱ study of FLAGM (fludarabine + high-dose cytarabine + granulocyte colony-stimulating factor + mitoxantrone) for relapsed or refractory acute myeloid leukemia.International journal of hematology, 2019, 109 (4): 418-425. doi: 10.1007/s12185-019-02606-0 [published Online First: 2019/02/07].

[7]Wang L, Xu J, Tian X, et al.Analysis of Efficacy and Prognostic Factors of CLAG Treatment in Chinese Patients with Refractory or Relapsed Acute Myeloid Leukemia. Acta Haematol, 2019, 141 (1): 43-53. doi: 10.1159/000493250 (published Online First: 2018/12/06).

[8]Antar AI, Otrock ZK, Jabbour E, et al. FLT3 inhibitors in acute myeloid leukemia: ten frequently asked questions. Leukemia 2020; 34 (3): 682-96. doi: 10.1038/s41375-019-0694-3[published Online First: 2020/01/11].

[9]Mac Manus M, Lamborn K, Khan W, et al.Radiotherapy-associated neutropenia and thrombocytopenia: analysis of risk factors and development of a predictive model.Blood 1997; 89 (7): 2303-10. [published

Online First:1997/04/01].

[10]Orskov AD, Treppendahl MB, Skovbo A, et al. Hypomethylation and up-regulation of PD-1 in T cells by azacytidine in MDS/AML patients: A rationale for combined targeting of PD-1 and DNA methylation. Oncotarget, 2015, 6 (11): 9612-9626. doi: 10.18632/oncotarget.3324 [published Online First: 2015/04/01]

[11]Ghoneim HE, Fan Y, Moustaki A, et al. De Novo Epigenetic Programs Inhibit PD-1 Blockade-Mediated T Cell Rejuvenation. Cell, 2017, 170 (1): 142-157. doi: 10.1016/j.cell.2017.16.107 [published Online First: 2017/06/27].

[12]Li X, Dong Y, Li Y, et al. Low-dose decitabine priming with intermediate-dose cytarabine followed by umbilical cord blood infusion as consolidation therapy for elderly patients with acute myeloid leukemia: a phase II single-arm study. BMC Cancer, 2019, 19 (1): 819. doi: 10.1186/s12885-019-5975-8 [published Online First: 2019/08/21].

（撰写者：金 震 审阅者：李军民 陈秋生）

病例6

慢性活动性EB病毒感染相关NK细胞型慢性淋巴增殖病

病史简介

患者,男,47岁,因"咳嗽半年,白细胞升高伴反复发热3个月"于2019年12月29日入住我科。

现病史

2019年6月患者出现咳嗽,刺激性干咳,无痰无涕,无咯血,不伴胸闷、胸痛、气促、乏力,体温未测。于外院查胸部CT未见明显异常,8月30日外院肺功能提示残总比增高,弥散功能降低,可逆试验阴性。患者自行服用中成药清咽1号,无明显好转。2019年9月患者出现间歇性发热。热峰为38℃～39℃。发热前无畏寒、寒战,发热多出现在下午4点前后,持续1～2小时。未予特殊处理体温可自行回落至正常,患者亦自行服用过芬必得,服药后热退。发热时出汗多,全身乏力,不伴头痛、头晕、肌肉酸痛、流涕流泪等。发热期间未查血常规,未予特殊处理。

2019年10月26日患者于睢宁杏林医院查血常规提示白细胞20.29×10^9/L,中性粒细胞百分比83.3%,淋巴细胞百分比15.6%,血红蛋白101g/L,血小板197×10^9/L。血涂片显示白细胞总数增多,细胞大而异形,双核、多核切迹易见,胞质蓝染,浆内空泡多见;红细胞体积大小不一,以小为主,畸形多见,可见点彩红细胞;血小板成簇易见,散在多见;未见寄生虫;建议骨髓进一步检查,排除粒-单核细胞性病变。CT显示两肺纹理增多。右肺上、中叶炎性灶。脾大。

为明确诊断,2019年10月29日患者于我院血液科门诊就诊,血常规检查提示白细胞20.45×10^9/L,红细胞3.30×10^{12}/L,血红蛋白97g/L,血小板261×10^9/L。血涂片见中性分叶核44%,淋巴细胞16%,单核细胞3%,外周血异常淋巴细胞37%。

EB 病毒检查显示 EA IgG > 150.10（+），EB 病毒 VCA IgG > 750.10（+），EB 病毒 EBNA IgG 114（+）。2019 年 11 月 4 日于我院行骨髓检查，骨髓细胞学显示骨髓增生活跃，粒红比减低，粒、红、巨三系均增生活跃，粒系轻度病态改变，髓片和外周血片大部分淋巴细胞形态异常，请结合临床，免疫标记及病理活检。骨髓流式显示：①以 R1 区域中所有 WBC 设门，可见一异常细胞群，此细胞 CD3-CD56+，CD45 强表达，且 FS、SS 比正常淋巴细胞高，约占 26%；②以 R1 区域中 CD3-CD56+ 细胞设门，免疫表型特征如下：CD3-，CD56+，CD7+，CD16dim，CD94+。以所有有核细胞设门，未检异常浆细胞群体。骨髓活检显示造血与脂肪组织之比 70%：30%，粒红比为 10：1，粒系↑（++），Alip（-），核左移（-）；红系↓（+），热点（-），核左移（-），巨幼变（-）；巨核 N，小圆巨核（-），裸巨核（-），核异型（-），网状（-），Masson（-），淋巴细胞/浆细胞少。结论：骨髓活检造血细胞粒系增生活跃（++），红系增生低下（+）。考虑：CML-CP、反应性粒系增生。门诊给予阿昔洛韦片 1 片，3 次/日治疗。咳嗽、乏力症状改善不明显，开始出现咳黄白痰，无血丝痰。入院前 1 周（2019 年 12 月）再次发热，热峰 39℃，偶有畏寒，无鼻塞流涕，于当地县医院静脉滴注消炎药（具体不详）后热退。目前已无法从事之前的常规务农工作，尚能生活自理。现为进一步诊治，门诊拟慢性 EBV 感染相关 NK 细胞淋巴增殖（性疾）病收入我院血液科。

患者平素胃纳一般。病程中无明显厌油、纳差，无头晕、头痛，无腹痛、腹胀。目前无盗汗、消瘦，精神、睡眠尚可，二便正常。体重：2019 年 1 月 120 斤，12 月 110 斤。

追问病史：患者自诉 1 年前（2019 年 1 月）起自觉全身乏力，工作活动后气喘，未予重视。

既往史

疾病史：2019 年 8 月 30 日外院胃镜诊断霉菌性食管炎可能，慢性非萎缩性胃炎伴糜烂。否认糖尿病、高血压及冠心病等。

传染病史：否认乙肝、结核等传染病史。

预防接种史：随社会。

手术外伤史：否认。

输血史：否认。

食物过敏史：否认。

药物过敏史：否认。

个人史

出生并生长于原籍，无疫区疫水接触史，平日从事拆迁及务农工作，无有害物质接触史。否认烟酒嗜好。

婚育史：已婚已育，育有 1 子 1 女；配偶及子女体健。

家族史

无相关家族血液病、恶性肿瘤病史。

入院体检

体温 36.2℃，脉搏 84 次/分，呼吸 18 次/分，血压 107/68mmHg。神清，巩膜轻度黄染，无贫血貌，全身皮肤无黄染，无瘀点、瘀斑，全身浅表淋巴结未扪及肿大，胸骨无压痛，心肺检查未见异常，腹平坦，全腹软；肝肋下可及，脾肋下未及，移动性浊音阴性，肠鸣音正常。双下肢不肿。

实验室检查

【血常规】

2019 年 10 月 26 日睢宁杏林医院：白细胞 20.29×10^9/L↑，中性粒细胞 83.3%↑，单核细胞 0.3%↓，淋巴细胞 15.6%↓，红细胞 3.39×10^{12}/L↓，血红蛋白 101g/L↓，血小板计数 197×10^9/L。

2019 年 10 月 29 日瑞金医院：白细胞 20.65×10^9/L↑，中性粒细胞 44%↓，单核细胞 3%，淋巴细胞 16%↓，红细胞 3.3×10^{12}/L↓，血红蛋白 97g/L↓，血小板计数 261×10^9/L，外周血异常细胞异常淋巴细胞 37%。

2019 年 11 月 1 日瑞金医院：白细胞 19.17×10^9/L↑，中性粒细胞 37%↓，单核细胞 5%，淋巴细胞 18%↓，红细胞 3.25×10^{12}/L↓，血红蛋白 95g/L↓，血小板计数 196×10^9/L，外周血异常细胞异常淋巴细胞 37%。

【血涂片】

如病例 6 图 1 所示。

2019 年 10 月 26 日睢宁杏林医院：①白细胞总数增多，细胞大而异形，双核、多核切迹易见，胞质蓝染，浆内空泡多见；②红细胞体积大小不一，以小为主，畸形多见，可见点彩红细胞；③血小板成簇易见，散在多见；④未见寄生虫；建议骨髓进一步检查，排除粒-单核细胞性病变。

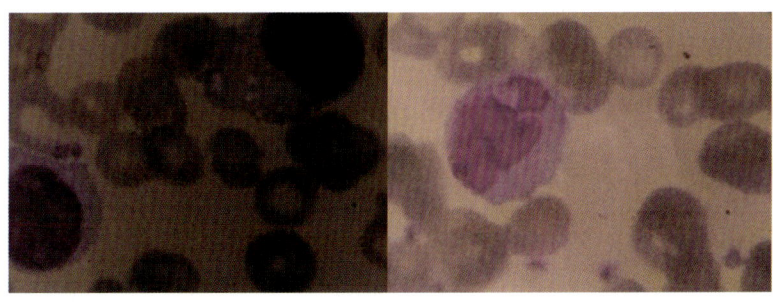

病例6图1　血涂片

【溶血检查】

2019年10月29日瑞金医院：网织红细胞计数2.5%，结合珠蛋白试验<6mg/dl，Coombs试验阴性，Hams试验阴性，内因子抗体0.97U/ml，维生素B_{12} 312pg/ml。

【骨髓检查】

2019年11月4日瑞金医院骨髓流式：①以R1区域中所有WBC设门，可见一异常细胞群，此细胞CD3-CD56+，CD45强表达，且FS、SS（细胞大小，颗粒）比正常淋巴细胞高，约占26%；②以R1区域中CD3-CD56+细胞设门，免疫表型特征如下：CD3-，CD56+，CD7+，CD16dim，CD94+；③以所有有核细胞设门，未检异常浆细胞群体。

2019年11月4日瑞金医院骨髓涂片：骨髓增生活跃，粒红比减低粒系增生活跃，偶见轻度巨幼样变，部分粒细胞颗粒减少或缺失。AKP积分：1分/100N.C 红系增生活跃，以中晚幼红为主，成熟红细胞大小不一（+）。巨系增生活跃，血小板散在或成簇可见。髓片和外周血片中淋巴细胞分别占28%和42%，大部分淋巴细胞中等或偏大，圆形或类圆形，核染色质紊乱，胞质量丰富，部分可见空泡和少量颗粒。诊断意见：骨髓增生活跃，粒红比减低。粒、红、巨三系均增生活跃，粒系轻度病态改变，髓片和外周血片中大部分淋巴细胞形态异常。

【生化检查】2019年10月26日睢宁杏林医院：总胆红素23.65μmol/L↑，直接胆红素14.16μmol/L↑，总蛋白64.86g/L，白蛋白43.23g/L，ALT 93.55U/L↑，AST 158.13U/L↑，AKP 733.72U/L↑，GGT 280.44U/L↑。

【免疫指标】2019年10月29日瑞金医院：可溶性转铁蛋白受体43.4nmol/L↑，铁蛋白1102.4ng/ml↑，血清铁6.5μmol/L↓，铁饱和度12.3%↓。

【病毒检查】2019年10月26日睢宁杏林医院：乙肝两对半HBsAb（+），余阴性；乙肝病毒核酸定量（PCR）<$1.00×10^3$U/ml。

2019年10月29日瑞金医院：抗巨细胞病毒IgG>250↑U/ml，抗巨细胞病毒IgM 0.12U/ml；EB病毒EA IgG>150↑U/ml，EB病毒EBNA IgG>750↑U/ml，

EB病毒 EBV IgM＜10.10U/ml，EB病毒 EBNA IgG 114↑U/ml，EB病毒 VCA IgG＞750.10↑U/ml。抗单纯疱疹病毒Ⅰ型 IgG（+），抗单纯疱疹病毒Ⅰ型 IgM-，抗单纯疱疹病毒Ⅱ型 IgG（-），抗单纯疱疹病毒Ⅱ型 IgM（-）。

【血凝指标】2019年10月29日瑞金医院：APTT 35.3s，PT 11.5s，INR 0.97，TT 19.6s，Fg 2.2g/L，FDPs 3.8mg/L，D-dimer 0.96mg/L↑。

问题

1. 根据以上检查结果尚不能肯定诊断，尤其是EBV、异常淋巴细胞的性质，应进一步做哪些检查？
2. 该患者的最终诊断是什么？其诊断标准及临床表现是什么？
3. 慢性活动性EB病毒感染的性质是什么？预后如何？可发展为什么病？
4. 治疗。

讨论与分析

1. 进一步检查

（1）病毒指标（2019年12月30日）（病例6表1）。

病例6表1　病毒指标

项目	结果	参考范围
EB病毒 DNA	1.4×10^5↑	$<5.1\times10^2$copies/ml
巨细胞病毒	$<1\times10^3$	$<1\times10^3$U/ml
单纯疱疹病毒Ⅰ型	$<1\times10^3$	$<1.0\times10^3$copies/ml
单纯疱疹病毒Ⅱ型	$<1\times10^3$	$<1.0\times10^3$copies/ml
乙肝病毒	未检测到HBV DNA	分析灵敏度20U/ml

（2）免疫指标（病例6表2）。

病例6表2　免疫指标

项目	结果	参考范围
免疫球蛋白 IgG	11.52	8.6～17.4g/L
免疫球蛋白 IgA	0.17↓	1～4.2g/L
免疫球蛋白 IgM	0.34	0.3～2.2g/L
免疫球蛋白 IgE	11.2	5.1～165.3U/ml

（续表）

项目	结果	参考范围
补体C3	1.34	0.74～1.4g/L
补体C4	0.76↑	0.1～0.4g/L
抗链球菌溶血素"O"	29	≤kIU/L
类风湿因子	<10	≤14Ku/L
C-反应蛋白	12.40↑	<5mg/L
转铁蛋白	2.58	2.0～3.6g/L
轻链κ	8.300	6.290～13.500g/L
轻链λ	4.80	3.13～7.23g/L
KAP/LAM	1.729	1.53～3.29

（3）免疫细胞亚群（病例6表3）。

病例6表3 免疫细胞亚群

项目	结果	项目	结果
CD3+	30.8↓	CD19绝对计数	27
CD3+CD4+	15.2↓	CD4+CD25+	1.50
CD3+CD8+	14.6	CD4+CD45RA+	0.8↓
CD4+/CD8+	1.04	CD4+CD45RO+	13.60
NK（CD16+CD56+）	68.3↑	CD4+CD25+CD127low	0.40
CD19+	0.7↓	CD3+HLA-DR+	3.6
CD3绝对计数	1201	CD3+CD69+	1.00
CD4绝对计数	593	CD4+CD28+	4.20
CD8绝对计数	569	CD8+CD28+	1.1↓
NK绝对计数	2664		

（4）外周血细胞因子（病例6表4）。

病例6表4 外周血细胞因子

项目	结果	参考范围
白介素-1β	23.90↑	<5pg/ml
白介素-2受体	3647.10↑	223～710U/ml
白介素-6	23.40↑	<3.4pg/ml

（续表）

项目	结果	参考范围
白介素-8	31.30	＜62pg/ml
白介素-10	147.10↑	＜9.1pg/ml
肿瘤坏死因子TNF	28.60↑	＜8.1pg/ml
IgG4	＜0.16	0.13～2.00g/L
干扰素α	＜2.4pg/ml	＜8.5pg/ml
干扰素γ	307.3pg/ml	＜23.1pg/ml
白介素2	＜2.4pg/ml	＜7.5pg/ml
白介素4	＜2.4pg/ml	＜8.6pg/ml
白介素5	13.5pg/ml	＜3.1pg/ml
白介素17	＜2.4pg/ml	＜21.4pg/ml
白介素12p70	＜2.4pg/ml	＜3.4pg/ml

（5）骨髓检查结果：骨髓增生活跃，粒细增生活跃，核左移，嗜酸粒细胞可见。AKP积分：0分/100N.C，红系增生活跃，以中晚幼红为主，成熟红细胞大小不一（+/-），巨系增生活跃，血小板散在或成簇可见淋巴细胞占28%，其中异常淋巴细胞占8%，另可见幼淋样细胞1%，血片未见。诊断意见：与前次骨髓象比较，粒细、红、巨三系增生活跃。髓片淋巴细胞占28%，其中异常淋巴细胞占8%，另可见幼淋样细胞1%。

（6）TCR：未发现TCR重排。

（7）骨髓流式（病例6表5）：CD45/SS散点图中细胞分布情况描述：① CD45/SS散点图，以R1区域中所有WBC设门，可见一异常细胞群，此细胞CD3-CD56+，CD45强表达，且FS、SS比正常淋巴细胞高，约占47.1%。②以R1区域中CD3-CD56+细胞设门，免疫表型特征如下。以所有有核细胞设门，未见异常浆细胞群体。

病例6表5　骨髓流式

CD分子设门	表达阳性率（%）	CD分子设门	表达阳性率（%）
CD4	＜0.1	CD94	100.1
CD8	2.9	CD45RA	95.1
CD2	100.1	CD45RO	3.1
CD5	＜0.1	CD158a/h	＜0.1

(续表)

CD 分子设门	表达阳性率（%）	CD 分子设门	表达阳性率（%）
CD7	98.1	CD158i	＜0.1
CγCD3	＜0.1	CD158e1/e2	＜0.1
CD16	94.4（dim）	CD158b1/b2/j	＜0.1
CD57	0.5		

（8）骨髓活检显示造血细胞粒系增生活跃（++），红系增生低下（+），伴粒系轻度核左移，并见多量嗜酸性粒细胞及单核细胞，其中少量淋巴细胞增生浸润，结合免疫组化标记、原位杂交检测结果及临床，符合系统性慢性活动性EBV感染，NK/T细胞型，EBV原位杂交：EBER部分淋巴细胞+，密集处50～60个/HPF。

（9）PET/CT检查：诊断意见：①全身骨髓代谢弥漫性增高，考虑血液系统恶性病变所致；②脾大，脾脏多发钙化及高密度灶，代谢增高，建议结合临床；③脾门及后腹膜静脉曲张；④右肺上叶胸膜下小结节，代谢未见增高，建议随访。

2. 诊断结果、诊断依据　患者中年男性，慢性病程，干咳6个月，发热伴随淋巴结肿大、肝脾大，外周血白细胞增高，外周血异常细胞异常淋巴细胞37%，类似传染性单核细胞增多症（IM）。根据免疫表型（CD56，CD16）（病例6图2），结果认定是NK细胞。外周血EBV复制DNA增高，EBER部分淋巴细胞（+），符合活动性EB病毒感染（CAEBV），NK细胞型淋巴增殖性疾病的诊断标准（病例6表6至表8）。

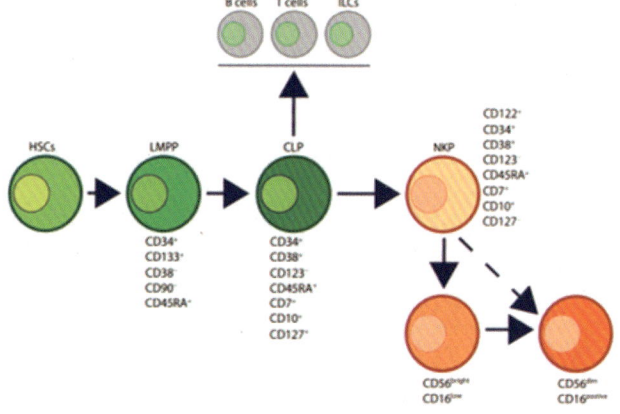

病例6图2　NK细胞的发育过程及其免疫表型

注：引自Alex M.Abel, et al.Natural Killer Cells：Development, Maturation, and Clinical Utilization Front Immunol, 2018, 9: 1869.

病例6表6　慢性活动性EB病毒感染的诊断标准

TABLE 1 | Diagnostic criteria of Chronic active Epstein-Barr virus infection.

(1) Sustained or recurrent IM-like symptoms persist for more than 3 months
(2) Elevated EBV genome load in the peripheral blood (PB) or the tissue lesion
(3) EBV infection of T or NK cells in the affected tissues or the PB
(4) Exclusion of other possible diagnoses: primary infection of EBV (infectious mononucleosis), autoimmune diseases, congenital immunodeficiencies, HIV, and other immunodeficiencies requiring immunosuppressive therapies or underlying diseases with potential immunosuppression
Patients who fulfilled criteria (1–4) were diagnosed with CAEBV.

注：引自 Ayako Arai. Advances in the Study of Chronic Active Epstein-Barr Virus Infection: Clinical Features Under the 2016 WHO Classification and Mechanisms of Development. Front Pediatr, 2019, 7: 14.

病例6表7　原发EBV感染的临床表现

Table 1

Symptoms of infectious mononucleosis in 60 undergraduate students studied prospectively (41 women, 19 men; median age at onset, 19; range, 18–22 years).

Symptom	Number of subjects (percent)	Median duration (days)[a]
Sore throat	59 (98%)	7.5
Swollen or tender cervical lymphadenopathy	53 (88%)	15.0
Fatigue	47 (78%)	15.5
Decreased appetite	39 (65%)	10.0
Headache	38 (63%)	8.0
Felt febrile	32 (53%)	5.5
Body aches (myalgia)	30 (50%)	8.0
Upper respiratory symptoms (cough, runny nose, nasal stuffiness)	29 (48%)	8.0
Abdominal pain	9 (15%)	16.0

[a] Of symptomatic subjects.

注：引自 Samantha K Dunmire, et al. Primary Epstein-Barr Virus Infection. J Clin Virol, 2018, 102: 84-92.

病例6表8　T、NK细胞型CAEBV的临床表现

Gastrointestinal tract, n (%)
Oral lesion, n (%)
Central nervous system, n (%)
Myocarditis, n (%)
Past medical history
　Hypersensitivity to mosquito bites, n (%)
　Hydroa vacciniforme, n (%)
ECOG PS high (2-4), n (%)
Laboratory test at initial diagnosis
　Anemia (Hb <10.5 g/dL), n (%)
　Thrombocytopenia (< 100×10⁹/L), n (%)
　LDH elevation, n (%)
　Transaminase, elevation, n (%)
　Hemophagocytic syndrome, n (%)
EBV-related antibody to
　VCA-IgG, median titer (range)
　VCA-IgM, median titer (range)

注：引自 Keisuke Kawamoto et al. A distinct subtype of Epstein-Barr virus-positive T/NK-cell lymphoproliferative disorder: adult patients with chronic active Epstein-Barr virus infection-like features. Haematologica, 2018, 103 (6): 1018-1028.

3. NK 型慢性活动性 EB 病毒感染相关淋巴增殖病的性质、预后　EBV 是一种常见病毒，几乎所有的成年人都感染过此病毒。在极少数情况下，EB 病毒感染表现为慢性活动性 EB 病毒感染（CAEBV）。CAEBV 多见于先天性或获得性免疫缺陷的个体。CAEBV 是一种系统性的 EB 病毒阳性的淋巴细胞增殖病，可累及全身各个系统，亦可发生严重或致死性并发症。临床表现复杂多样，最常见的临床表现为发热、肝脾大、淋巴结肿大、肝功能异常以及血细胞减少，还可出现肺部、心血管、神经系统、消化道、皮肤等多系统受累，并且大部分患者以发热为首发表现。根据淋巴细胞来源不同，分为 T 细胞和 NK 细胞二型（病例 6 表 10）。T 细胞型和 NK 细胞型临床表现相似，仅在淋巴结病和皮疹发生率方面稍有差异（病例 6 表 8）。我国北京协和医院 2006—2016 年 10 年中见 21 例慢性活动性 EBV 感染，但未分 T、NK 细胞型（《中华内科杂志》，2018，57：811）。

病例6表9　WHO 2016成熟淋巴、组织及树突状细胞肿瘤分类

TABLE 1 | EBV-associated T and NK- cell lymphoproliferative diseases.

Disease entities

EBV-positive hemophagocytic lymphohistiocytosis
Chronic active EBV infection of T- and NK-cell type
　Systemic form
　Cutaneous form
　　Hydroa vacciniforme-like lymphoproliferative disease
　　Severe mosquito bite allergy
Systemic EBV-positive T-cell lymphoma of childhood
Aggressive NK-cell leukemia
Extranodal NK/T-cell lymphoma, nasal type
Primary EBV-positive nodal T and NK-cell lymphoma*

*Considered a provisional entity within peripheral T-cell lymphoma, not otherwise specified.

病例6表10　EBV相关的慢性淋巴增殖性疾病

TABLE 1 | Diagnostic criteria of Chronic active Epstein-Barr virus infection.

(1) Sustained or recurrent IM-like symptoms persist for more than 3 months
(2) Elevated EBV genome load in the peripheral blood (PB) or the tissue lesion
(3) EBV infection of T or NK cells in the affected tissues or the PB
(4) Exclusion of other possible diagnoses: primary infection of EBV (infectious mononucleosis), autoimmune diseases, congenital immunodeficiencies, HIV, and other immunodeficiencies requiring immunosuppressive therapies or underlying diseases with potential immunosuppression
Patients who fulfilled criteria (1–4) were diagnosed with CAEBV.

注：引自 Kim WY, et al. Epstein-Barr Virus-Associated T and NK-Cell Lymphopro-liferative Diseases. Front Pediatr, 2019, 7: 71.

NK细胞可以反应性增生，如病毒感染；也可肿瘤性增生。根据WHO 2016年分类，成熟NK细胞的肿瘤性增生有两种：慢性NK细胞淋巴增殖病及侵袭性淋巴瘤（病例6表9）。

成年发生的慢性活动性EBV相关淋巴增殖病的预后较差（病例6图3），可发展成NK细胞淋巴瘤（病例6图4）。

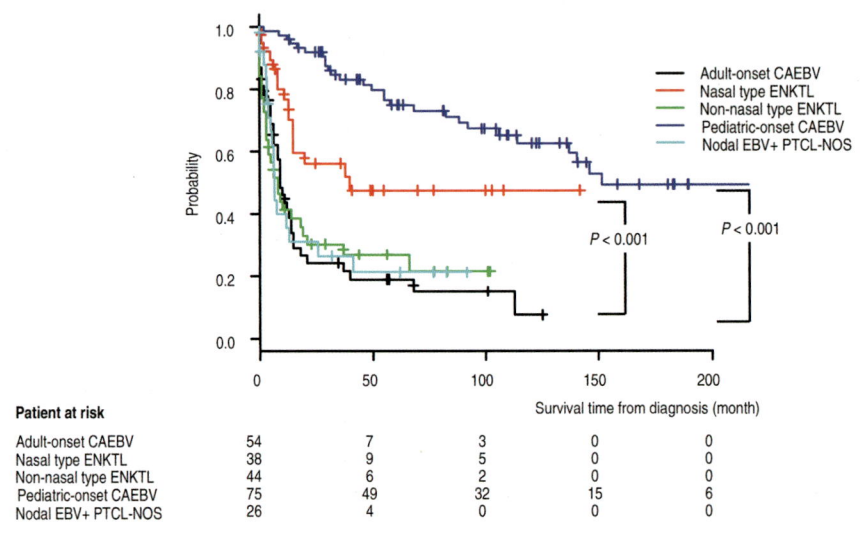

病例6图3　CAEBV与其他伴EBV感染的肿瘤生存期比较

注：引自Jeffrey I.Cohen, et al.Epstein-Barr virus NK and T cell lymphoproli-ferative disease：report of a 2018 international meeting. Leuk Lymphoma, 2020, 61（4）：808-819.

EB病毒感染T细胞或NK细胞后，诱导T细胞或NK细胞表达CD40、CD137，通过与其受体相互作用，激活胞内NF-κB、JAK-STAT通路等，使被感染细胞获得增殖优势。另一方面，EB病毒感染后，可以导致AID异常表达，引起基因突变，如 *DDX3X*，使细胞增殖获益，形成单克隆细胞群。单克隆细胞群可以演化成CAEBV，或进一步发展为淋巴瘤、白血病。NF-κB，JAK-STAT等通路激活后，同时引起异常的细胞因子分泌，如TNF-α、IFN-γ、IL-6等炎症因子升高，导致发生噬血细胞综合征、淋巴组织细胞增多症等多种异常机体反应。

4. 治疗　目前CAEBV的唯一有效治疗策略是异基因造血干细胞移植。异基因造血干细胞移植患者的预后显著提高，且患者的预后与有无肝损伤、感染细胞类型、发病年龄等多种因素有关（病例6图5）。

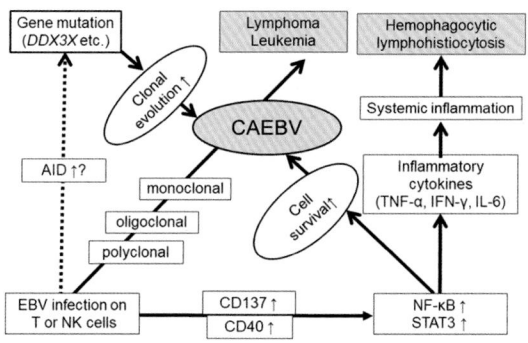

病例6图4　CAEBV的发展

注：引自Ayako Arai.Advances in the Study of Chronic Active Epstein-Barr Virus Infection：Clinical Features Under the 2016 WHO Classification and Mechanisms of Development.Front Pediatr，2019，7：14.

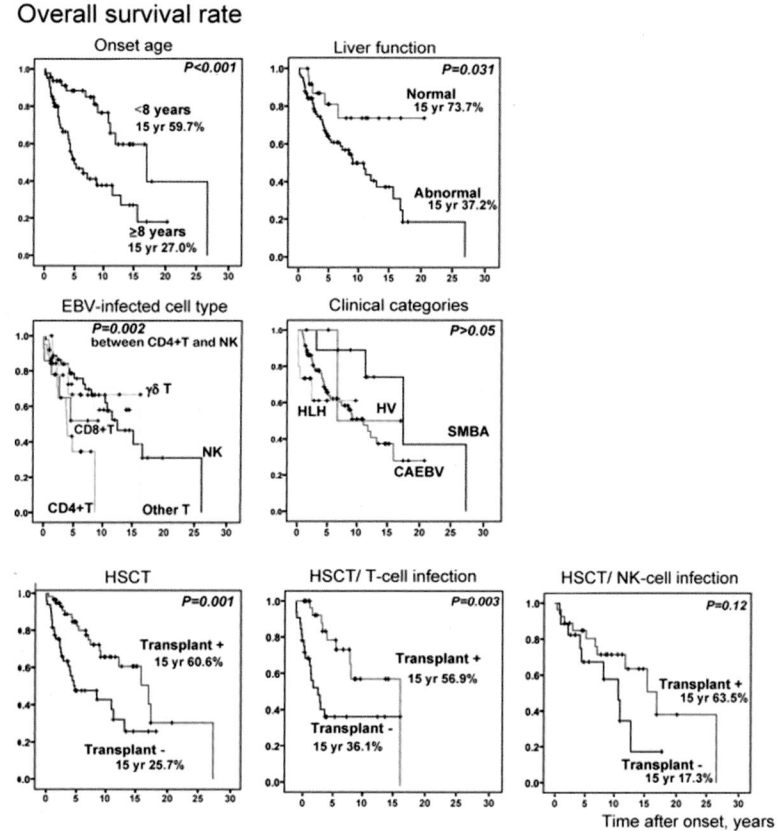

病例6图5　干细胞移植的预后

注：引自Hiroshi Kimura，et al.EBV-associated T/NK-cell lymphoproliferative diseases in nonimmunocompromised hosts：prospective analysis of 108 cases.Blood，2012，119（3）：673-686.

Sawada和他的团队提出了由泼尼松龙、环孢素A和依托泊苷组成的序贯治疗策略。该方案第一步是控制体温，其次是联合CHOP和ESCAP方案化疗，然后是RIC，最后是异基因造血干细胞移植，如病例6图6所示。

	Immunochemotherapy							(during step 2)						
Step 1 Cooling	Prednisolone	0.5-2 mg/kg/d x7d/week* (po)						0.2-0.3 mg/kg/d x7d/week (po)						
	Cyclosporine A	3 mg/kg x2/d x7d/week (po)						2-3 mg/kg x2/d x7d/week (po)						
	Etoposide	150 mg/m²/d x1d/week (div)						100-150 mg/m²/d x1d/week (div) on demand						

	Modified CHOP		d1	d2	d3	d4	d5							
Step 2 Cytoreduction (on PSL/CsA)	Vincristine	1.5 mg/m² (Max 2mg)	●											
	Cyclophosphamide	750 mg/m²	●											
	Pirarubicin	25 mg/m²/d x2d	●	●										
	Prednisolone	50 mg/m²/d x5d	●	●	●	●	●							

	ESCAP		d1	d2	d3	d4	d5	d6	d7	d8	d9			
	Etoposide	150 mg/m2	●											
	Cytosine arabinoside	1.5 g/m² x 8 times	●●	●●	●●	●●	●							
	L-Asparaginase	6000 U/m²/x5d						●	●	●	●			
	Methylprednisolone	62.5 mg/m² x2/d	●●	●●	●●									
	Prednisolone	30 mg/m²/d x4d						●	●	●	●			

	RIC		d-16	...	d-8	d-7	d-6	d-5	d-4	d-3	d-2	d-1	0
Step 3 Reconstruction		HSCT											▼
	LDEC	(see footnote) civ	●→	...	●→								
	Fludarabine	30 mg/m²/d x6d							●	●	●		
	Melphalan	70 mg/m²/d x2-3d			○						●	●	
	Anti-thymocyte globulin	1.25 mg/kg/d x2d (civ)				●→	●→						
	Methylprednisolone	250 mg/m² x2/d x2d				●●	●●						
	Etoposide	100 mg/m²/d x2-3d									●	●	

病例6图6　序贯治疗

注：引自Akihisa Sawada, Masami Inoue, Keisei Kawa.How We Treat Chronic Active Epstein-Barr Virus Infection.Int J Hematol, 2017, 105(4): 406-418.

结论、治疗与随访

患者干咳6个月，伴发热，并出现淋巴结肿大、肝脾大，外周血白细胞增高并查见异常淋巴细胞、肝损伤、外周血及骨髓中增多的淋巴细胞为NK细胞增多，周血EBV DNA阳性，结合骨髓病理、骨髓流式，最终明确诊断为慢性活动期。EB病毒感染相关NK细胞型慢性淋巴增殖病。

患者入院后给予激素冲击治疗，并使用更昔洛韦抗病毒治疗，辅以阿拓莫兰、天晴甘美等保肝护胃。建议患者后续行化疗和异基因造血干细胞移植，患者家属拒绝，目前门诊随访，2020年4月27日门诊随访病情稳定。

参考文献

[1]Alex M.Abel, et al.Natural Killer Cells：Development, Maturation, and Clinical Utilization Front Immunol, 2018，9：1869.

[2]Ayako A.Advances in the Study of Chronic Active Epstein-Barr

Virus Infection: Clinical Features Under the 2016 WHO Classification and Mechanisms of Development. Front Pediatr, 2019, 7: 14.

[3] Samantha K Dunmire, et al. Primary Epstein-Barr Virus Infection. J Clin Virol, 2018, 102: 84-92.

[4] Keisuke Kawamoto, et al. A distinct subtype of Epstein-Barr virus-positive T/NK-cell lymphoproliferative disorder: adult patients with chronic active Epstein-Barr virus infection-like features. Haematologica, 2018, 103 (6): 1018-1028.

[5] Kim W Y, et al. Epstein-Barr Virus-Associated T and NK-Cell Lymphoproliferative Diseases. Front Pediatr, 2019, 7: 71.

[6] Jeffrey I. Cohen, et al. Epstein-Barr virus NK/T cell lymphoproliferative disease: report of a 2018 international meeting. Leuk Lymphoma, 2020, 61 (4): 808-819.

[7] Hiroshi Kimura, et al. EBV-associated T/NK-cell lymphoproliferative diseases in nonimmunocompromised hosts: prospective analysis of 108 cases. Blood, 2012, 119 (3): 673-686.

[8] Akihisa Sawada, et al. How We Treat Chronic Active Epstein-Barr Virus Infection. Int J Hematol, 2017, 105 (4): 406-418.

（撰写者：王 楠 审稿者：许彭鹏）

病例7

意义不明单克隆免疫球蛋白血症（MGUS）合并获得性血管性血友病（aVWS）

病史简介

现病史

患者，男，68岁，于2011年9月因刺伤致左手大鱼际出血不止，外院急诊予加压包扎、一期缝合创面仍有出血，5小时后予电凝治疗后止血。2011年10月为明确病因至我院血液门诊就诊，查血常规正常，血管性血友病因子6.3%↓（Ref 60%～150%），vWF活性4.5%↓（Ref 50%～150%），APTT43.7s↑（Ref 27.2～41），凝血因子Ⅷ活性23%↓，诊断为血管性血友病。患者因个人经济原因未定期随诊。2012年9月13日因"劳力后无痛性血尿13天"再次于外院住院治疗，当时无发热、寒战、头晕、乏力、尿频、尿急等不适主诉。外院查尿常规：尿潜血（+++）、尿白细胞（+）、镜检红细胞（+++），血常规正常，Ⅷ活性31%，B超示右肾小结石，予以输注血浆1040ml、冷沉淀26.5U补充凝血因子、酚磺乙胺止血等治疗。复查尿常规仍提示血尿，患者自觉症状改善，自动出院。患者于2015年9月28日因"舌面出血1天"再次于外院住院治疗，查血常规正常，凝血功能提示：PT 11.3s（Ref 10～16），APTT 47.9s（Ref 27.2～41），TT 15.4s（Ref 14～21），Fg 3.25g/L（1.8～3.5）。外院予以患者血合剂止血、输新鲜冰冻血浆500ml治疗，舌面出血停止。2019年3月11日再次出现出血，于外院治疗时发现舌面部蚕豆大小新生物，遂至上海医院就诊，考虑为舌部血管畸形，建议待vWF活性、凝血因子活性正常后行手术。患者3月22日至我院血液门诊，查血管性血友病因子12.3%↓（Ref 60%～150%），vWF活性1.3%↓（Ref 50%～150%），凝血因子Ⅷ活性15.7%↓（Ref 50%～150%），APTT 47.2↑（Ref 27.2～41），血清免疫球蛋白IgG 897mg/dl，免疫球蛋白IgA 49mg/dl↓（Ref 82～453mg/dl），免疫球蛋白 IgM 42mg/dl ↓（Ref 46～304mg/dl），轻链 λ 5.18g/L（Ref 3.13～7.23g/L），轻链 κ 4.74g/L ↓（Ref 6.290～13.500g/L），KAP/LAM 0.933 ↓（Ref 1.53～3.29），血清免疫球蛋白电泳在 γ 区可见 M 峰，量为 5.94%，血清免疫固定电泳 IgG、λ 见异常浓聚狭窄的沉淀带，血清中检出 M 蛋白，为 IgG、λ 型。PET-CT 示：舌面局部高代谢灶；双肺背段多发小结节，代谢轻度增高；双肺门高代谢淋巴结，首先考虑炎症病变、左肾结石、前列腺增大伴钙化。

为进一步诊治收治入本院病房，病程中患者神清，精神尚可，进食流质饮食，无发热、无盗汗，无咳嗽咳痰，无骨痛等不适。目前舌无出血，二便无殊，体重无明显增减。

既往史

疾病史：高血压病史 6 年，最高 150/100mmHg，现口服贝那普利 1 片（10mg）1 次/天。糖尿病史 3 年余，现口服二甲双胍 1 片（0.5g）1 次/天，空腹血糖控制在 8.3mmol/L 左右。

传染病史：否认肝炎、结核等。

预防接种史：随社会。

手术外伤史：否认。

输血史：2019 年 9 月 13 日因"无痛性血尿"于芜湖二院输注血浆 1 040ml，冷沉淀 26.5U 补充凝血因子；2015 年 9 月 26 日因"舌面出血 1 天"输注新鲜冰冻血浆 500ml。

食物、药物过敏史：否认。

个人史

出生生长于原籍，否认疫水疫区接触史，否认化学毒物接触史，否认吸烟嗜酒史。

婚育史：已婚已育，育有一女，平素体健。

家族史

否认相关家族遗传病史。

体格检查

体温 37.1℃，心率 78 次/分，呼吸 19 次/分，血压 123/78mmHg。

神清，精神可。舌部可见一 3cm×3cm 大小肿物，边界清楚，无活动性出血。

浅表淋巴结未触及肿大。四肢皮肤无出血点，皮肤巩膜无黄染，无贫血貌。胸廓无畸形，胸骨压痛（-）。双肺叩诊清音，听诊呼吸音清，未及明显干湿啰音，心率80次/分，心律齐，未及病理性杂音，腹部平软，剑突下压痛（-），肝脾肋下未及，肝肾区叩击痛（-）。双下肢无水肿，无骨关节疼痛，四肢关节活动可，关节肌肉无明显肿胀。双下肢无水肿，NS（-）。

实验室检查

【入院前实验室检查】

ADAMTS13 抗体 29.27ng/ml ↓（Ref 131.25～646.5ng/ml），vWF 活性 4.5% ↓（Ref 50%～150%）。

【血小板聚集功能】（2019 年 3 月 22 日）

Ris（1.2μg/ml）　　72　Ref：59.33+-20.373
PAGT-ADP 2μmol　　50　Ref：34.45+-10.308
PAGT-ADP 2μmol　　63　Ref：43.9+-22.664
PAGT-ADP 2μmolM　 75　Ref：53.6+-14.162

【蛋白电泳】 2019 年 3 月 25 日

结论：血清中检出 M 蛋白，为 IgG、λ 型。

血清蛋白电泳：在 γ 区可见 M 峰，量为 5.94。

Albumin　52.9　Ref：48.1%～59.5%。
Alpha1　 3.9 　Ref：2.3%～4.9%。
Alpha2　 11.2　Ref：6.9%～13.1%。
β　　　　17.1　Ref：13.8%～19.7%。
γ　　　　15.1　Ref：10.1%～21.9%。
M 蛋白　 5.94

血免疫固定电泳：IgG、λ 见异常浓集狭窄的沉淀带。

IgG　阳性（+）
IGA　阴性
IGM　阴性
K　　阴性
λ　　阳性（+）

【免疫球蛋白＋补体】 2019 年 3 月 22 日

免疫球蛋白 IgG　　897　　　　　Ref：751～1560mg/dl
免疫球蛋白 IgA　　49　　　↓　　Ref：82～453mg/dl

免疫球蛋白 IgM	42	↓	Ref：46～304mg/dl
补体 C3	77	↓	Ref：79～152mg/dl
补体 C4	26		Ref：16～38mg/dl
类风湿因子	＜20		Ref：0～20IU/ml
轻链 κ	4.740	↓	Ref：6.29～13.5g/L
轻链 λ	5.18		Ref：3.13～7.23g/L
KAP/LAM	0.933	↓	Ref：1.53～3.29

免疫相关抗体（2019年3月25日）：抗核抗体、抗双链DNA IgG、抗Sm抗体、抗SSA抗体、抗Ro-52抗体、抗SSB抗体、抗SCL-70抗体、抗Jo-1抗体、抗核糖体P蛋白抗体、P-ANCA、抗中性粒细胞胞质抗体靶抗原（PR3）、抗中性粒细胞胞质抗体靶抗原（MPO）、C-ANCA均为阴性。

【PET-CT】（2019年4月9日）

1．舌面局部高代谢灶。
2．双肺背段多发小结节，代谢轻度增高。
3．双肺门高代谢淋巴结，首先考虑炎性病变。
4．左肾结石。
5．前列腺增大伴钙化。
6．右肩关节旁肌肉组织代谢增高。
7．脊柱退行性病变。
8．其余部位目前未见明显异常高代谢灶。

入院后实验室检查

【血常规】2019年4月14日，白细胞计数$5.26×10^9$/L，中性粒细胞百分比71↑（Ref 50%～70%），淋巴细胞百分比23%，单核细胞百分比4.2%，红细胞计数$3.96×10^{12}$/L↓[Ref（4.19～5.74）×1012/L]，血红蛋白115g↓（Ref 131～172g/L），血小板计数$248×10^9$/L。

【肝肾功能】2019年4月14日，ALT 13U/L，AST 12U/L，γ-GT 77U/L，TBIL 11.4μmol/L，白蛋白41g/L，总蛋白63g/L。

尿素7.9mmol/L↑（Ref 2.5～7.1）；肌酐96μmol/L；尿酸290μmol/L。

【尿常规】2019年4月14日，白细胞阴性，亚硝酸盐阴性，酮体阴性，葡萄糖阴性，潜血弱阳性，镜检红细胞0，镜检白细胞0，管型0。

【凝血检查】2019年4月14日，APTT 48.7s↑（Ref 22.3～38.7），PT 10.8s，INR 0.91，TT 17.9s，Fg 2.8g/L，D-dimer 0.19。

【止凝血检测】2019年4月14日，凝血因子Ⅷ活性5.5↓（Ref 50%～150%）；其他凝血因子均正常；vWF活性1.1↓（Ref 50%～150%）。

【血栓弹力图】2019年4月14日，R时间7.5s，K时间1.6s，α角66.5deg，最大血块强度59.3mm，综合凝血指数-1（纤维蛋白溶解系统活性正常，血凝速度基本正常）。

【血清蛋白定量】2019年4月14日，免疫球蛋白IgG 810，免疫球蛋白IgA52↓（Ref 82～453mg/dl），免疫球蛋白IgM50，轻链κ 3.45↓（Ref 6.29～13.5g/L），轻链λ 5.8，KAP/LAM 0.595↓（Ref 1.53～3.29），补体C382mg/dl，补体C426mg/dl，类风湿因子＜20Ku/L。

【血清游离轻链】2019年4月14日，游离κ轻链10.3，游离λ轻链10.8，游离κ/λ轻链0.95。

【尿液蛋白定量】2019年4月14日，轻链κ＜0.119，轻链λ＜0.15，KAP/LAM 0.225，尿微量白蛋白＜1.09，尿免疫球蛋白G＜0.35，尿白蛋白/肌酐＜2.5，尿$β_2$微球蛋白59。

【病原学检查】2019年4月14日，乙肝、丙肝、艾滋病病毒阴性。EBV病毒DNA定量$1.61×10^2$U/ml（Ref＜$1×10^3$），EBVIgM、EAIgG、VCAIgG均阴性。

抗巨细胞病毒IgG 50.6↑（Ref 阳性＞15AU/ml），抗巨细胞病毒IgM 0.19；抗单纯疱疹病毒Ⅰ型IgG（+），Ⅰ型IgM（-），Ⅱ型IgG、IgM（-）。

【肿瘤标志物】2019年4月14日，AFP 2.39，CEA 1.53，NSE 14.35，CA199 3.8，CA125 14.1。

【内分泌激素水平】2019年4月14日，T_3 1.73nmol/L，T_4 112.35nmol/L，TSH 3.18，TGAb 266.7U/ml↑（Ref＜4.11），甲状腺球蛋白0.155↓ng/ml（Ref 3.5～77），Tpoab192.23↑U/ml（Ref＜5.61），降钙素2.64，甲状旁腺激素31.4。

【自身免疫相关抗体】2019年4月14日，检查结果均为阴性。

【淋巴细胞分群】2019年4月14日，CD3 44.1，Ref 47.98～82.6%；CD3+CD4+ 26.6，Ref 24.15%～51.66%；CD3+CD8+ 15.9，Ref 14.24%～41.48%；CD4+/Cd8+ 1.67，Ref 1～2.5；CD3绝对计数554↓，Ref 713～2368个/μl；CD4绝对计数335↓，Ref 384～1346个/μl；CD8绝对计数200↓，Ref 220～1110个/μl；NK绝对计数596个/ul，Ref 132～968个/μl；CD4+CD25+ 2.6↑，Ref 1.01%～2.2%；CD4CD45RA+ 8.5↓，Ref 15%～25%。

【骨髓穿刺】2019年4月15日，骨髓增生活跃，粒、红、巨三系均增生活跃，血小板散在或成簇可见。髓片中浆细胞占3%，淋巴细胞占18%，部分淋巴细胞可见浆样分化。

流式：单克隆性浆细胞占0.5%。

发病以来凝血功能情况如病例7表1所示。

病例7表1 发病以来凝血功能情况表

	2011年10月9日	2012年9月13日	2015年9月26日	2019年3月22日
血管性血友病因子（Ref 60%～150%）	6.3↓			12.3↓
vWF RcoF（Ref 50%～150%）	4.5↓	24↓		1.3↓
Ⅷ I 因子活性（Ref 50%～150%）	23↓	31↓		15.7↓
APTT（Ref 27.2～41）	43.5↑	42.4↑	47.9↑	47.2↑
PT（Ref 10～16s）	11.4		11.3	11.6
TT（Ref 14～21s）	16		15.4	17.5
Fg（Ref 1.8～3.5g/L）	2.7		3.25	2.8

发病以来血常规情况如病例7表2所示。

病例7表2 发病以来血常规情况表

	2011年10月9日	2012年9月13日	2015年9月26日	2019年3月22日
WBC [Ref（3.97～9.15）×10^9]	4.6	5.99	4.31	4.12
中性粒细胞计数 [Ref（2～7）×10^9/L]	2.82	4.8	3	2.81
淋巴细胞计数 [Ref（0.8～4）×10^9/L]	1.53	3.73		1.03
RBC [Ref（4.19～5.74）×10^{12}/L]	4.14	3.73	4.32	3.62↓
Hb [Ref（131～172）g/L]	124↓	110↓	124	110
Hct [Ref（0.38～0.508）]	0.375↓			0.327↓
Plt [Ref（85～303）×10^9/L]	115	171	148	210

问题

1. 该患者的主要临床表现是什么？MGUS合并获得性血管性血友病的诊断依据是什么？该病的发病情况如何？

2. 原发性血管性血友病、假性血管性血友病与获得性血管性血友病如何区分？

3. 获得性血管性血友病的发病机制？舌面上血管畸形及出血的原因是什么？

4. MGUS合并获得性血管性血友病如何治疗？

讨论与分析

1. 该患者的主要临床表现是什么？MGUS合并获得性血管性血友病的诊断依据是什么？该病的发病情况如何？

（1）患者主要临床表现为反复间断出血8年余，同时伴有舌部血管畸形。2011年前因刺伤致左手大鱼际出血不止，外院急诊予加压包扎、一期缝合创面仍有出血，后予电凝治疗后止血。2012年出现劳力后无痛性血尿。2015年出现舌面出血，后存在反复。2019年3月再次出现出血，并发现舌面部蚕豆大小新生物，考虑"舌部血管畸形"（病例7图1）。

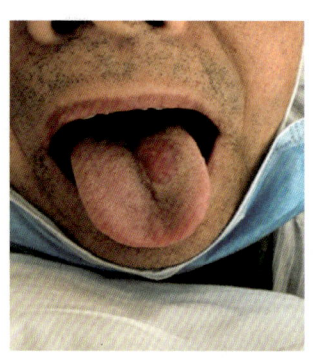

病例7图1　患者AVWS继发舌部血管畸形

辅助检查提示：血常规正常，血管性血友病因子6.3%↓（Ref 60%～150%），vWF活性4.5%↓（Ref 50%～150%），APTT 43.7s↑（Ref 27.2～41），凝血因子Ⅷ活性23%↓，其他凝血因子活性无明显降低（参考范围均为50%～150%），血栓弹力图检测正常。因此，该患者的出血原因是血管性血友病因子vWF活性明显下降（＜正常的50%）。由于该患者并非从幼年开始有出血情况，故其血管性血友病因子减少、vWF活性减低的原因不考虑为遗传性或先天性的，而是获得性的，继发于MUGS。

（2）通过进一步检查，发现该患者意义不明单克隆免疫球蛋白血症（MGUS）同时合并获得性血管性血友病（AVWS）。依据如下。

患者血清免疫球蛋白IgG897mg/dl，免疫球蛋白IgA 49mg/dl↓（Ref 82～453mg/dl），免疫球蛋白IgM 42mg/dl↓（Ref 46～304mg/dl），轻链λ5.18g/L，

轻链 κ 4.74g/L ↓，KAP/LAM 0.933，血清免疫球蛋白电泳在 γ 区可见 M 峰，量为 5.94%，血清免疫固定电泳 IgG、λ 见异常浓聚狭窄的沉淀带，血清中检出 M 蛋白，为 IgG、λ 型。

骨髓细胞学检查：骨髓增生活跃，粒、红、巨三系均增生活跃，血小板散在或成簇可见。髓片中浆细胞占 3%、淋巴细胞占 18%，部分淋巴细胞可见浆样分化。流式细胞学检查：单克隆性浆细胞占 0.5%。PET-CT 示：舌面局部高代谢灶；双肺背段多发小结节，代谢轻度增高，双肺门高代谢淋巴结。首先考虑炎症病变、左肾结石、前列腺增大伴钙化。

MGUS 多数是浆细胞恶性疾病早期阶段的表现，是低克隆负荷（血清克隆蛋白低于 3g/L、骨髓浆细胞数 < 10%、24 小时尿蛋白定量 < 500mg），是一种无症状的浆细胞癌前病变。几乎多数的 MM 都是由 MGUS 转变而来，其中 > 50 岁占 3%，随着年龄而增长，> 90 岁的男性占 17%。所有阶段都是男性多于女性，80 岁以后女性多于男性。毛细管电泳可增加 MGUS 的检出率。每年进展为需要治疗的 MM 为 1%。累积 25 年进展为需要治疗的 MM 为 30%。Mayo 单中心 1384 例随访 20 年结果显示 10% 患者死于 MGUS 引起的相关疾病（进展），72% 死于其他无关因素。疾病进展的危险因素：①遗传背景；② M 蛋白负荷（≥ 15g/L，RR 2.18）；③ IgA 型（RR 2.92），非 IgG 型；④异常的 sFLC 比值（比值 > 3.5）；⑤ Evolving 型（半年之内 M 蛋白升高超高 10%，RR 12.141）；⑥异常表型浆细胞占总体浆细胞的 95% 以上；⑦骨髓中浆细胞数 > 5%；⑧正常免疫球蛋白下降，免疫功能的下降；⑨ MRI 一些指标的异常等。

因此，该患者的出血原因是血管性血友病因子、vWF 活性明显下降，< 正常的 50%，因该患者并非从幼年开始有出血情况，故其血管性血友病因子减少、vWF 活性减低的原因不考虑为遗传性或先天性的，而是获得性的。该患者由于缺乏 vWF 因子状态会促进血管形成，因此其舌面血管畸形考虑为 AvWD 所致。

（3）MGUS 合并获得性血管性血友病的发病情况。文献报道，MGUS、多发性骨髓瘤、原发性淀粉样变及巨球蛋白血症等患者均可合并止血功能异常，临床上可无出血症状（亚临床型）。部分患者表现为凝血因子缺乏，单独的凝血因子 II、V、VII、IX 缺乏和罕见的凝血因子复合缺乏均有报道，其中 X 因子（F X）缺乏为目前最常见的。而对于获得性血管性血友病而言，常见继发于血液系统肿瘤。

2011 年 Blood 发表的文献显示，与 AvWS 相关疾病中血液疾病所占比例较高，1968—1999 年 Literature、2000 年 Registry、2002 年 Germany、2008 年 Hannover 所占比分别为 47.7%（127/266）、63.4%（118/186）、45.5%（85/187）、40%（14/35）。2014 年 Blood 上曾发表相关病例，一位 82 岁 IgGG Kappa（MGUS）

Ⅲ型 AvWS。2017 年 Case Rep Oncol Med 上也曾发表相关病例，一位 79 岁患者由于出血发病，经相关检查诊断为 MGUS（IgG lambda）合并 AvWD，当时予以Ⅷ因子、利妥昔单抗、IVIG 治疗。2016 年 J Thromb Haemost 也曾报道过两例 AvWS 合并 MGUS 病例，并通过应用来那度胺进行治疗达到疾病控制。因此在老年患者中，无诱因下出现出血倾向，同时无家族史，需要考虑获得性血管性血友病综合征相关疾病。MGUS 引起的 aVWD 可占高达 45%（病例 7 表 3）

病例7表3　可引起aVWD的疾病

Underlying disorder	Number of patients (%)
Lymphoproliferative disorders	
Monoclonal gammopathy of undetermined significance	45
Multiple myeloma	19
Non-Hodgkin's lymphoma	1
Waldenstrom's macroglobulinemia	5
Hairy cell leukemia	1
Myeloproliferative disorders	
Essential thrombocythemia	20
Polycythemia vera	10
Chronic myeloid leukemia	23
Tumors	
Wilms' tumor	13
Ewing's sarcoma	1
Autoimmune	
Systematic lupus erythematosus	7

注：引自 Shrimati Shetty Priyanka Kasatkar Kanjaksha Ghosh.Pathophysiology of acquired von Willebrand disease：a concise review.Eur J Haematol，2011，87（2）：99-106.

2. 原发性血管性血友病、假性血管性血友病、获得性血管性血友病如何区分？

（1）原发性血管性血友病（primary von Willebrand's disease）

vWF 的功能是：与血小板膜 GPⅠb-Ⅸ复合物及内皮下胶原结合，介导血小板在血管损伤部位的黏附；与因子Ⅷ结合，作为载体具有稳定因子Ⅷ的作用，延长了Ⅷ因子的半衰期。

临床表现取决于 vWF 因子活性、年龄、性别。儿童常见症状：挫伤、鼻出血。

成人常见症状：黏膜出血、血肿、月经增多（女性）、外伤后出血不止。

根据血管性血友病的实验室检查结果，原发性血管性血友病可分为以下分类型（病例 7 表 4）。

结合患者讨论，该患者 vWF：Rco 1.3%（Ref 60%～150%），vWF 活性 4.5% ↓（Ref 50%～150%），APTT 43.7s ↑（Ref 27.2～41），凝血因子Ⅷ活性 23% ↓，FⅧ/vWFAg 检测不到，考虑其分型为 3 型 AvWD。

病例7表4　原发性血管性血友病分型

类型	VWF：RCo	VWF Ag	Ratio VWF：Rco/VWF Ag	FVIII:C	Ratio FVIII/VWF Ag
1	减低	减低	>0.7	低到正常	>0.7
2A	显著减低	稍低到正常	<0.7	低到正常	>0.7
2B	减低	稍低到正常	<0.7	低到正常	>0.7
2M	减低	稍低到正常	<0.7	低到正常	>0.7
2N	稍低至正常	稍低到正常	>0.7	低	<0.7
3	显著低近于0	显著低近于0	不能检测	非常低	不能检测

（2）假性血管性血友病，血小板型 vWD。

①血小板缺陷导致其 vWF 受体（GP1b）与正常 vWF 结合亲和力增加；血小板型 vWD 表型和 2B 型 vWD 类似。②主要特点：血浆中 vWF 因子多聚体减少或阙如；vWF：Ag，vWF：Rco，FVIII：C 下降；RIPA 升高；临床表现为黏膜出血及血小板减少。

结合患者讨论假性血管性血友病患者的血浆 vWF 不能增强在瑞斯托霉素存在时正常血小板的结合亲和力。若在该患者富血小板的血浆中，加入正常 vWF 或冷沉淀是不能引起血小板聚集的，原因在于正常 vWF 大分子量多聚体并不增强该种类型 vWF 对血小板的亲和力。

（3）获得性血管性血友病（acquired von Willebrand's disease，AvWD）：

①最常见的是继发于单克隆丙种球蛋白血症，淋巴细胞增殖性疾病和骨髓增殖性疾病等血液系统肿瘤见病例 7 表 3。在血液病中发生 AvWD 最多的是 MGUS，占 45%。②由于临床表现及实验室检查与原发性 vWD 难以鉴别，主要从起病年龄、既往史、家族史及寻找原发病入手。该患者为中年起病，否认既往出血不止、瘀点瘀斑、血肿形成等病史。否认家族出血疾病史，否认特殊药物使用史，但血清中检出 M 蛋白为 IgG、λ 型，骨髓中浆细胞 3%，因此诊断为获得性血管性血友病。

3. 获得性血管性血友病的发病机制？舌面上血管畸形及出血的原因是什么？

（1）获得性血管性血友病相关发病机制主要包括：①由于特异以及非特异性抗体组成循环免疫复合物，将导致 vWF 清除过多或功能异常；②恶性克隆性细胞吸附 vWF；③HMW（high-molecular-weight，大分子）多聚体在应力作用下缺乏；④特殊蛋白酶作用下增加 vWF 裂解。ADAMTS13 是构成 vWF 的重要组成部分，作为 vWF 特异性裂解蛋白酶，一旦 ADAMTS13 活性增高，会导致 vWF 破坏增加（病例 7 图 2），同时非免疫介导的 vWF 因子破坏，均可以导致获得性血管性血友病，而本病例患者主要由于 ADAMTS13 抗体减少，导致 ADAMTS13 活性增高，使其 vWF 破坏增加，从而导致获得性血管性血友病。同时在淋巴增殖性疾病、浆细胞恶性分化等情况下，循环的抗 vWF 因子抗体会使 vWF 质量及数量上减少，同时肿瘤细胞会通过表达糖蛋白

Ⅰb 等吸附 vWF 因子，减少其循环量（病例 7 图 3）。

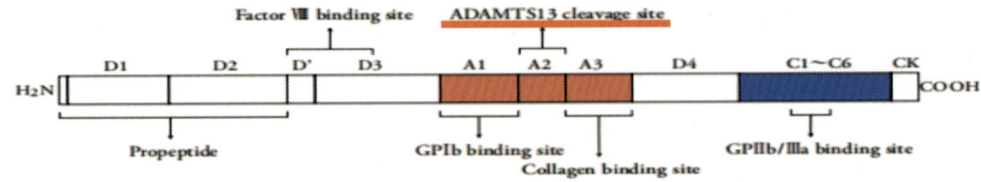

病例7图2　vWF单体功能区域的图解结构

注：引自：J Atheroscler Thromb.Acquired von Willebrand Syndrome Associated with Cardiovascular Diseases, 2019, 26 (4): 303-314.

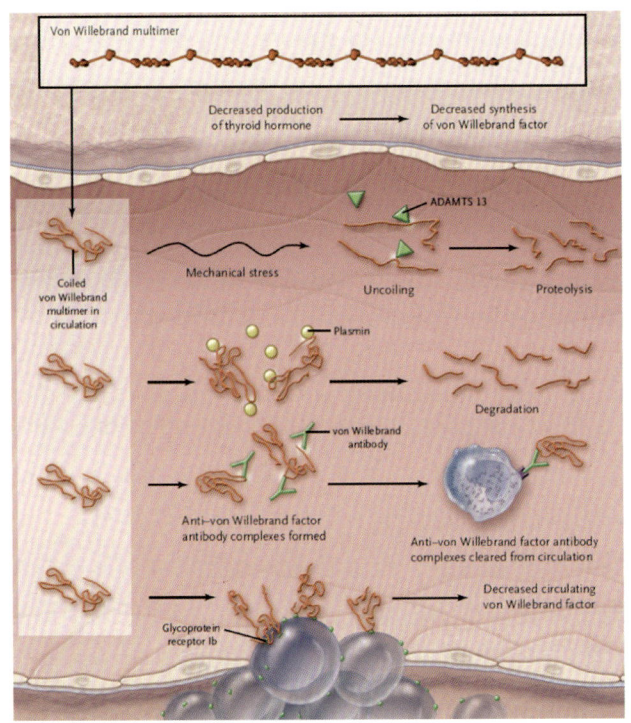

病例7图3　获得性血管性血友病的发病机制

注：引自：N Engl J Med, 2009, 361 (16): e33. doi: 10.1056/NEJMimc0902429

（2）舌面上血管畸形及出血的原因是什么？

患者发病致出现舌面血管畸形时间历时 8 年，考虑与 vWF 因子活性减少相关。vWF 因子主要功能是与血小板膜 GPⅠb-Ⅸ复合物及内皮下胶原结合，介导血小板在血管损伤部位的黏附。同时 vWF 因子还参与血管成形，在调节血管生成中担任角色为大分子量 vWF 多聚体。大量的研究表明，缺乏 vWF 因子可促使血管失调（病例 7 图 4）。

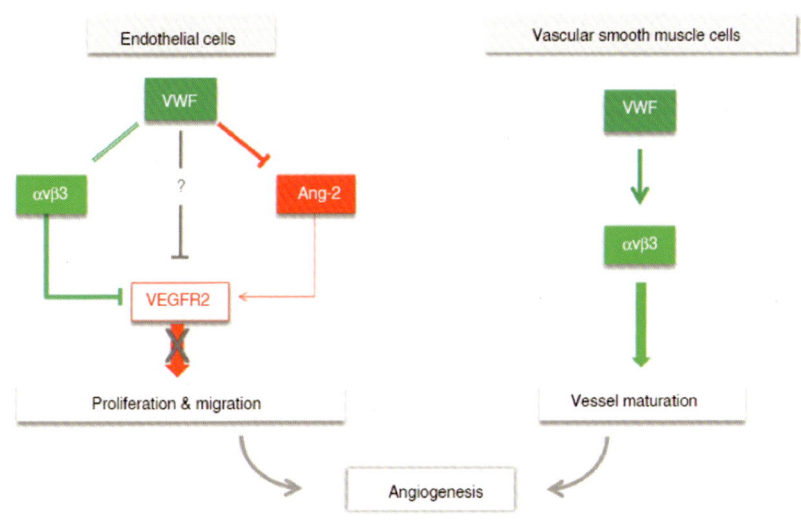

病例7图4　vWF多通路控制血管形成及血管成熟

注：引自：Randi AM, et al.Von Willebrand factor and angiogenesis：basic and applied issues[J].Journal of Thrombosis Haemostasis, 2017, 15（1）：13-20.

vWF因子可以通过多通路控制血管形成及血管成熟（病例7图4）。在内皮细胞（endothelial cells, EC）中，vWF因子参与调节内皮细胞增殖、迁移以及旁路血管形成，以控制VEGFR2信号。vWF因子对WPB（Weibel Palade body）的形成是必需的，可储存Ang-2（Angiopoietin-2）生长因子。vWF因子通过增加其储存量以及阻断其合成来控制Ang-2水平。Ang-2通过EC活化从而被释放，同时协同VEGFR2信号作用于血管使血管形成失衡，并促进血管形成。在内皮细胞中，avb3整合素可抑制VEGFR2活性以及下游信号。随着血管发展过程，在血管平滑肌细胞（vascular smooth muscle cells, VSMC）中αvβ3的表达上调。在VSMC上，vWF通过绑定αvβ3以促血管形成。因此vWF因子水平的下降会通过多同路干扰血管形成，包括EC以及VSMC。据相关研究发现，在vWD患者中，内皮细胞中缺乏vWF因子，会增加血管形成（大部分为无功能性）；这些血管形成甚至会导致消化道出血。因此结合患者发病时情况及病史发展，该患者的舌面血管畸形考虑为血管调节发生障碍所致。

4. MGUS合并获得性血管性血友病综合征如何治疗？

目前尚没有标准的治疗方案，治疗方法包括治疗原发病和控制出血。积极治疗原发病可缓解疾病相关的vWF因子活性减少，并且改善出血倾向。对于MUGS合并获得性血管性血友病患者来说，来那度胺是可选的治疗药物。曾有文献报道过两例AvWS合并MGUS病例，通过应用来那度胺进行治疗达到疾病控制，同时通过观测血浆中vWF水平评价来那度胺治疗效果，显示是有效的。

结论、治疗与随访

患者为老年男性，无诱因下出现出血倾向，同时无家族史，需要考虑到获得性血管性血友病综合征相关疾病，特别是可能合并血液肿瘤相关疾病。我们已学习过，对于多发性骨髓瘤合并淀粉样变来说，疾病所导致的淀粉样纤维可特异性地吸附凝血因子，并使这些凝血因子易在组织内破坏、清除，从而导致继发的凝血因子缺乏。同样对于出血性患者，我们不可忽略获得性血管性血友病综合征。该患者诊断为获得性血管性血友病综合征，继发于MGUS；同时舌面等血管畸形为大分子量vWF多聚体阙如造成。于2019年4月给予沙利度胺（每晚1片增至每晚2片口服）治疗。若有出血症状，建议静脉应用丙种球蛋白、止血芳酸治疗。建议复查MGUS疾病状态，以及随访vWF活性。患者目前无出血症状，暂未复查疾病相关指标。

参考文献

[1] Landgren O, et al. Monoclonal gammopathy of undetermined significance (MGUS) consistently precedes multiple myeloma: a prospective study. Blood, 2009, 113: 5412-5417.

[2] Kyle R A, et al. Prevalence of Monoclonal Gammopathy of Undetermined Significance. N Engl J Med, 2006, 354 (13): 1362-1369.

[3] Vernocchi A, et al. Pediatric laboratory medicine: some aspects of obesity, metabolic syndrome, neonatal screening, reference and critical values. J Med Biochem, 2015, 34: 1-5.

[4] Rosinol, et al, Mayo Clin Proc 2007.

[5] Rajkumar S V, et al. Serum free light chain ratio is an independent risk factor for progression in monoclonal gammopathy of undetermined significance. Blood, 2005, 106 (3) 812-817.

[6] Anna M R, et al. von Willebrand factor regulation of blood vessel formation. Blood, 2018, 132 (2): 132-140.

[7] Zangari M, Elice F, Tricot G, et al. Bleeding disorders associated with cancer dysproteinmias[J]. Cancer Treatment & Research, 2009, 148: 295.

[8] Andreas T, et al. How I treat the acquired von Willebrand syndrome. Blood, 2011, 117 (25): 6777-6785.

[9] Howard C R, Lin T L, Cunningham M T, et al. IgG kappa monoclonal gammopathy of undetermined significance presenting as acquired type Ⅲ Von Willebrand syndrome. Blood Coagul Fibrinolysis, 2014, 25 (6): 631-633.

[10] Basnet S, Lin C, Dhital R, et al. Acquired von Willebrand Disease Associated with Monoclonal Gammopathy of Unknown Significance. Case Rep Oncol Med, 2017, 2017: 9295780.

[11] Lavin M, et al. Lenalidomide as a novel treatment for refractory acquired von Willebrand syndrome associated with monoclonal gammopathy. J Thromb Haemost, 2016, 14 (6): 1200-1205.

[12] Shaji K, Rajiv K P, William L N. Acquired von Willebrand Disease. Mayo Clin Proc, 2002, 77 (2): 181-187.

[13] James A H, et al. FEDERICI State of the art: von Willebrand disease. Haemophilia, 2016, 5: 54-59.

[14] J Atheroscler T. Acquired von Willebrand Syndrome Associated with Cardiovascular Diseases, 2019, 26 (4): 303-314.

[15] James A H, Eikenboom J, Federici A B. State of the art: von Willebrand disease. Haemophilia, 2016, Suppl 5: 54-59.

[16] Adam C, et al. A Bloody Mystery. N Engl J Med, 2009, 361 (16): e33. doi: 10.1056/NEJMimc0902429.

[17] Anna M R, Koval E S, Giancarlo C. von Willebrand factor regulation of blood vessel formation. Blood, 2018, 132 (2): 132-140.

[18] Randi A M, et al. Von Willebrand factor and angiogenesis: basic and applied issues. J Thromb Haemost, 2017, 15 (1): 13-20.

（撰写者：张佼佼　审阅者：糜坚青）

病例8

NK/T细胞淋巴瘤后慢性活动性EB病毒感染相关T细胞型淋巴增殖病伴噬血细胞综合征

病史简介

患者，男，38岁。主诉：间断咽痛、吞咽痛3年。

现病史

患者于2016年1月无明显诱因下出现咽痛、吞咽痛，无明显咽异物感，伴左侧放射性耳痛，偶有咳嗽，少量咳痰，无痰中带血，无发热，无声嘶，无腰酸腰痛、血尿等不适症状。2016年1月至上海市五官科医院行鼻咽部病理活检，报告为NK/T细胞淋巴瘤（具体不详）。2016年1月19日患者至我院再次行咽部肿块病理活检，肉眼所见：灰白组织2块，直径0.1～0.3cm。镜下所见：送检组织小至中等大小细胞弥漫分布，细胞轻度异型，含少量胞质，部分可见核仁，核仁分裂象可见；间质小血管增生，局部伴坏死。免疫组化：增生的细胞CD20（部分+），CD79α（部分+），CD3（部分+），CD5（部分+），CD43（部分+），Bcl-2（部分+），CD8（少量+），CD56（少量+），EBER（少数+），TIA-1（部分+），CD4（少数+），Ki67（40%），Bcl-6（-），Cyclin D1（-），Perforin（-），GranzymeB（-）。滤泡树突细胞：CD21（+），CD35（+）。病理诊断：咽部新生物。淋巴组织增生伴形态不典型增生，就其HE形态需考虑NK/T细胞淋巴瘤（NK/TCL）。入院完善各项检查后，于2016年1月22日、2016年2月16日行MESA方案化疗第一、二周期，具体用药：MTX 1.67g d1＋VP-16 167mg d2～4＋Dx 40mg d2～4＋培门冬酶3750U d5，并予四氢叶酸钙解毒，辅以止吐护胃、水化碱化等对症支持治疗，后予局部放疗。2016年5月31日、2016年6月28日行MESA方案化疗第三、四周期，具体用药MTX 1.66g d1＋VP-16 100mg d2～4＋Dx 40mg d2～4＋培门冬酶3750U d5。2016年7月28日行PET-CT终期评估示：①左侧上颌窦囊肿，考虑副鼻窦炎；

②右侧胸大肌局部（近胸骨）代谢增高，请结合临床；③右肺上叶小结节，代谢不高，建议随访；④肛门代谢增高，考虑炎症，建议随访；⑤前列腺增生；⑥脊柱多节段骨质增生；⑦全身其余部位目前未见明显异常代谢。鼻咽部MR增强示：鼻咽部淋巴瘤治疗后改变。右侧下鼻甲肿大，鼻中隔左偏。左侧上颌窦囊肿可能。疗效评价为CR，后患者定期复查评估，疾病均处于缓解状态。

2018年6月初患者开始出现反复咽痛，伴吞咽痛、发热（体温最高39℃），少量痰，无痰中带血、无呼吸困难、无吞咽困难等不适。外院就诊予抗炎及激素补液后症状可好转，停止补液后症状即复发。2018年6月9日我院查鼻咽MR增强示：鼻咽部淋巴瘤治疗后改变，鼻咽及口咽黏膜稍增厚，鼻咽部以左侧为主，咽隐窝稍变浅，较前2017年8月14日比较：口咽部及左侧鼻咽部稍增厚，余相仿；右侧中下鼻甲肥大，鼻中隔轻度偏曲，筛窦炎，左侧上颌窦黏膜下囊肿。2018年7月16日于我院耳鼻喉科全麻行喉镜下喉肿物摘除术，2018年7月30日术后病理示，肉眼所见：会厌舌面新生物：灰白组织一块，直径0.2cm。会厌根部新生物：灰白组织一块，直径0.2cm。免疫组化：CD3（部分+），CD5（部分+），Bcl-2（少量+），Bcl-6（生发中心+），CD8（部分+），CD10（少量+），CD20（部分+），Ki67（非生发中心30%+），CD56（-），TIA-1（散在+），Granzyme B（个别+）；上皮：AE1/AE3（+）；滤泡树突细胞：CD21（+）；EBV原位杂交：EBER散在少量（+）。病理诊断：会厌舌面新生物、会厌根部新生物，黏膜慢性炎伴糜烂及淋巴组织增生，增生的淋巴组织未显示肯定异常免疫表型；散在EBV阳性小淋巴细胞，建议抗炎抗病毒治疗后复查。基因重排：B淋巴瘤克隆性基因重排检测结果为阴性。T淋巴瘤克隆性基因重排检测结果为阳性。二代基因测序：未检测到与疾病和疾病预后相关突变点。患者持续发热，间断应用抗生素、口服地塞米松2～3片控制体温。患者2018年9月26日至10月29日于我科住院，EBV拷贝数阳性持续升高，肝功能异常，予抗病毒、保肝对症，地塞米松及丙球治疗，2018年10月10日、10月23日分别予以美罗华200mg治疗。患者出院后口服小剂量地塞米松维持，间断有发热，持续有咽痛不适。2018年12月1日，外院予MESA方案化疗1个疗程，咽痛症状无明显缓解。2019年1月2日行PET-CT检查示：①淋巴瘤治疗后复发？鼻咽（SUVmax 7.22）、会厌（SUVmax 10.52）受侵，两肺（SUVmax 10.73～12.04）、脾脏（SUVmax 2.25）浸润，纵隔、左肺门淋巴结（SUVmax 6.63）受侵可能大；②脊髓节段性糖代谢增高，建议骨穿；③肝大，重度脂肪肝；④前列腺增生，左半腺体局灶性糖代谢增高；⑤右腹股沟一枚稍大淋巴结，糖代谢轻度增高，现为进一步治疗入院。患者近期神清，精神可，胃纳一般，夜眠尚可，二便无殊，1个月内体重下降4kg。

既往史

否认糖尿病、高血压等病史，否认乙肝、结核等传染病史，常规预防接种。否认手术外伤史，否认输血史，否认食物过敏史，否认药物过敏史。

个人史

否认疫区疫水接触史。

婚育史

已婚已育。

家族史

否认相关遗传病史。

入院体检

T 37.1℃，P 116次/分，R 20次/分，BP 105/63mmHg。神清，精神可。皮肤巩膜轻度黄染，浅表淋巴结未及肿大，会咽部表面可见大片溃疡。胸骨无压痛，两肺呼吸音清，未及明显干湿啰音。心律齐，未及病理性杂音。腹软，无压痛、反跳痛，肝脾肋下未及。双下肢轻度水肿。NS（-）。

实验室检查

【血常规】

2019年1月10日，白细胞计数 $4.30×10^9/L$；中性粒细胞（%）82.7%↑；淋巴细胞（%）13.3%↓；血红蛋白100g/L↓；血小板计数 $175×10^9/L$。

2019年1月25日，白细胞计数 $0.5×10^9/L$↓；血红蛋白75g/L↓；血小板计数 $8×10^9/L$↓，细胞太少无法分类。

【生化检查】

2019年1月10日，葡萄糖4.39mmol/L；前白蛋白144mg/L↓；丙氨酸氨基转移酶237U/L↑；天门冬氨酸氨基转移酶252U/L↑；碱性磷酸酶695U/L↑；谷氨酰基转移酶 993U/L↑；总胆红素25.8μmol/L↑；直接胆红素12.0μmol/L↑；总蛋白50g/L↓；白蛋白26g/L↓；白球比例1.08↓；胆汁酸40.1mol/L↑；尿素2.7mmol/L。肌酐36μmol/L↓；尿酸131μmol/L↓；乳酸脱氢酶356U/L↑；淀粉酶46U/L；胱抑素C 1.39mg/L↑；估算肾小球滤过率149.6ml/（min·1.73m²）。

2019 年 1 月 25 日，前白蛋白 38 ↓ mg/L；丙氨酸氨基转移酶 160U/L ↑；天门冬氨酸氨基转移酶 341U/L ↑；碱性磷酸酶 339U/L ↑；谷氨酰基转移酶 373U/L ↑；总胆红素 166μmol/L ↑；直接胆红素 99.3μmol/L ↑；总蛋白 43g/L ↓；白蛋白 33g/L ↓；白球比例 3.30 ↑；胆汁酸 171.8mol/L ↑；尿素 5.4mmol/L。肌酐 33μmol/L ↓；尿酸 103μmol/L ↓。

【凝血功能】

2019 年 1 月 10 日，APTT 35.3 秒；PT 14.1 秒；INR 1.19；TT 19.60 秒；Fg 2.1g/L；纤维蛋白原降解产物 3.2mg/L；D-二聚体定量 0.85mg/L ↑。

2019 年 1 月 25 日，APTT 54.6 秒 ↑；PT 16.2 秒 ↑；INR 1.38；TT 32.10 秒 ↑；Fg 0.7g/L ↓；纤维蛋白原降解产物 14.3mg/L ↑；D-二聚体定量 3.69mg/L ↑。

【心肌蛋白】

2019 年 1 月 10 日，天门冬氨酸氨基转移酶 260U/L ↑；乳酸脱氢酶 355U/L ↑；肌酸激酶 9U/L ↓；CK-MB 质量 0.5ng/ml；肌红蛋白定量 9.9ng/ml；肌钙蛋白 I 0.12ng/ml。

【Pro-BNP】

2019 年 1 月 10 日，氨基末端 B 型利钠肽前体 82.8pg/ml。

2019 年 1 月 20 日，氨基末端 B 型利钠肽前体 255.3pg/ml ↑。

【β_2-微球蛋白】

2019 年 1 月 10 日，血清 β_2-微球蛋白 3 600ng/ml ↑。

2019 年 1 月 10 日，尿液 β_2-微球蛋白 4 883ng/ml ↑。

【分化抗原】2019 年 1 月 10 日，CD4（+）CD28（+）22.40；CD8（+）CD28（+）22.9% ↑；CD4（+）CD45RA（+）2.4% ↓；CD4（+）CD45RO（+）20.40；CD4（+）CD25（+）CD127（低表达）0.40；CD3（+）HLA-DR（+）52.4% ↑；CD4（+）CD25（+）1.40%；CD3（+）CD69（+）31.20；CD3 绝对计数 561 个/μl ↓；CD4 绝对计数 146 个/μl ↓；CD8 绝对计数 380 个/μl ↓；CD3（+）93.5 ↑；CD3（+）CD4（+）24.3 ↓；CD3（+）CD8（+）63.4 ↑；NK（CD56（+）CD16（+））6.1 ↓。

【细胞因子】2019 年 1 月 10 日，白介素 -1 < 5.10pg/ml；白介素 -2 受体 1 873.10U/ml ↑；白介素 -6 10.90pg/ml ↑；白介素 -8 30.40pg/ml；白介素 -10 6.36pg/ml；肿瘤坏死因子 TNF 15.20pg/ml ↑。

【铁蛋白】2019 年 1 月 10 日，561.4ng/ml ↑。

【脂代谢】2019 年 1 月 10 日，三酰甘油 3.49mmol/L ↑，总胆固醇 4.25mmol/L ↑，高密度脂蛋白胆固醇 1.14mmol/L，低密度脂蛋白胆固醇 2.71mmol/L。

【病毒检测】

2019年1月10日：EB病毒DNA定量2.94×10^{3}U/（mlIU·ml）。

2019年1月17日：EB病毒早期抗原（EA）IgG 50.80U/mL↑，EB病毒EBVIgM＜10.10，EB病毒膜壳抗原（VCA）IgG 656.10U/ml↑，EB病毒核抗原（EBNA）IgG 557.10U/ml↑，EB病毒VCAIgA阴性（-），EB病毒立早蛋白（Rta）IgG阴性（-）。

2019年1月10日：乙肝病毒核酸定量（COBAS）未检测到HBV DNA。

【降钙素原】

2019年1月14日：降钙素原0.87ng/ml↑。

2019年1月21日：降钙素原6.53ng/ml↑。

【肿瘤标志物】

2019年1月17日：神经元特异性烯醇化酶21.131ng/ml↑，糖类抗原125 157.901U/ml↑，糖类抗原199 665.60U/ml↑，糖类抗原153 34.201U/ml↑。

影像检查

【淋巴结超声】2019年1月11日，双侧颈部、双侧锁骨上、双侧腋窝、双侧腹股沟未见明显异常肿大淋巴结。

【腹部超声】2019年1月11日，肝脾大，脂肪肝（肝显像模糊，建议结合其他检查）；胆囊胰体脾肾未见明显异常。

【心脏超声】2019年1月11日，少量心包积液（二维超声心动图：前后心包可见细条样无回声区，后心包舒张期约6mm，余无明显异常）。

【胸部CT】2019年1月21日，PICC置管中；两肺弥漫渗出灶，考虑感染，两下肺局部膨胀不全；心包及两侧胸腔积液；脂肪肝；脾大。请结合临床及其他相关检查，随访。

【PET-CT】2019年1月2日外院：①淋巴瘤治疗后复发？鼻咽（SUVmax 7.22）、会厌（SUVmax 10.52）受侵，两肺（SUVmax 10.73～12.04）、脾脏（SUVmax 2.25）浸润，纵隔、左肺门淋巴结（SUVmax 6.63）受侵可能大；②脊髓节段性糖代谢增高，建议骨穿；③肝大，重度脂肪肝；④前列腺增生，左半腺体局灶性糖代谢增高；⑤右腹股沟一枚稍大淋巴结，糖代谢轻度增高。

骨髓检查

【骨髓涂片】2019年1月15日骨髓涂片与2016年骨髓涂片骨髓象比较，此次粒、红、巨三系细胞均增生活跃。血小板小簇可见。髓片及血片淋巴细胞分别13%、21%。髓片可见少量幼淋细胞0.5%，可见组织细胞，偶见噬血现象（病例8图1）。

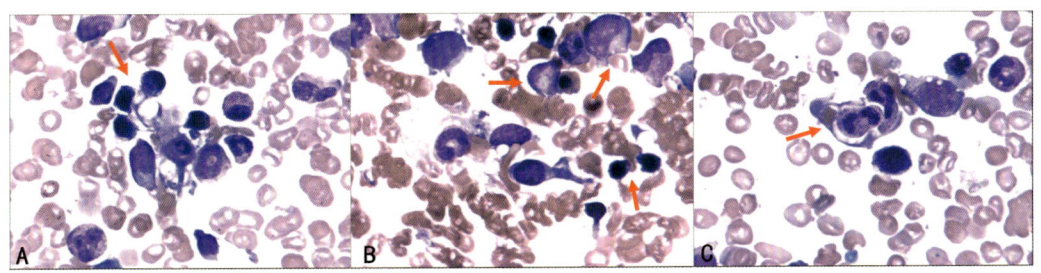

病例8图1　骨髓涂片（箭头示吞噬细胞）

【骨髓流式】2019年1月22日，①在CD45/SS散点图中，R1区域中的细胞CD45强表达、SS低（疑为淋巴细胞），约占27.8%，免疫表型特征如下所示：CD3 91.3，CD3+CD4+ 12.5，CD3+CD8+ 63.9，CD3+CD2+ 91.0，CD3+CD5+ 85.4，CD3+CD7+ 90.6，CD2 93.9，CD5 85.4，CD7 92.9，CD3-CD（16+56）+ 4.4↓，CD19 0.1，CD19+CD5+ ＜0.1；②所有有核细胞设门，未见异常浆细胞群体。

【骨髓TCR基因重排】2019年1月22日，未发现TCRB Vβ-Jβ（A）基因重排，未发现TCRB Vβ-Jβ（B）基因重排，未发现TCRB Dβ-Jβ基因重排，未发现TCRG Vγ1f、Vγ10-Jγ基因重排，未发现TCRG Vγ9、Vγ11-Jγ基因重排。

病理

（H2019-0085）病理诊断：（咽部新生物）考虑为慢性活动性EBV感染，系统性（T细胞型）/EBV阳性淋巴组织增殖性疾病（A2）。免疫组化及特殊染色：CD20（-），CD79α（少量+），CD3（部分+），CD4（少量+），CD8（部分+），CD56（-），TIA-1（部分+），CD25（-），CD38（少量+），c-myc（-），PD-L1（-），Ki-67（20%+），EBER（少数+）（病例8图2）。

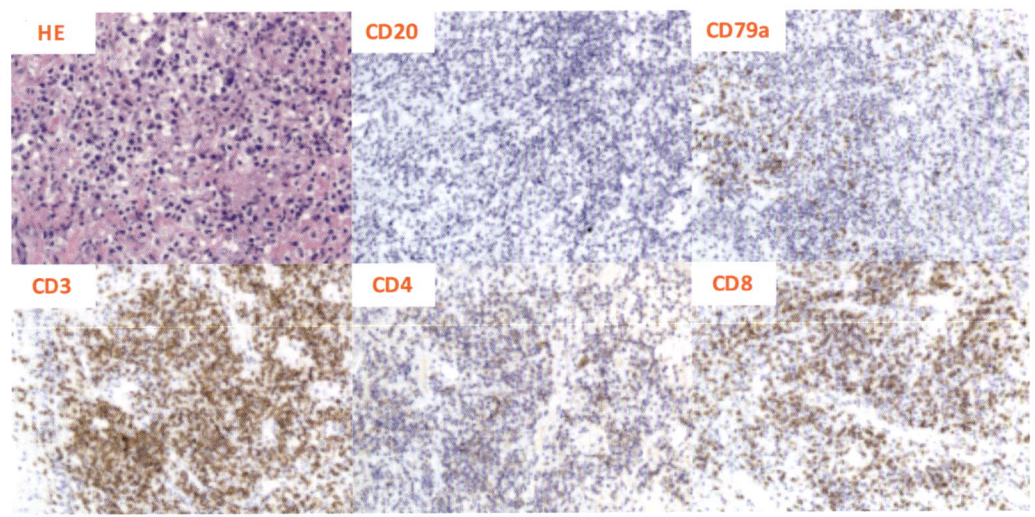

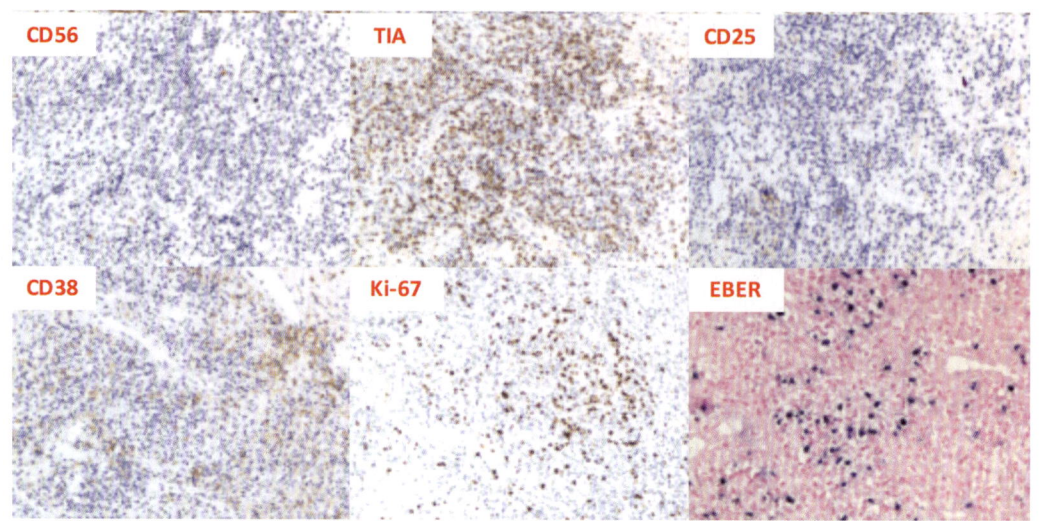

病例8图2 咽部新生物活检HE、免疫组化及EBER

疾病诊断

主要诊断：NK/T细胞淋巴瘤后慢性活动性EB病毒感染相关T细胞型淋巴增殖病伴噬血细胞综合征。

次要疾病诊断：①肺部感染；②急性左心衰竭；③多浆膜腔积液（心包，双侧胸腔）；④肝功能不全；⑤脂肪肝（重度）；⑥前列腺增生。

治疗及转归：该患者2016年1月曾诊断NK/T细胞淋巴瘤，予以MESA方案化疗4个疗程夹心放疗后，PET-CT评估疾病完全缓解。后定期随访，病情稳定。2018年6月该患者再次出现反复咽痛、伴吞咽痛和发热，鼻咽MR提示口咽部及左侧鼻咽部较前片（2017年8月）增厚，2018年7月行喉镜下喉肿物摘除术，术后病理可见散在EBV阳性小淋巴细胞，但未显示肯定异常免疫表型。该患者外周血EBV拷贝数持续升高，于2018年9月至10月期间试予更昔洛韦、美罗华200mg×2（2018年10月10日，2020年10月23日），地塞米松、人免疫球蛋白等免疫抑制治疗；2018年12月行MESA方案1个疗程治疗；咽痛均无明显缓解，外周血EBV拷贝数持续升高（病例8图3）。

2019年1月外院行PET-CT提示淋巴瘤治疗后复发，鼻咽、会厌、两肺、脾脏、纵隔、左肺门淋巴结等多处代谢增高。为明确疾病诊断，再次入院行会厌部新生物活检病理诊断慢性活动性EBV感染，系统性（T细胞型）/EBV阳性淋巴组织增殖性疾病（A2），骨髓涂片可见少量幼淋细胞，可见组织细胞，偶见噬血现象。2019年1月18日起予以GEMOX＋培门冬酶＋西达本胺方案化疗（具体方案：吉西他滨

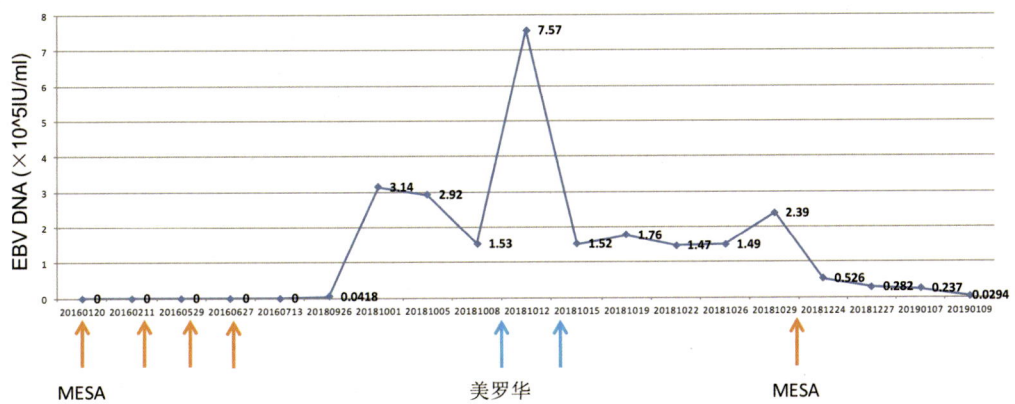

病例8图3　EB病毒拷贝数动态变化曲线

1.73g d1，奥沙利铂173mg d2，培门冬酶3750U d3，西达本胺5mg 1次/天口服）以降低EBV拷贝数，为后续异基因造血干细胞移植做准备；予以依托泊苷100mg d1，地塞米松20mg 1次/天口服治疗噬血细胞综合征。患者病程晚期，一般状况差，反复发热，全血细胞减少，脾大，肝功能异常，肺部感染，急性左心衰，心包及双侧胸腔积液等，辅以止痛改善咽痛症状、瑞白升白细胞及血小板、补充纤维蛋白原、保肝降酶、抗感染、强心利尿扩冠抗心衰等对症支持治疗。因患者及家属要求放弃后续治疗，于2019年1月27日签字后自动出院。

问题

1. 本病例的诊断及诊断依据是什么？
2. EB病毒感染相关疾病的临床及生物学特点？
3. NK/TCL 后 CAEBV 相关 TLPD 的可能机制？
4. CAEBV 的诊疗流程图？

讨论与分析

1. 本病例的诊断及诊断依据是什么？

慢性活动性EB病毒感染（CAEBV）是一类系统性EBV阳性淋巴增殖性疾病（LPD），常见于亚洲和南美洲人群，临床表现为发热、淋巴结肿大和脾大。诊断标准如下：①临床表现类似传染性单核细胞增多症（IM），包括发热、肝炎、肝脾大、全血细胞减少、肝酶升高且持续时间达3个月以上；②外周血EB病毒DNA滴度持续升高；③器官受累的组织学证据；④感染组织中检测到 EB 病毒蛋白和（或）RNA；⑤排除肿瘤性、自身免疫性疾病及免疫缺陷。具体诊断流程见病例 8 图 4。CAEBV 是由于原发 EBV 感染后病毒清除和抑制功能先天性缺陷所致，多见于儿童和青年人群，成年发病极为罕见，但疾病的侵袭性更高，大部分患者迁延不愈，部分（约占 16%）可进展为系统性 EB 病毒阳性儿童 T 细胞淋巴瘤（STCLC）和 EB 病毒阳性的 NK/TCL 或 ANKL。

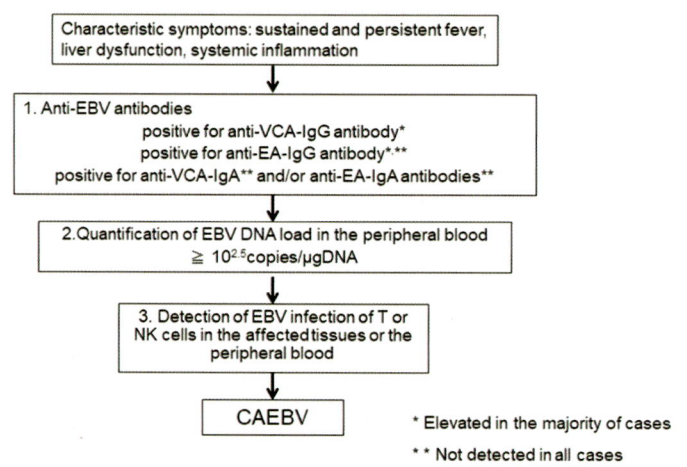

病例 8 图 4　CAEBV 诊断流程

注：引自 Arai A. Advances in the Study of Chronic Active Epstein-Barr Virus Infection: Clinical Features Under the 2016 WHO Classification and Mechanisms of Development. Front Pediatr, 2019, 7: 14.

根据其感染淋巴细胞的类型不同，分为 B 细胞型和 T/NK 细胞型 LPD，可伴发噬血细胞性淋巴组织细胞增多症（HLH）。HLH 的诊断标准（HLH-2004）为符合以下两条标准中任何一条时：

（1）分子诊断符合 HLH：在目前已知的 HLH 相关致病基因，如 PRF1、UNC13D、STX11、STXBP2、Rab27a、LYST、SH2D1A、BIRC4、ITK、AP3β1、MAGT1、CD27 等发现病理性改变。

（2）符合以下 8 条指标中的 5 条：①发热：体温 > 38.5℃，持续 > 7d；②脾大；③血细胞减少（累及外周血两系或三系）：血红蛋白 < 90g/L，血小板 < $100×10^9$/L，中性粒细胞 < $1.0×10^9$/L 且非骨髓造血功能减低所致；④高三酰甘油血症和（或）低纤维蛋白原血症：三酰甘油 > 3mmol/L 或高于同年龄的 3 个标准差；⑤在骨髓、脾脏、肝脏或淋巴结里找到噬血细胞；⑥血清铁蛋白升高：铁蛋白 ≥ 500μg/L；⑦NK 细胞活性降低或阙如；⑧sCD25（可溶性白细胞介素 -2 受体）升高。

根据 HLH 的诊断标准，与本例患者符合点有：① 发热（体温 > 38.5℃，持续 > 7d）；② 脾大；③ 血细胞减少；④ 高三酰甘油和低纤维蛋白原血症；⑤ 在骨髓、脾脏、肝脏或淋巴结里找到噬血细胞；⑥ 血清铁蛋白升高。因此诊断为噬血细胞综合征，是 EBV 感染表现之一。

本例患者为 38 岁中青年男性，2016 年 1 月确诊 NK/T 细胞淋巴瘤，行 MESA 方案化疗 4 个疗程夹心放疗，治疗后疾病达完全缓解（CR）。2018 年 6 月再次出现咽痛等不适症状就诊。综合患者目前临床、检验及病理结果可诊断系统性 CAEBV，EBV-TLPD，并发 HLH。但该患者既往有 NK/T 细胞淋巴瘤病史，PET-CT 提示鼻咽、会厌、两肺、脾脏、纵隔和左肺门淋巴结高代谢，淋巴瘤侵犯不能排除，本次起病后先后予以更昔洛韦、美罗华等抗病毒治疗，MESA 方案化疗，均未见明显改善。综合这些因素，本病例的临床病程及特点均符合成人 CAEBV 并发噬血细胞综合征的诊断。

2. EB 病毒感染相关疾病的临床及生物学特点

EB 病毒（Epstein-Barr virus，EBV）属于人类疱疹病毒，全世界广泛分布，主要通过唾液传播。人类是 EBV 唯一的天然宿主，病毒膜壳抗原（VCA）、早期抗原（EA）和 EB 核抗原（EBNA）可诱导产生相应抗体（病例 8 图 5），成人 90% 可测出抗体。EBV 参与多种疾病的致病过程，如传染性单核细胞增多症、鼻咽癌、结外鼻型 NK/T 细胞淋巴瘤及非洲儿童淋巴瘤等。近年发现口腔腺体肿瘤、胸腺瘤、器官移植后肿瘤，以及艾滋病相关 B 细胞淋巴瘤与 EBV 感染有关。依据感染宿主细胞类型的不同，EB 病毒相关疾病可分为 B 细胞来源、上皮细胞来源和 T/NK 细胞来源（病例 8 表 1）。EB 病毒感染目前尚无特效治疗，主要为对症治疗，疾病大多能自愈。阿昔洛韦（acyclovir）、α 干扰素、更昔洛韦（ganciclovir）在体外能有效抑制 EB 病毒的复制，但对临床症状的改善并无明显作用。对于严重的危及生命的 EB 病毒感染疾病，可采用人源化 CD20 单抗（美罗华）单用或联合化疗、CD_8^+ T 细胞免疫治疗等策略。此外，EB 病毒疫苗也在研发当中，分别是含有 gp350 亚基或 CD_8^+ T 细胞多肽表位的两种疫苗。目前研究发现，含有 gp350 亚基的疫苗安全性和耐受性较好，但只有 4/13 例受试者产生中和抗体；而含有 CD_8^+ T 细胞多肽表位的疫苗，可通过免疫反应介导 IFN-γ 的产生，但仅对特定 HLA 亚型（HLA B8）的人群有效，限制了其推广应用。

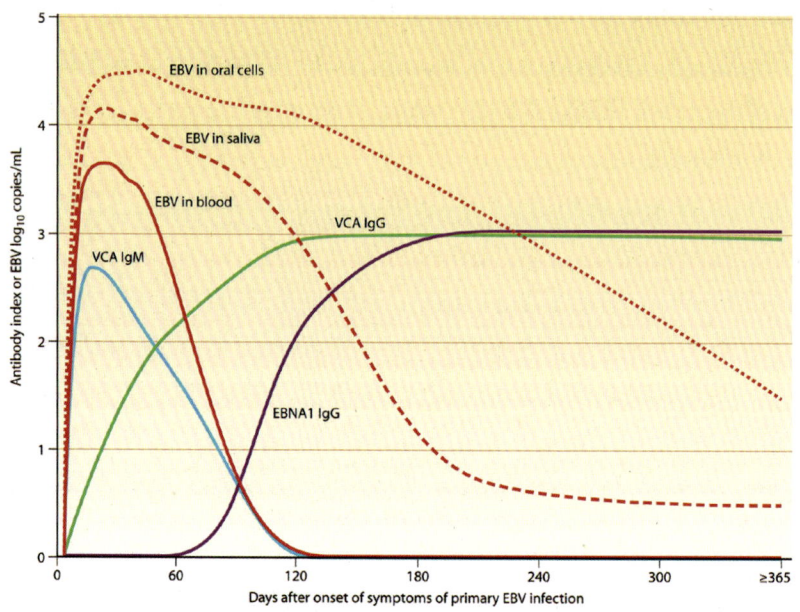

病例8图5　EB病毒特异性抗体及病毒载量变化规律

注：引自 Odumade OA, et al. Progress and problems in understanding and managing primary Epstein-Barr virus infections. Clin Microbiol Rev, 2011, 24 (1): 193-209.

病例8表1　EB病毒相关T/NK细胞淋巴增殖性疾病/淋巴瘤

Disease entity	Association with EBV (%)	Infected cells	Latency type	Population at high risk
Angioimmunoblastic T-cell lymphoma	>90	B[a]	II	
Aggressive NK-cell leukemia	>90	NK	II	Asians
Extranodal NK/T-cell lymphoma, nasal type	100	NK, T	II	East Asians
Peripheral T-cell lymphoma, not otherwise specified	30	T	II	
Chronic active EBV disease of T/NK type	100	T, NK (B)	II	East Asians
Severe mosquito bite allergy	100	NK (T)	II	East Asians
EBV-associated hemophagocytic lymphohistocytosis	100	CD8+ T, NK	II	
Systematic EBV+ T-cell lymphoma of childhood	100	T	II	East Asians

Disease entity	Association with EBV (%)	Infected cells	Latency type	Population at high risk
Hydroa vacciniforme-like lymphoproliferative disorder	100	γδT, NK	II	Asians, Native Americans

注：引自 Kimura H. EBV in T-/NK-Cell Tumorigenesis. Adv Exp Med Biol, 2018, 1045: 459-475.

EB 病毒转化 B 细胞的致病分子机制已被广泛研究，而 EB 病毒在 T/NK 细胞来源疾病中的作用机制尚未明确。本病例中诊断的难点也主要在于活检组织病理提示 CAEBV、T-LPD，而疾病临床进程提示高度恶性及侵袭性。研究认为，EB 病毒相关淋巴瘤/白血病的致病是多步骤过程，包括 EB 病毒感染和遗传学突变积累，根据两者发生的先后顺序提出两种致病模式猜想（病例8图6）。其中，EBV-T/NK LDP 可能是 EB 病毒感染 T/NK 细胞后宿主逐渐积累基因突变和表观遗传学异常（病例8图7）进而导致淋巴瘤/白血病发生的中间过程。

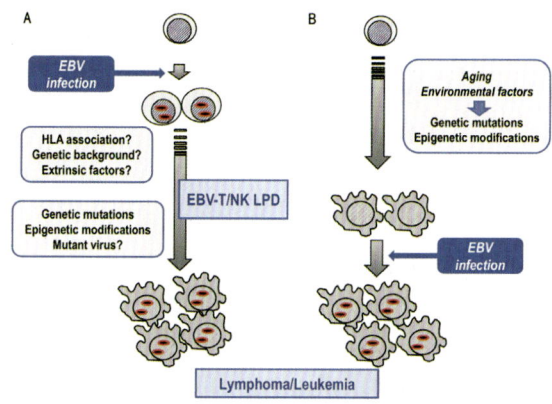

病例8图6 EB病毒相关T/NK细胞淋巴瘤/白血病多步骤致癌过程

注：引自 Kimura H. EBV in T-/NK-Cell Tumorigenesis. Adv Exp Med Biol, 2018, 1045: 459-475.

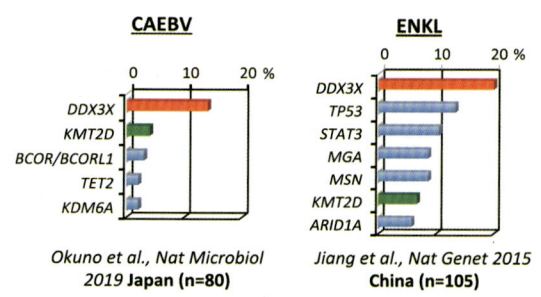

病例8图7 CAEBV和结外鼻型NK/TCL驱动基因突变频率

注：引自 Murata T, et al. Oncogenesis of CAEBV revealed: Intragenic deletions in the viral genome and leaky expression of lytic genes. Rev Med Virol, 2020, 30 (2): e2095.

除宿主血清学免疫应答及分子遗传学异常等因素外，越来越多的研究发现EBV基因组特征及特定基因表达特征在疾病的发生发展过程中也扮演着重要角色。EB病毒最初是从Burkitt淋巴瘤细胞株中分离获得，是最早发现的具有恶性转化能力的肿瘤致病相关病毒。B95-8病毒株是第一株获得完整基因组序列的EB病毒株，此后随着测序技术的不断进步，越来越多的病毒株被鉴定报道。对不同疾病来源和地域来源的EB病毒株基因组特征比较研究发现，相同疾病及相同地域的EB病毒株基因组的相似性更高（病例8图8），为EBV相关疾病的流行病学特征提供了遗传学证据。EB病毒基因组侵染宿主细胞后以游离体（episome）的形式存在，主要表达潜伏期病毒基因（latent gene），包括6种EB病毒核抗原[EBNA（1，2，3A，3B，3C）和EBNA-LP]，潜伏膜蛋白[LMP（1，2A，2B）]，EBV编码RNAs[EBER（1，2）]和病毒microRNA。根据潜伏基因表达特征不同，又可进一步分为不同的潜伏感染类型（latency type），对应不同类型EBV相关疾病（病例8表2）。近年来研究发现，潜伏感染的EB病毒还可表达裂解期基因（lytic gene），特定基因的单核苷酸多态性或表达水平可能与EBV相关肿瘤的致病相关。此外，EB病毒基因组序列缺失常见于非自限性疾病CAEBV（35%）、NK/TCL（43%）和DLBCL（71%）（病例8图9）。在CAEBV中，EB病毒基因组序列缺失常发生在BamHI A rightward transcript microRNA clusters，可能通过上调裂解期基因*BZLF1*和*BRLF1*，参与病毒裂解周期的再次激活，介导病变组织恶性转化。

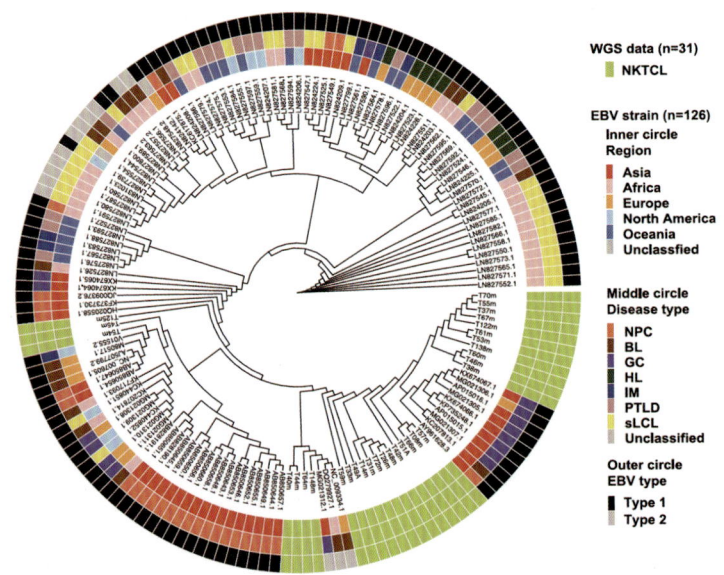

病例8图8　不同EB病毒株基因组比较分析

注：引自Xiong J, et al.Genomic and Transcriptomic Characterization of Natural Killer T Cell Lymphoma.Cancer Cell, 2020, 37（3）:403-419.e6.

病例8表2　EB病毒潜伏感染类型

Type 0 latency (EBERs, BARTs)	AIDS-related plasmablastic lymphoma
Type I latency (EBNA1, LMP2, EBERs, BARTs) (BamHI A rightward fragments)	Burkitt's lymphoma
Type II latency (EBNA1, LMP1, LMP2, EBERs, BARTs)	Hodgkin's lymphoma; AIDS-related Burkitt's lymphoma or primary effusion lymphoma; Peripheral T cell lymphoma; NK/T cell lymphoma, nasal type; Nasopharyngeal carcinoma (plus BARF1); Gastric adenocarcinoma (plus BARF1); Post-transplant lymphoproliferative disorder
Type III latency (EBNA1, -2, -3A, -3B, -3C; LMP1, LMP2, EBERs, BARTs)	AIDS-related immunoblastic or brain lymphoma; infectious mononucleosis; Chronic active EBV infection; Lymphoblastoid cell lines in vitro; X-linked lymphoproliferative disease

注：引自：De Paschale M, et al. Epstein-Barr virus serological diagnosis. World J Virol, 2012, 1 (1): 31-43.

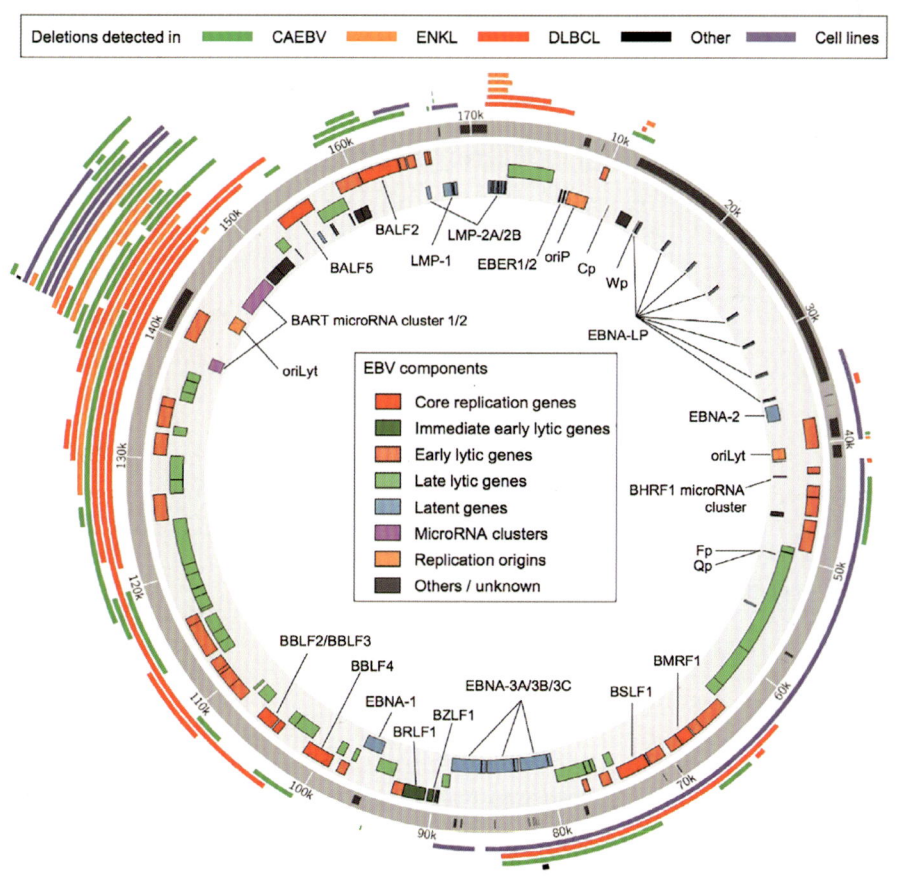

病例8图9　EB病毒相关疾病中病毒基因组序列缺失

注：引自：Murata T, et al. Oncogenesis of CAEBV revealed: Intragenic deletions in the viral genome and leaky expression of lytic genes. Rev Med Virol, 2020, 30 (2): e2095.

3. NK/TCL 后 CAEBV 相关 TLPD 的可能机制？

EB 病毒可感染宿主的上皮细胞、B、NK 和 T 淋巴细胞（病例 8 图 10）。原发性 EB 病毒感染急性期可引起外周血中 NK 细胞激活、病毒特异性 CD_8^+ T 细胞大量扩增，CD_4^+ T 细胞少量扩增。EB 病毒持续感染期，上述免疫细胞不再持续激活扩增，外周血中仅剩少量病毒特异性免疫细胞，提示宿主可能转变为免疫抑制状态。本例患者病程期间动态检测外周血 EBV 拷贝数，自 2018 年 9 月起 EBV 拷贝数持续高水平，属于持续性病毒感染。外周血分化抗原检测结果提示，外周血 CD_4^+ T 细胞、CD_8^+ T 细胞及 NK 细胞绝对计数均明显降低，符合持续性 EB 病毒感染阶段免疫细胞变化特征。

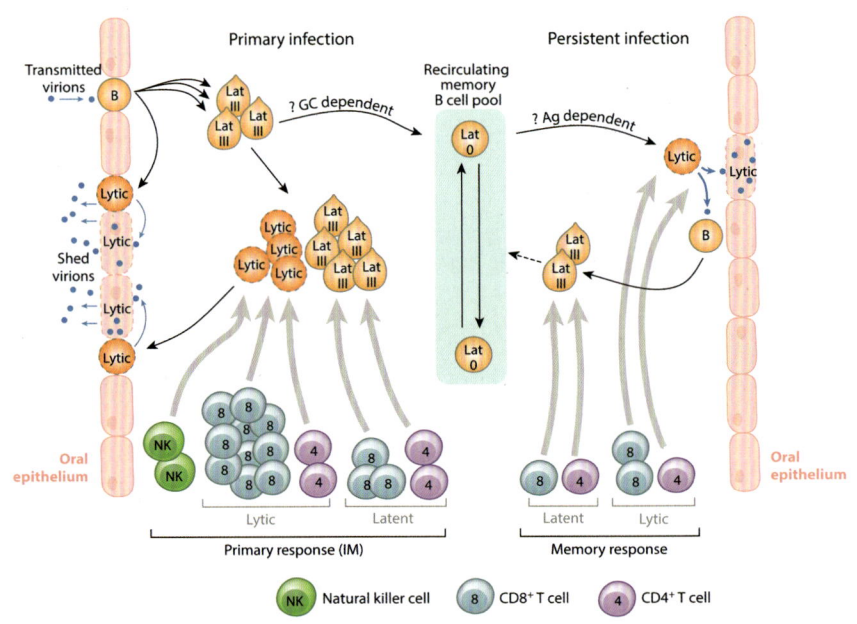

病例8图10　EB病毒感染具有免疫活性宿主的特征

注：引自 Taylor GS, et al.The immunology of Epstein-Barr virus-induced disease.Annu Rev Immunol, 2015, 33: 787-821.

如前文所述，EB 病毒感染与多种疾病相关，根据宿主免疫状态可分为（病例 8 图 11）：免疫病理疾病（包括传染性单核细胞增多症、X 染色体连锁淋巴细胞增殖病、多发性硬化、CAEBV 等），严重免疫缺陷相关肿瘤（包括 B 淋巴细胞增殖病、平滑肌肉瘤），无或低免疫损伤肿瘤（包括霍奇金淋巴瘤、弥漫大 B 细胞淋巴瘤、Burkitt's 淋巴瘤、NK/TCL、鼻咽癌、胃癌等）。但具体致病机制尚不明确。参考经典的 HIV 相关淋巴瘤模型理论（病例 8 图 12），病毒感染首先引起 B 细胞慢性激活、异常释放细胞因子、宿主免疫功能失调,进而导致 B 细胞增殖由多克隆向寡克隆演变,在此基础之上多种遗传学损伤在某单一克隆中积累,引起单克隆增殖恶性转化,最终导致淋巴瘤的发生。上述致病模型理论揭示了病毒感染和宿主免疫失衡在肿瘤发生发展中的重要作用。本例患者 2016 年 1 月确诊 NK/TCL 行 4 疗程 MESA 化疗夹心放疗后疾病持续缓解,2018 年 9 月出现 CAEBV 相关 TLPD 合并噬血综合征。猜测潜在致病机制:患者初诊 NK/TCL 时即存在 EB 病毒潜伏感染,肿瘤本身及放化疗治疗对宿主免疫系统亦可造成一定程度损伤,这为后续 EB 病毒慢性持续性活化制造机会。在本例患者中 EB 病毒主要感染 T 淋巴细胞引起其异常增殖,但增生组织二代测序研究并未检测到重要致癌相关突变,推测目前仍处于多克隆向寡克隆增殖演变,但并未转化为单克隆恶性增殖。本例患者病理诊断考虑 CAEBV-TLPD,尚未达到淋巴瘤诊断标准,符合上述猜测。

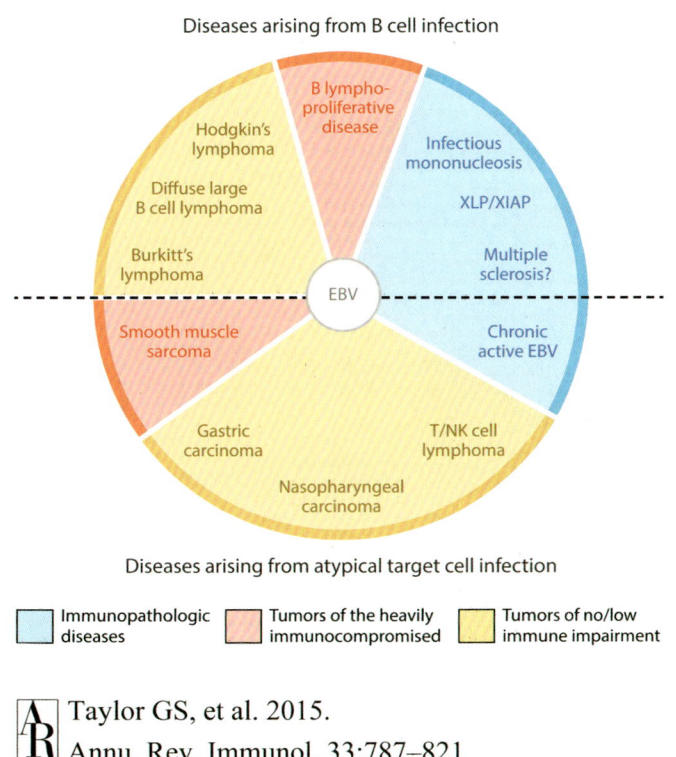

病例8图11　EB病毒感染相关疾病免疫特征

注:引自 Taylor GS, et al. The immunology of Epstein-Barr virus-induced disease. Annu Rev Immunol, 2015, 33: 787-821.

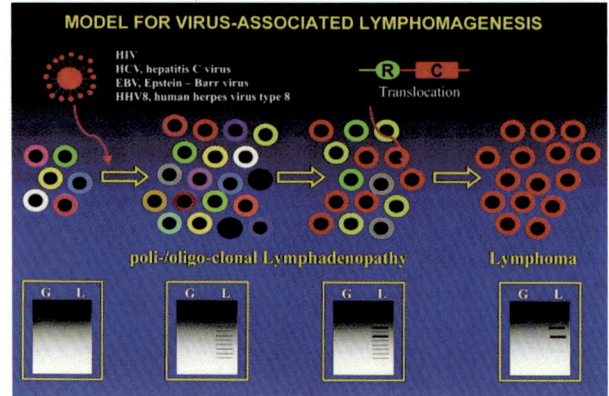

病例8图12　病毒相关淋巴瘤致病模型

注：引自Carbone A, et al. Acquired immunodeficiency syndrome-related cancer. A study model for the mechanisms contributing to the genesis of cancer. European Journal of Cancer, 2001, 37 (10) 1184-1187.

4．CAEBV 的诊疗流程（病例 8 图 13）。

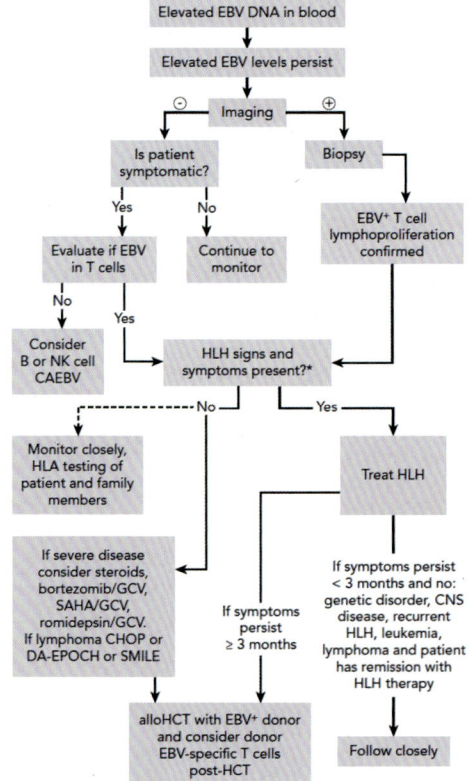

病例8图13　CAEBV诊断和治疗流程

注：引自Bollard CM, et al. How I treat T-cell chronic active Epstein-Barr virus disease. Blood, 2018, 131 (26): 2899-2905.

T-CAEBV 治疗策略主要包括免疫调节治疗、抗病毒治疗、靶向 EBV 感染 T 细胞、化学治疗、EBV 特异性 T 细胞治疗和造血干细胞移植。具体的免疫调节治疗主要包括三步：①泼尼松龙、环孢素 A、依托泊苷等；②化疗；③异基因造血干细胞移植。

抗病毒治疗中，阿昔洛韦可抑制裂解期病毒复制，但仅对早期原发上皮细胞感染病毒有效，对于侵犯淋巴细胞的病毒疗效有限。更昔洛韦联合组蛋白去乙酰化酶（HDAC）抑制剂或蛋白酶体抑制剂硼替佐米靶向 EBV 感染 T 细胞的相关临床研究正在开展；但也有报道指出，HDAC 抑制剂可罗米地辛（romidepsin）可显著诱导 EB 病毒在患者体内复制。化学治疗（包括 DA-EPOCH 和 CHOP 方案）可限制减低病毒负荷及 EBV 感染 T 细胞数目，但其使用的时机仍存在争论，常作为造血干细胞移植前治疗。对于合并 HLH 的患者，建议参考 HLH-94 方案进行化疗。此外有研究表明，靶向 LMP1 和 LMP2 的 EBV 特异性 T 细胞可显著改善 EB 病毒阳性霍奇金淋巴瘤和 NK/T 细胞淋巴瘤临床疗效，且无明显毒副反应。

CAEBV 的预后相关因素（病例 8 表 3）主要包括年龄偏大（初发年龄 ≥ 8 岁）和血小板减少（初发血小板 $< 120 \times 10^9$/L）。肝酶异常、持续发热、脾脏大、贫血、蚊咬高敏等亦提示预后不良。

病例8表3　单因素分析CAEBV预后因素分析

Factor	Odds ratio (95%CI)	P
Liver dysfunction[a]	6.1 (1.80～20.4)	**0.004**
Thrombocytopenia[b]	5.5 (2.12～14.5)	**0.0005**
Fever > 1 day/week	5.1 (1.62～15.8)	**0.005**
Splenomegaly	4.8 (1.46～15.9)	**0.01**
Hepatomegaly	3.1 (0.87～10.1)	0.08
Anemia[c]	2.5 (1.01～6.17)	**0.047**
Age at disease onset	1.07 (1.01～1.13)	**0.01**
Infection of T cells	2.5 (0.90～6.9)	0.08
Lymphadenopathy	1.4 (0.48～2.8)	0.74
Monoclonality of EBV	0.70 (0.19～2.6)	0.58
Infection of NK cells	0.36 (0.13～1.01)	0.05
Hypersensitivity to mosquito bites	0.24 (0.19～0.71)	**0.006**

NOTE. P values were obtained by use of either Fisher's exact test or χ^2 test. Nos. in boldface type indicate statistically significant results. Laboratory data were determined at the time of diagnosis. CI, confidence interval.

a: Defined as level of serum alanine aminotransferase > 50U/L
b: Defined as platelet count $< 15 \times 10^4$ platelets/uL
c: Defined as red blood cell count $< 400 \times 10^4$ cells/mL

注：引自：Kimura H, et al. Prognostic factors for chronic active Epstein-Barr virus infection. J Infect Dis. 2003 Feb 15; 187 (4): 527-533.

结论、治疗与随访

该患者2016年1月曾被诊断为NK/T细胞淋巴瘤，予以MESA方案化疗4个疗程夹心放疗后，PET-CT评估疾病完全缓解。后定期随访，病情稳定。2018年6月该患者再次出现反复咽痛、伴吞咽痛和发热，鼻咽MR提示口咽部及左侧鼻咽部较前片（2017年8月）增厚，2018年7月行喉镜下喉肿物摘除术，术后病理可见散在EBV阳性小淋巴细胞，但未显示肯定异常免疫表型。该患者外周血EBV拷贝数持续升高，于2018年9月至10月期间予以更昔洛韦、美罗华200mg×2（2018年10月10日，2020年10月23日）抗病毒治疗，地塞米松、人免疫球蛋白等免疫抑制治疗；2018年12月行MESA方案1个疗程治疗；咽痛均无明显缓解，外周血EBV拷贝数持续升高。2019年1月外院行PET-CT提示淋巴瘤治疗后复发，鼻咽、会厌、两肺、脾脏、纵隔、左肺门淋巴结等多处代谢增高。为明确疾病诊断，再次入院行会厌部新生物活检病理诊断慢性活动性EBV感染，系统性（T细胞型）/EBV阳性淋巴组织增殖性疾病（A2），骨髓涂片可见少量幼淋细胞，可见组织细胞，偶见噬血现象。2019年1月18日起予以GEMOX＋培门冬酶＋西达本胺方案化疗（具体方案：吉西他滨1.73g d1，奥沙利铂173mg d2，培门冬酶3750U d3，西达本胺5mg 1次/天，口服）以降低EBV拷贝数，为后续异基因造血干细胞移植做准备；予以依托泊苷100mg d1，地塞米松20mg 1次/天口服治疗噬血细胞综合征。患者病程晚期，一般状况差，反复发热，全血细胞减少，脾大，肝功能异常，肺部感染，急性左心衰，心包及双侧胸腔积液等，辅以止痛改善咽痛症状、瑞白升白细胞及血小板、补充纤维蛋白原、保肝降酶、抗感染、强心利尿扩冠抗心衰等对症支持治疗。因患者及家属要求放弃后续治疗，于2019年1月27日签字后自动出院。

参考文献

[1] Arai A. Advances in the Study of Chronic Active Epstein-Barr Virus Infection: Clinical Features Under the 2016 WHO Classification and Mechanisms of Development. Front Pediatr, 2019, 7: 14.

[2] Odumade O A, et al. Progress and problems in understanding and managing primary Epstein-Barr virus infections. Clin Microbiol Rev, 2011, 24 (1): 193-209.

[3] Kimura H. EBV in T-/NK-Cell Tumorigenesis. Adv Exp Med Biol, 2018, 1045: 459-475.

[4] Murata T, et al. Oncogenesis of CAEBV revealed: Intragenic deletions in the viral genome and leaky expression of lytic genes. Rev Med Virol, 2020, 30 (2): e2095.

[5] Xiong J. et al. Genomic and Transcriptomic Characterization of Natural Killer T Cell Lymphoma. Cancer Cell, 2020, 37 (3): 403-419.

[6] De Paschale M, et al. Epstein-Barr virus serological diagnosis. World J Virol, 2012, 1 (1): 31-43.

[7] Taylor GS, et al. The immunology of Epstein-Barr virus-induced disease. Annu Rev Immunol, 2015, 33: 787-821.

[8] Carbone A, et al. Acquired immunodeficiency syndrome-related cancer: A study model for the mechanisms contributing to the genesis of cancer. European Journal of Cancer, 2001, 37 (10) 1184-1187.

[9] Bollard CM, et al. How I treat T-cell chronic active Epstein-Barr virus disease. Blood, 2018, 131 (26): 2899-2905.

[10] Kimura H, et al. Prognostic factors for chronic active Epstein-Barr virus infection. J Infect Dis, 2003, 187 (4): 527-533.

（撰写者：熊　杰　审稿者：王　黎）

病例9

浆细胞病伴红细胞增多症-TEMPI综合征

病史简介

现病史

患者，女，75岁，2019年7月21日因"面色暗红、唇色发紫8年，发现红细胞增多及活动后气促3年"入院。

患者2011年起面色暗红、口唇发紫。2016年当地医院查血常规，血红蛋白(Hb) 189g/L，当时骨髓检查：红系明显增生，浆细胞比例增高（14%）；*JAK2 V617F* 基因突变阴性，促红细胞生成素（EPO）测定188mIU/ml。考虑为真性红细胞增多症（真红）。2016年开始羟基脲和阿司匹林治疗，羟基脲每日2片口服，Hb维持在145g/L左右，因胃部不适近半年自行减为每日1片，近期复查Hb 168g/L，红细胞比容0.528，因时有鼻出血，已停用阿司匹林。近3年来患者时有干咳，快走和爬楼梯时明显气促，无胸闷胸痛。为进一步明确诊断收入我院。

自起病以来，患者无发热、盗汗，食欲尚可，睡眠好，二便正常，体重无明显变化。

既往史

疾病史：有高血压史10余年，口服降压药，血压控制好。

传染病史：否认肝炎、结核等传染病史。

预防接种史：常规预防接种。

手术外伤史：否认手术或外伤史。

输血史：否认输血史。

食物过敏史：否认食物过敏史。

药物过敏史：否认药物过敏史。

个人史

生长于福建厦门,否认疫水疫区接触史,味精厂工人,已退休。

婚育史

已婚,育有二子,体健。

家族史

否认血液系统相关家族遗传病史。

入院体检

体温 37.3℃,脉搏 92 次/分,呼吸 22 次/分,血压 150/86mmHg。

神清,一般情况可,步入病房。面部、手背部皮肤色素沉着,面部、口唇、躯干部及上肢均可见多发皮下毛细血管扩张、蜘蛛痣(病例9图1),鼻黏膜毛细血管扩张、黏膜淡红。心肺(-),肝脾不大。双下肢无水肿。神经系统(-)。

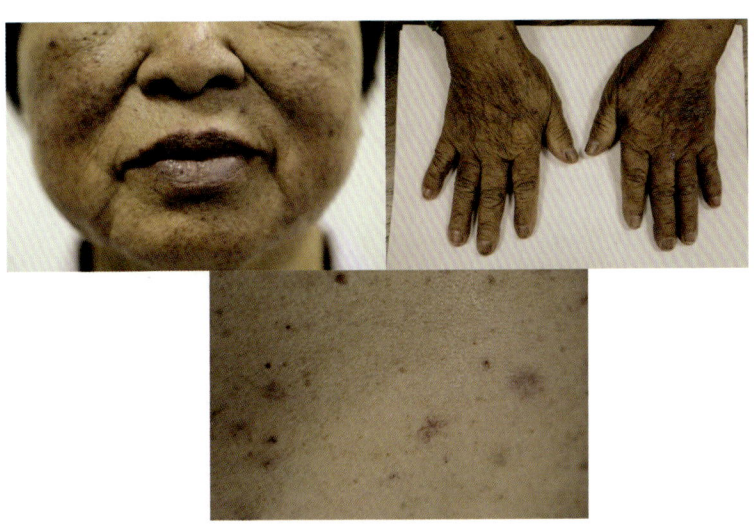

病例9图1　面部、口唇、躯干部及上肢皮肤毛细血管扩张

实验室检查

【血常规】白细胞计数 $5.29×10^9$/L,中性粒细胞% 55.4%,淋巴细胞% 34.6%,红细胞计数 $5.52×10^{12}$/L,血红蛋白 156g/L,红细胞比容 0.491,平均红细胞体积 88.9fl,平均血红蛋白量 28.3pg,平均血红蛋白浓度 318g/L,血小板计数 $102×10^9$/L。

【尿常规】尿蛋白阳性（+），尿胆原（-），尿胆红素（-）。

【生化检查】血清总胆红素 34μmol/L，直接胆红素 5.8μmol/L，LDH 165U/L，血清铁蛋白 93.6ng/ml，肌酐 91μmol/L，尿酸 470μmol/L。

【EPO 测定】1035mIU/ml。

【M 蛋白测定】IgA 31.1g/L，轻链 λ 9.38g/L，M 蛋白 15.66%。

【免疫固定电泳】IgAλ 型，游离轻链 150mg/L。

【骨髓细胞学】骨髓增生活跃，浆细胞比例增高占 21.0%，可见双核浆细胞。成熟红细胞易见叠集分布（病例9图2）。

【骨髓流式】CD_{138}^+ 细胞约占 13.1%，LAIP 特征为：CD138+CD38+CD19-CD56+CD117p+CD27dimCD81dimCD45dim

【基因】JAK2 V617-、MPL-、CALR-。

【骨髓染色体】46, XX。FISH：1q21+, 13q14 缺失，IgH 缺失，17p 缺失。

【腹部 B 超】双肾弥漫性病变，双肾周无回声区，考虑积液可能。

【腹部 CT】双肾轮廓周边低密度区（病例9图3）。

【胸部 CT】未见明显异常。

【血气分析】PO_2 9.62kPa（坐位），PO_2 8.43kPa（立位），SaO_2 94%。

【肺灌注显像】双肺放射性指数（PI）值为 0.63 038（肺内分流 37%）。

【PET/CT】双侧颈部多发小淋巴结显示，代谢不高，考虑少许炎性淋巴结；双肾周弧形低密度灶，代谢不高，考虑肾周积液可能；脊柱部分椎体退行性变，未见骨质破坏。

【肝炎病毒】HAV、HBV、HCV、HEV 均（-）。

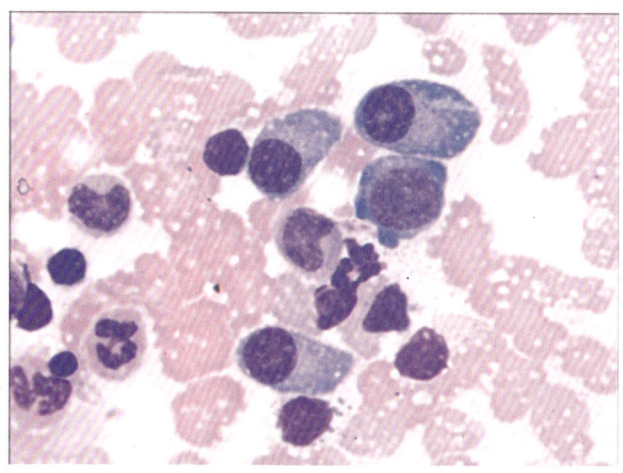

病例9图2

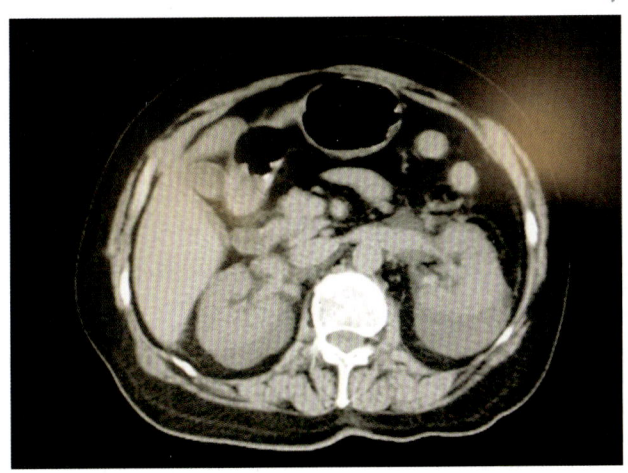

病例9图3　肾周积液

问题

1. TEMPI综合征的诊断依据是什么？
2. 如何与真性红细胞增多症和其他浆细胞病做鉴别？
3. TEMPI综合征的发病机制？
4. 毛细血管增生症的原因是什么？
5. 患者的进一步治疗？

讨论与分析

1. TEMPI综合征的诊断　TEMPI综合征是一种罕见的以毛细血管增生（telangiectasias）、红细胞增多伴促红细胞生成素增高（erythrocytosis with elevated erythropoietin level）、单克隆免疫球蛋白血症（monoclonal gammopathy）、肾周积液（perinephric fluid collections）和肺内分流（intrapulmonary shunting）这5个症状的首字母缩写组成的一种浆细胞肿瘤伴肿瘤副综合征（病例9表1），2016年被WHO列为造血和淋巴组织肿瘤疾病分类浆细胞肿瘤中独立的一种疾病（病例9表2）。

本例患者为老年女性，以红细胞增多起病，红细胞增多的同时EPO明显增高，*JAK2 V617F*基因突变阴性，当地予羟基脲治疗无明显好转，在随后的3年里疾病缓慢进展，逐步出现进行性加重的活动后气促，故再次就诊。查体发现患者面部、口唇、上肢、甲床、上半身躯干均有毛细血管扩张，复查 EPO 进一步升高，免疫固定电泳示 M 蛋白（IgA λ 型），骨髓检查浆细胞 21%，影像学示双侧肾周积液，低氧血症，立位加重，同位素肺灌注扫描肺内分流 37%，符合 TEMPI 综合征的 5 条特征。

病例9表1　TEMPI综合征的诊断标准

- Telangiectasias
- Erythrocytosis with elevated erythropoietin levels
- Monoclonal gammopathy
- Perinephric fluid collections
- Intrapulmonary shunting

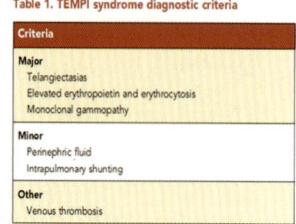

注：引自：Sykes DB，O'Connell C，Schroyens W. The TEMPI syndrome. Blood，2020，135（15）：1199-1203.

病例9表2　2016年世卫组织对浆细胞肿瘤分类标准

Table 13.04 Plasma cell neoplasms

	Clinical variants
Non-IgM (plasma cell) monoclonal gammopathy of undetermined significance (precursor lesion)	
Plasma cell myeloma	Smouldering (asymptomatic) plasma cell myeloma Non-secretory myeloma Plasma cell leukaemia
Plasmacytoma	Solitary plasmacytoma of bone Extraosseous (extramedullary) plasmacytoma
Monoclonal immunoglobulin deposition diseases	Primary amyloidosis Systemic light and heavy chain deposition diseases
Plasma cell neoplasms with associated paraneoplastic syndrome	POEMS syndrome TEMPI syndrome (provisional)

注：引自：Swerdlow SH，Campo E，Harris NL，et al. WHO Classification of Tumours of Haemotopoietic and Lymphoid Tissues. Revised 4th ed. Lyon，France：IARC Press，2017.

2. TEMPI 综合征的鉴别诊断

（1）与真性红细胞增多症（PV）鉴别：是一种原发性骨髓增生性疾病，原因不明，除红细胞增多及伴随的征象，如气促、皮肤发红及其他血细胞增高、血小板增高外，骨髓增生中无浆细胞增多。PV 伴骨髓增生的基因改变，如 *JAK2 V617*、*MPL*、*CALR*、*EPO* 不高等。本例患者开始诊断为 PV 的原因可能是忽视了患者有异常升高的 EPO 数值及骨髓细胞学检查中有少量异常浆细胞，而随着疾病进展，患者出现了明显的皮肤表现和活动后气促等缺氧表现，以后检查未发现有骨髓增生的基因改变。

（2）与其他浆细胞合并 M 蛋白血症鉴别：多发性骨髓瘤（MM）、POEMS 综合征、淀粉样变性等，尤其是 POEMS 综合征（病例 9 表 3）。

病例9表3　TEMPI综合征的主要鉴别诊断

Table 2　Differential Diagnosis of TEMPI Syndrome

Clinical Findings	TEMPI Syndrome	POEMS Syndrome	Multiple Myeloma	AL Amyloidosis	Schnitzler Syndrome
Plasma cells, %	< 15	< 10	≥ 10	< 15	5
M protein	IgG, IgA	IgG, IgA (λ-restricted)	IgG, IgA, IgM, IgD, IgE	IgG, IgA, IgM, IgD	Mainly IgM, IgG
Hemoglobin	↑	↑ (15%), normal, or ↓ (< 5%)	↓ (70%) or normal	↓ (32.4%) or normal	↓
EPO	↑↑	↓		NR	
Skin changes	Telangiectasias	Hyperpigmentation, plethora, hemangiomata, acrocyanosis, white nails, hypertrichosis	Cutaneous plasmacytoma (appears as reddish, nontender, dermal or subcutaneous nodules; occasionally as diffuse erythematous rash)	Periorbital hematoma, various papules, nodules, patches, blisters	Urticarial recurrent rash, neutrophilic urticarial dermatosis
Pulmonary manifestation	Intrapulmonary shunting	Pulmonary hypertension, restrictive lung disease, impaired alveolar neuromuscular respiratory function	Pulmonary plasmacytoma (appears as solitary pulmonary nodule), diffuse alveolar hemorrhage, pleural effusion	Diffuse alveolar-septal amyloidosis, nodular pulmonary amyloidosis, tracheobronchial amyloidosis	NR
Renal manifestation	Perinephric fluid collections; elevated serum creatinine	Renal lesion (elevated serum cystatin C level, elevated serum creatinine and proteinuria are relatively rare)	Renal impairment (proteinuria, Bence-Jones proteinuria, elevated serum creatinine)	Heavy proteinuria, nephrotic syndrome, decreased glomerular filtration rate and elevated serum creatinine	NR
Bone manifestation	NR	Osteosclerotic lesion, osteolytic lesion, hyperostosis	Bone pain, lytic lesions, diffuse osteoporosis, pathologic fractures, plasmacytomas	Osteolytic lesion, pathologic fractures	Bone and joint pain, sclerotic lesions, lytic lesions
Other manifestations	Venous thrombosis, spontaneous intracranial hemorrhage, iatrogenic iron-deficient anemia	Papilledema, peripheral neuropathy, organomegaly, endocrinopathy, extravascular volume overload, Castleman disease, thrombocytosis, heart failure	Hyperviscosity (mucosal membrane bleeding, neurologic deficit, increased intracranial pressure), infection, cytopenia, secondary amyloidosis (tongue enlargement, organomegaly, peripheral neuropathy), hypercalcemia (confusion, muscle weakness, polydipsia)	Peripheral neuropathy, tongue enlargement, liver enlargement, impaired intestinal transit, occult bleeding, arrhythmias, coronary heart disease, myocardial infarction	Liver or spleen enlargement, intermittent fever, elevated markers of inflammation, palpable adenopathy, fatigue, systemic amyloid A amyloidosis

Abbreviations: AL = immunoglobulin light chain; EPO = erythropoietin; NR = not reported; POEMS = polyneuropathy, organomegaly, endocrinopathy, monoclonal protein, skin changes; TEMPI = telangiectasias, erythrocytosis with elevated erythropoietin, monoclonal gammopathy, perinephric fluid collections, intrapulmonary shunting.

注：引自 Zhang X, Fang M. TEMPI Syndrome: Erythrocytosis in Plasma Cell Dyscrasia. Clin Lymphoma Myeloma Leuk, 2018, 18 (11): 724-730.

POEMS综合征虽然也是一种浆细胞疾病的副肿瘤综合征，但有外周神经受损的症状，内分泌异常，伴有皮肤改变，但其皮肤表现多为色素沉着，而非皮肤黏膜的毛细血管扩张；POEMS综合征也存在EPO升高，但多为轻中度升高。

3. TEMPI综合征的发病机制　TEMPI综合征是一种罕见的、获得性的副肿瘤综合征，2011年首次报道。患者起病年龄一般在四、五十岁，男女发病比例相同，无明显地域和种族差异。患者的首发表现多为红细胞增多症，但无 *JAK2 V617* 基因突变，而是由EPO增高引起的继发性红细胞增多。患者最主要的病理改变是存在单克隆免疫球蛋白，而无高钙血症、肾损伤、贫血和骨损等表现，患者的骨髓浆细胞一般低于10%，表现为意义未明的单克隆免疫球蛋白血症（MGUS）。据文献报道，通过抗浆细胞治疗患者能够获得完全缓解。本患者用抗浆细胞药物治疗，临床症状和各项指标均有明显改善，证明单克隆免疫球蛋白或者是单克隆的浆细胞是本病的主要发病原因和机制。

但单克隆免疫球蛋白和单克隆的浆细胞是如何引起EPO逐步升高的、通过哪些途径，尚待进一步研究予以阐明。肾周积液的机制也不明了，有报道抽取液和血清成分一致，不含细胞及蛋白，不含有淋巴液。

4. 毛细血管增生症的原因　本病例的突出临床表现是皮肤黏膜的毛细血管扩张（病例9图5），这是由于血管内皮生成素（VEGF）升高所致，VEGF升高的原因可能是EPO升高引起的。最近报道VEGF升高和EPO升高幅度相一致（病例9图4）。

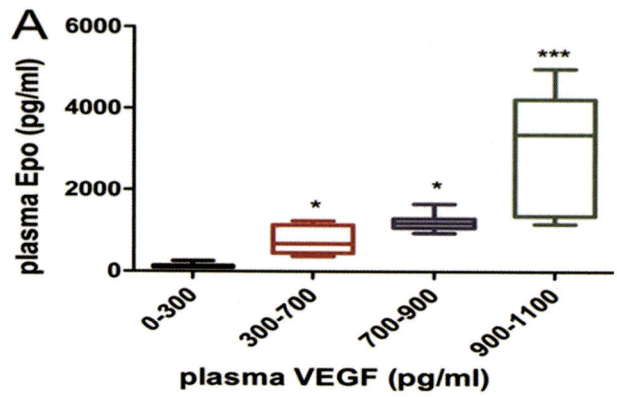

病例9图4　血浆EPO升高和VEGF升高的一致性

注：引自：Alissa CG, Tamar L, Saran K, et al. VEGF expands erythropoiesis via hypoxia-independent induction of erythropoietin in noncanonical perivascular stromal cells. J Exp Med, 2019, 216（1）：215-230.

TEMPI综合征的发病机制仍不十分明确，也未发现特征性的细胞遗传学和基因改变。通过抗浆细胞治疗患者临床表现消失，能够获得完全缓解，因此推测单克隆免疫球蛋白或者是单克隆的浆细胞是主要的致病原因。

5. 治疗　2012年Kwok首次提出，将抗浆细胞的蛋白酶体抑制剂硼替唑米用于治疗TEMPI综合征，患者获完全缓解（CR）；Kenderian提出自体造血干细胞移植（ASCT）用于TEMPI综合征治疗。2018年Sykes使用达雷木单抗（Daratumumab）治疗获CR；2019 RD方案用于复发TEMPI综合征获CR。

该患者为老年患者，因此首先考虑以硼替唑米为基础的方案，建议BD方案治疗。

治疗、随访及转归

2019年7月30第一个疗程BD方案：硼替佐米（万珂）2.106mg（1.3mg/m^2）d1、d4、d8、d11＋地塞米松40mg d1、d4、d8、d11。患者出院后8月14日查血小板示39×10^9/L，Hb 164g/L。

2019年8月30日第二次BD方案：硼替佐米2.132mg d1、d4、d8、d11＋地塞米松40mg d1、d4、d8、d11，治疗后患者出现血小板下降。

2019年9月26日第三次入院，皮肤毛细血管扩张明显减少，免疫固定电泳IgAλ阴性，EPO正常，肺内分流由37%减少为21%，但肾周积液量无明显变化。2019年9月30日第三次BD方案治疗：万珂1.65mg（减量1.0mg/m²）d1、d4、d8、d11；地塞米松40mg d1、d4、d8、d11。

2019年10月24日第四次入院，复查肾周积液有吸收，10月27日开始予第四次BD方案治疗，但是治疗中10月28日复查肝功能进行性升高；11月1日：HEV-IgM阳性，考虑戊肝感染，暂停BD方案，转感染科。患者胆红素进行性升高至531μmol/L，考虑急性重型戊肝，予保肝、降酶、退黄，并行4次人工肝治疗，6周后患者终好转出院休养。

2020年4月9日入院复查示，持续达到完全缓解标准（病例9表4、病例9图5、病例9图6）。

病例9表4　患者治疗前后各项指标比较

时间	Hb (g/L)	EPO (IU/ml)	IgA (mg/dl)	免疫固定电泳 IgAλ	肺内分流（同位素）	肾周积液	BM（浆细胞比例）
2019年7月16日（治疗前）	156	1035	3110	+	37%	+	21%
2019年8月30日（第一次治疗后）	167	/	328	+	/	+	/
2019年9月27日（第二次治疗后）	142	15.3	68	-	21%	+	/
2019年10月25日（第三次治疗后）	125	14.6	80	-	/	减少	/
2020年4月9日（第四次治疗后6月）	126	11	144	-	16%	-	2%（MRD 0.101%）

治疗前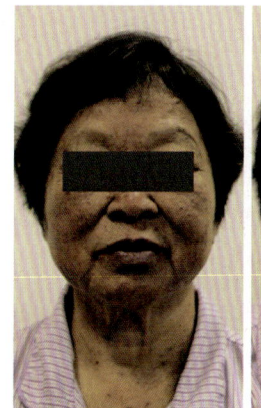

第一次治疗后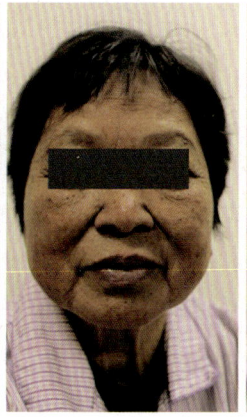

第二次治疗后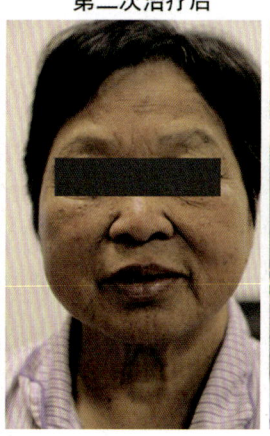

第四次治疗后6个月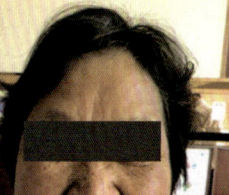

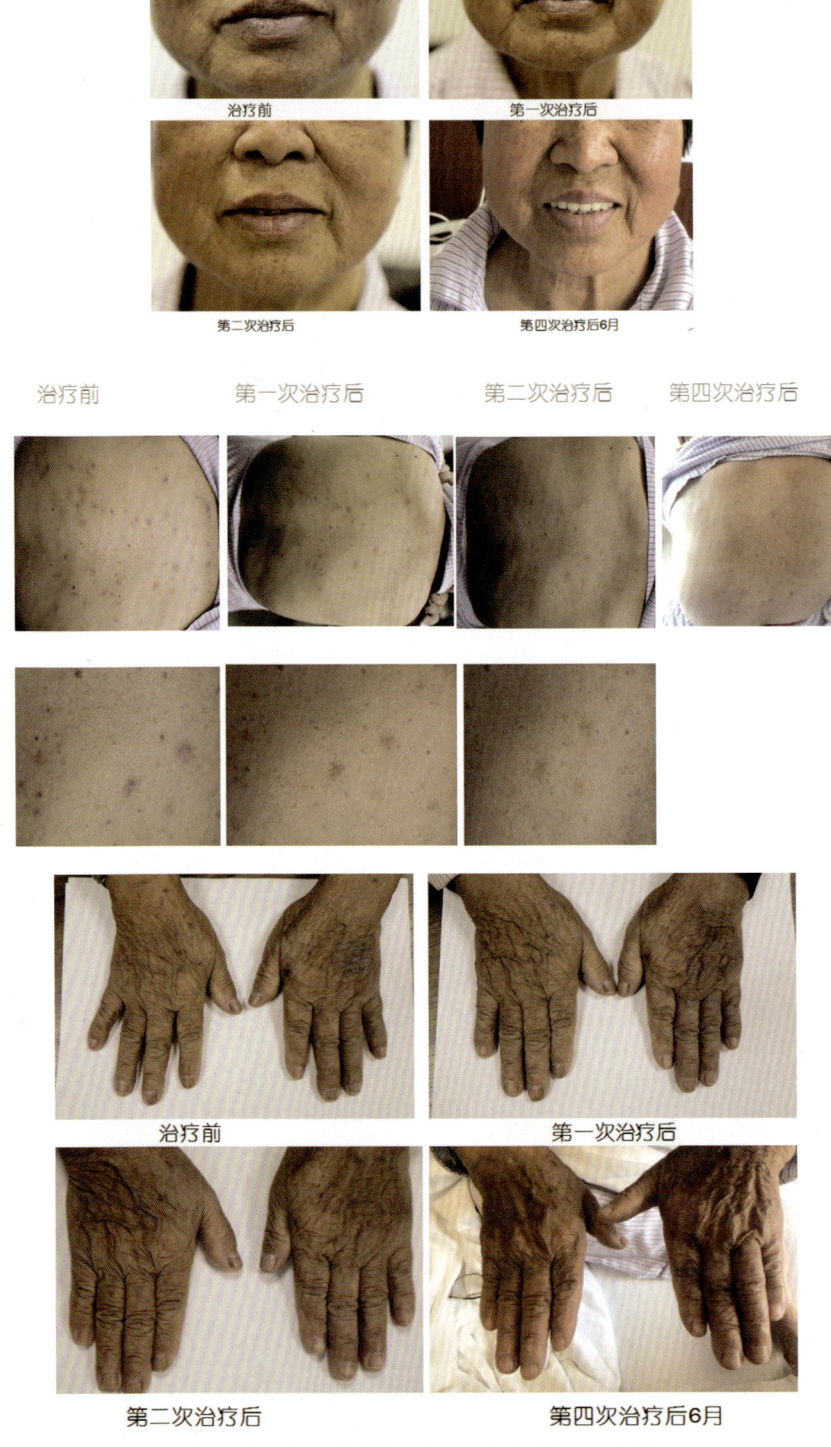

病例9图5　患者治疗后毛细血管扩张消失

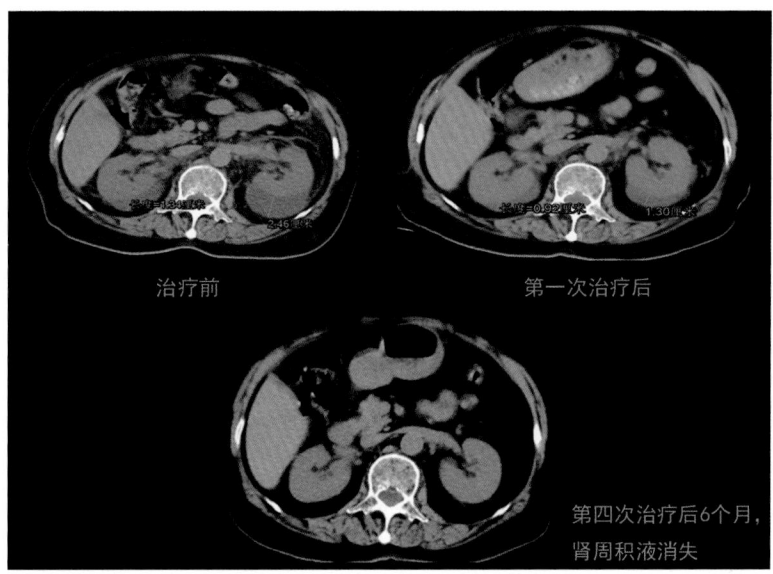

病例9图6　患者肾周积液消失

参考文献

[1]Shizuku T, Matsui K, Yagi S, et al.The First Case of TEMPI Syndrome in Japan.Iwabuchi S.Intern Med, 2020, 59（14）：1741-1744.

[2]Sykes D B, O'Connell C, Schroyens W.The TEMPI syndrome.Blood. 2020, 135（15）：1199-1203.

[3]Liang S H, Yeh S P.Relapsed multiple myeloma as TEMPI syndrome with good response to salvage lenalidomide and dexamethasone.Ann Hematol, 2019, 98（10）：2447-2450.

[4]Zhang X, Fang M.TEMPI Syndrome: Erythrocytosis in Plasma Cell Dyscrasia.Clin Lymphoma Myeloma Leuk, 2018, 18（11）：724-730.

[5]Sykes D B, Schroyens W.Complete Responses in the TEMPI Syndrome after Treatment with Daratumumab.N Engl J Med, 2018, 378（23）：2240-2242.

[6]Lipsker D.Monoclonal gammopathy of cutaneous significance: review of a relevant concept.J Eur Acad Dermatol Venereol, 2017, 31（1）：45-52.

[7]Pascart T, Herbaux C, Lemaire A, et al.Coexistence of rheumatoid arthritis and TEMPI syndrome: New insight in microangiogenic-related diseases.Joint Bone Spine, 2016, 83（5）：587-588.

[8]Kenderian S S, Rosado F G, Sykes D B, et al.Long-term complete

clinical and hematological responses of the TEMPI syndrome after autologous stem cell transplantation. Leukemia, 2015, 29 (12): 2414-2416.

[9] Belizaire R, Sykes D B, Chen Y B, et al. Difficulties in hematopoietic progenitor cell collection from a patient with TEMPI syndrome and severe iatrogenic iron deficiency. Transfusion, 2015, 55(9): 2142-2148.

[10] Rosado F G, Oliveira J L, Sohani A R, et al. Bone marrow findings of the newly described TEMPI syndrome: when erythrocytosis and plasma cell dyscrasia coexist. Mod Pathol, 2015, 28 (3): 367-372.

[11] Jasim S, Mahmud G, Bastani B, et al. Subcutaneous bortezomib for treatment of TEMPI syndrome. Clin Lymphoma Myeloma Leuk, 2014, 14 (6): 221-223.

[12] Khan J, Sykes D B. Case report: a 37-year-old male with telangiectasias, polycythemia vera, perinephric fluid collections, and intrapulmonary shunting. BMC Hematol, 2014, 14 (1): 11.

[13] Mohammadi F, Wolverson M K, Bastani B. A new case of TEMPI syndrome. Clin Kidney J, 2012, 5 (6): 556-558.

[14] Schroyens W, O'Connell C, Sykes D B. Complete and partial responses of the TEMPI syndrome to bortezomib. N Engl J Med, 2012, 367(8): 778-780.

[15] Kwok M, Korde N, Landgren O. Bortezomib to treat the TEMPI syndrome. N Engl J Med, 2012, 366 (19): 1843-1845.

[16] Khan S. The role of hypoxia-inducible factor-1 alpha in TEMPI syndrome. NDT Plus, 2011, 4 (6): 454-455.

[17] Sykes D B, Schroyens W, O'Connell C. The TEMPI syndrome—a novel multisystem disease. N Engl J Med, 2011, 365 (5): 475-477.

[18] Swerdlow S H, Campo E, Harris N L, et al. WHO Classification of Tumours of Haemotopoietic and Lymphoid Tissues. Revised 4th ed. Lyon, France: IARC Press, 2017.

（编写者：阎 骅）

病例10
伴嗜酸性粒细胞增多及PDGFRB重排的髓系肿瘤

病史简介

患者，男，21岁。主诉：腹痛1个月余，伴发热、骨痛。

现病史

2019年2月5日起无明显诱因下出现左侧腹部隐痛，当时未予重视，未行特殊处理，后疼痛加重，呈持续性钝痛，阵发性加剧，且伴有双侧锁骨疼痛。2月9日患者左侧腹部疼痛难以忍受，同时伴发热，体温最高38.7℃，无头晕、头痛、恶心、呕吐、腹泻等不适。遂至江西九江市第一人民医院就诊，查血常规示：白细胞$78×10^9$/L，血红蛋白、血小板计数正常，腹部彩超示：巨脾（具体不详，报告未见）。当地医院予抗感染、能量支持等对症治疗，效果不佳。2月11日至我院血液科门诊就诊，查血常规示：白细胞$68.25×10^9$/L，血红蛋103g/L，血小板$77×10^9$/L。外周血白细胞分类：中性分叶核44%，淋巴细胞8%，单核细胞5%，嗜酸性粒细胞38%，早幼粒2%，中性中幼粒2%，中性晚幼粒1%。因患者腹痛明显转至我院急诊，查腹部CT提示肝脾大，回盲部管壁增厚，系膜淋巴结肿大，予水化碱化、抗感染等对症治疗后腹痛稍缓解。2月14日我院血液科门诊复查血常规，报告大致同前，予羟基脲0.5g 3次/天口服2天，完善骨穿刺涂片、活检、基因、FISH等相关检查。2月19日PET/CT检查示：全身骨髓弥漫性代谢增高，巨脾，首先考虑血液系统来源恶性病变，双侧颈部多发淋巴结肿大，考虑恶变可能。2月22日血检提示多克隆免疫球蛋白升高，自身免疫标阴性，寄生虫检测阴性，外周血BCR/ABL及MPN相关5项基因阴性（具体见实验室检查）。骨穿涂片提示嗜酸性粒细胞增多症，染色体结果提示46，XY，t（1；5）（q21；q32）[10]/46，XY[1]，建议进一步作PDGFRB相关FISH检测。3月12日复查骨穿，FISH提示PDGFRB 5q32-q33

重排阳性（87%）。3月19日起予甲磺酸伊马替尼胶囊（格列卫）0.1g 1次/天口服，醋酸泼尼松片15mg 1次/天口服。患者诉腹痛、发热、骨痛等不适症状明显缓解。3月23日外院复查血常规示：白细胞 $11.62×10^9$/L，血红蛋白92g/L，血小板 $33×10^9$/L。外周血白细胞分类：嗜酸性粒细胞0.3%。目前患者一般情况可，为进一步检查治疗入院。患者自发病以来，精神可，饮食、睡眠一般，二便无殊，近期体重无明显变化。

既往史

健康状况：既往体健。
疾病史：否认高血压、糖尿病、冠心病等慢性疾病史。
传染病史：否认乙肝、结核等传染病史。
预防接种史：随社会规定。
手术外伤史：否认。
输血史：否认。
药物过敏史：否认。
食物过敏史：否认。

个人史

生于江西省，长期居住，否认疫水疫区接触史。因职业为汽车销售，日常工作中接触新汽车较多，存在吸入有害气体（常见甲醛、苯、丙酮、二甲苯等成分）。无烟酒等不良嗜好。自诉2018年5月去云南旅游，返回家中后出现感冒症状。

婚育史

未婚未育。

家族史

父母体健，否认家族相关遗传病史。

入院体检

体温36.9℃，脉搏77次/分，呼吸18次/分，血压133/77mmHg。
神清，精神可，轻度贫血貌，口唇、甲床、睑结膜轻度发白，全身皮肤黏膜无黄染、发绀、色素沉着，未见瘀点、瘀斑。全身浅表淋巴结未触及明显肿大。双肺呼吸音清，未及明显干湿啰音；心率77次/分，律齐，未及明显心脏杂音。腹平软，肠鸣音 3 次/分，腹部叩诊呈鼓音，无压痛及反跳痛，未触及异常包块。肝肋下可触及，右侧卧位锁骨中线可触及脾脏。双下肢无水肿。神经系统检查正常。

实验室检查

【血常规】

详见病例 10 表 1、病例 10 图 1 所示。

病例10表1　血常规变化

	白细胞计数（*10⁹/L）	嗜酸性粒细胞 %	红细胞计数（*10¹²/L）	血红蛋白（g/L）	血小板计数（*10^9/L）
2月11日	68.25	38	3.64	103	77
2月14日	67.4	27	3.59	99	81
2月19日	33.06	11.4	3.13	86	115
2月22日	35.66	16	3.23	89	156
2月22日	33.95	10.5	2.96	82	132
2月27日	27.53	30	2.94	82	156
3月11日	63.91	32	2.99	85	74
3月20日	78.46	29	3	89	47
3月23日	11.62	0.3	3.32	92	33
3月27日	8.57	0.1	2.88	82	116

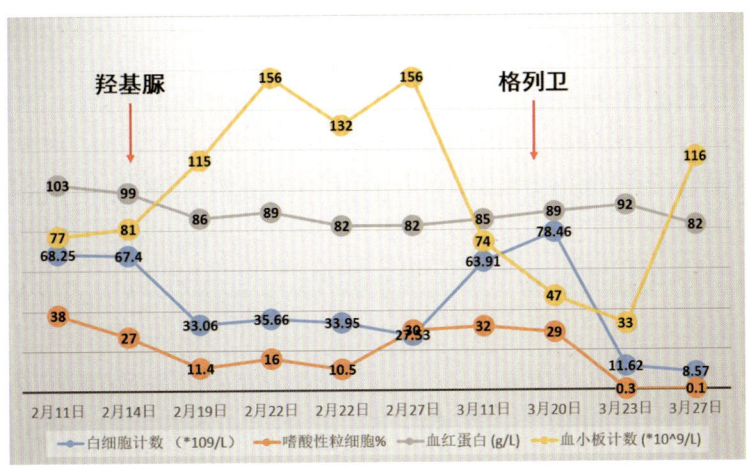

病例10图1　白细胞计数、血红蛋白、血小板、嗜酸性粒细胞比例趋势图

【止凝血及 DIC】 2019 年 2 月 14 日，APTT 41s ↑（22.3～38.7s），PT 15.7s，INR 1.34，TT 16.8s；Fg 4.5g/L ↑（1.8～3.5g/L），FDP 4.7mg/L，D-Dimer 1.14mg/L ↑（<0.55mg/L）。

【血液生化】 2019 年 2 月 14 日，总蛋白 88g/L ↑（60～83g/L），白球比

0.96↑（1.25～2.50），尿酸 623μmol/L↑（160～430μmol/L）。其余肝肾功能及电解质指标正常。

【免疫指标】 2019 年 2 月 14 日，IgG 2160mg/dl↑（751～1560mg/dl），IgA 495 mg/dl↑（82～453mg/dl），IgM 367 mg/dl↑（46～304mg/dl），补体 C3 100mg/dl，补体 C4 23mg/dl，抗链球菌溶血素"O"583U/ml↑（0～116U/ml），RF＜20U/ml。自身抗体谱 ANA、ENA 等均阴性。

【肿瘤指标】 2019 年 2 月 14 日，CA125 67.8U/ml↑（＜35U/ml），余正常范围。

【寄生虫检查】 2019 年 2 月 18 日，10 种寄生虫专项检测阴性（中国疾控中心寄生虫病所）。

【血免疫球蛋白】 2019 年 2 月 22 日，IgG 2350mg/dl↑（751～1560mg/dl），IgA 575↑mg/dl（82～453mg/dl），IgM 366mg/dl↑（46～304mg/dl），轻链 κ 20g/L↑（6.29～13.5g/L），轻链 λ 12.7g/L↑（3.13～7.23g/L），κ/λ 1.575。

【血清蛋白电泳】 2019 年 2 月 26 日，Albumin 34.1%↓（48.1%～59.5%），Alpha1 5.6%↑（2.3%～4.9%），Alpha2 13.5%↑（6.9%～13%），β 13.8%，γ 32.8%↑（10.1%～21.9%），未见 M 峰。

【血清免疫固定电泳】 2019 年 2 月 26 日，IgG、IgA、IgM、κ、λ 未见异常区带，血清中未检出 M 蛋白。

【病毒检查】 2019 年 2 月 22 日，抗单纯疱疹病毒 I 型 IgM、IgG 阳性，CMV、EBV 病毒定量阴性。

【外周血 MPN 基因 5 项】 2019 年 2 月 22 日，*JAK2*、*MPL*、*CALR*、*ASXL1-12*、*ASXL1-13* 基因均阴性。

【贫血相关指标】 2019 年 2 月 22 日，红细胞 G6PD 活性、Coombs 试验、异丙醇试验、Hams 试验阴性，HPLC HbA 97%，Ret 1.7%，红细胞轻度大小不均，未见其他明显异常改变；血清铁 4μmol/L↓（11～30μmol/L），铁饱和度 12.6%↓（20%～50%），总铁结合力 31.8μmol/L↓（45.6～80.6μmol/L），铁蛋白 433.2ng/ml↑（23.9～336.2ng/ml），维生素 B_{12}＞1500pg/ml↑（180～914pg/ml）。

【骨髓检查】

2019 年 2 月 13 日：

骨穿涂片：结合病史，符合嗜酸性粒细胞增多症。请结合临床、FIP1L1-PDGFRa 及 MPN 全套基因检查。

骨髓活检：嗜酸细胞增殖性病变（请结合临床、染色体与基因检测）。

骨髓流式：嗜酸性粒细胞 35%，未见异常浆细胞群。

骨髓基因：未发现 BCR-ABL（P210）、FIP1L1-PDGFRA 融合基因转录本。

染色体分析：46，XY，t（1；5）(q21；q32)[10]/46，XY，建议进一步行 PDGFRB 相关 FISH 检测。

2019 年 3 月 12 日：

骨髓基因：*BCR-ABL*（P190，P230，P210），*ETV6-PDGFRβ*，*PCM/JAK2*，*W515L*，*JAK2V617F*，*FIP1L1/PDGFRα*，*JAK2EXON12*，*CALREXON9* 均阴性。

骨髓 FISH：FGFR1 8P11 阴性，PDGFRB 5q32-q33 重排阳性（87%），FIP1L1-CHIC2-PDGFRA 4q12 阴性。

影像学检查

【上腹部 CT 平扫】2019 年 2 月 14 日，肝脾大，胆囊炎，附见左肺下叶斑片影，两侧胸腔积液。

【下腹部 CT 平扫】2019 年 2 月 14 日，阑尾稍宽积气，回盲部管壁增厚，回结肠系膜周围多发增大淋巴结。直肠管壁局部增厚。

【PET/CT】2019 年 2 月 19 日，①全身骨髓弥漫性代谢增高，巨脾代谢轻度增高，首先考虑血液系统来源，恶性病变，建议病理学检查；②双侧颈部多发，淋巴结肿大，代谢增高，考虑恶性病变可能；③双扁桃体代谢增高，考虑炎性病变；④心包前壁局部及主动脉弓局部代谢增高，考虑炎性反应可能；⑤左肺下叶少量斑片条索影代谢不高，随访；⑥副脾显示；⑦双侧腹股沟淋巴结显示，代谢轻度增高，恶性病变浸润不除外。

【心脏超声】2019 年 3 月 27 日，未见明显异常见。胆囊隆起样病变（考虑胆囊息肉）；脾大（厚度 58mm，长径 166mm，肋下长约 16mm）。

【腹部及浅表淋巴结超声】2019 年 3 月 27 日，肝胰体肾未见明显异常；腹膜后未见明显异常肿大淋巴结；双侧颈部、双侧锁骨上、双侧腋窝、双侧腹股沟未见明显异常肿大淋巴结。

问题

1．本病例是如何确诊的？如何分析嗜酸性粒细胞增多症？

2．伴嗜酸性粒细胞增多及 PDGFRB 重排的髓系肿瘤的发病分子机制及临床表现有哪些？

3．分析染色体 46，XY，t（1；5）(q21；q32)[10]/46，XY 有何意义？

4. 如何治疗该病？预后如何？

讨论与分析

1. 诊断　该患者为青年男性，以腹痛伴发热急性起病，辅助检查提示白细胞数及嗜酸性粒细胞比例及绝对计数明显增多。因此，我们需从此全面分析嗜酸性粒细胞增多相关疾病的分类及临床诊断。

嗜酸性粒细胞是白细胞的组成部分，具有杀伤细菌、寄生虫等功能，也是免疫反应和过敏反应过程中极为重要的细胞，嗜酸性粒细胞增多易侵犯组织并造成脏器功能损害。正常人外周血中嗜酸性粒细胞占白细胞的0.5%～5%，绝对值为$(0.15～0.5)×10^9$/L。嗜酸粒细胞增多症（Eosinophilia）是指外周血嗜酸粒细胞绝对计数＞$0.5×10^9$/L。高嗜酸粒细胞增多症（hypereosinophilia，HE）定义为外周血2次检查（间隔时间＞1个月），嗜酸粒细胞绝对计数＞$1.5×10^9$/L和（或）骨髓有核细胞计数嗜酸粒细胞比例≥20%和（或）病理证实组织嗜酸粒细胞广泛浸润和（或）发现嗜酸粒细胞颗粒蛋白显著沉积（在有或没有较明显的组织嗜酸粒细胞浸润情况下）。

根据国内外相关指南，可将HE分为遗传性（家族性）HE（HEFA）、继发性（反应性）HE（HER）、原发性（克隆性）HE（HEN）和意义未定（特发性）HE（HEUS）四大类（病例10表2）。

病例10表2　高嗜酸性粒细胞增多症（HE）的分类

Table 1. Classification of HE

Proposed terminology	Proposed abbreviation	Definition/pathogenesis
Hereditary (familial) HE	HE_{FA}	Unknown pathogenesis Familial clustering No evidence of hereditary immunodeficiency No evidence of reactive or neoplastic disorder associated with HE
HE of undetermined significance	HE_{US}	No underlying cause of HE No familial history No evidence of reactive or neoplastic disorder associated with HE No evidence of organ damage attributable to HE
Primary (clonal/neoplastic) HE	HE_N	Underlying stem cell, myeloid, or eosinophilic neoplasm (WHO criteria) Eosinophils are neoplastic cells
Secondary (reactive) HE	HE_R	Underlying condition or disease in which eosinophils are nonclonal cells Cytokine driven in most cases

HE, hypereosinophilia.

注：引自：Wang SA. The Diagnostic Work-Up of Hypereosinophilia. Pathobiology, 2019, 86（1）：39-52.

2019年WHO对2016版指南进行了更为详细的分类，在排除了继发性（反应性）因素导致的嗜酸性粒细胞增多的基础上，将嗜酸性粒细胞增多相关疾病分为以下四类：伴嗜酸性粒细胞增多和PDGFRA、PDGFRB或FGFR1异常的髓系和淋系肿瘤、慢性嗜酸性粒细胞白血病；非特指型（CEL-NOS）；淋巴细胞变异型HE（L-HE）；特发性高嗜酸性粒细胞增多综合征（IHES）（病例10表3）。

病例10表3 克隆性相关高嗜酸性粒细胞增多症的分类

```
Myeloid and/or lymphoid neoplasms with eosinophilia and rearrangement of
    PDGFRA, PDGFRB, FGFR1, PCM1-JAK2
Myeloid and/or lymphoid neoplasms with eosinophilia associated with
    FIP1L1-PDGFRA
Myeloid and/or lymphoid neoplasms with eosinophilia associated with
    PDGFRB
Myeloid and/or lymphoid neoplasms with eosinophilia associated with FGFR1
    rearrangement
Myeloid and/or lymphoid neoplasms with eosinophilia associated with
    PCM1-JAK2
Chronic eosinophilic leukemia, not otherwise specified (CEL-NOS)
    Peripheral blood eosinophilia (eosinophil count > 1.5 × 10^9/L)
    Presence of a clonal cytogenetic or molecular abnormality or/and increase in
        blasts
    The blast cells are >2% in the peripheral blood and/or >5% in the BM
    The blast cell count is less than 20%
    Not meeting the WHO criteria for diagnosis of BCR-ABL1-positive CML,
        classic MPNs, MDS and/or MPNs
    No rearrangements of PDGFRA, PDGFRB, FGFR1; no PCM1-JAK2, EN6-JAK2, or
        BCR-JAK2 fusion genes
Lymphocytic-variant of hypereosinophilic syndrome (L-HES)
    Polyclonal hypereosinophilia caused by Th2 cytokine production from
        immunophenotypically aberrant and/or clonal T cells
    Does not meet criteria for other WHO-defined eosinophilic diseases
Idiopathic hypereosinophilic syndrome (I-HES)
    Persistence of peripheral blood eosinophilia (>1.5 × 10^9 mast cells/L) with
        tissue damage
    No reactive eosinophilia, including L-HES
    No other WHO-defined myeloid malignancies associated with eosinophilia
    No eosinophilia-associated MPN or AML/ALL with rearrangements of
        PDGFRA, PDGFRB, FGFR1 or PCM1-JAK2
    No CEL, NOS
```

注：引自：Maric I, Sun X. Advances in diagnosis of mastocytosis and hypereosin-ophilic syndrome. Semin Hematol, 2019, 56（1）：22-29.

该患者既往体健，无家族相关遗传疾病史，无过敏性疾病、自身免疫性疾病、药物反应等病史，寄生虫检测阴性，目前也无真菌等相关感染依据。结合患者症状、体征及辅助检查，首先考虑患者克隆性嗜酸性粒细胞增多可能性大，于是我们进一步完善骨髓及FISH等相关检测，发现患者染色体存在t(1;5)(q21;q32)易位，FISH结果显示PDGFRB 5q32-q33重排阳性（87%）。根据WHO最新嗜酸性粒细胞增多相关疾病诊断标准，该患者诊断为"伴嗜酸性粒细胞增多及PDGFRB重排的髓系肿瘤"。诊断思路详见病例10图2。

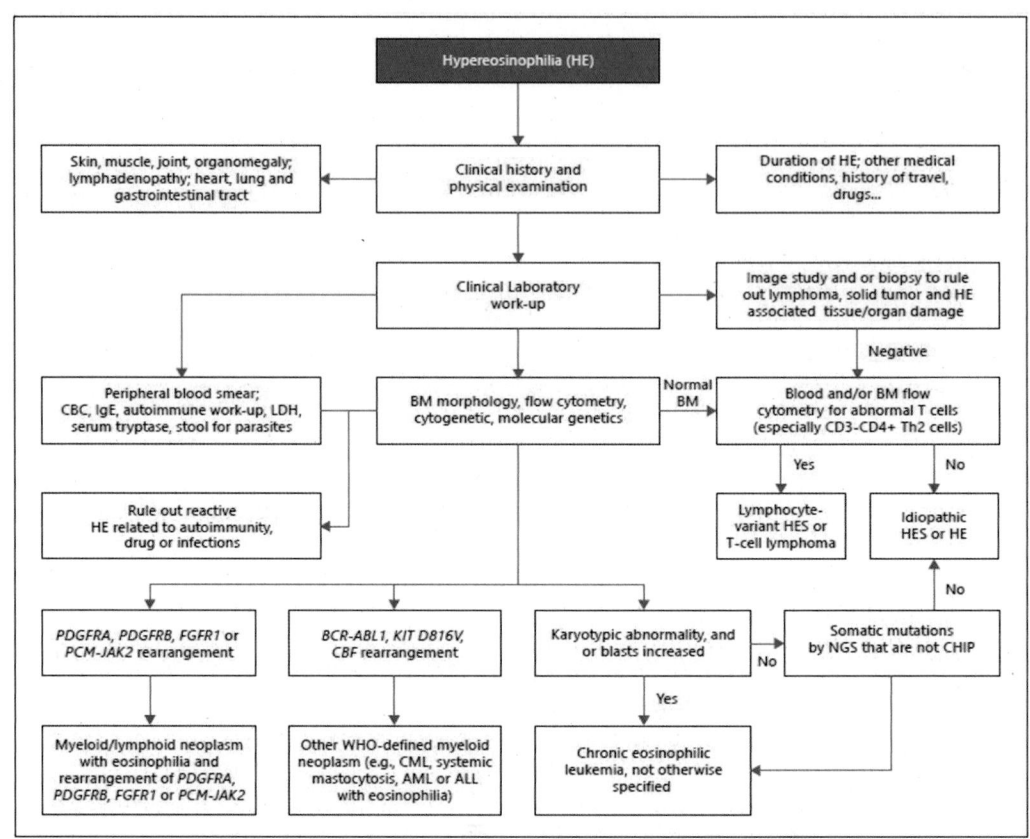

病例10图2　高嗜酸性粒细胞增多症（HE）的诊断思路

注：引自：Wang SA. The Diagnostic Work-Up of Hypereosinophilia. Pathobiology, 2019, 86（1）：39-52.

2. 发病分子机制及临床表现　血小板衍生生长因子（platelet-derived growth factor，PDGF）最初由Ross于1973年在血小板α颗粒中发现并纯化出来，认为其在血管发生、促进细胞分裂等方面扮演重要角色，但随后的研究发现在紧邻间质细胞中均可以表达PDGF，这些细胞包括上皮细胞、内皮细胞、血管平滑肌细胞、成纤维细胞以及单核细胞、胚胎细胞、系膜细胞、肾集合管细胞、多种血细胞和肿瘤细胞等，参与有关细胞和细胞基质的多种生物学过程。血小板衍生生长因子受体（platelet-derived growth factor receptor，PDGFR）是酪氨酸蛋白激酶家族成员，能够促进细胞的趋化、分裂与增殖；在机体生长发育、创伤修复等生理过程中起积极重要的作用。PDGF及其受体过度激活和异常表达可诱导肿瘤新生血管的形成，直接或间接地促进肿瘤细胞增殖与迁移，以其为靶点的靶向治疗也有较好疗效。

PDGF 属糖蛋白分子家族，分子量为 27 000～35 000。目前已有四种 PDGF 的亚单位得到证实，分别是 PDGF-A、PDGF-B、PDGF-C、PDGF-D（病例 10 图 3），分别被染色体 7p22、22q13、4q32 和 11q22 所编码。其中 PDGF-A 和 PDGF-B 是以有活性的形式分泌，PDGF-C 和 PDGF-D 是以无活性的形式分泌，但可以通过水解其 N 端的 CUB（C1r/C1s，Uegf，Bmp1）结构域得到激活。此四类亚基均含有高度保守的同源结构域，它们通过二硫键连接成 5 种二聚体分子，包括 PDGF-AA、PDGF-AB、PDGF-BB、PDGF-CC、PDGF-DD。PDGFR 是一种跨膜单链糖蛋白，属酪氨酸激酶受体，具有酪氨酸蛋白激酶活性，分子量为 170 000～180 000，有 PDGFR-α 和 PDGFR-β 两种亚型，分别由染色体 4q12 和 5q33 所编码，可以形成 PDGFR-αα、PDGFR-αβ、PDGFRββ 三种二聚体。

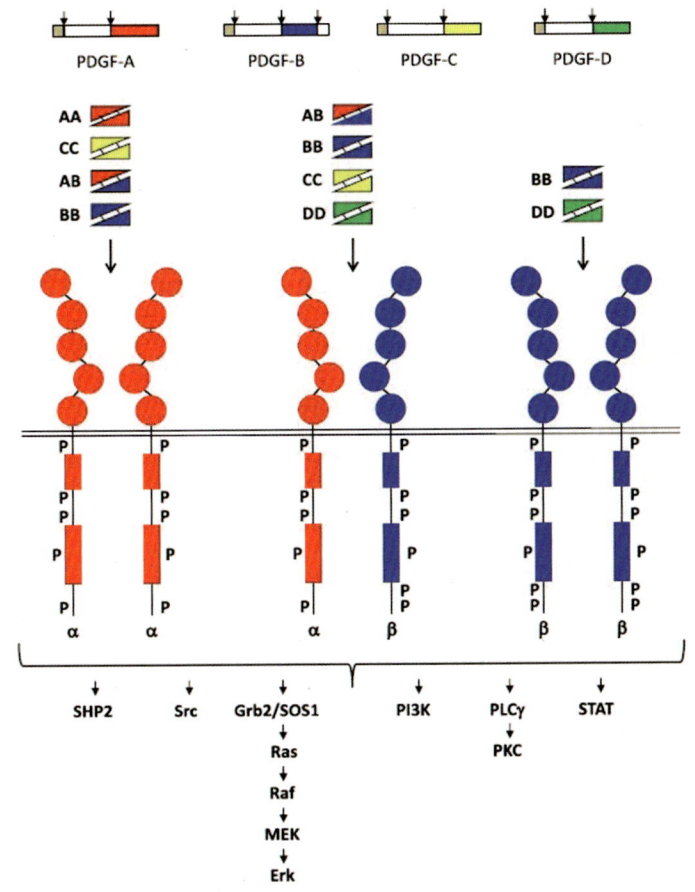

病例10图3　PDGF及其受体形成

注：引自：Heldin CH. Targeting the PDGF signaling pathway in tumor treatment. Cell Commun Signal, 2013, 11: 97.

PDGF 与受体发生特异性结合使受体二聚化导致受体的自体磷酸化和受体酪氨酸激酶激活，酪氨酸残基暴露 SH2 结构域/PTB 结构域结合位点和底物蛋白分子结合，从而激活细胞内信号转导通路。PDGFR 的两个亚型与配体结合后可诱导细胞出现边缘波动现象和应力纤维的消失、调节钙磷代谢、促进细胞的趋化及细胞间信号交流等作用。活化的 PDGFR 通过接头蛋白 Sch、Grb2 进一步激活鸟苷酸交换因子，介导 Ras-MAPK 通路激活。MAPK 可调节基因转录，刺激细胞生长、分化、迁移等。磷酸肌醇 3 激酶（phosphoty linosital 3 kinase，P13K）属于磷酸肌醇激酶家族，其活化后催化下游含有丝氨酸/苏氨酸残基的蛋白激酶，如 AKT、蛋白激酶 C 家族、p70S6 激酶和 Rho 家族的小分子鸟苷三磷酸酶，P13K 通路促进肌动蛋白的重组、细胞的定向迁移，促进增殖以及抑制凋亡等。活化的 PDGFR 激活 PLC-r，导致细胞内钙离子迁移和 PKC 激活，从而促进细胞生长及运动。另外一些信号分子如整合素、钠氢交换子、TK 家族的 Fer/Fes 等也参与 PDGF 信号途径（病例 10 图 4）。

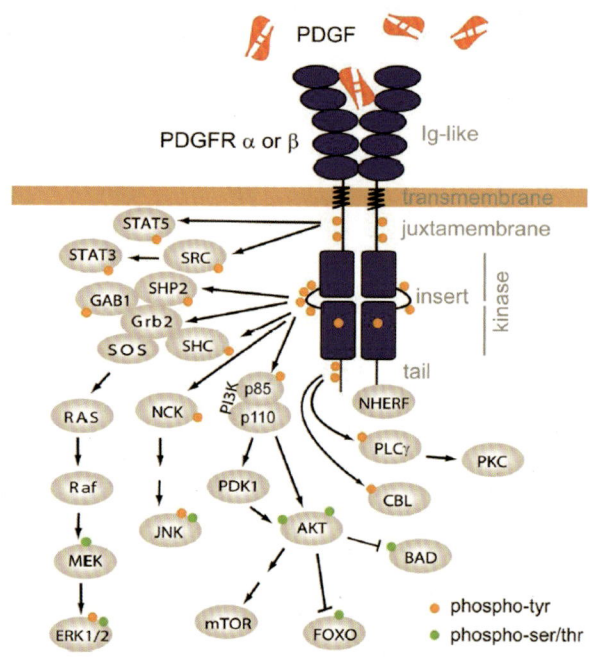

病例10图4　PDGF受体信号通路

注：引自：Demoulin JB, Montano-Almendras CP. Platelet-derived growth factors and their receptors in normal and malignant hematopoiesis. Am J Blood Res, 2012, 2（1）：44-56.

PDGFRB 基因定位于染色体 5q31-33，PDGFRB 基因重排所涉及伙伴基因目前已发现有 30 余种，最常见的是 t（5；12）（q31-33；p13），形成 *ETV6-PDGFRB* 融合基因（以往称 TEL-PDGFRB）。t（1；5）染色体易位少见，目前已报道 t（1；5）染色体易位的 PDGFRB 融合基因形式有两种：t（1；5）(q21；q33）易位形成 TPM3-PDGFRB 融合基因；t（1；5）(q23；q33）易位 PDE4DIP-PDGFR 融合基因。累及 PDGFRB 基因的染色体易位可被常规染色体核型分析区别（病例10 图5）。

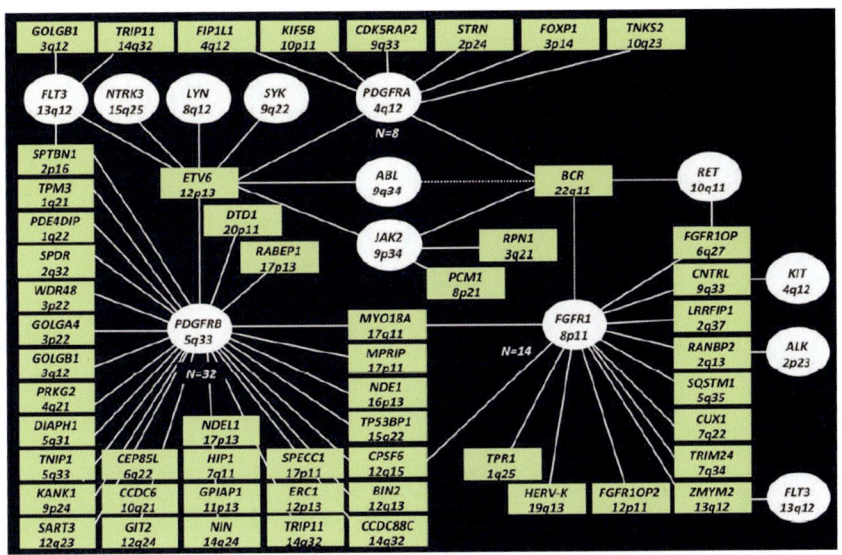

病例10图5　伴嗜酸性粒细胞增多的髓系/淋系肿瘤中TK融合基因

注：引自：Reiter A, Gotlib J.Myeloid neoplasms with eosinophilia.Blood, 2017, 129（6）：704-714.

　　PDGFRB 属于Ⅲ型酪氨酸激酶受体家族成员之一，其结构包含胞外区 5 个免疫球蛋白样结构域、1 个跨膜结构域、1 个近膜结构域和 2 个胞内区酪氨酸激酶结构域（TKI 和 TK2）和 1 个 C 端结构域。PDGFRB 发生基因重排的断裂点大多位于第 11 或 12 外显子，较少位于第 9 或 10 外显子，PDGFRB 发生第 12 外显子融合常常导致缺乏跨膜结构域。PDGFRB 基因重排可导致受体酪氨酸激酶分子及信号传导通路的持续性激活，在嗜酸粒细胞增殖、分化过程发挥着重要作用，如 *ETV6-PDGFRB* 基因重排可直接激活 PI3K 激酶活性，启动其下游底物包括 AKT、p70S6K 等磷酸化，介导 P13K/AKT 信号通路活化，进一步参与 IL-3 依赖性 Ba/F3 和 32D 细胞增殖与细胞周期调控。同时 *ETV6-PDGFRB* 基因重排也可介导 PKB、STAT5、ERK 1/2、JNK 1/2、MAPK、NF-κB 信号通路持续性激活参与恶性血液细胞的生存（病例10 图6）。

　　伴嗜酸性粒细胞增多及 PDGFRB 重排的髓系肿瘤是一类特殊的髓系肿瘤，其临床表现无特异性，易造成诊断困难，多表现为发热、咳嗽、胸痛、腹痛、皮疹、乏力等。临床上常表现为慢性粒单核细胞白血病、不典型慢性粒细胞白血病、嗜酸细胞白血病或骨髓增殖性肿瘤，常伴有不同程度的嗜酸细胞增多，个别病例以急性髓系白血病、慢性骨髓纤维化、青少年慢性粒单核细胞白血病起病，可以转化为急性

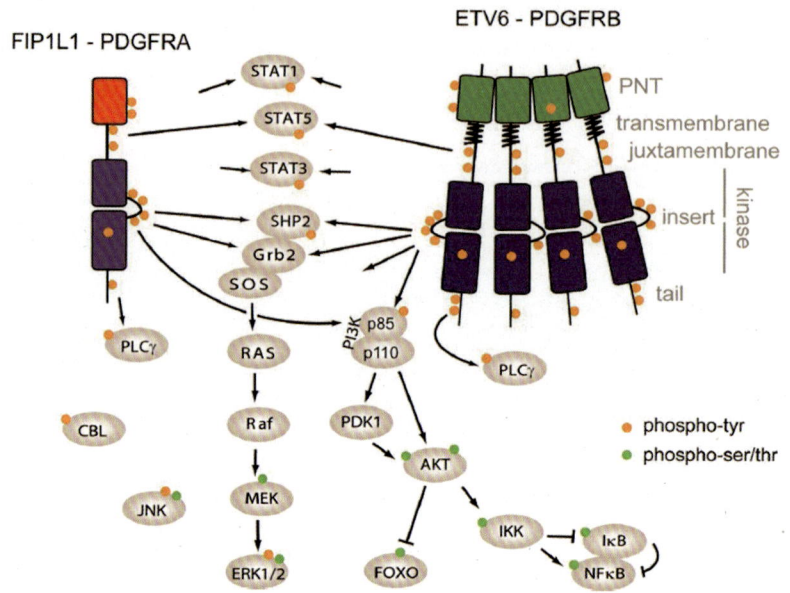

病例10图6　PDGF受体结构组成及信号转导

注：引自：Demoulin JB, Montano-Almendras CP. Platelet-derived growth factors and their receptors in normal and malignant hematopoiesis. Am J Blood Res, 2012, 2 (1): 44-56.

白血病。起病年龄为8～72岁，40岁以上是高发年龄，男性多于女性。外周血和骨髓均受累，多数患者有脾大，少数有肝大。嗜酸细胞直接浸润或嗜酸细胞释放的颗粒和细胞因子有可能导致不同器官损伤。部分患者可因心脏损害发生心力衰竭。

3. 染色体 46, XY, t (1; 5)(q21; q32)[10]/46, XY 分析　PDGF 及 PDGFR 是重要的细胞增殖、分化的调控基因，PDGFR 发生重排后，产生重排的基因可发挥类似 PDGF 的作用，将 PDGFR 锁定在二聚体活化的状态，引起细胞持续性增殖。PDGFR 通常调控的是与嗜酸性粒细胞增殖相关的细胞生长因子，同时在 PDGFRB 所在的 5q31-33 通常是染色体的易断裂点。

而该患者出现的 t (1; 5)(q21; q32) 易位则属于此类疾病中少见的类型，本例中与 PDGFRB 发生重排的基因，我们后续进一步证实为 1q21 的 *TPM3* 基因，可形成 *TPM3-PDGFRB* 融合基因，这与既往文献所报道的一致。此外该融合基因对该患者的疾病发生、发展、治疗预后有着怎样的影响，值得我们进一步研究，这将对今后该类患者的诊疗具有指导意义。

4. 治疗及预后　PDGFRB 基因重排理论上对酪氨酸激酶抑制剂敏感，伊马替尼已被证实可使患者获得深度持久的 CHR、CCR、CMR。Cheah 等对 26 例口服伊马替尼治疗的伴 PDGFRB 重排的髓系肿瘤患者进行长期随访（中位随访时间 10.2 年），其 6 年无进展生存期（PFS）为 88%，10 年总生存率为 90%，而伊马替尼治疗前患者的 2 年总生存率仅 55%。伊马替尼治疗有效率为 96%（25 例），达到 CCR（13 例）或 CMR（8 例）的患者均未观察到伊马替尼获得性耐药或疾病进展急性变。Jawhar M 等对 22 例口服伊马替尼治疗的伴 PDGFRB 重排的髓系/淋系肿瘤患者进行长期随访（中位随访时间 6.1 年），包括 17 例慢性期患者及 5 例进展急变期患者，结果提示伊马替尼治疗有效率为 100%，5 年总生存率为 86%（病例 10 表 4、病例 10 表 5）。

世卫组织推荐伴嗜酸粒细胞增多和 PDGFRB 基因重排的髓系肿瘤成人患者伊马替尼起始治疗量为 100～400mg/d，但完全缓解后维持治疗量以及维持治疗时间尚无统一定论。本例患者我们予伊马替尼+激素治疗后，腹痛、发热、骨痛等不适症状明显缓解，血象逐步恢复正常。后续伊马替尼维持治疗，现随访中。

病例10表4　伴嗜酸性粒细胞增多及PDGFRB重排的髓系/淋系肿瘤患者临床和治疗特点

Variables	Jawhar et al.	Cheah et al.
Number of cases, n	22	26
Age at diagnosis in years; median (range)	49 (20–80)	50 (0.9–78)
Male, n (%)	20 (91%)	21 (81%)
Chronic/blast phase	17/5	25/1
Leukocytes, ×10^9/L; median (range)	31.0 (4.5–127.6)	51 (4–138)
Eosinophils at diagnosis, ×10^9/L; median (range)	3.9 (0.2–33.0)	3.5 (0.7–12)
Eosinophils at diagnosis <0.5 × 10^9/L	4/19	0/21
Hemoglobin, g/dL; median (range)	11.3 (7.2–18.0)	n.a.
Platelets, ×10^9/L; median (range)	138 (24–513)	119 (60–506)
PDGFRB partner genes, n	15	8
ETV6	5/22 (23%)	18/26 (69%)
No prior therapy	9 (41%)	8 (33%)
Time from diagnosis to imatinib, months; median (range)	2 (0–63)	8.6 (0–123)
Imatinib, starting dose		
400 mg/day	15 (68%)	22/26 (84%)
300 mg/day	-	1/26 (4%)
100 mg/day	7 (32%)	3/26 (12%)
Imatinib, maintenance dose		
100 mg/day	8 (36%)	n.a.
3 × 100 mg/week	2 (22%)	n.a.
Time on imatinib, years; median (range)	6.0 (0.1–11.2)	6.6 (0.1–12)

注：引自：Jawhar M, Naumann N, Schwaab J, et al. Imatinib in myeloid/lymphoid neoplasms with eosinophilia and rearrangement of PDGFRB in chronic or blast phase. Ann Hematol, 2017, 96 (9): 1463-1470.

病例10表5　22例伴嗜酸性粒细胞增多及PDGFRB重排的髓系/淋系肿瘤患者治疗反应及预后

N	Variables	Results
	Imatinib	
22	Time from start of imatinib treatment to CHR, median (range)	2 (0–13)
13	Time from start of imatinib treatment to CCR, median (range)	10 (3–34)
14	Time from start of imatinib treatment to CMR, median (range)	19 (8–110)
	Best response to imatinib	
22	CHR, n (%)	22 (100)
13	CCR, n (%)	12 (92)
14	CMR, n (%)	12 (86)
11	CHR + CCR + CMR, n (%)	9 (82)
22	Outcome	
	5-year OS, %	86
	Death, n (%)	4 (18)
	*Disease related, n (%)	2 (9)
	**Non-disease related, n (%)	2 (9)

CHR complete hematologic remission, CCR complete cytogenetic remission, CMR complete molecular remission, N evaluable
*patients with additional complex karyotype; **death in CHR (comorbidity)

注：引自：Jawhar M, Naumann N, Schwaab J, et al. Imatinib in myeloid/lymphoid neoplasms with eosinophilia and rearrangement of PDGFRB in chronic or blast phase. Ann Hematol, 2017, 96 (9): 1463-1470.

结论、治疗与随访

该患者为年轻男性，以腹痛伴发热急性起病，结合患者的症状、体征及辅助检查，首先考虑克隆性嗜酸性粒细胞增多。进一步检查发现患者染色体存在t（1；5）（q21；q32）易位，FISH结果显示PDGFRB 5q32-q33重排阳性（87%）。根据WHO最新嗜酸性粒细胞增多相关疾病诊断标准，该患者诊断"伴嗜酸性粒细胞增多及PDGFRB重排的髓系肿瘤"可以肯定。

但是还需注意，该患者去年5月份曾有云南旅游史，且随后出现类似感冒症状，虽然寄生虫十项检测阴性，还需注意是否有特殊类型的寄生虫感染，或者是否由于未能明确的病原微生物感染所诱发导致基因重排可能，还需要进一步研究。

在治疗方面，该患者因PGFRB持续活化，予靶向酪氨酸激酶抑制剂伊马替尼及激素治疗后，临床症状改善明显，血象逐步恢复正常。近期随访患者血象正常，无明显不适，继续伊马替尼维持治疗中。

参考文献

[1] Wang S A. The Diagnostic Work-Up of Hypereosinophilia. Pathobiology, 2019, 86 (1): 39-52.

[2] Maric I, Sun X. Advances in diagnosis of mastocytosis and hypereosinophilic syndrome. Semin Hematol, 2019, 56 (1): 22-29.

[3] Wang S A. The Diagnostic Work-Up of Hypereosinophilia. Pathobiology, 2019, 86 (1): 39-52.

[4] Heldin C H. Targeting the PDGF signaling pathway in tumor treatment. Cell Commun Signal, 2013, 11: 97.

[5] Demoulin J B, Montano-Almendras C P. Platelet-derived growth factors and their receptors in normal and malignant hematopoiesis. Am J Blood Res, 2012, 2 (1): 44-56.

[6] Reiter A, Gotlib J. Myeloid neoplasms with eosinophilia. Blood, 2017, 129 (6): 704-714.

[7] Jawhar M, Naumann N, Schwaab J, et al. Imatinib in myeloid/lymphoid neoplasms with eosinophilia and rearrangement of PDGFRB in chronic or blast phase. Ann Hematol, 2017, 96 (9): 1463-1470.

[8] Jawhar M, Naumann N, Schwaab J, et al. Imatinib in myeloid/lymphoid neoplasms with eosinophilia and rearrangement of PDGFRB in chronic or blast phase. Ann Hematol, 2017, 96 (9): 1463-1470.

（撰写者：卿 恺）

病例11

伴有DNMT3A、IDH2、ASXL1三基因突变的急性单核细胞白血病

病史简介

患者,男,28岁,因自感乏力2周就诊我科。

现病史

患者,男,28岁,2019年7月9日因自感乏力2周至瑞金医院血液科门诊。主诉:无发热,无胸闷、胸痛,无牙龈出血等不适。体检无贫血貌,皮肤黏膜未见瘀点瘀斑,皮肤巩膜未见黄染,浅表淋巴结、肝脾未及肿大。门诊查血常规:WBC 1.71×10^9/L,Hb136g/L,PLT197×10^9/L,单核细胞4.1%,淋巴比例72.5%,肝肾功能正常,肿瘤标志物阴性,为进一步查明原因于7月12日收入我科。7月12日骨穿涂片:骨髓增生活跃,粒红比倒置。髓片中原单+幼单占31.5%。流式见25.7%异常细胞,疑为原幼细胞。基因检测发现 DNMT3A、IDH2、ASXL1 基因突变,染色体核型正常。7月13日起予以IA方案诱导化疗,具体为:IDA 15mg d1,20mg d2~3,Ara-C 186mg 1次/天 d1~7,辅以护胃止吐、水化碱化、护肝护心等对症处理。患者诱导化疗进程中出现两肺下叶炎症、双侧胸腔少量积液、心包少量积液。先后予以特治星+万古霉素+环丙沙星+伏立康唑抗感染。7月26日复查骨穿,见原单核细胞+幼单核细胞69.5%。流式见异常细胞6.89%,7月31日复查骨穿见骨髓增生活跃,AML-M5-PR之骨髓象。流式异常细胞6.70%,于7月31日起予HCAG方案,具体为:HHT 2mg d1~d7,Ara-C 25mg 1次/12h×28次,Acla 20mg d1~d4,G-CSF100μg 1次/天(根据白细胞数调整剂量),辅以护心、护胃、护肝、水化、碱化治疗。8月14日复查骨穿见骨髓尚增生,髓片原单核细胞+幼单核细胞可见26.5%。流式异常细胞5.14%。于8月14日追加25mg Ara-C 1次/12h皮下注射连续7天,8月21日复查骨穿,见髓片原单核细胞+幼单核细胞

可见14%。流式MRD 0.72%。于8月21日追加25mg Ara-C 1次/12h皮下注射连续7天，8/28复查骨穿口头报告报原单＋幼单可见13%。流式MRD 0.83%。患者体温正常后出院，现为再次治疗收治入院。发病以来患者神志清，精神一般，纳可眠安，大小便正常，体重无明显下降。

既往治疗过程小结见病例11图1所示：

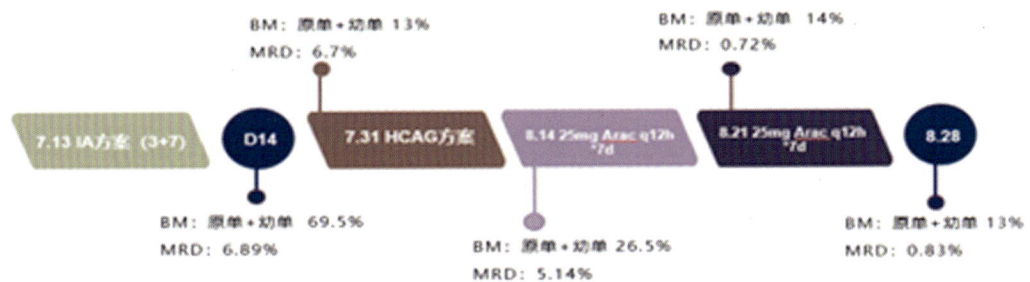

病例11图1　既往治疗过程小结

既往史

疾病史：否认高血压、糖尿病、心脑血管疾病、慢性肺部疾病、慢性肾病史。
传染病史：否认乙肝、结核病史。
手术外伤史：否认外伤史。
输血史：否认。
食物/药物过敏史：否认。

个人史

出生并长期生活于原籍，否认疫水疫区接触史，否认烟酒嗜好。

家族史

否认相关疾病家族史。

既往实验室检查

2019年7月12日初发时：

【血常规】白细胞计数$1.90\times10^9/L$↓，中性粒细胞（%）15.7%↓，淋巴细胞（%）72.8%↑，单核细胞（%）5.4%，红细胞计数$4.22\times10^{12}/L$，血红蛋白141g/L，血小板计数$182\times10^9/L$。

【骨髓象】特性描述：骨髓增生活跃，单核系增生活跃，髓片中原单核细胞＋

幼单核细胞占31.5%。此类细胞胞体圆或类圆形，中等或偏大，胞核类圆或可见切迹折叠，核染色质细致，核仁可见，胞质淡蓝色，部分可见少量颗粒。

组化染色：POX：（-）47%；（+/-）47%；（+）6%，PAS：（-）62%；（+）34%；（++）4%，CE：（-）98%；（+/-）2%，AE：（-）43%；（+/-）35%；（+）22%，+NaF：（-）70%；（+/-）25%；（+）5%，抑制率57%。粒系增生低下。AKP积分：无法计数。红系尚增生，以中晚幼红为主，成熟红细胞形态与大小未见明显异常。巨系增生尚活跃，偶见双圆巨，血小板散在或成簇可见。诊断意见：根据形态和组化染色提示AML-M5之骨髓象。

骨髓细胞流式：对异常细胞群进行分析，免疫表型结果如下。

1. 异常细胞群CD45弱表达SS低，约占25.7%，疑为原幼细胞，表型特征如下：

淋巴细胞相关标记：CD4 1.3，CD2＜0.1，CD7＜0.1，CyCD3＜0.1，CD10 0.6，CD19＜0.1，CD79α＜0.1。

髓系细胞相关标记：CD11B 0.2，CD11C＜0.1，CD13 96.9，CD14＜0.1，CD15 2.8，CD16 1.1，CD33 95.6，CD64 6.1，CD117 100.1，MPO 35.1。

其他免疫标记：HLA-DR 98.7，CD34 89.7，CD38 98.7，CD56＜0.1，CD123 9.7。

2. 以所有WBC设门，约可见2.3%的细胞CD11B+ CD64st CD14- HLA-DR+ CD33st CD13dim，疑为幼稚单核细胞群体；可见2.2%的细胞CD11B+ CD64st CD14+ HLA-DR+ CD33st CD13+，疑为成熟单核细胞群体。

该患者的LAIP特征为：CD38dim CD117+ CD34dim CD33+ CD13+ CD45dim。

骨髓细胞基因：发现DNMT3A-催化结构域C端 *DNMT3A p.Arg882His* 基因突变（VAF值为49.2%）。发现IDH2 *p.Arg172Lys* 基因突变（VAF值为27.1%）。发现ASXL1 *p.Arg693** 基因突变（VAF值为26.7%）。未发现AML1-ETO、PML-RARA和BCR-ABL（p210）。

染色体：核型46，XY。

【颈部、锁骨上、腋下、腹股沟淋巴结彩色超声】双侧颈部、双侧锁骨上、双侧腋窝、双侧腹股沟未见明显异常肿大淋巴结。

【内脏彩超】肝右叶高回声，考虑血管瘤可能；胆囊胰体脾肾未见明显异常；腹膜后未见异常肿大淋巴结。

【超声心动图】超声心动图检查未见明显异常。

【既往治疗期间历次骨穿骨髓象＋MRD结果】

见病例11表1。

病例11表1　既往治疗期间历次骨穿骨髓象＋MRD结果

日期/方案	7月26日 IA诱导d14	7月31 IA诱导d19	8月14 HCAG再诱导d14	8月21 追加Ara-C d7	8月28 再追加Ara-C d7
原始＋幼稚单核（%）	69.5	13	26.5	14	13
成熟单核（%）	22.5	22.5	45.5	27.5	24.5
流式MRD（%）	6.89	6.70	5.14	0.72	0.83

入院查体

体温36.5℃，脉搏90次/分，呼吸20次/分，血压116/72mmHg。体格检查：神清，精神一般，无贫血貌，皮肤黏膜未见瘀点瘀斑，皮肤巩膜未见黄染。浅表淋巴结未及，胸骨无压痛，双肺呼吸音清，未闻及啰音；心律齐，未闻及病理性杂音。腹软，未及压痛、反跳痛，肝脾肋下未及，四肢未见水肿，肌力肌张力正常，病理反射未引出。

实验室检查

血常规：白细胞计数$2.00×10^9$/L，中性粒细胞47.1%，红细胞计数$1.75×10^{12}$/L，血红蛋白61g/L，血小板计数$341×10^9$/L。

骨髓涂片：骨髓增生活跃，粒红比倒置。粒系增生减低。AKP积分42分/100N.C.，红系增生明显活跃，以中晚幼红为主，可见发育异常成熟红细胞部分可见中央淡染区扩大。巨系增生活跃，以颗粒巨增生为主，血小板散在少见。髓片原单＋幼单可见1.5%。诊断意见：提示AML-M5基本缓解之骨髓象。

骨髓流式：未见LAIP＋细胞群。

骨髓细胞基因：发现DNMT3A催化结构域C端基因突变。

生化：肝肾功能、电解质均正常，乳酸脱氢酶184U/L。

铁代谢：血清铁28.4μmol/L，铁饱和度44.7%，总铁结合力63.6μmol/L。

自身免疫抗体、肿瘤标志物：全阴性。

问题

1. 急性单核细胞白血病的诊断与伴随的分子遗传学特征表现？
2. 本案例涉及的三种基因意义与预后价值？
3. 高危难治性AML的治疗策略？

讨论与分析

1. 急性单核细胞白血病的诊断与分子遗传学特征

急性单核细胞白血病的诊断：综合细胞形态学、免疫标记、细胞基因学及临床特征，2017年世卫组织（WHO）将AML分为4类：AML伴重现性遗传学异常、AML伴骨髓增生异常相关改变、治疗相关髓系肿瘤和AML非特定类型（AML，NOS），其中AML-NOS中即包含急性原始单核细胞/急性单核细胞白血病（病例11表2）。结合FAB分型，两者分别为FAB分类中AML-M5a和AML-M5b，各占AML 5%～8%和3%～6%，前者年轻人多见，后者年长者多见。临床上常有出血、髓外（皮肤、牙龈、CNS）浸润表现，或出现单核细胞肉瘤。主要依据实验室检查结果明确诊断，具体如下：①骨髓象和组化：骨髓增生极度活跃或明显活跃，单核系细胞异常增生，以原始和幼稚单核细胞为主。据原幼单核细胞的比例分为急性原始单核细胞白血病和急性单核细胞白血病。原始单核细胞≥80%，诊断为急性原单核细胞白血病；而骨髓以幼稚单核细胞为主，原始、幼稚、成熟单核细胞之和≥80%诊断为急性单核细胞白血病。粒系和红系细胞增生受抑制。骨髓组织化学染色：典型的原单核细胞髓过氧化物酶POX阴性，幼单核细胞可呈现一些散在的阳性。大多数病例的原单核细胞和幼稚单核细胞非特异性酯酶染色阳性，且可被NAF抑制。②免疫表型：可表达CD13、CD33、CD117及某些单核细胞分化标志如CD14、CD4、CD11b、CD11c、CD64、CD68、CD36和溶菌酶，CD34常阴性。几乎所有病例HLA-DR均阳性，MPO可表达于急性单核细胞白血病，而不常表达于急性原单核细胞白血病。③分子遗传学：大多数病例有髓系相关非特异性细胞遗传学异常。本案例中，结合患者初发时骨髓象、细胞化学染色、免疫表型等结果，急性单核细胞白血病的诊断明确。

AMOL可能伴随的分子遗传学改变：急性单核细胞性白血病的临床和分子遗传学特征均具有很强的异质性。对于M5患者的分子遗传学特点国际上少有报告，尚缺乏系统性的研究。Zhou等在81例AMOL患者中针对17种髓系肿瘤的相关基因进行突变检测。67/81例（82.7%）至少携带1处基因突变。突变检出率最高者为 *NPM1* 基因（$n=18$），其他突变检出率＞10%的基因依次为 *FLT3-ITD*（$n=16$）、*NRAS*（$n=16$）、*DNMT3A*（$n=15$）、*TET2*（$n=12$）、*RUNX1*（$n=11$）、*KRAS*（$n=9$）。在功能方面，参与DNA甲基化的表观遗传学调节基因的突变检出率最高，为38.27%。进一步进行染色体核型分析后，发现其异常核型主要涉及11q23/MLL重排。正常核型组的基因突变发生率明显高于异常核型组，且多为≥2处突变共存，异常核型组以单基因突变为主［引自：Chin J Med Genet，June 2019，Vol，36，No.6］。类

病例11表2　急性髓系白血病WHO分型

AML and related neoplasms	AML and related neoplasms (cont'd)
AML with recurrent genetic abnormalities	Acute myelomonocytic leukemia
AML with t(8;21)(q22;q22.1); *RUNX1-RUNX1T1*	Acute monoblastic/monocytic leukemia
AML with inv(16)(p13.1q22) or t(16;16)(p13.1;q22); *CBFB-MYH11*	Pure erythroid leukemia
Acute promyelocytic leukemia with *PML-RARA*	Acute megakaryoblastic leukemia
AML with t(9;11)(p21.3;q23.3); *MLLT3-KMT2A*	Acute basophilic leukemia
AML with t(6;9)(p23;q34.1); *DEK-NUP214*	Acute panmyelosis with myelofibrosis
AML with inv(3)(q21.3q26.2) or t(3;3)(q21.3;q26.2); *GATA2,MECOM(EVI1)*	Myeloid sarcoma
AML (megakaryoblastic) with t(1;22)(p13.3;q13.3); *RBM15-MKL1*	Myeloid proliferations related to Down syndrome
Provisional entity: AML with *BCR-ABL1*	Transient abnormal myelopoiesis
AML with mutated NPM1	Myeloid leukemia associated with Down syndrome
AML with biallelic mutations of CEBPA	Blastic plasmacytoid dendritic cell neoplasm
Provisional entity: AML with mutated *RUNX1*	**Acute leukemias of ambiguous lineage**
AML with myelodysplasia-related changes	Acute undifferentiated leukemia
Therapy-related myeloid neoplasms	MPAL with t(9;22)(q34.1;q11.2); BCR-ABL1
AML, NOS	MPAL with t(v;11q23.3); KMT2A rearranged
AML with minimal differentiation	MPAL, B/myeloid, NOS
AML without maturation	MPAL, T/myeloid, NOS
AML with maturation	

注：引自：Giuseppe V, et al. Genetic profiling in acute myeloid leukemia: a path to predicting treatment outcome. Expert Rev Hematol, 2018, 11 (6)：455-461.

似的，另一项由中国研究者Xing S等发表的研究表明，在126名AMOL患者中有83.3%患者存在至少一种及以上基因突变。频率最高的是*FLT3-ITD*和*NRAS*，其次为*NPM1*、*DNMT3A*、*TET2*、*KRAS*和*RUNX1*，并且研究者提出同时存在≥3个基因突变的AMOL患者治疗完全缓解率明显更低（p<0.15）[引自：Int J Lab Hematol, 2019, 41（4）：485-492]。早期由我国研究者Yan XJ等首次采用外显子测序探究急性单核细胞白血病体细胞突变特征，结果发现23/112（20.5%）AMOL样本存在*DNMT3A*突变，该突变频率明显高于其他AML亚型[引自：Nat Genet, 2011, 43（4）：309-315]。另有研究者发现，AML-M5患者伴有*MLAA-34*基因高表达预示着疗效差，生存率更低，并且*MLAA-34*基因C59T位点突变与重要的分子标志基因*FLT-3*和*DNMT3A*的突

变显著相关［引自：J Exp Hematol，2018，26（1）：97-104］。本次案例系首次发现AMOL患者存在*DNMT3A*、*IDH2*、*ASXL1*三基因突变。

2. 与本案例相关的三种基因突变的意义及预后价值

新一代检测技术已经证实，在＞70%的AML患者中编码参与表观遗传学调控的蛋白质的基因频发突变［引自：Journal of Leukemia Lymphoma，2015，24（1）］，表观遗传学调控包括DNA胞嘧啶残基的修饰和翻译后组蛋白乙酰化改变，这些基因突变影响造血细胞的自我更新和（或）分化，并促使向髓系转化［Nat Genet，2013，44（1）：23-31］。

（1）DNA甲基化相关基因异常

① *DNMT3A*突变：*DNMT3A*基因编码DNA甲基化转移酶，其突变导致DNA甲基化异常，并促使一些肿瘤抑制基因发生转录抑制，通过增殖和分化等调控异常促使白血病形成［J Clin Invest，2014，124（3）：1158-1167］。*DNMT3A*突变发生于14%～36%的AML患者中，正常核型AML（CN-AML）中＞30%有*DNMT3A*突变。大量研究表明，*DNMT3A*是AML独立不良预后因素，特别是在核型正常的AML患者中显现得尤为明显，表现为低完全缓解率（CR）以及总生存率（OS）和无事件生存期（EFS）缩短［N Engl J Med，2010，363：2424-2433］。

② *IDH1/2*突变：IDH是一种在细胞代谢中起重要作用的酶，在催化异柠檬酸盐氧化脱氢脱羧成α-酮戊二酸的同时，将NAD＋或NADP＋还原为NADH或NADPH。*IDH*1和*IDH*2基因均参与编码此酶。在细胞遗传学正常的AML中*IDH*1/2突变率为10%～30%，其突变导致酶功能异常，促使2-羟戊二酸（2-HG）产生增加，并和TET2共同作用影响造血细胞分化，诱导白血病的转化。有研究表明，伴随*IDH*1/2基因突变的AML患者，EFS、OS缩短，诱导失败率和累积复发率升高［J Clin Onco，2010，28：3717-3723］，*IDH*基因突变对AML预后的意义目前国际上仍存有争议，还需要更多前瞻性研究进一步明确。

（2）组蛋白修饰异常，*ASXL1*突变：*ASXL1*基因属于*ASXL*基因家族，位于20q11，编码染色体结合蛋白。在AML患者中，*ASXL1*功能缺失性突变的发生率为6%～30%，*ASXL1*通过与多梳抑制复合物（PRC2）相结合调控表观遗传基因，参与组蛋白甲基化的调控。PRC2使相关基因转录抑制的机制为组蛋白3在第27位赖氨酸残基发生三甲基化（H3K27/me3），*ASXL1*突变导致ASXL1蛋白表达缺失，降低H3K27甲基化，并减少与AML发病可能相关的基因与PRC2的结合，减弱对这些基因的抑制作用［Cancer Cell，2012（2）：180-193］。多项研究表明，*ASXL1*基因突变是AML患者独立不良预后因素，表现为EFS、OS缩短，CR率降低［Blood，2011，118：6920-6929］。

早期细胞遗传学染色体核型分析是评估 AML 预后的重要依据，国际上多家大型 AML 研究机构将染色体核型正常归为中危组。然而近年来发现，即使在同一预后分层，预后差别也可能很大，在正常核型的中危组 AML 患者中尤其明显。随着分子生物学技术的发展，在基因水平上对 AML 患者重新进行的预后评估为其分层治疗提供了新的依据。2017 年欧洲血液病网（European LeukemiaNet，ELN）修订了 AML 预后分层体系，将多种染色体异常，以及 *NPM1*、*FLT3*、*CPEBA*、*RUNX1*、*ASXL1*、*KMT2A*、*TP53* 相关融合基因等基因突变纳入最新的 AML 预后分层体系（病例 11 表 3），其中推荐将 *TP53*、*RUNX1*、*ASXL1* 突变也加入预后差的危险组，对于其他基因突变如 *DNMT3A*、*IDH1* 和 *IDH2*，专家认为目前尚未积累到足够的依据将其归入合适的预后组。但是已有研究发现，同时伴有 *DNMT3A* 及 *IDH2* 基因突变的患者预后不良 . [N Engl J Med, 2016, 374: 2209-2221]。

病例11表3　2017年ELN急性髓系白血病分子遗传学风险分层

2017 ELN risk stratification by genetics (see reference 18)

Risk category	Genetic abnormality
Favorable	t(8;21)(q22;q22.1); *RUNX1-RUNX1T1*
	inv(16)(p13.1q22) or t(16;16)(p13.1;q22); *CBFB-MYH11*
	Mutated *NPM1* without *FLT3*-ITD or with *FLT3*-ITD$^{low\ -\ allelic\ ratio\ <\ 0.5}$
	Biallelic mutated *CEBPA*
Intermediate	Mutated *NPM1* and *FLT3*-ITD$^{high\ =\ allelic\ ratio\ >\ 0.5}$
	Wild-type *NPM1* without *FLT3*-ITD or with *FLT3*-ITD^{low} (without adverse-risk genetic lesions)
	t(9;11)(p21.3;q23.3); *MLLT3-KMT2A*
	Cytogenetic abnormalities not classified as favorable or adverse
Adverse	t(6;9)(p23;q34.1); *DEK-NUP214*
	t(v;11q23.3); *KMT2A* rearranged
	t(9;22)(q34.1;q11.2); *BCR-ABL1*
	inv(3)(q21.3q26.2) or t(3;3)(q21.3;q26.2); *GATA2,MECOM(EVI1)*
	-5 or del(5q); -7; -17/abn(17p)
	Complex karyotype monosomal karyotype
	Wild-type *NPM1* and *FLT3*-ITD^{high†}
	Mutated *RUNX1*
	Mutated *ASXL1*
	Mutated *TP53*

注：引自：Elihu HE, et al. Acute myeloid leukemia：2019 update on risk-stratification and management. Am J Hematol, 2018, 93（10）: 1267-1291.

3. 高危难治性 AML 患者治疗策略

高危 AML 是一组具有独特生物学特征的疾病，在成年人 AML 中占相当大的比例，临床表现为对常规诱导化疗反应差，早期复发、生存期短等。目前对于高危 AML 的定义，国际上几大协作组存在一定差异。根据 2016 年美国血液学年会 ASH 报道，高危 AML 的特征包括临床特征和生物学特征两方面。其生物学特征主要指的是细胞遗传学异常及分子基因的异常（病例 11 表 2）。临床特征：如＞60 岁、有前驱血液病史，t-AML，难治或复发 AML，有微小残留灶 MRD 等。结合本案例，患者染色体核型正常伴 DNMT3A、*IDH2*、*ASXL1* 三基因突变阳性，对初始 IA 方案化疗耐药，应用 HCAG 方案后追加 2 次小剂量 Ara-C 化疗后尚达 CRi，综合临床表现及分子生物学特征，将该患者归为难治性高危 AML。难治性 AML 的治疗原则包括使用与原方案无交叉耐药的新药组成联合化疗方案、造血干细胞移植、新的靶向治疗及生物治疗等。在化疗方案选择上，早先由中国研究者发表了一项包含国内外多个临床研究共 2314 名患者的 Meta 分析报告，综合评价 HAG（HHT + Ara-C + G-SCF）方案的疗效及安全性后提出：针对 AML 及 MDS 患者尤其是复发难治 AML 或老年患者群，采用 HAG 方案相较于传统强化诱导方案（IA、DA）疗效更优并且耐受度安全性更佳。

（1）高危 AML 患者造血干细胞移植（HCT）选择　　60 岁以下的成人 AML 患者经联合诱导化疗后 80% 可达完全缓解，但对于中高危 AML，化疗或自体造血干细胞移植后复发率高达 55%～60% 以上，5 年生存率低于 30%。因此，异基因造血干细胞移植是主要的选择。目前，2017 版的成人 AML 中国指南、NCCN 指南（2020．V1）以及 ELN（2017 AML）指南均指出低危患者 CR1 后给予中大剂量 Ara-C 方案巩固治疗提高了预后良好组 AML 的疗效，中高危患者获得首次 CR 后尽早给予异基因造血干细胞移植（Allo-HSCT）或临床试验接受分子靶向药治疗[Blood，2017，129（4）：424-447]，在 2019 年更新的美国 AML 风险分层及管理指南中将 HCT 推荐于达 CR1 的 ELN 评估中高危年轻患者，但对于低危患者并无明显获益（病例 11 图 2A）。此外，近年来多参数流式细胞仪或 PCR 技术不断成熟，多项研究表明诱导缓解后的微小残留病灶（MRD）水平很大程度上决定患者的最终预后疗效。MRD 阳性患者的 OS 和 PFS 均显著低于 MRD 阴性患者（病例 11 图 2B）。GIEMA 和 HOVON-SAKK 工作委员会已经将 MRD 作为 AML 患者缓解后治疗选择的一个重要参数；2017 版 ELN 指南已经将 MRD 作为临床参数写入其预后指标中。

（2）高危 AML 患者分子靶向治疗和免疫治疗　　AML 的靶向治疗主要包括分子靶向抑制剂和免疫治疗：前者主要包括 FMS 样酪氨酸激酶（FLT3）抑制剂，针对表观遗传学靶点的药物如 DNA 甲基化转移酶（DNMTs）抑制剂、异柠檬酸脱氢酶（IDH1/2）抑制剂和组蛋白去乙酰化酶（HDAC）抑制剂；后者主要包括以 CD33、CD123 为代表的单克隆抗体和嵌合抗原受体 T 细胞（CAR-T）免疫治疗。

①分子靶向抑制剂治疗

a. 靶向代谢和表观遗传学相关靶点：与表观遗传学相关的靶点包括 *DNMT3A*、*IDH1/2*、*EZH2*、*MLL-fusion* 蛋白、*TET2*。目前已获批准的药物有阿扎胞苷和地西他滨（靶向针对 DNMT3A），而 Ivosidenib 和 Enasidenib 靶向针对 *IDH1/2*，正在开展全球三期临床试验。Mims A 等研究发现对 46 例 AML 患者（其中 8 例具有 *DNMT3A* 突变），应用地西他滨治疗，总 CR 率为 41%，DNMT3A 突变阳性患者 CR 率为 75%，野生型患者 CR 率为 34%，并且突变阳性患者的 OS 明显延长（16.8 vs 11mo），由

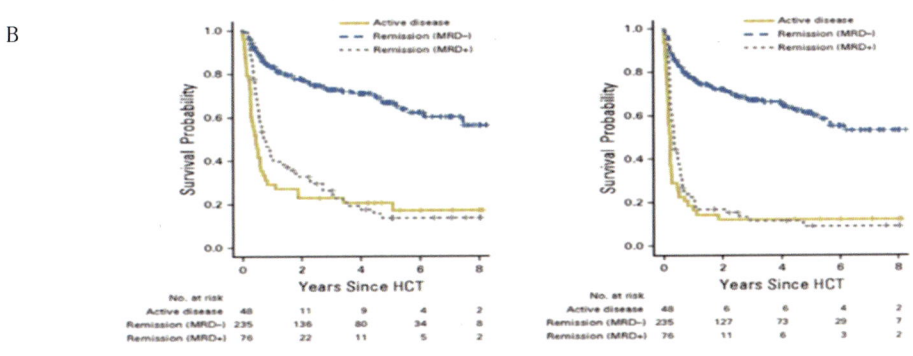

病例11图2　图A：HCT对达CR1的不同细胞遗产学分层患者OS的影响；图B：MRD对患者预后的影响

注：图1-2引自：Elihu HE, et al. Acute myeloid leukemia：2019 update on risk-stratification and management. Am J Hematol, 2018, 93（10）：1267-1291.

此说明地西他滨可以改善 *DNMT3A* 突变阳性AML患者的预后［Leukemia，2013，27（4）：871-878］。Enasidenib为美国FDA批准的第一个IDH2抑制剂。根据2018EHA会议报告，Enasidenib单药治疗AML的有效率为18%～35%，为携带 *IDH2* 突变的AML患者提供了一种新的治疗选择；另外，有研究发现IDH2抑制剂联合阿糖胞苷或者其他药物（如去甲基化药物），或联合免疫治疗可显著提高患者的总生存时间［J Hematol Oncol，2018，Jan 5］（病例11表4）。

b. BCL-2抑制剂 Venetoclax：BCL-2过表达导致AML细胞失去凋亡能力，是AML治疗的研究热门。在2018年ASCO和EHA会议上均有报道，Venetoclax（ABT-199）联合去甲基化药物或小剂量阿糖胞苷可将AML患者的缓解率提高至60%或70%以上。另外，从长期生存角度分析，Venetoclax联合地西他滨或阿扎胞苷可明显增加AML患者的总生存时间（≥12个月）。因此，现有研究结果表明：Venetoclax单药治疗难治/复发AML产生中等程度的治疗反应，联合治疗可以提供更深的缓解，

病例11表4　AML新分子靶向药物一览表

Examples of targeted drugs for AML

Target	Drug	Phase of development
PLKs	Volasertib	3
FLT3	Sorafenib	2
	Midostaurin (PKC412)	3
	Quizartinib (AC220)	3
	Crenolanib (CP868596)	2
	Gilteritinib (ASP2215)	3
	Lestaurtinib (CEP-701)	3
DNMTs	Azacitidine (5-Aza)	Approved
	Decitabine	Approved
	Guadecitabine (SGI-110)	3
	Sapacitabine (CYC682)	3
IDH2	AG-221	3
IDH1	AG-120	2
HDACs	Vorinostat	3
	Entinostat	2
BET	OTX015	1
DOT1L	Pinometostat (EPZ-2676)	1
LSD1	GSK2879552	1
CD33	GO	3
	SGN-33A	3
	CD33 CART	Preclinical
CD123	CSL362	Preclinical
	SL-401	Preclinical
	CD123 CART	Preclinical
PD-1	Nivolumab	2
CTLA4	Ipilimumab	2

PLKs polo-like kinases, *FLT3* Fms-like tyrosine kinase 3, *DNMTs* DNA methyl-transferases, *IDH* isocitrate dehydrogenase, *HDACs* histone deacetylases, *BET* bromodomain and extra-terminal motif, *DOT1L* disruptor of telomeric silencing 1-like, *LSD1* lysine-specific histone demethylase 1A, *PD-1* programmed cell death protein 1, *CTLA4* cytotoxic T-lymphocyte-associated protein 4

注：引自：Yang X, et al.Precision therapy for acute myeloid leukemia.J Hematol Oncol，2018，Jan 5.

同时显著延长AML患者的生存时间。目前在美国食品药品监督管理局（FDA）已批准开展由研究者发起的临床研究，主要纳入包括异基因造血干细胞移植（Allo-HSCT）后R/R AML患者，评估其疗效[Br J Clin Pharmacol.2019 Aug 30]。

其他分子靶向药物如volasertib、FLT3抑制剂（Midostaurin）、组蛋白去乙酰化酶抑制剂、CPX-351等同样表现出对R/R AML一定的疗效，其中Midostaurin已于2017年经美国FDA批准治疗复发难治AML患者，其余新药需要更多临床试验数据加以证实。

②免疫治疗

免疫治疗 AML 的主要形式包括抗体药物耦联、双抗（CD3 为基础的）、免疫检查点抑制剂、CAR-T（CAR-NK）。

a. 单抗 MAbs：当前，CD33 和 CD123 似乎是 AML 最有效的靶点，两者同时在白血病细胞和正常的造血干细胞上表达。抗 CD33 单抗 GO 最早用于治疗 AML 的临床试验，在 MRC AML15 的年轻 AML 患者试验的亚组分析以及后续的荟萃分析中，均强烈提示 GO 与强力化疗方案联合治疗 CBF-AML 具有明显的生存优势。另有研究发现，另一种抗 CD33 单抗 SGN-CD33A 联合去甲基化药物治疗老年初治 AML 完全缓解率高达 65%，具有潜在临床应用前景。针对 CD123 的单抗如 SCL362，SL-401 尚在临床试验阶段中（病例 11 表 5）。

病例11表5　单克隆抗体在AML中的应用一览表

Overview (digest) of conventional antibody constructs and toxin conjugates that are directed against LSC targets and have been developed for the treatment of AML.

Target	Name of Agent	Type of Antibody	Development Stage
CD33	Gemtuzumab ozogamicin (mylotarg)	ADC	Approved for treatment of AML
CD33	SGN-CD33 (lintuzumab)	ADC	Phase III (+CT) completed
CD33	SGN-CD33A (vadastuximab talirine)	ADC	Discontinued (toxicity)
CD33	IMGN779 (CD33-DGN462)	ADC	Phase I completed
CD33	Lintuzumab-^{90}Y	RADA	Phase I completed
CD33	Lintuzumab-^{213}Bi	RADA	Phase I/II completed
CD33	Lintuzumab-^{225}Ac	RADA	Phase I completed
CD45	Various radiolabeled antibodies combined with CT and HSCT	RADA	Phase I, I/II, or III completed/ongoing
CD123	CSL362	HmAb	Phase I completed
CD123	KHK2823	HmAb	Phase I, active, not recruiting
CD123	JNJ-56022473 (CSL362) (talacotuzumab)	HmAb *	Discontinued
CD123	SGN-CD123A	ADC	Phase I, terminated
CD123	IMGN632	ADC	Phase I, recruiting
CD123	SL-401 (tagraxofusp **)	TOX-C	Approved for treatment of plasmacytoid dendritic cell neoplasms
CD25	Denileukin diftitox ***	TOX-C	Marketing discontinued

* Talacotuzumab exhibits an engineered Fc region, which increases the binding affinity to Fc gamma receptors on NK cells, thereby promoting antibody-dependent cytotoxicity (ADCC). ** Tagraxofusp is a toxin conjugate (TOX-C) consisting of human interleukin-3 (IL-3) and a truncated diphtheria toxin. *** Denileukin diftitox (ontak) was a TOX-C containing IL-2 and diphtheria toxin. Abbreviations: LSC, leukemic stem cells; AML, acute myeloid leukemia; ADC, antibody-drug conjugate; RADA, radiolabeled antibody; HmAb, humanized monoclonal antibody; CT, chemotherapy; HSCT, hematopoietic stem cell transplantation; NK, natural killer.

注：引自：Peter V, Irina S, et al. Immunotherapy-Based Targeting and Elimination of Leukemic Stem Cells in AML and CML. Int J Mol Sci, 2019, 20（17）：4233.

b. 双抗体：为了提高靶向治疗疗效，采取直接衔接的双特异性的 T 细胞 CD3 和针对 CD33/CD123 的抗体治疗 AML（BiTE）。通常情况下，肿瘤细胞能够通过多种机制逃逸免疫系统的监视，BiTE 抗体不依赖主要组织相容性复合体 MHC1 类分子的限制，通过激活 CTL 细胞，克服了肿瘤细胞免疫逃逸机制，有效杀伤肿瘤细胞。部分已进入了临床 II 期试验研究（病例 11 表 6）。

病例11表6　双抗体药物在AML中的临床试验一览表

Bispecific antibodies currently tested in clinical trials in AML.

Name of Agent	Type of Agent	Target	Effector*	Phase	NCT
AMG330	BiTE	CD33	CD3	I	NCT02520427
AMG673	BiTE	CD33	CD3	I	NCT03224819
AMV564	Tandem diabody	CD33	CD3	I	NCT03144245
GEM333	Single-chain diabody	CD33	CD3	I	NCT03516760
161533**	TriKE	CD33	CD16	I/II	NCT03214666
MGD006 (flotetuzumab)	DART	CD123	CD3	I	NCT02152956
JNJ-63709178	DuoBody	CD123	CD3	I	NCT02715011
XmAb14045	X-mAb***	CD123	CD3	I	NCT02730312
MCLA-117	Biclonics****	CD371	CD3	I	NCT03038230

* Effector: Targeted molecule on the effector cells. ** 161533 is a CD33 x CD16 TriKE that contains an interleukin-15 (IL-15) cross-linker and thereby is considered to augment NK cell expansion and function and to correct NK cell dysfunction in AML. *** X-mAb are antibody constructs that include a bispecific Fc domain that serves as a scaffold for the two antigen-binding domains. **** Bispecific antibody that binds to CD3 to recruit T cells. Abbreviations: AML, acute myeloid leukemia; NCT, national clinical trial identifier; BiTE, bispecific T cell engagers; TriKE, tri-specific killer engager; DART, dual affinity retargeting antibody.

注：引自：Peter V, Irina S, et al. Immunotherapy-Based Targeting and Elimination of Leukemic Stem Cells in AML and CML. Int J Mol Sci, 2019, 20 (17).

c．CAR-T治疗：由于在AML治疗中所涉及的绝大多数抗原只是过表达的抗原，而非AML特异性的表面抗原，其对正常造血细胞的毒性强大且不可耐受，寻找理想的AML治疗靶点成为挑战。近几年CAR-T细胞治疗AML领域也有很多进展，2018年EHA会议上我国研究者一项研究表明，采用CD-33-CLL-1双靶点的CAR-T细胞治疗一名AML-M4型白血病患者快速诱导达完全缓解且安全性良好。提示CAR-T免疫治疗一方面可作为诱导缓解，桥接移植的策略；另一方面作为终极治疗，通过产生持续存在的CAR-T细胞，清除微小残留病灶。目前CAR-T技术治疗AML患者仍处于Ⅰ期临床研究，有待发展（病例11表7）。

病例11表7　细胞免疫CAR技术在AML中的临床试验一览表

Overview of strategies aimed at activating NK cells or applying (priming) NK cells or T cells as a therapeutic approach in patients with AML and CML.

Therapeutic Approach	Indication/Application
Standard therapies:	
Allogeneic hematopoietic stem cell transplantation (allo-HSCT)	Refractory or relapsed (R/R) AML and R/R advanced CML
Donor lymphocyte infusion (DLI)	Post allo-HSCT R/R AML and R/R CML after successful cytoreduction
Injection of IL-2 and histamine	Non-M3 AML-maintenance therapy
Experimental therapies *:	
Infusion of NK cells and/or T cells	R/R AML ** or AML in MRD
Infusion of allogeneic NK cells and/or T cells after HSCT	Post allo-HSCT R/R AML or R/R CML after successful re-induction
Infusion of antibody-primed T and/or NK cells	R/R AML ** or AML in MRD
Infusion of cytokine-activated T cells and/or NK cells (CIK)	R/R AML ** or AML in MRD
Infusion of CAR-T cells	R/R AML ** or AML in MRD
Infusion of CAR-NK cells	R/R AML ** or AML in MRD
Infusion of CIK CAR cells	R/R AML ** or AML in MRD

* These therapies are currently being tested in preclinical studies and/or clinical trials in patients with AML and/or other advanced myeloid neoplasms. ** In most instances, cell-based immunotherapy is combined with a de-bulking approach (polychemotherapy, hypomethylating agent, or cytostatic drug). Abbreviations: R/R, refractory/resistant; NK cells, natural killer cells; IL-2, interleukin-2; HSCT, hematopoietic stem cell transplantation; allo-HSCT, allogeneic HSCT; CML, chronic myeloid leukemia; CAR, chimeric antigen receptor; MRD, minimal residual disease; CIK, cytokine-induced killer cells.

注：引自：Peter V, Irina S, et al. Immunotherapy-Based Targeting and Elimination of Leukemic Stem Cells in AML and CML. Int J Mol Sci, 2019, 20 (17).

结论、治疗及随访

患者为年轻男性，AML-M5诊断明确，基因二代测序AML panel检测发现三基因突变[*DNMT3A*（+）、*IDH2*（+）、*ASXL1*（+）]。如前文所述，根据ELN AML预后分层，及对诱导治疗反应不佳，目前考虑患者为高危难治性AML患者。根据国际指南及我国AML诊疗共识，针对此类患者建议巩固化疗后尽快行异基因干细胞移植，且移植前MRD阴性患者后续复发风险明显较低。此外近年来，许多新靶向药物层出不穷，例如去甲基化药物、Bcl-2抑制剂等。鉴于目前患者情况，建议后续尽早行Allo-HSCT，移植前可行巩固强化治疗，推荐药物有阿扎胞苷、HHT，旨在尽可能加强患者移植前缓解深度。

后续治疗及随访：患者后行一疗程巩固强化治疗，具体方案为阿扎胞苷135mg 1次/天，d1～7 + Arac 25mg d1～d14 + HHT2mg d8～d14。后前往北京行Allo-HSCT，目前处于完全缓解状态，定期随访中。

参考文献

[1]Giuseppe V, et al.Genetic profiling in acute myeloid leukemia: a path to predicting treatment outcome.Expert Rev Hematol, 2018, 11（6）: 455-461.

[2]Elihu H E, et al.Acute myeloid leukemia: 2019 update on risk-stratification and management.Am J Hematol, 2018, 93（10）: 1267-1291.

[3]Yang X, et al.Precision therapy for acute myeloid leukemia.J Hematol Oncol, 2018.

[4]Peter V, Irina S, et al.Immunotherapy-Based Targeting and Elimination of Leukemic Stem Cells in AML and CML.Int J Mol Sci, 2019, 20（17）: 4233.

[5] Zhou F, Chao H, Lu X, et al.Characterizing the molecular cytogenetics in acute monocytic leukemia.Zhonghua Yi Xue Yi Chuan Xue Za Zhi, 2019, 36（6）: 556-560.

[6] Xing S, Wang B, et al.Cytogenetics and associated mutation profile in patients with acute monocytic leukemia.Int J Lab Hematol, 2019, 41（4）: 485-492.

[7]Ley T J, Ding L, et al.DNMT3A mutations in acute myeloid leukemia.

N Engl J Med, 2010, 363 (25): 2424-2433.

[8] Papaemmanuil E, Gerstung M, et al. Genomic Classification and Prognosis in Acute Myeloid Leukemia. N Engl J Med, 2016, 374 (23): 2209-2221.

[9] Xie M, Jiang Q, Li L, et al. HAG (Homoharringtonine, Cytarabine, G-CSF) Regimen for the Treatment of Acute Myeloid Leukemia and Myelodysplastic Syndrome: A Meta-Analysis with 2314 Participants. PLoS One, 2016, 11 (10): e0164238.

[10] Mims A, Walker A R, et al. Increased anti-leukemic activity of decitabine via AR-42-induced upregulation of miR-29b: a novel epigenetic-targeting approach in acute myeloid leukemia. Leukemia, 2013, 27 (4): 871-878.

（撰写者：虞文嫣　审阅者：糜坚青）

病例12

窦组织细胞增生伴巨大淋巴结病——Rosai-Dorfman病

病史简介

现病史

患者，女，18岁。主诉：反复发热、淋巴结肿大2年余。

患者于2017年10月发现左侧颈后淋巴结肿痛、皮温增高，鸽蛋大小、质韧、活动度可、无破溃，伴有低热，38℃左右，当时无咳嗽咳痰、无腹痛腹泻、无恶心呕吐等不适。起病初至当地社区卫生中心就诊，以上呼吸道感染处理，予以静脉抗生素治疗（具体药物不详），未见明显好转。随后县医院继续予抗感染治疗（具体药物不详）后热退、淋巴结疼痛消失，但淋巴结仍肿大，与发病时变化不大。后颈部淋巴结逐渐增大，2017年11月就诊于四川大学华西医院，查颈部淋巴结超声示双侧颈部淋巴结肿大伴结构异常，右侧较大约45mm×16mm，左侧较大约46mm×25mm，查血常规示白细胞计数20.32×10^9/L，中性粒细胞百分比85.3%，血红蛋白100g/L，血小板计数399×10^9/L。查骨穿细胞学：骨髓增生活跃，粒系增高占76%。细胞免疫分型：流式细胞术分析未见明显异常表型细胞群。骨髓病理：未见到异常肿瘤细胞，骨髓造血细胞增生尚可。2017年12月12日行淋巴结穿刺病理示良性淋巴组织增生性病变，考虑淋巴结窦组织细胞增生症（Rosai-Dorfman病）伴灶区IgG4阳性浆细胞数量增加。当地未予系统治疗，建议随访。

出院后患者仍有上述症状，平均每月发热1次，伴双侧多发颈部淋巴结肿大压痛，热退后压痛可消失，但淋巴结仍肿大。2018年3月16日就诊于成都中科甲状腺病医院，查B超示甲状腺双侧叶多发低回声结节，TI-RADS3类，双侧颈部多发淋巴结肿大，甲状腺功能正常，血常规示白细胞计数和中性粒细胞比例升高，血红蛋白77g/L较前下降，血小板正常。2018年3月22日就诊于四川省肿瘤医院再次行左颈淋巴结活检，病理示 S100（+），CD68，（+）CD1a（-），Ki67（5%～10%+），CD163（+），结合 HE 形态后左颈淋巴结病变考虑为 Rosai-Dorfman 病（窦组织细胞增生伴巨大淋巴结病）；血常规示血红蛋白 89g/L，较前有上升，未系统治疗，仅间断中药治疗，具体不详，但症状仍未好转，伴易疲劳、盗汗。

2018 年 6 月 29 日患者于北京友谊医院行淋巴结穿刺，病理可见增生活跃的淋巴细胞、浆细胞及巨噬细胞，倾向于 Rosai-Dorfman 病（具体见后）。免疫组化：CD30（-），CD163（+），CD68（+），S100（-），Ki67（10%+）。骨穿病理示骨髓造血组织增生活跃。颈胸腹盆 CT 示双侧颈部Ⅰ、Ⅱ、Ⅲ、Ⅳ、Ⅴ、Ⅵ区多发肿大淋巴结，口咽部周围及鼻咽顶后壁软组织增厚，考虑淋巴结增生可能性大，右侧斜裂及水平裂胸膜增厚，胸腔积液，纵隔内多发淋巴结、部分增大，双侧腹股沟多发小淋巴结。2018 年 7 月 11 日起予依托泊苷+甲强龙治疗，具体为：依托泊苷 100mg d1～3 静脉滴注；甲强龙 40mg d1～3 静脉滴注；依托泊苷 50mg 口服 d9、d12、d16、d19、d24、d31；强的松 60mg 口服 d1～21，d22～28 逐渐减量停药。

一个多月后（2018 年 8 月 29 日）患者再次入北京友谊医院复查颈胸腹盆 CT 提示颈部淋巴结部分较前变小，纵隔内多发淋巴结部分较前增大，口咽部周围及鼻咽顶后壁软组织增厚大致同前，双侧腹股沟区多发小淋巴结大致同前；腹部超声示脾大。当时查血红蛋白 71g/L，血小板 329×10^9/L，遂再次给予依托泊苷+甲强龙方案治疗，具体为：依托泊苷 100mg d1～3＋甲强龙 40mg d1～3 静脉滴注，辅以护胃、升白等对症支持治疗。经两程依托泊苷+甲强龙治疗后颈部淋巴结未见明显缩小。2018 年 12 月 19 日再次于北京友谊医院行右侧颈部淋巴结穿刺示淋巴组织反应性增生伴多量浆细胞浸润，免疫组化报告未见；结合良性病变，考虑随访，未再继续治疗。

患者回到当地仍有反复发热，每次间隔 15～60 天，热峰达 38.5℃，发热时有畏寒、无寒战，淋巴结出现红肿热痛，伴易疲劳、盗汗，偶有高热时鼻出血，无月经量增多，每于发热时（2019 年 1 月 28 日、2019 年 3 月 10 日、2019 年 3 月 29 日、2019 年 5 月 24 日、2019 年 7 月 12 日）在当地医院行依托泊苷+甲强龙及抗感染治疗维持后热退、淋巴结红肿消退。

2019 年 7 月起患者出现鼻塞，无血性分泌物或流涕，无头痛，鼻塞逐渐加重，其间患者自觉肿大淋巴结个数增多。2019 年 9 月 27 日于我院行淋巴结穿刺活检示左颈部淋巴结穿刺活检标本组织细胞增生性病变，结合免疫组化标记结果，符合 Rosai-Dorfman 病。免疫组化：组织细胞 S-100（+），CD68（+），PGM-1（+），CD1α（-），Langerin（-）；淋巴细胞 CD20（滤泡区+），CD79α（滤泡区+），CD3（滤泡外区+），CD5（滤泡外区+），Bcl-2（生发中心-），Bcl-6（生发中心+），

CD30（极个别+），Ki67（生发中心约70%+），ALK-1（-），CD10（-）；浆细胞CD38（+），CD79α（+），κ（部分+），λ（部分+），κ与λ比值未提示轻链限制性，IgG（+），IgG4（散在少数+）；CD21（FDC+）；EBV原位杂交：EBER（-）。2019年10月14日于上海市肿瘤医院行淋巴结活检，诊断尚未明确。2019年10月21日于我院进一步查PET-CT示鼻腔、鼻咽部黏膜增厚，代谢增高（SUVmax 7.6），双侧颌下、颈部、锁骨上、纵隔、右肺门多发淋巴结肿大伴代谢增高（SUVmax 9.3～10.3），骶骨、右侧髂骨溶骨性骨质破坏伴代谢增高（SUVmax 4.8～5.4），结合病史，考虑Rosai-Dorfman病相关性改变；脾大，代谢不高；左侧腹股沟稍高代谢淋巴结显示。现为了进一步诊治，门诊拟"局部淋巴结肿大"收入我科。

自发病以来，患者神清，精神软，易疲劳，睡眠好，胃纳差，二便正常，体重近两年来减轻15kg。

既往史

疾病史：否认高血压、糖尿病、冠心病、甲亢等慢性病史。
传染病史：2014年患水痘，中药治疗后痊愈。否认肝炎结核等传染病史。
预防接种史：随社会、按时接种。
手术外伤史：否认重大外伤史，淋巴结穿刺史见现病史。
输血史：自述北京友谊医院住院期间输注悬浮红细胞1U，具体不详。
药物、食物过敏史：否认。

个人史

出生生长于原籍，无疫水疫区接触史，否认烟酒等不良嗜好。
月经史：初潮14岁，月经规律，周期约28天，每次持续4～5天，发病后月经周期15～30天，量较前减少，无痛经，末次月经为2019年10月11日。

婚育史

未婚未育。

家族史

否认家族性遗传性疾病史。

入院体检

体温37.4℃，脉搏94次/分，呼吸21次/分，血压108/71mmHg。

神志清，精神欠佳，贫血貌。全身皮肤未见瘀点瘀斑，巩膜无黄染。双侧颈部及乳突区、颌下多发淋巴结肿大，无压痛、质韧，活动度可，无融合。胸廓对称无畸形，双侧语颤对称，双肺叩诊清，双下肺听诊呼吸音清，未闻及明显干湿啰音；心律齐，未及杂音；腹平软，无压痛及反跳痛；肝脾肋下未及；双下肢无水肿。

实验室检查

【血常规】

2017年11月28日：白细胞计数$20.32×10^9$/L↑，中性粒细胞百分比85.3%↑，血红蛋白100g/L↓，红细胞压积0.34↓，平均红细胞体积78.1fl↓，平均红细胞血红蛋白含量23.1pg↓，平均红细胞血红蛋白浓度295g/L↓，血小板计数$399×10^9$/L。

2018年3月16日：白细胞计数$13.92×10^9$/L，中性粒细胞百分比90%，血红蛋白77g/L↓，红细胞压积0.25↓，平均红细胞体积71.3fL↓，平均红细胞血红蛋白含量21.5pg↓，平均红细胞血红蛋白浓度301g/L↓，血小板计数$399×10^9$/L。

2018年3月22日：白细胞计数$12.8×10^9$/L↑，中性粒细胞百分比81.9%↑，血红蛋白89g/L↓，血小板计数$325×10^9$/L。

2018年8月30日：白细胞计数$7.79×10^9$/L，血红蛋白71g/L↓，血小板计数$329×10^9$/L。

2019年10月29日：白细胞计数$9.61×10^9$/L↑，中性粒细胞百分比85.8%↑，血红蛋白92g/L↓，红细胞压积0.316↓，平均红细胞体积73.1fl↓，平均红细胞血红蛋白含量21.3pg↓，平均红细胞血红蛋白浓度291g/L↓，血小板计数$426×10^9$/L。

【生化指标】 2019年10月29日，总蛋白89g/L↑，白蛋白36g/L，白球比例0.68↓，维生素B_6 24.5μmol/L（14.6～72.9μmol/L）。

【免疫指标】

2017年12月13日：自身免疫抗体阴性。

2018年8月30日：IgG 2280mg/dl↑（751～1560mg/dl），IgM 205mg/dl（46～304mg/dl），IgE 219U/ml↑（5.1～165.3U/ml），IgA 305mg/dl（82-453mg/dl）。

2017年12月13日：外周血流式CD3细胞亚群52.2%↓，CD4细胞亚群22.2%↓，CD8细胞亚群25.8%，CD4/CD8 0.86↓。

2019年10月29日：外周血流式CD3细胞亚群64.4%，CD4细胞亚群29.5%，CD8细胞亚群30.3%，CD4/CD8 0.97↓（1.00～2.50）。

2019年10月29日：IgG4 3.54g/L ↑（0.13～2.00g/L）。

【感染指标】

2017年11月28日：结核分枝杆菌γ-干扰素体外释放试验（T-N）0.1；EB病毒DNA实时荧光检测扩增阴性。

2018年8月30日：CMV抗体及DNA阴性。

2019年10月29日：抗CMV-IgM阳性，抗HSV-I IgM阳性，肺支抗体阳性。

【感染病原二代测序-外周血】检出溶血葡萄球菌、科氏葡萄球菌、HSV1、肺炎支原体。

【内分泌指标】2018年3月16日，甲状腺功能正常。

【溶血性贫血检测】

2019年10月31日：Coombs试验阴性，EPO 77.30mIU/mL ↑（4.3～29mIU/mL），结合珠蛋白206mg/dl ↑（36～195mg/dl），血铁2.6μmol/L ↓（9.1～27.1μmol/L），铁蛋白37.8ng/ml（11.0～306.8ng/ml），总铁结合力53.7μmol/L（45.6～80.6μmol/L）。

骨髓检查

2017年11月29日（华西医院）骨髓涂片：骨髓增生活跃，粒系增高占76%。细胞免疫分型：流式细胞术分析未见明显异常表型细胞群。骨髓活检：骨髓造血细胞增生尚可。造血组织与脂肪组织比例1:（1～1.5），粒红比约6:1，以粒细胞为主（MPO+），巨核细胞2～4个/HPF，三系细胞形态未见明显异常。另见少量淋巴细胞散在及小灶性分布。网状纤维染色：网状纤维不增加（MF-0）。免疫组化：淋巴细胞CD20(+，少数)，CD3(+，部分)，CD5(+，部分)，CD56(-)，粒酶B(-)，原位杂交EBER1/2(-)。

2018年7月10日（北京友谊医院）骨髓活检：镜下造血组织约占70%，三系可见，巨核细胞4-7个/HPF。免疫组化：CD3（散在+），CD20（散在+），CD61（散在+），CD71（少量+），MPO（部分+），CD34(-)，CD117(-)，S100(-)，CD68（散在+），骨髓造血组织增生活跃

2019年10月30日（我院）骨髓涂片：骨髓增生活跃，粒红比正常。粒、红、巨三系增生活跃；成熟红细胞可见轻度缗钱状排列见血小板散在或成簇可见。髓片中可见少数淋巴细胞形态欠佳。流式免疫分型：未见异常细胞浸润

影像学检查

【颈部淋巴结及甲状腺B超】2017年11月29日华西医院，双侧颈部淋巴结肿

大，结构异常（右侧较大约 45mm×16mm，左侧较大约 46mm×25mm）。甲状腺两侧叶结节；结节性甲状腺肿？

【甲状腺 B 超】 2018 年 3 月 16 日成都中科甲状腺病医院：甲状腺双侧叶多发低回声结节，TI-RADS3 类，双侧颈部多发淋巴结肿大。

【颈胸腹盆 CT】 2018 年 7 月 10 日北京友谊医院：①双侧颈部 I、II、III、IV、V、VI 区多发肿大淋巴结；②口咽部周围及鼻咽顶后壁软组织增厚，考虑淋巴结增生可能性大；③右侧斜裂及水平裂胸膜增厚，请结合临床；④胸腔积液；⑤纵隔内多发淋巴结、部分增大，请结合病史；⑥双侧腹股沟多发小淋巴结。

【颈胸腹盆 CT】 2018 年 8 月 29 日北京友谊医院：与 7 月 10 日老片相比，双侧颈部多发肿大淋巴结，部分较前变小；纵隔内多发淋巴结部分增大，较前部分淋巴结略增大；口咽部周围及鼻咽顶后壁软组织增厚，大致同前；右侧胸腔积液，较前略增多；盆腔内软组织密度影较前稍缩小，双侧腹股沟区多发小淋巴结，大致同前；右侧较前增大；盆腔积液。

【腹部超声】 2018 年 8 月 30 日北京友谊医院：脾大（厚约 4.4cm，长约 12.3cm）。

【PET-CT】 2019 年 10 月 21 日我院：①鼻腔、鼻咽部黏膜增厚，代谢增高；双侧颌下、颈部、锁骨上、纵隔、右肺门多发淋巴结肿大伴代谢增高；骶骨、右侧髂骨溶骨性骨质破坏伴代谢增高，结合病史，考虑 Rosai-Dorfman 病相关性改变；②脾大，代谢不高，建议结合临床；③左侧腹股沟稍高代谢淋巴结显示。

【淋巴结穿刺病理】

2017 年 12 月 12 日（华西医院）：良性淋巴组织增生性病变，淋巴结窦组织细胞增生症（Rosai-Dorfman 病）伴灶区 IgG4 阳性浆细胞数量增加。免疫组化：淋巴细胞 CD20(+，部分)，CD3(+，部分)，Ki67(+，20%～30%)，组织细胞 CD163(+)，CD68/PGM-1(+)，S100(+)、CD1a(-)，Langerin(-)，浆细胞 CD138(+)，IgG4(+，灶区 40～50 个/HPF)，Igλ（+，少数），Igκ（+ 部分），EBER1/2（-）。

2018 年 3 月 22 日（四川省肿瘤医院）："左颈淋巴结活检标本" S100（+），CD68（+），CD1a（-），Ki67（5%～10%+），CD163（+），结合 HE 形态后左颈淋巴结病变考虑为 Rosai-Dorfman 病（窦组织细胞增生伴巨大淋巴结病）。

2018 年 6 月 29 日（北京友谊医院）：增生活跃的淋巴细胞、浆细胞及巨噬细胞，倾向于 Rosai-Dorfman 病。免疫组化：CD30-，CD163+，CD68+，S100-，Ki6710%+。

2019 年 9 月 27 日（我院）："左颈部淋巴结穿刺活检标本"组织细胞增生性病变，结合免疫组化标记结果，符合 Rosai-Dorfman 病。免疫组化：组织细胞 S-100(+)，CD68(+)，PGM-1(+)，CD1α(-)，Langerin(-)；淋巴细胞 CD20(滤泡区 +)，

CD79α（滤泡区+），CD3（滤泡外区+），CD5（滤泡外区+），Bcl-2（生发中心-），Bcl-6（生发中心+），CD30（极个别+），Ki67（生发中心约70%+），ALK-1（-），CD10（-）；浆细胞CD38（+），CD79α（+），κ（部分+），λ（部分+），κ与λ比值未提示轻链限制性，IgG（+），IgG4（散在少数+）；CD21（FDC+）；EBV原位杂交：EBER（-）（病例12图1）。基因检测：KRAS、NRAS、PIK3CA、BRAF未检测到突变。

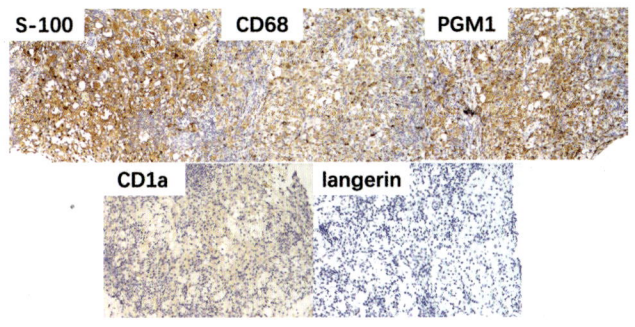

病例12图1　颈部淋巴结穿刺活检免疫组化

问题

1. 本病例为何诊断为窦组织细胞增生伴巨大淋巴结病（又称Rosai-Dorfman病，RDD）？
2. RDD是什么性质的疾病？
3. RDD可有哪些临床特征？贫血是否与RDD有关，或者由其他原因引起？
4. RDD的诊断要点是什么？如何与其他组织细胞疾病相鉴别？
5. RDD的发病机制是什么？
6. RDD有哪些治疗手段？预后如何？

讨论与分析

1. 诊断　患者青年女性，以反复发热、淋巴结肿大为主要表现，伴有盗汗、易疲劳，伴有鼻塞。通过淋巴结活检，病理提示组织细胞增生性病变，结合免疫组化所示S-100（+），CD68（+），CD1a（-）表型，多次诊断为Rosai-Dorfman病。曾行多次依托泊苷＋甲强龙方案治疗，效果欠佳。本次发病，我院再次予颈部淋巴结活检，病理支持原诊断，根据影像学检查，病灶范围包括双侧颌下、颈部、锁骨上、纵隔、右肺门多处淋巴结，鼻腔、鼻咽部黏膜，及骶骨、右侧髂骨结外累及。

2. RDD 的性质　Rosai-Dorfman 病（Rosai-Dorfman disease，RDD）是一种罕见的原因不明的良性组织细胞增生性疾病。主要特征是窦组织细胞增生伴淋巴结肿大，以及组织细胞内有完整的淋巴细胞的现象，故又称伴巨大淋巴结病窦组织细胞增生症。在 2016 年对组织细胞增生症修订后的分类中，将组织细胞增生症分为 5 类（病例 12 图 2）：①L 组：与 Langerhans 相关的疾病；②C 组：皮肤和黏膜皮肤疾病；③R 组：Rosai-Dorfman 病；④M 组：恶性组织细胞病；⑤H 组：噬血细胞性淋巴组织细胞增生症和巨噬细胞活化综合征。（病例 12 表 1）RDD 目前已与其他非朗格汉斯组织细胞增生症明显区分开，经典型的 RDD 仅包含淋巴结病灶，淋巴结外的 RDD 可累及皮肤、鼻腔、骨、软组织、眼部组织等，根据伴随疾病又可分为肿瘤或免疫相关的 RDD。

3. RDD 的临床特征　RDD 主要发生于儿童或青年，80% 的确诊患者年龄＜20 岁，但是也有中老年人确诊的案例。临床上 RDD 最常见的表现是存在体积较大的颈部淋巴结肿大（占病例的 90%），通常为双侧且无痛，淋巴结肿大也常见于其他部位，尤其是腋窝、纵隔和腹膜后淋巴结。RDD 也可累及淋巴结外部位（病例 12 图 3）：在一项 64 例患者的研究中，最常累及（52%）的结外部位是皮肤和皮下组织；其次为骨累及（25%）和头颈部器官累及（22%）；肾脏、中枢系统、乳腺、肺、肝、睾丸、脾脏、肾上腺、胃肠道累及相对少见（＜10%）。以下对各结外部位累及的临床特征分别阐述。

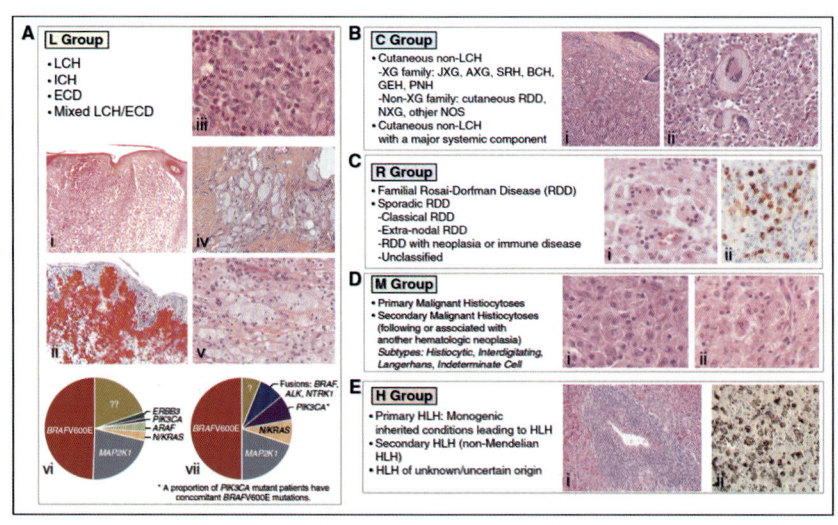

病例12图2　组织细胞增生症的分类

注：引自：Emile JF, et al.Revised classification of histiocytoses and neoplasms macrophage-dendritic cell lineages.Blood, 2016, 127(22): 2672-2681.

病例12表1　组织细胞增生症的分类及RDD的分类

Classification révisée des histiocytoses (d'après Emile et al., 2016).

Histiocytoses du groupe L
　　Histiocytose Langerhansienne
　　Maladie d'Erdheim-Chester
　　Formes mixtes
Histiocytoses du groupe C
　　Histiocytoses cutanées non Langerhansiennes
　　Histiocytoses cutanées non Langerhansiennes avec composant systémique extra-cutané
Histiocytoses du groupe R
　　Maladie de DRD familiale (associée à un syndrome H OMIM #602782 ou associée à un déficit en Fas-ligand OMIM #601859)
　　Maladie de DRD classique, avec ou sans IgG4
　　Maladie de DRD extranodale
　　Maladie de DRD associée à une néoplasie
　　Maladie de DRD associée à une auto-immunité
Histiocytoses du groupe M (histiocytoses malignes)
Histiocytoses du groupe H (lymphohistiocytoses hémophagocytaires)

注：引自：Cohen Aubart F, et al.Rosai-Dorfman disease: Diagnosis and therapeutic challenges.Rev Med Interne, 2018, 39 (8): 635-640.

（1）皮肤和皮下组织：该类型最常见的表现特征是皮下结节，呈单发或多发，可出现在身体的各个部位（颜面部、胸部、背部、手臂和大腿），皮肤色泽改变以暗红、褐红居多，部分呈淡红或鲜红色。Kong等将皮肤型RDD分为3种基本类型：丘疹结节型、斑块型及肿瘤型。丘疹结节型主要表现为群集分布的丘疹或结节，呈红色、紫红色或者褐色，随病情发展丘疹或者结节可融合形成紫红色疣状斑块；斑块型相对少见，可表现为浸润性斑块，边界清晰，周围可有散在结节样卫星病灶；肿瘤型主要表现为红色肿块，周围可见小结节样卫星灶，中央可有溃疡。

（2）骨骼：RDD的骨损伤可有多种表现，通常是溶骨性病变，位于髓腔中心，偶尔也可见硬化性病变，可伴发软组织肿胀。RDD骨累及最常见于长骨、脊柱和盆骨，可表现为单个病灶。长骨受累患者通常没有骨痛表现，但在脊柱或骨盆骨受累的患者中骨痛很常见。

（3）头颈部：RDD头颈部的结外累及主要包括眼、耳鼻喉和口腔的损害。眼部病变包括泪腺、眼睑、泪腺、结膜、角膜以及葡萄膜受累，主要表现为眼眶无痛性肿块或眼球突出，病变压迫性视神经可引起严重的视力损害。耳鼻喉区病变常累及鼻腔、鼻窦和腮腺，在亚洲患者中较常见，可能会因梗阻而影响预后（尤其在喉部累及中）。口腔病变可表现为软硬腭结节，牙龈和口腔黏膜肿胀，舌体增大，口咽黏膜增厚，扁桃体增大或频繁发作扁桃体炎。

（4）肾脏：肾脏RDD最常见的是孤立的实质性肿块或结节，少见的是肾周包膜病变，没有Erdheim-Chester病典型的"多毛肾"外观。可表现为血尿、腰痛、由淀粉样变性或肾静脉血栓形成引起的肾病综合征以及肾积水引发的输尿管梗阻，很少因 RDD 引起肾衰竭。

（5）中枢神经系统：不足 5% 的 RDD 病例存在中枢神经系统受累，其中 75% 发生在颅内，25% 为脊柱病变。中枢神经系统 RDD 中，以老年患者多见，常无淋巴结肿大，表现为头痛、癫痫、运动障碍或感觉障碍，颅脑神经损伤通常持续数周或数月。家族性 RDD 与听神经损害有关，常有听力下降、耳聋表现。颅内 RDD 最常见的影像学表现是均匀增强的硬脑膜肿块，与脑膜瘤相似。RDD 可引起弥漫性硬脑膜炎，实质性病变通常累及脑干和脑桥；脑脊液改变常不明显，但也可表现为淋巴细胞增多、蛋白质含量升高和葡萄糖含量降低。脊柱病变在颈部和胸部区域最常见，并可出现相关脊髓压迫症状。

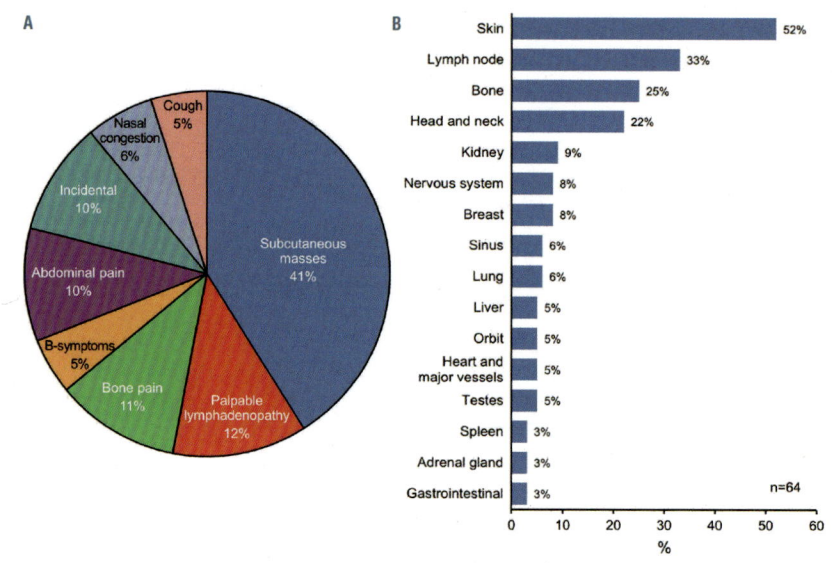

病例12图3　RDD常见的临床表现和结外累及部位

注：引自：Goyal G, et al. Clinicopathological features, treatment approaches, and outcomes in Rosai-Dorfman disease. Haematologica, 2020, 105（2）：348-357.

（6）其他部位：肺部累及常有慢性干咳症状，严重者可有进行性呼吸困难或急性呼吸衰竭，影像学表现多样，可表现为间质性肺病、肺结节、肉芽肿性多血管炎、分枝杆菌和真菌感染、胸腔积液等，肺功能检查有阻塞性通气功能障碍。睾丸受累非常罕见，表现为睾丸疼痛或附睾肿块，也可表现为睾丸的弥散性增大和硬化，伴或不伴疼痛。胃肠道累及常并发淋巴结肿大或其他结外病变，胃肠道 RDD 可单发也可节段性受累，最常发生于回盲区、阑尾和结肠，表现为便血、便秘、腹痛、腹部肿块和肠梗阻。胰腺、脾脏、肝脏等部位也可受累，但非常罕见。

实验室检查方面，70% 的病例存在多克隆高丙种球蛋白血症，通常＞ 20g/L；大约 2/3 的 RDD 病例中存在炎症反应综合征，可表现为高 α_2 球蛋白血症、低白蛋白血症和小细胞性贫血；在1/3的患者中观察到白细胞计数和嗜中性粒细胞比例升高；在10%～15%的病例中发现自身免疫指标的异常，以类风湿因子阳性、抗核抗体阳性、狼疮指标阳性、Coombs试验阳性最为常见，伴或不伴相关临床表现，但是许多患者在诊断时可无实验室指标异常。本病例主要表现为淋巴结肿大、反复发热，伴白、球蛋白比例下降及贫血。

本例患者出现贫血，与RDD有关吗？临床上常见的小细胞低色素性贫血，需要考虑的有①缺铁性贫血：是体内贮存铁消耗殆尽，红细胞的成熟受到影响的贫血，其特征为血清铁降低、铁蛋白降低、总铁结合力升高。该患者近期有鼻出血、纳差，有铁摄入不足可能；年轻女性，可因月经过多导致铁丢失，结合患者实验室检查，血清铁低，该诊断不能除外。②慢性病性贫血：慢性感染或炎症会对铁代谢造成影响，其特征为血清铁降低、铁蛋白正常或升高、总铁结合力降低。该患者患有RDD，血清铁低，该诊断不能除外。③铁粒幼细胞贫血：是血红素合成障碍和铁利用不良，伴有红细胞无效生成而导致的一类贫血。骨髓中可见铁粒幼细胞显著增多，细胞中的铁小粒在核周围排列成环状，外周血中的红细胞呈明显的低色素特征，血清铁浓度显著增高。该患者无异烟肼、氯霉素等药物应用史，骨髓检查未见特征性表现，该诊断暂不考虑。④地中海贫血：由于珠蛋白基因的缺陷，血红蛋白中的珠蛋白肽链有一种或几种合成减少或不能合成，表现为不同程度的慢性进行性溶血性贫血。地中海贫血主要分布在以广东、广西为主的长江以南地区，患者常有家族史。血涂片中可见多数靶形红细胞。结合患者个人史、家族史及实验室检查结果，该诊断暂不考虑。

影像学检查方面，^{18}F-FDG PET/CT检查可见受累部位代谢亢进表现，能够提示临床体检和简单的胸-腹-骨盆CT难以发觉的病灶（尤其是眼眶、骨骼、神经和皮下部位）。PET/CT可协助疾病诊断和受累范围评估，但作为随访检查的价值尚未得到证实。本病例通过PET/CT检查发现有骨骼及鼻腔累及。

4. RDD的诊断要点是什么？如何与其他组织细胞疾病相鉴别？

RDD的确诊需要通过病理学分析。如病理标本为淋巴结组织，则表现为淋巴结被膜变厚，但淋巴结结构轮廓尚存，淋巴窦高度扩张，淋巴结内部颜色深浅不一，深色区域见大量淋巴细胞和浆细胞浸润，可形成淋巴滤泡；浅色区域可见扩张窦内淋巴细胞或红细胞渗入。如病理标本为淋巴结外组织，则表现为浆细胞增多的纤维化慢性炎症改变。高倍镜下可观察到特征性的RDD细胞，形态一致，分化良好；核较大，空泡状，圆形或卵圆形；胞质丰富淡红染，多数在胞质中可见完好的淋巴细胞、浆细胞及中性粒细胞，称为淋巴细胞伸入现象（emperipolesis）（病例12图4）。

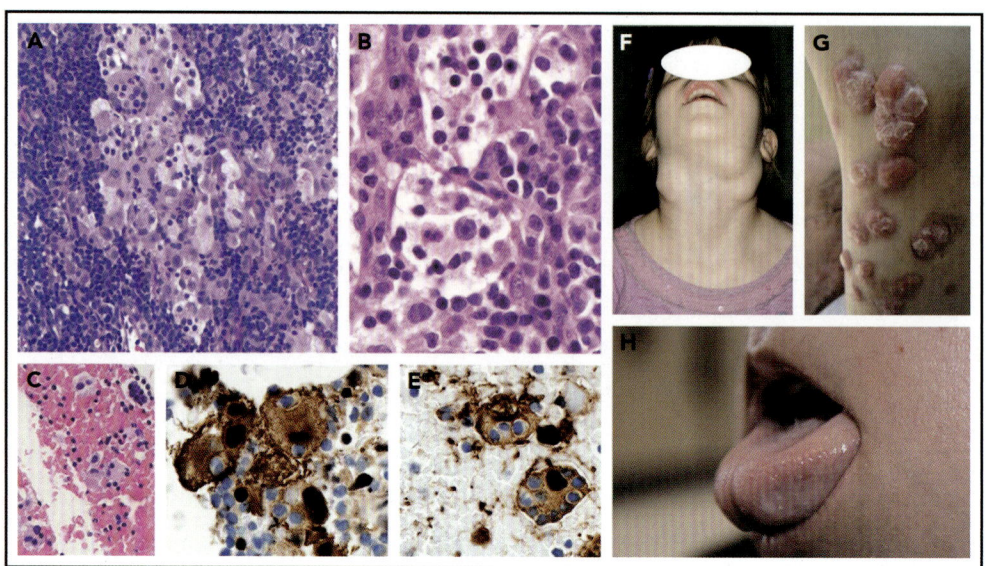

Figure 2. Pathologic and clinical features of RDD. (A-E) Representative images of nodal RDD from tissue biopsies (A-B) and fine-needle aspiration (C-E). (A) Mixed RDD/LCH case with sinus expansion. The large RDD histiocytes display conspicuous emperipolesis with pale cytoplasm, as compared with the intermixed LCH cells with dense eosinophilic cytoplasm and convoluted nuclei (original magnification [OM] ×400; hematoxylin and eosin [H&E] stain). (B) The RDD histiocytes show pale watery-clear cytoplasm, a central round nucleus with a conspicuous nucleolus, and emperipolesis (OM ×1000; H&E stain). Cell block preparation shows clusters of RDD histiocytes (OM ×400; H&E stain) (C), with nuclear and cytoplasmic staining for S100 (OM ×1000) (D) and fascin (OM ×1000) (E); the trafficking intact leukocytes are negative. (F) A child with immunodeficiency and RDD with massive cervical lymphadenopathy. (G) RDD of the skin showing red nodular lesions. (H) Tongue enlargement resulting from oral RDD.

病例12图4　RDD常见的组织学特征和异质性临床表现

注：引自：Abla O, et al. Consensus recommendations for the diagnosis and clinical management of Rosai-Dorfman-Destombes disease. Blood, 2018, 131 (26): 2877-2890.

免疫组织化学分析可以确认增殖的组织细胞性质。RDD组织细胞表达所有泛巨噬细胞标记（CD68，HAM56，CD14，CD64，CD15）以及与巨噬细胞功能相关的标记（CD64，FcgR）。CD163（血红蛋白清除受体）和S100也呈阳性标记，尤其是S100的强表达，与其在Erdheim-Chester病中弱表达或不表达的特征不同。CD1a和Langerin表达的缺失将其与Langerhans细胞组织细胞增生症相区分。CD21、CD23和CD35的阴性标记是其不同于滤泡树突状细胞增殖性疾病的特征。

RDD需与以下疾病相鉴别：

（1）其他组织细胞疾病：临床上RDD需要与多种肿瘤相鉴别，包括淋巴瘤或癌性淋巴结转移。但是，组织学上唯一需要鉴别的是其他组织细胞增生症。RDD中泡沫组织细胞的稀缺可与Erdheim-Chester病相鉴别。淋巴细胞伸入现象的存在可区别于Erdheim-Chester病或"反应性"窦组织细胞增生。免疫组化分析可以将RDD与Langerhans细胞组织细胞增生症和Erdheim-Chester病明确区分（病例12表2）。

病例12表2　RDD与其他组织细胞疾病的组织学特征相鉴别

TABLE 1. Key Features of Histiocytic Neoplasms Based on the Literature and the Mayo Clinic Cohort

Feature	ECD	LCH	RDD
Retroperitoneum, including kidneys	40%-50% (perinephric infiltration "hairy kidneys" with extension to renal pelvis and ureters causing renal failure; adrenal infiltration)	Rarely reported	5%-10% (commonly hilar masses; subcapsular infiltration; rarely perinephric coating)
Lymph nodes	Never reported	5%-10% (rarely isolated)	30%-50% (may present as isolated or generalized lymphadenopathy)
Orbits	30% (orbital masses)	Never reported	5% (orbital masses, sometimes involving the optic nerve)
Histopathologic characteristics[a]			
CD68	+	+	+
CD163	+	−/+	+
S100	−/+	+/−	+
CD1a	−	+	−
Langerin	−	+	−
Factor XIIIa	+	+	−/+
BRAF V600E[b]	+/−	+/−	−

[a] When positive, the immunohistochemical markers generally highlight all the lesional histiocytes of ECD, RDD, and LCH while being negative in the background reactive infiltrate. Patients with overlap disease (ECD-LCH or ECD-RDD) may present with features of both disorders.
[b] BRAF V600E testing by immunohistochemical analysis may have insufficient sensitivity to detect the mutant protein in histiocytic neoplasms. Molecular testing methods are recommended to definitely exclude a mutation.
DI = diabetes insipidus; ECD = Erdheim-Chester disease; HRCT = high-resolution computed tomography; LCH = Langerhans cell histiocytosis; MRI = magnetic resonance imaging; RDD = Rosai-Dorfman disease.

注：引自：Goyal G, et al. The Mayo Clinic Histiocytosis Working Group Consensus Statement for the Diagnosis and Evaluation of Adult Patients With Histiocytic Neoplasms: Erdheim-Chester Disease, Langerhans Cell Histiocytosis, and Rosai-Dorfman Disease. Mayo Clin Proc, 2019, 94 (10): 2054-2071.

（2）感染相关疾病：对于耳、鼻、喉区的病灶，应该与鼻硬结病相区分，该病病程很长，可达20～30年，大多原发于鼻腔前部，少数原发于咽、喉、气管等处，可出现卡他、声嘶、呼吸困难等相应症状，需通过病理进行鉴别，同时应仔细检查Frisch杆菌的存在。对于黏膜区的病灶，需要与软斑病相区分，该病以慢性非特异性肉芽肿性炎为特点，常见的致病病原体包括大肠杆菌、结核杆菌、变形杆菌和金黄色葡萄球菌等。本病例患者外周血中检出溶血葡萄球菌、科氏葡萄球菌、肺炎支原体、HSV1，以上病原体感染均可引起发热，但通常无淋巴结肿大表现。

（3）IgG4相关性疾病：病理表现为IgG_4^+比例＞40%，每高倍镜视野下IgG^+浆细胞＞100个。一些研究亦显示某些RDD与IgG4相关性疾病有关。从组织学上讲，这两类疾病都具有明显的纤维化表现，有时还有明显的浆细胞浸润。在一些RDD病变中发现了大量IgG4浆细胞，提出了这两个类别存在重叠综合征的可能。在Menon等报道的70例RDD病例研究中，有17%出现浆细胞浸润，并有较高水平的IgG4表达。这些特殊病例主要是男性，相比没有IgG4浸润的病例（平均年龄27岁），平均年龄较大（55岁）。这些发现基本上都基于组织学分析，尚没有足够的临床数据支持。但是这两类疾病的鉴别很重要，对于IgG4相关性疾病，皮质类固醇治疗通常非常有效。本病例淋巴结组织无IgG4浸润，外周血IgG4轻度升高，不考虑该诊断。

（4）继发于RDD的肿瘤：在个别病例中发现，确诊RDD后可迅速发生淋巴瘤。

这表明，与Castleman病一样，有部分RDD处于细胞恶性增生的危险中，特别是非霍奇金淋巴瘤的发生。因此当临床出现这类异常情况时，尤其是病情明显恶化时，需要对病灶重新活检和病理分析。

5. RDD的发病机制是什么？

目前RDD的病因和发病机制尚不明确。尽管尚未证实其确切联系，但已有研究表明RDD与病毒感染相关，例如疱疹病毒、EB病毒、巨细胞病毒和人免疫缺陷病毒。

鉴于在Langerhans细胞组织细胞增生症和Erdheim-Chester病中发现了BRAF-V600E的突变，也有研究分析了RDD组织样本，但并未发现同样的特征。Diamond等通过全外显子组测序和（或）RNA测序对37例BRAF-V600E野生型的非朗格汉斯细胞组织细胞增生症的病例进行研究，证实了存在MAP2K1（32%）、NRAS（16%）、KRAS（11%）、PIK3CA（8%）和ARAF（3%）的突变（病例12图5）。在所有类型的非Langerhans细胞组织细胞增生症中，包括8例RDD患者，其中多数50%涉及KRAS，NRAS或ARAF突变。

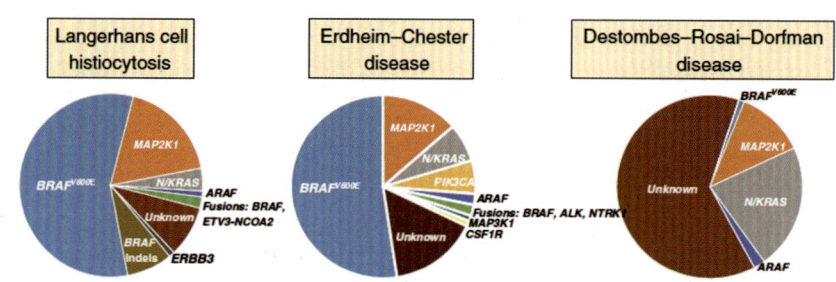

病例12图5　组织细胞增生病的相关基因突变

注：引自：Papo M, et al. Systemic Histiocytosis (Langerhans Cell Histiocytosis, Erdheim-Chester Disease, Destombes-Rosai-Dorfman Disease): from Oncogenic Mutations to Inflammatory Disorders. Curr Oncol Rep, 2019, 21 (7): 62.

基于这些突变的发现，RAS/RAF/MAPK/ERK途径被进一步证实参与了部分RDD的发病过程（病例12图6）。MAPK/ERK信号通路通过调节多种转录因子的活性，调控许多基本的细胞生物过程，包括增殖、分化、凋亡和存活。这些发现在RDD的诊断中具有重要价值，也使难治或侵袭性RDD患者有可能从靶向治疗中获益。

6. RDD的治疗和预后　目前针对RDD尚无统一的治疗指南，提倡针对个体情况进行治疗。因此，"一线"和"二线"治疗的概念并不适用于RDD。以下对RDD的治疗策略和临床管理建议进行介绍（病例12图7）。

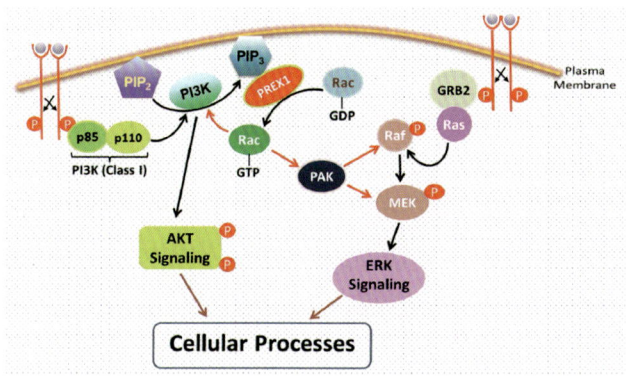

病例12图6　MAPK/ERK信号通路

注：引自：Cao Z, et al.AKT and ERK dual inhibitors：The way forward？Cancer Lett，2019，459：30-40.

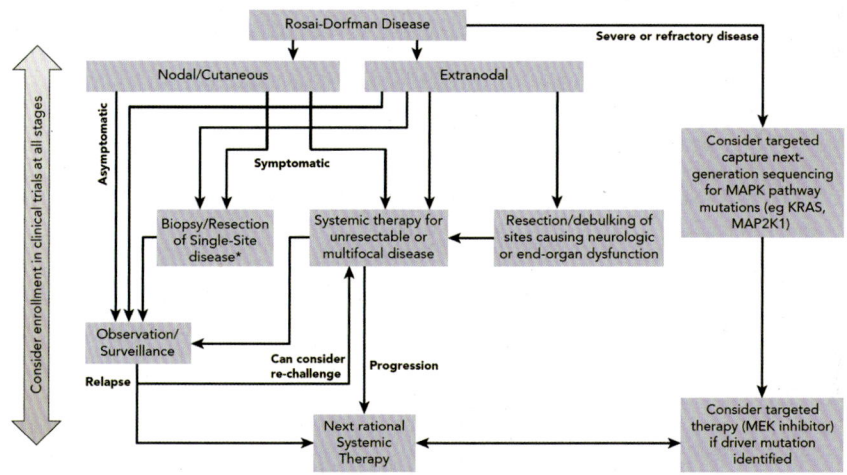

病例12图7　RDD的诊断处理建议

注：引自：Abla O, et al.Consensus recommendations for the diagnosis and clinical management of Rosai-Dorfman-Destombes disease.Blood，2018，131（26）：2877-2890.

在明确RDD诊断后，许多情况下观察随访是合理的，因为20%～50%的淋巴结RDD/皮肤RDD患者会自发缓解。此策略适用于无并发症的淋巴结RDD，无症状的皮肤RDD以及不影响重要脏器功能或无明显症状的其他部位RDD。

（1）手术治疗：适用于单灶性RDD的病灶切除，并且对上呼吸道阻塞、脊髓压迫或引起器官损害的巨大病灶进行减瘤。已有报道证实，在孤立病灶的颅内RDD中，仅通过手术切除即可获得长期缓解。对于皮肤RDD患者，手术治疗效果较好，术后不易复发。在多灶性RDD的情况下，通常应用联合治疗，对于影响神经系统或器官功能的病灶仍可采用手术切除。

（2）皮质类固醇：皮质类固醇通常可有效缩小反应性增大的淋巴结和减轻症状。最佳的皮质类固醇（泼尼松或地塞米松）的用量和用药时间尚不清楚。泼尼松（40～70mg/d）在眼眶、中枢神经系统和骨RDD中已经可产生完全或部分反应。地塞米松（8～20mg/d）对中枢神经系统RDD和肺门淋巴结RDD证实有效。有报道称，类固醇皮质激素对累及眼眶、气管、肾脏或软组织的RDD治疗效果欠佳，且短暂停药后，RDD有复发的可能。Abla等认为结外型RDD类固醇皮质激素治疗后容易复发。

（3）西罗莫司：mTOR是控制免疫细胞增殖和细胞因子产生的关键途径。有研究发现，mTOR抑制剂西罗莫司对皮质类固醇产生耐药性的RDD患者和复发性自身免疫性血细胞减少症的儿童治疗有效，成人用药推荐2.5mg/d持续18个月，然后逐渐减量并维持至少6个月，可有效防止复发。但应用于自身免疫相关RDD的治疗，尚需进一步研究。

（4）化疗：适用于难治复发性RDD患者的治疗，也可用于危及生命的播散型RDD初始治疗。有研究报道，单剂6-硫鸟嘌呤可有效治疗眼眶和颅内RDD，单剂长春新碱和低剂量甲氨蝶呤对难治性皮肤RDD治疗有效。治疗难治复发性RDD的有效联合用药方案有甲氨蝶呤/长春新碱/6-硫鸟嘌呤、长春新碱/泼尼松/甲氨蝶呤/6-硫鸟嘌呤或长春瑞滨/甲氨蝶呤3种方案。甲氨蝶呤/长春新碱/6-硫鸟嘌呤可用于治疗皮质类固醇难治性疾病或类固醇禁忌患者。蒽环类和烷化剂对难治复发性RDD几乎无效，而长春新碱仅对部分患者有效。核苷类似物克拉屈滨和氯法拉滨被证实对RDD的治疗有效，通过抑制白细胞介素-6、白细胞介素-1β前体和肿瘤坏死因子-α的产生而损害单核细胞的功能。克拉屈滨[（2.1～5mg/kg·d，连续5天，28天为1个周期，持续6个月）]，能有效治疗复发难治性系统性RDD。有关氯法拉滨治疗组织细胞疾病（包括RDD在内）患者疗效和安全性的前瞻性研究正在进行中。化疗可引起骨髓抑制和感染，故应慎用。

（5）免疫调节治疗：肿瘤坏死因子-α抑制剂沙利度胺和来那度胺在RDD中显示出良好的治疗效果，来那度胺的神经毒性和皮肤不良反应（如皮疹、神经病变）较沙利度胺轻，但骨髓抑制较强。来那度胺在一例复发难治的淋巴结和骨累及RDD的成年人中有出色的治疗效果。目前，对沙利度胺治疗RDD报道较少，最佳用药剂量和持续时间尚不清楚。利妥昔单抗在复发难治性的自身免疫相关RDD中取得了很好的疗效。

（6）靶向治疗：甲磺酸伊马替尼属酪氨酸激酶抑制剂，在一名难治性RDD患者中显示出一定的效果。通过免疫组化，病变组织细胞的伊马替尼靶蛋白PDGFRB和KIT呈阳性，但未发现并发突变。在RDD中未观察到BRAF-V600E突变，因此，使用BRAF抑制剂是不必要的。在BRAF野生型Erdheim-Chester病和具有KRAS突变RDD的动物模型中，MEK抑制作用已显示出初步效果。Cobimetinib的一项针对包括RDD在内的BRAF野生型组织细胞病患者的2期临床试验正在进行中，其早期结果令人鼓舞。然而，目前尚未确定肿瘤细胞测序和靶向治疗的广泛适用性。

（7）放疗：对RDD有一定的疗效，尤其是对于缓解颈淋巴结肿大所致气管阻塞患者局部症状。放疗可用于其他治疗禁忌或经手术切除后复发的孤立性病灶。目前，未建立标准的RDD放疗剂量，多采用30～50Gy。

对于RDD，类固醇或其他全身疗法的最佳疗程尚不清楚。假设耐受且良好，需进行6～12个月的全身治疗，然后观察治疗的反应，目前数据尚不足以详细描述RDD的预后。Foucar等在1990年报道的最大病例研究中，238例患者中有17例（7%）死于疾病的直接并发症，如感染或淀粉样变性病；Pulsoni等在2002年亦总结了80例RDD患者的预后，其中有10例（12%）死于RDD。多灶性和结外性RDD，尤其是有肾、肝、肺累及的患者，常表现出不良预后。合理的全身化疗、靶向治疗和新型药物研究将可能使这些复发难治患者获益。

结论、治疗与随访

患者青年女性，以反复发热、淋巴结肿大为主要表现，通过淋巴结病理活检确诊Rosai-Dorfman病，累及鼻腔及骨骼，不伴KRAS、NRAS、PIK3CA或BRAF突变。患者曾行淋巴结清扫术，术后仍复发，且手术有损伤颈部神经及血管风险，术后水肿可能；曾多次依托泊苷、甲强龙方案治疗，但效果欠佳；故我们给予美罗华联合来那度胺治疗2疗程，患者未再发热，颈部淋巴结较前缩小。出院至今4个月余，病情未再反复。

参考文献

[1] Emile J F, et al. Revised classification of histiocytoses and neoplasms of the macrophage-dendritic cell lineages. Blood, 2016, 127 (22): 2672-2681.

[2] Cohen A F, et al. Rosai-Dorfman disease: Diagnosis and therapeutic challenges. Rev Med Interne, 2018, 39 (8): 635-640.

[3] Kong Y, et al. Cutaneous Rosai-Dorfman disease, a clinical and histopathologic study of 25 cases in China[J]. 2007, 31 (3): 341-350.

[4] Tan S, et al. Systemic Rosai-Dorfman disease with central nervous system involvement. Int J Neurosci, 2018, 128 (2): 192-197.

[5] Goyal G, et al. Clinicopathological features, treatment

approaches, and outcomes in Rosai-Dorfman disease. Haematologica, 2020, 105 (2): 348-357.

[6]Menon MP, et al. A subset of Rosai-Dorfman disease cases show increased IgG4-positive plasma cells: another red herring or a true association with IgG4-related disease? Histopathology, 2014, 64 (3): 455-459.

[7]Abla O, et al. Consensus recommendations for the diagnosis and clinical management of Rosai-Dorfman-Destombes disease. Blood, 2018, 131 (26): 2877-2890.

[8]Goyal G, et al. The Mayo Clinic Histiocytosis Working Group Consensus Statement for the Diagnosis and Evaluation of Adult Patients With Histiocytic Neoplasms: Erdheim-Chester Disease, Langerhans Cell Histiocytosis, and Rosai-Dorfman Disease. Mayo Clin Proc, 2019, 94 (10): 2054-2071.

[9]Papo M, et al. Systemic Histiocytosis (Langerhans Cell Histiocytosis, Erdheim-Chester Disease, Destombes-Rosai-Dorfman Disease): from Oncogenic Mutations to Inflammatory Disorders. Curr Oncol Rep, 2019, 21 (7): 62.

[10]Sathyanarayanan V, et al. Rosai-Dorfman Disease: The MD Anderson Cancer Center Experience. Clin Lymphoma Myeloma Leuk, 2019, 19 (11): 709-714.

（编写者：沈 容 审阅者：张苏江）

病例13

免疫组化ALK阴性，FISH检测ALK阳性的间变大细胞淋巴瘤

病史简介

患者，男，18岁。主诉：骶髂部疼痛1年余。

现病史

患者2013年4月无明显诱因下出现左骶髂部阵发性胀痛，伴左下肢放射痛，外院诊断腰椎间盘突出，予以针灸推拿后疼痛好转。

2014年3月运动后出现相同性质疼痛，进行性加重，伴发热，最高38.6℃，伴盗汗。当地医院四肢CT提示左侧髂骨占位病变。

2014年5月19日瑞金医院骨科住院，行骶髂关节MRI提示左髂骨占位病变，盆腔内左髂血管旁多发淋巴结肿大。CT定位下左髂骨病变穿刺活检，结合形态学及免疫学标记结果，病理诊断为间变性大细胞淋巴瘤（ALCL），免疫组化提示ALK阴性。为进一步诊治，至我院就诊。

既往史

一般健康状况：良好。
疾病史：否认高血压、糖尿病、心脏病等慢性病史。
传染病史：否认乙肝、结核等传染病史。
手术外伤史：否认手术外伤史。
输血史：否认输血史。
食物过敏史：否认食物过敏史。
药物过敏史：否认药物过敏史。

个人史

生长生活于原籍，否认疫水疫区接触史。否认烟酒史。否认酗酒史，否认冶游史。

婚育史：未婚未育。

家族史

否认相关疾病家族史。

入院查体

T：38.5℃；P：105 次 / 分；R：18 次 / 分；BP：106/69mmHg。

神清气平，一般情况可，步入病房，轻度贫血貌，皮肤黏膜无瘀点瘀斑出血。右侧颈部可扪及一淋巴结，直径 2～4cm，质硬，无明显压痛；双侧腹股沟各可扪及两个淋巴结，直径 1.0～1.5cm，质硬，活动度差。心率 105 次 / 分，律齐，未闻及杂音。双肺呼吸音清，未闻及干湿啰音。腹膨，无压痛反跳痛，肝脾肋下未及。双侧髋关节不对称，左侧臀区有直径 10～15cm 肿块，压之有酸胀感。

实验室检查

【血常规】白细胞计数 31.7×10^9/L↑，红细胞计数 4.75×10^{12}/L，血红蛋白 114g/L↓，血小板计数 293×10^9/L，Hct 0.358↓。

【生化检查】谷丙转氨酶 47U/L，谷草转氨酶 29U/L，总胆红素 16.2U/L，白蛋白 40g/L，肌酐 69μmol/L，尿酸 405μmol/L。估算肾小球滤过率 139.3ml/（min·1.73m^2），LDH 151U/L。

【免疫指标】血 β_2 微球蛋白 7285ng/ml↑，尿 β_2 微球蛋白 73ng/ml。

【凝血功能】APTT 40.3s，PT 11.8s，INR 1.00，TT 20.4s，Fg 5.1g/L↑，纤维蛋白降解产物 66mg/L↑，D-2 聚体 1.38mg/L↑。

影像检查

【腹部及浅表淋巴结 B 超】肝脾大，脾内弥漫性低回声考虑浸润。双侧颈部淋巴结肿大，右侧之一 21mm×8mm，左侧之一 26mm×8mm；右侧锁骨上淋巴结肿大，右侧之一 15mm×8mm；双侧腹股沟淋巴结肿大，右侧之一 21mm×8mm，左侧之一 22mm×8mm。

【心超及心电图】正常。

病理诊断

2014年5月19日我院骨科住院期间，左髂骨病变活检：外周性T细胞淋巴瘤，镜下所见异常淋巴样细胞增生，呈小片状排列，部分围绕血管生长，细胞体积大，核异型明显，部分细胞核偏位，高尔基区明显，可见核仁及核分裂象。背景中见大量组织细胞、小淋巴细胞、浆细胞、嗜酸性粒细胞及中性粒细胞，部分组织坏死。免疫组化及特殊染色：CD30+，CD15-，PAX5-，ALK-1-，CD3+，CD4+/-，CD8-，CD5+，CD7+，Ki-67（30%+），S100-，CD79a-，CD20-，CD1a-，kp-1-，PGM-1-，Langrin-。

病理诊断：上海肿瘤医院病理科会诊意见：（左髂骨）间变性大细胞淋巴瘤。免疫组化：CD30+，CD20-，PAX5-，ALK1-，CD3+/-，CD4+，CD8-，EMA+/-，Ki-67（40%+），S100-，CD68/PGM-1-Ventana IHC（Ventana免疫组化染色）。检测ALK融合蛋白：可疑阳性。

初步诊断：ALK阴性间变大细胞淋巴瘤。

治疗及转归

FISH：检测t（2p23）（ALK）：荧光显微镜下可见部分区域细胞有肯定红绿分离信号，结果为阳性，即有ALK相关基因易位。

骨髓细胞形态学：骨髓增生明显活跃，粒、红、巨三系均增生活跃，AKP积分升高；髓片中幼淋样细胞占2%。流式细胞检查未见明显异常细胞表达。

染色体：46，XY。

骨髓基因：TCR重排阴性。

骨髓活检：造血细胞白系增生活跃（++），伴少量幼稚细胞。

PET-CT：双侧颈部、双侧锁骨上、纵隔、右肺门、腹腔腹膜后盆腔及双侧腹股沟多发异常高代谢淋巴结。脾脏肿大，代谢不均匀增高。左侧髂骨骨质破坏伴周围软组织肿胀，且代谢异常增高。

治疗及转归：治疗上予以CHOPE方案治疗共6个疗程后肿块消失。PET-CT评估未见异常高代谢病灶，均提示治疗有效。门诊随访中评估疾病稳定。

最后诊断：ALK阳性间变大细胞淋巴瘤（Ann Abor Ⅲ期B组）。

问题

1. ALK阳性ALCL的诊断标准。

2. ALK 阳性 ALCL 的临床表现。

3. ALK 阳性 ALCL 的发病机制。

4. ALK 阳性 ALCL 的预后和治疗。

讨论与分析

1. ALK 阳性 ALCL 的诊断标准　间变大细胞淋巴瘤（anaplastic Large cell Lymphoma, ALCL）属于外周 T 细胞淋巴瘤的一种亚型。其中部分 ALCL 与定位于 2p23 染色体的间变性淋巴瘤激酶（anaplastic lymphoma kinase, ALK）的基因易位有关联，故名为 ALK 阳性 ALCL。这些 ALK 阳性 ALCL 的预后明显好于 ALK 阴性 ALCL，因此 2008 年世卫组织的造血与淋巴组织肿瘤分类将"ALCL，ALK 阳性"作为一种单独的临床病理学类型。据国际 T 细胞淋巴瘤项目研究统计，ALK 阳性 ALCL 发病率约为成熟 T 细胞淋巴瘤的 6.6%，而 ALK 阴性 ALCL 约为 5.5%（病例 13 表 1）。

根据病理组织学特征，经典 ALCL 的肿瘤由大细胞组成，细胞核为圆形或多形性，常呈现马蹄形或胚芽状，有明显的核仁，胞浆丰富，可呈现上皮细胞样或组织细胞样外观。具有经典鉴别意义的标志细胞，表现为具有一个偏心的核和一个明显的苍白的高尔基区或核旁凹陷（病例 13 图 1）。虽然该病免疫表型有较大异质性，但普遍表达 CD30 和 ALK，常表达 EMA、TIA1、颗粒酶 B 或穿孔素；不同程度表达 CD43、CD4 和 CD2；较少表达 CD3、CD56 和 CD8。根据定义，所有 ALK 阳性 ALCL 病例均存在涉及 2p23 染色体的 ALK 基因重排。在本例患者的病理切片中，光镜下见肿瘤细胞体积大，核异型明显，部分细胞核偏位，高尔基区明显，可见核仁及核分裂象，符合 ALCL 的表现，结合免疫组化 CD30 阳性，Ventana 免疫组化提示 ALK 融合蛋白可疑阳性，进一步 FISH 中 t（2p23）探针检测存在 ALK 相关基因易位，与文献报道的 ALCL 的特点相符合，ALK 阳性 ALCL 诊断可以成立。

2. ALK 阳性 ALCL 的临床表现　临床上，ALK 阳性 ALCL 患者的发病中位年龄 25～35 岁，以男性为主，男女之比约为 2∶1，就诊时多为疾病Ⅲ～Ⅳ期，结外受累多见，其中常见的受累器官为骨、软组织、骨髓和脾脏（病例 13 表 2）。反之，ALK 阴性 ALCL 患者中位发病年龄 55～60 岁，和 ALK 阳性患者相比，结外受累相对少见。本例患者 18 岁年轻男性，有多处结外受累，也与文献中 ALK 阳性 ALCL 临床特点符合。

病例13表1　2016年版WHO对于T和NK细胞肿瘤的分类

Mature B-cell neoplasms 　Chronic lymphocytic leukemia/small lymphocytic lymphoma 　　Monoclonal B-cell lymphocytosis* 　B-cell prolymphocytic leukemia 　Splenic marginal zone lymphoma 　Hairy cell leukemia 　*Splenic B-cell lymphoma/leukemia, unclassifiable* 　　*Splenic diffuse red pulp small B-cell lymphoma* 　　*Hairy cell leukemia-variant* 　Lymphoplasmacytic lymphoma 　　Waldenström macroglobulinemia 　Monoclonal gammopathy of undetermined significance (MGUS), IgM* 　μ heavy-chain disease 　γ heavy-chain disease 　α heavy-chain disease 　Monoclonal gammopathy of undetermined significance (MGUS), IgG/A* 　Plasma cell myeloma 　Solitary plasmacytoma of bone 　Extraosseous plasmacytoma 　Monoclonal immunoglobulin deposition diseases* 　Extranodal marginal zone lymphoma of mucosa-associated lymphoid tissue (MALT lymphoma) 　Nodal marginal zone lymphoma 　　*Pediatric nodal marginal zone lymphoma* 　Follicular lymphoma 　　In situ follicular neoplasia* 　　Duodenal-type follicular lymphoma* 　Pediatric-type follicular lymphoma* 　*Large B-cell lymphoma with IRF4 rearrangement* 　Primary cutaneous follicle center lymphoma 　Mantle cell lymphoma 　　In situ mantle cell neoplasia* 　Diffuse large B-cell lymphoma (DLBCL), NOS 　　Germinal center B-cell type* 　　Activated B-cell type* 　T-cell/histiocyte-rich large B-cell lymphoma 　Primary DLBCL of the central nervous system (CNS) 　Primary cutaneous DLBCL, leg type 　EBV+ DLBCL, NOS* 　*EBV+ mucocutaneous ulcer** 　DLBCL associated with chronic inflammation 　Lymphomatoid granulomatosis 　Primary mediastinal (thymic) large B-cell lymphoma 　Intravascular large B-cell lymphoma 　ALK+ large B-cell lymphoma 　Plasmablastic lymphoma 　Primary effusion lymphoma 　HHV8+ DLBCL, NOS* 　Burkitt lymphoma 　*Burkitt-like lymphoma with 11q aberration** 　High-grade B-cell lymphoma, with MYC and BCL2 and/or BCL6 rearrangements* 　High-grade B-cell lymphoma, NOS* 　B-cell lymphoma, unclassifiable, with features intermediate between DLBCL and classical Hodgkin lymphoma **Mature T and NK neoplasms** 　T-cell prolymphocytic leukemia 　T-cell large granular lymphocytic leukemia 　*Chronic lymphoproliferative disorder of NK cells* 　Aggressive NK-cell leukemia 　Systemic EBV+ T-cell lymphoma of childhood* 　*Hydroa vacciniforme–like lymphoproliferative disorder** 　Adult T-cell leukemia/lymphoma 　Extranodal NK-/T-cell lymphoma, nasal type 　Enteropathy-associated T-cell lymphoma	Monomorphic epitheliotropic intestinal T-cell lymphoma* 　*Indolent T-cell lymphoproliferative disorder of the GI tract** 　Hepatosplenic T-cell lymphoma 　Subcutaneous panniculitis-like T-cell lymphoma 　Mycosis fungoides 　Sézary syndrome 　Primary cutaneous CD30+ T-cell lymphoproliferative disorders 　　Lymphomatoid papulosis 　　Primary cutaneous anaplastic large cell lymphoma 　Primary cutaneous γδ T-cell lymphoma 　*Primary cutaneous CD8+ aggressive epidermotropic cytotoxic T-cell lymphoma* 　*Primary cutaneous acral CD8+ T-cell lymphoma** 　*Primary cutaneous CD4+ small/medium T-cell lymphoproliferative disorder** 　Peripheral T-cell lymphoma, NOS 　Angioimmunoblastic T-cell lymphoma 　*Follicular T-cell lymphoma** 　*Nodal peripheral T-cell lymphoma with TFH phenotype** 　Anaplastic large-cell lymphoma, ALK+ 　Anaplastic large-cell lymphoma, ALK−* 　*Breast implant–associated anaplastic large-cell lymphoma** **Hodgkin lymphoma** 　Nodular lymphocyte predominant Hodgkin lymphoma 　Classical Hodgkin lymphoma 　　Nodular sclerosis classical Hodgkin lymphoma 　　Lymphocyte-rich classical Hodgkin lymphoma 　　Mixed cellularity classical Hodgkin lymphoma 　　Lymphocyte-depleted classical Hodgkin lymphoma **Posttransplant lymphoproliferative disorders (PTLD)** 　Plasmacytic hyperplasia PTLD 　Infectious mononucleosis PTLD 　Florid follicular hyperplasia PTLD* 　Polymorphic PTLD 　Monomorphic PTLD (B- and T-/NK-cell types) 　Classical Hodgkin lymphoma PTLD **Histiocytic and dendritic cell neoplasms** 　Histiocytic sarcoma 　Langerhans cell histiocytosis 　Langerhans cell sarcoma 　Indeterminate dendritic cell tumor 　Interdigitating dendritic cell sarcoma 　Follicular dendritic cell sarcoma 　Fibroblastic reticular cell tumor 　Disseminated juvenile xanthogranuloma 　Erdheim-Chester disease* Provisional entities are listed in italics. *Changes from the 2008 classification.

注：引自：Arber DA, et al. The 2016 revision to the World Health Organization classification of lymphoid neoplasms. Blood, 2016, 127(20): 2391-2405.

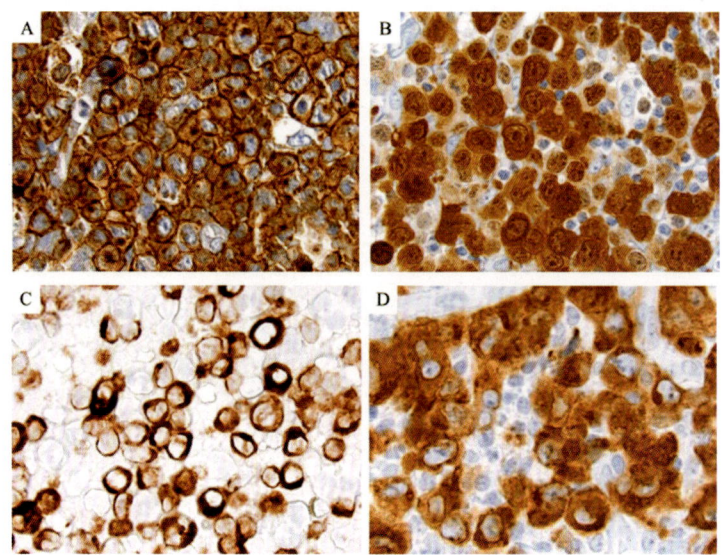

病例13图1　ALK阳性ALCL的免疫组化特征

注：A：所有肿瘤细胞均在膜和高尔基体强表达CD30；B：在核和胞浆存在与NPM1-ALK融合基因相关的ALK蛋白表达；C、D：若ALK仅在胞浆表达则提示NPM1以外的基因伴侣，两图分别为PABPC1-ALK和EEF1G-ALK病例。（CD30，×600[A]；ALK1，×600 [B]，[C]和[D]）。

引自：Leventaki V, et al. Pathology and genetics of anaplastic large cell lymphoma. Semin Diagn Pathol, 2020, 37（1）：57-71.

病例13表2　ALK阳性和ALK阴性ALCL的不同临床特点临床表现

Clinical features of ALK+ and ALK− ALCL.

	ALK-positive	ALK-negative
Age at diagnosis	25–35 y	55–60 y
Sex	Male predominance	Male predominance
Stage at diagnosis	III–IV	III–IV
B-symptoms	Present	Present
IPI score	High	High
Lymph nodes involvement	Yes	Yes
Extranodal involvement	60%	20%
Extranodal sites	Bone, soft tissue, bone marrow, spleen	Skin, liver, GI tract
Leukaemic phase	Rare	Rare
CNS involvement	Rare	Rare

注：引自：Ferreri AJ. Anaplastic large cell lymphoma, ALK-negative. Crit Rev Oncol Hematol, 2013, 85（2）：206-215.

3. ALK阳性ALCL的发病机制　约80% ALK阳性ALCL涉及 *ALK-NPM* 融合基因。其中 *ALK* 基因（涉及2号染色体2p23的重排）能激活ALK激酶，而核仁磷酸蛋白基因（nucleophosmin, NPM）涉及5号染色体上（5q35）的重排，编码核磷蛋白（病例13图2）。*ALK-NPM* 融合蛋白的本质是一种酪氨酸激酶，可激活其下游的信号通路包括JAK/STAT、PI3K/AKT、PLC-γ等（病例13图3），诱导细胞恶性增殖、肿瘤血管新生等。

ALCL细胞的真正来源是什么呢？既往认为ALCL细胞来源于外周毒性T淋巴细胞，因为ALCL肿瘤细胞往往表达一个或多个T淋巴细胞表面抗原，以及细胞毒相

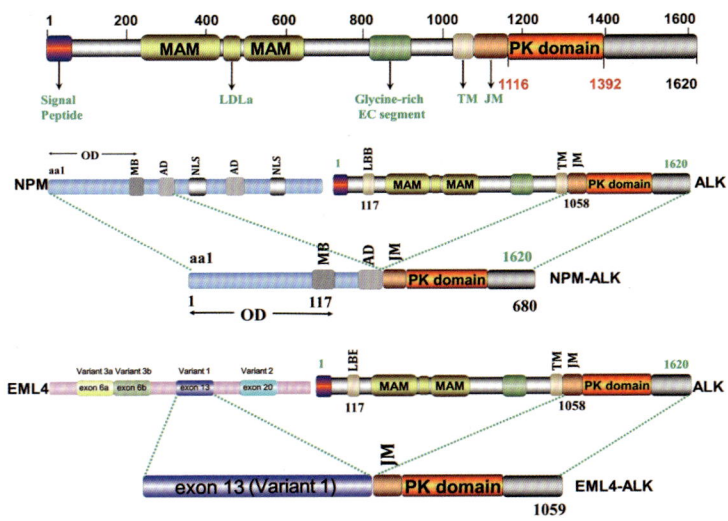

病例13图2　常见ALK融合基因及其伴侣基因

注：引自：Kong X, et al.Drug Discovery Targeting Anaplastic Lymphoma Kinase（ALK）. J Med Chem, 2019, 62（24）：10927-10954.

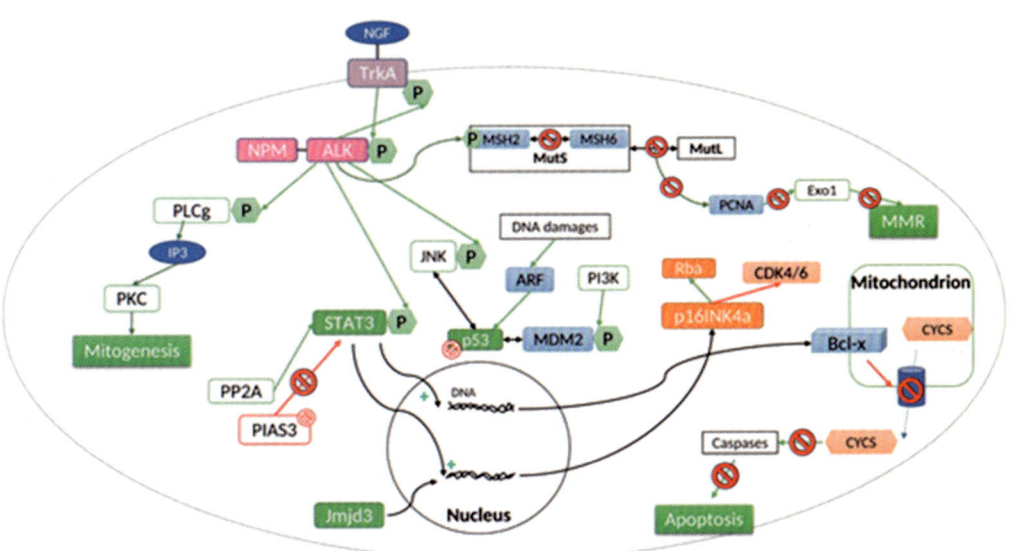

病例13图3　ALK-NPM融合蛋白下游信号通路

注：引自：Andraos E, et al.NPM-ALK：A Driver of Lymphoma Pathogenesis and a Therapeutic Target.Cancers (Basel), 2021, 13（1）：144.

关抗原。然而近来研究表明ALK阳性ALCL细胞的基因特征更接近于早期胸腺前体细胞（early thymic progenitor，ETP）（病例13图4）。有学者推测由于ETP细胞在发育成熟过程中发生了异常免疫事件，就此产生了ALCL细胞。在此理论中，t（2；5）或其他染色体易位多发生于造血干细胞或早期胸腺前体细胞，NPM1-ALK融合蛋白可以通过上调Notch1活性，使带有异常TCR重排的ETP细胞躲避选择性清除，进入外周血潜伏,随后经过感染等因素的二次打击后开始克隆性扩增,并最终形成ALK阳性ALCL。胸腺组织随年龄增加而逐年萎缩,故ALK阳性ALCL的胸腺起源理论有助于解释该病发病年龄较低的特点。

4. ALK阳性ALCL的预后和治疗 研究发现ALK阳性ALCL和ALK阴性ALCL的5年生存率分别为80%和33%,在儿童和年轻患者的侵袭性T细胞淋巴瘤中,ALK阳性ALCL的预后优于任何其他类型的PTCL,可能与其肿瘤增殖率高、对化放疗敏感有关(病例13图5)。

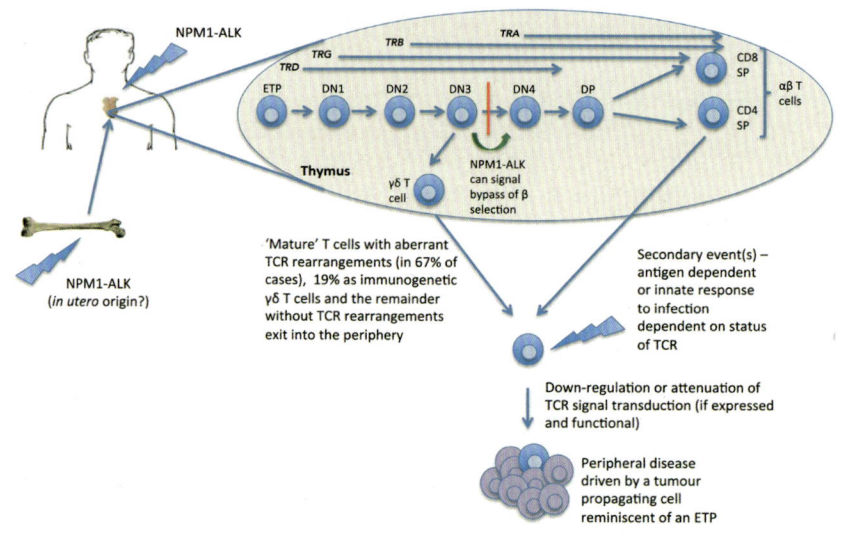

病例13图4　ALCL细胞起源为早期胸腺前体细胞

注:引自:Turner SD, et al. Anaplastic large cell lymphoma in paediatric and young adult patients. Br J Haematol, 2016, 173: 560-572.

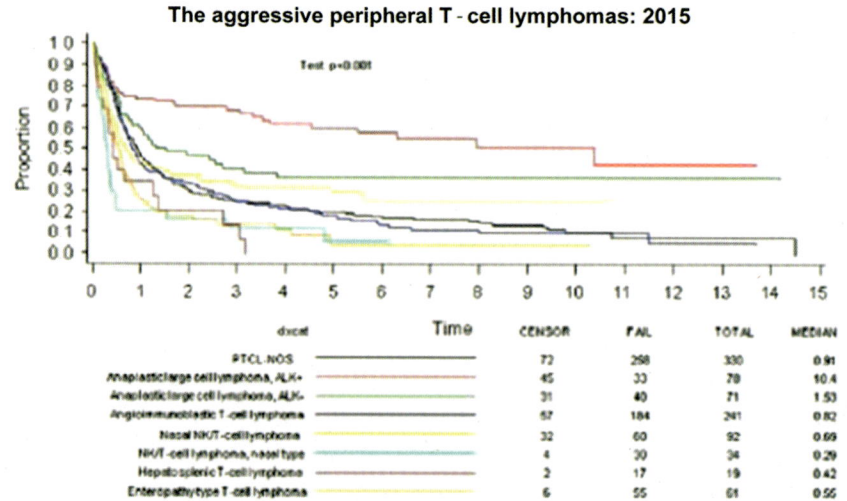

病例13图5　PTCL不同亚型的OS比较,ALK阳性ALCL预后较好

注:引自:Armitage JO. The aggressive peripheral T-cell lymphomas, 2017. Am J Hematol, 2017, 92: 706-715.

对于成人 ALK 阳性 ALCL，大部分研究都采用了含多柔比星的多药联合化疗方案。德国 NHL 研究组对 7 个前瞻性临床研究数据分析，发现 CHOPE 方案（CHOP 方案联合依托泊苷）较 CHOP 方案能够显著改善年轻低危患者缓解率和 3 年无事件生存率（91.2% vs. 57.1%）。

Brentuximab vedotin（BV）抗 CD30 抗体药物耦联物是一种靶向 CD30 的抗体药物耦联物（ADC），由抗 CD30 嵌合抗体链接抗微管剂甲基澳瑞他汀 E（MMAE）组成。CD30 广泛表达于系统性 ALCL，在 PTCL-NOS 表达率为 58%～64%，在 AITL 表达率 43%～63%。一项在复发难治性 ALCL 的关键性 2 期研究显示，CR 率高达 66%，获得 CR 的患者 5 年 OS 和 PFS 分别为 79% 和 57%，中位缓解持续时间未达到，提示 BV 单药可能成为 ALCL 治愈性治疗选择。ECHELON-2 是一项多中心、双盲、随机、3 期研究，探索 A + CHP（BV，长春新碱，多柔比星，泼尼松）比较 CHOP 方案一线治疗 CD30+PTCL 的疗效及安全性，结果显示，A + CHP 能够显著提高 ORR 及 CR（ORR 83% vs. 72%，CRR 68% vs. 56%），改善 PFS（中位 PFS 48.2 vs. 20.8 个月），降低 34% 的死亡危险（HR 0.66，P = 0.1244），且安全性可控。被美国食品药品监督管理局获批用于包含系统性 ALCL 和初治 CD30+PTCL 在内的 PTCL 治疗，也被 NCCN 2020 指南推荐用于 ALCL 的一类治疗推荐。由于 ALK 阳性患者预后较好，对这一群体患者，移植能否获益尚无定论。

结论、治疗与随访

患者为 18 岁年轻男性，因左骶髂部阵发性胀痛起病，骶髂关节 MRI 提示左髂骨占位病变，盆腔内左髂血管旁多发淋巴结肿大。左髂骨病变活检肿瘤医院病理会诊，ALK 阳性间变性大细胞淋巴瘤。免疫组化：CD30+，CD20-，PAX5-，ALK1-，CD3+/-，CD4+，CD8-，EMA+/-，Ki-67（40%+），S100-，CD68/PGM-1-Ventana IHC（Ventana 免疫组化染色）。FISH 法检测 t（2p23）(ALK)：荧光显微镜下可见部分区域细胞有肯定红绿分离信号，结果为阳性。CHOPE 方案（CHOP 方案联合依托泊苷）较 CHOP 方案能够显著改善年轻低危患者缓解率和 3 年无事件生存率。患者免疫组化 CD30 阳性，CD30 抗体药物耦联物 Brentuximab vedotin（BV）上市后对于该类患者标准治疗应为 BV 联合＋CHP（长春新碱、多柔比星、泼尼松），能够明显改善预后。

（撰写者：蔡铭愈　审稿者：阎 骅）

参考文献

[1] Arber DA, et al. The 2016 revision to the World Health Organization classification of myeloid neoplasms and acute leukemia. Blood, 2016, 127(20): 2391-2405.

[2] Leventaki V, Bhattacharyya S, Lim M S. Pathology and genetics of anaplastic large cell lymphoma. Semin Diagn Pathol, 2020, 37(1): 57-71.

[3] Ferreri A J. Anaplastic large cell lymphoma, ALK-negative. Crit Rev Oncol Hematol, 2013, 85(2): 206-215.

[4] Kong X, Pan P, Sun H, et al. Drug Discovery Targeting Anaplastic Lymphoma Kinase (ALK). J Med Chem, 2019, 62(24): 10927-10954.

[5] Turner S D, et al. Anaplastic large cell lymphoma in paediatric and young adult patients. Br J Haematol, 2016, 173: 560-572.

[6] Andraos E, Dignac J, Meggetto F. NPM-ALK: A Driver of Lymphoma Pathogenesis and a Therapeutic Target. Cancers (Basel), 2021, 13(1): 144.

[7] Armitage J O. The aggressive peripheral T-cell lymphomas (2017). Am J Hematol, 2017, 92: 706-715.

[8] Pro B, et al. Five-year results of brentuximab vedotin in patients with relapsed or refractory systemic anaplastic large cell lymphoma. Blood, 2017, 130(25): 2709-2717.

[9] Horwitz S, et al. Brentuximab vedotin with chemotherapy for CD30-positive peripheral T-cell lymphoma (ECHELON-2): a global, double-blind, randomised, phase 3 trial. The Lancet, 2019, 393(10168): 229-240.

(撰写者：蔡铭慈　审稿者：许彭鹏)

病例14
急性髓系白血病伴克隆性嗜酸细胞、嗜碱细胞增多

病史简介

现病史

患者，女，64岁，"因反复低热3周"于2019年4月3日就诊我科。

2019年3月中上旬患者无明显诱因下出现反复低热，体温波动在37.2～37.8℃，夜间体温最高，伴盗汗。起病初未重视及治疗，3月底出现口腔溃疡伴出血，当地医院查血常规见原始细胞（具体报告未见），遂于2019年4月3日转至我院。血常规：白细胞$132.4×10^9$/L，血红蛋白104g/L，血小板$42×10^9$/L，外周血原始细胞占20%，嗜酸性细胞46%。予羟基脲2片，3次/天，控制白细胞。

2019年4月4日收入我院，骨髓涂片：AML伴嗜酸粒细胞增多之骨髓象；流式细胞学：CD_{34}^+细胞约占29.5%。患者LAIP：CD117+CD34+CD33-CD13+CD45dim；骨髓基因检测：发现*FLT3-TKD*基因及DNMT3A-催化结构域C端基因突变，其余髓系融合及突变基因结果阴性；骨髓染色体：46，XY[20]；外周血PDGFRα、PDGFRβ、FGFR1相关FISH检测及*PCM1-JAK2*融合基因阴性。

诊断为急性髓系白血病，2019年4月13日起予IA方案治疗：IDA 10mg d1～3，Ara-C 160mg d1～7。化疗后患者骨髓抑制，予积极抗感染、止血、刺激造血、输注血制品等对症支持治疗。期间因患者嗜酸性粒细胞持续增高，予进一步完善寄生虫相关抗体检查并予激素对症。2019年4月23日起患者出现右上肢活动不利，下肢不自主抽动，双侧眼球左侧凝视，问答反应迟钝等神经系统症状，因患者血吸虫抗体阳性，根据感染科会诊意见予吡喹酮驱虫治疗1天。2019年4月25日请神经内科、感染科会诊，予加强抗感染、激素、脱水降颅压、营养神经等对症治疗。2019年4月26日患者神经精神症状逐步好转。2019年4月30日查头颅MR见颅

内病灶，5月6日行腰穿脑脊液检查，结果（常规、生化、找隐球菌、流式MRD检测）均正常，2019年5月14日再次复查头颅增强MR仍提示颅内病灶，请神经内科、放射科、感染科会诊，考虑为低灌注状态引起的脑病综合征可能性大，继续前述治疗并逐渐减量激素。化疗后患者外周血象提示急性髓样白血病未缓解，但拒绝骨穿检查，出院后继续口服羟基脲，间断予以输血支持，为行病情评估再次入院。

患者近期一般情况较差，但无发热，无胸闷气促、动态出血等不适，纳稍差，睡眠可，大小便正常，体重未见明显变化。

既往史

健康状况：一般。

疾病史：高血压病史7年余，口服倍博特治疗，血压控制可，否认糖尿病。既往我院规律体检，2016年4月起发现白细胞逐年下降，2018年4月为$2.8\times10^9/L$，分类未见明显异常，未进一步检查及治疗。

传染病史：否认乙肝、结核等传染病史。

手术外伤史：否认手术外伤史。

输血史：2019年4月开始输血，输注顺利，无不良反应。

食物过敏史：否认食物过敏史。

药物过敏史：否认药物过敏史。

个人史

长期生长于原籍，否认疫水疫区接触史。否认吸烟饮酒史，否认冶游史。

月经史：15岁初潮，周期28天，每次3~5天，既往月经规则，56岁停经。

婚育史：已婚已育，育有1女；配偶及女儿体健。

家族史

父母均有高血压病史，否认其他家族遗传疾病史。

入院体检

神清，精神一般，轮椅推入病房，贫血貌。心率89次/分，律齐，未闻及杂音。双肺呼吸音清，未闻及干湿啰音。腹软，无压痛、反跳痛。肝脾肋下未及，双肾区无叩痛。双下肢轻度水肿。

实验室检查

【血常规】

见病例 14 表 1。

病例14表1 血常规

日期/项目	Hb(g/L)	WBC(10^9/L)	PLT(10^9/L)	Blast(%)	E(%)	B(%)
19-4-4	101	126.13	37	33	47	1
19-4-6	91	102.8	31	29	46	0
19-5-28	72	54.25	14	16	2	45
19-6-3	61	61.1	13	8	26	52
19-7-16	62	9.95	4	26	23	
19-7-22	48	13.64	8		33	22
19-7-26	57	11.9	14		24	9
19-7-30	71	18.48	48		36	17

【寄生虫检查】 2019 年 4 月 20 日，外送血吸虫 IgG 抗体阳性，粪便虫卵阴性。

【细胞因子】

2019 年 4 月 8 日：IL-1β、IL-10 未见明显异常，IL-2 受体 2129U/ml↑（223～701U/ml），IL-6 5.19pg/ml↑（＜3.4pg/ml），IL-8 664pg/ml↑（＜62pg/ml）（当时本院尚未开展 IL-5 检测）。

2019 年 8 月 27 日：IL-5、IL-17、IL-12P70、IL-4、IFN-a、IFN-R、IL-2 均未见明显异常。

【其余常规血检验】 2019 年 4 月 8 日肝肾功能电解质、凝血功能、自身免疫全套、血管炎、免疫球蛋白定量、外周血淋巴细胞亚群、病毒感染等均未见明显异常。

【骨髓检查】

2019 年 4 月 3 日：

（1）细胞形态学（病例 14 图 1）

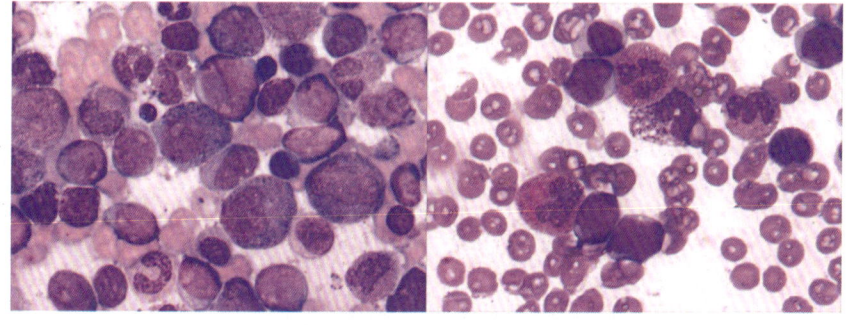

病例14图1 细胞形态学

特征描述：增生极度活跃。髓片及血片原始细胞分别占35%、28%。POX：（-）51%、（-+）17%、（+）19%、（++）13%。CE：（-）85%、（+-）15%。AE + NaF 抑制率：18%。嗜酸粒细胞占38.5%，各阶段均见，可见嗜酸嗜碱双颗粒分布不均，少量空泡。外周血片嗜酸粒细胞占46%，分叶过多。

（2）流式细胞术：CD34+ 细胞约占29.5%，患者 LAIP：CD117+CD34+CD33-CD13+CD45dim。

（3）基因检测：发现 *FLT3-TKD* 及 *DNMT3A-C* 端基因突变，其余常见融合基因及基因突变检测结果均阴性；外周血 PDGFRα、PDGFRβ、FGFR1 相关 FISH 检测及 *PCM1-JAK2* 融合基因阴性。

（4）染色体分析：46，XY[20]。

2019 年 7 月 4 日：骨穿细胞形态学。

骨髓增生活跃，粒红比升高（7∶1），粒系增生明显活跃，红系尚增生，巨系全片未见。原始细胞占0.5%。髓片与血片嗜酸粒细胞分别可见8%和11%，嗜碱粒细胞分别为52%及22%。

2019 年 8 月 27 日：

（1）骨穿细胞形态学：骨髓增生明显活跃，粒红二系均增生明显活跃，粒系增生明显活跃，嗜酸/嗜碱细胞分别占7.5%与3.5%，巨系增生活跃，血小板散在/成小簇少见。髓片与血片原始细胞分别占6%与4%。

（2）不同细胞群体分选后突变检测结果（此次所行该项检测，所用细胞为初至我院就诊时冻存的骨髓细胞）（病例14 图2）。

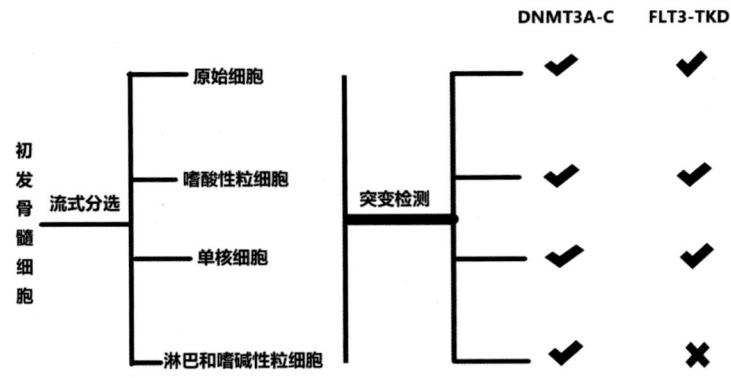

病例14图2 不同细胞群体分选后突变检测结果

2019 年 10 月 16 日：骨穿细胞形态学。

骨髓增生明显活跃，粒红二系增生明显活跃，嗜酸粒细胞比例明显增高占45.5%，嗜碱细胞易见，巨系增生减低，血小板少见。髓片与血片原始细胞占3.5%

与 5%。

2019 年 11 月 15 日：骨穿细胞形态学。

骨髓增生活跃，粒红比倒置。粒红二系增生活跃，巨系增生低下，血小板少见。髓片及外周血中原始细胞分别占 1.5% 及 2%；嗜酸粒细胞比例较前减低，分别占 14% 及 27%，嗜碱粒细胞易见。

影像学检查

【颈部、胸部、上下腹部、头颅 CT】 双颈部血管间隙及颌下小淋巴结显示，左侧咽隐窝消失；左肺下叶钙化灶，左肺下叶少许条索影，双侧胸膜稍增厚；肝内多发低密度灶，未见脾大；腹主动脉壁及双髂动脉壁钙化；双侧基底节及额叶散在腔隙灶。

【超声检查】 肝内低密度灶，考虑肝囊肿，浅表淋巴结未见肿大。

【心脏超声】 未见明显异常。

问题

1. 诊断。
2. 嗜酸性粒细胞增多的原因？
3. 嗜碱性粒细胞增多的原因？
4. 后续治疗选择。

讨论与分析

1. 诊断　　该患者以反复低热 3 周起病，就诊前 1 周出现口腔溃疡与出血，血检验示高白、贫血及血小板减少，骨穿示骨髓中原始细胞占 35%，化学染色示 POX：（-）51%、（-+）17%、（+）19%、（++）13%。CE：（-）85%、（+-）15%，AE + NaF 抑制率为 18%，流式细胞术证实原始细胞为髓系，偏单核，染色体正常，基因检测发现 *DNMT3A-C* 端及 *FLT3-TKD* 突变阳性，故该患者诊断为 M5a 型急性髓系白血病（AML-M5a）伴 *DNMT3A-C* 及 *FLT3-TKD* 突变。

2. 嗜酸性粒细胞增多的病因分析　　该患者外周血血常规及骨穿一大显著特点为发现嗜酸性粒细胞明显增多，对其做出以下分析。

正常情况下外周血嗜酸性粒细胞的绝对值上限为 $0.35 \sim 0.5 \times 10^9/L$，据其数值高低可将其增多分为轻度（正常 $-1.5\times10^9/L$）、中度 $[(1.5 \sim 5) \times 10^9/L]$ 以

及重度（$>5\times10^9$/L）。当其持续显著增高（间隔1个月2次血常规嗜酸性粒细胞$>1.5\times10^9$/L）时定义为嗜酸性粒细胞增多症（hypereosinophilia，HE），分为遗传变异型（家族性）、意义未明性、原发性（克隆性/肿瘤性）、继发性（反应性）四类（病例14表2）。

病例14表2　嗜酸性粒细胞增多的分类及定义

International consensus group definitions for HE and HES

Proposed term	Proposed abbreviation	Pathogenesis/definition
Hypereosinophilia	HE	$>1.5\times10^9$/L eosinophils in the blood on 2 examinations (interval >1 mo*) and/or tissue HE defined by the following:† Percentage of eosinophils in bone marrow (BM) section exceeds 20% of all nucleated cells; and/or Pathologist is of the opinion that tissue infiltration by eosinophils is extensive; and/or Marked deposition of eosinophil granule proteins is found (in the absence or presence of major tissue infiltration by eosinophils).
Subtypes of HE		
Hereditary (familial) HE	HE$_{FA}$	Pathogenesis unknown; familial clustering, no signs or symptoms of hereditary immunodeficiency, and no evidence of a reactive or neoplastic condition/disorder underlying HE
HE of undetermined significance	HE$_{US}$	No underlying cause of HE, no family history, no evidence of a reactive or neoplastic condition/disorder underlying HE, and no end-organ damage attributable to HE
Primary (clonal/neoplastic) HE¶	HE$_N$	Underlying stem cell, myeloid, or eosinophilic neoplasm, as classified by WHO criteria; eosinophils considered neoplastic cells‡
Secondary (reactive) HE¶	HE$_R$	Underlying condition/disease in which eosinophils are considered nonclonal cells§; HE considered cytokine-driven in most cases§
Hypereosinophilic syndrome	HES	Criteria for peripheral blood HE fulfilled*; and Organ damage and/or dysfunction attributable to tissue HE#; and Exclusion of other disorders or conditions as major reason for organ damage

注：引自：Reiter A, Gotlib J. Myeloid neoplasms with eosinophilia. Blood, 2017, 129（6）：704-714.

嗜酸性粒细胞增多的病因可以分为继发性（反应性）和原发性（克隆性）两类，前者由异常产生的促嗜酸性粒细胞细胞因子造成，后者由于存在异常的内在促嗜酸性粒细胞增殖突变所致，诊断分析上亦遵循这两大病因，逐层进行分析。

首先需排除继发因素。常见的继发性因素列举如病例14表3所示。

排除继发性嗜酸性粒细胞增多症后，则需筛查原发性（克隆性）嗜酸性粒细胞增多的病因。常见原因如下，但需注意下列既定分类仅仅包括约50%的患者，尚有半数无法纳入：

（1）髓系/淋系肿瘤合并嗜酸性粒细胞增多，伴有PDGFRA、PDGFRB或FGFR1或PCM1-JAK2突变。

（2）髓系肿瘤伴嗜酸性粒细胞增多：CML（BCR-ABL）、SM-CEL（KIT D816V）、AML伴有inv（16）（p13.1q22）或t（16；16）（p13.1q22）、CBFB-MYH11。

（3）慢性嗜酸性粒细胞白血病，非特指性：嗜酸性粒细胞$>1.5\times10^9$/L；无Ph染色体或BCR-ABL融合基因或其他MPN（PV，ET，PMF，系统性肥大细胞增多症）或MDS/MPN（CMML或不典型CML）；无t（5；12）或其他PDGFRB基因重排；无PIP1L1-PDGFRA融合基因或其他PDGFRA的重排；无FGFR1重排；外周血和骨髓原始细胞比例<20%；无inv（16）（p13q22）或t（16；16）（p13；q22）或其他符合

AML 的依据；有克隆性细胞遗传学或分子遗传学异常或外周血或骨髓原始细胞比例分别＞2% 或 5%，常见细胞遗传学异常有 +8、-7，常见体细胞突变为 *TET2*、*ASXL1*、*IDH2*、*JAK2*、*SETBP1*、*SF3B1*、*EZH2* 以及 *CBL*。

病例14表3　常见嗜酸性粒细胞增多的继发性因素

Examples of reactive causes of eosinophilia
Infection—tissue-invasive parasites and fungi[12,13]
Allergic disorders—asthma, atopic dermatitis/eczema, seasonal allergic disorders[12,13]
Pulmonary disease—Loffler syndrome and sarcoidosis[12,13]
Dermatological disorders—Wells syndrome, angiolymphoid hyperplasia[12,13]
Drugs—including antibiotics and anticonvulsants[12]
Collagen vascular disorders[13]
Kimura disease[13]
Gastrointestinal disorders—primary gastrointestinal eosinophilic disorders including eosinophilic esophagitis and chronic pancreatitis[12]
Eosinophilic granulomatosis with polyangiitis (Churg-Strauss syndrome)[12]
Rheumatological disease—systemic lupus erythematosus, rheumatoid arthritis, and eosinophilic fasciitis (Shulman disease)[12]
Neoplasms (non-hematologic and hematologic)—T-cell lymphomas, Hodgkin lymphoma, systemic mastocytosis,[27] solid tumors[14]
Atheroembolic disease[12]

注：引自：Larsen RL, Savage NM. How I investigate Eosinophilia. Int J Lab Hematol, 2019, 41 (2): 153-161.

（4）淋巴细胞变异型嗜酸性粒细胞增多症：异常 T 淋巴细胞为克隆性增殖，嗜酸性粒细胞增多由 T 细胞分泌的细胞因子（主要为 IL-5，亦有 IL-4、IL-13 参与其中）所致，其增殖实质为反应性。异常 T 淋巴细胞的免疫表型特征主要包括双阴性，未成熟 T 细胞、CD3 缺失等。其他尚包括 CD3-CD4+ 细胞中 CD5 表达上调，膜表面 CD7 缺失和（或）CD27 不表达。可由流式细胞术或者细胞受体重排确定。

（5）特发性嗜酸性粒细胞增多症：为一排除性诊断。总结嗜酸性粒细胞增多的诊断与鉴别诊断的流程如下（病例 14 图3）。

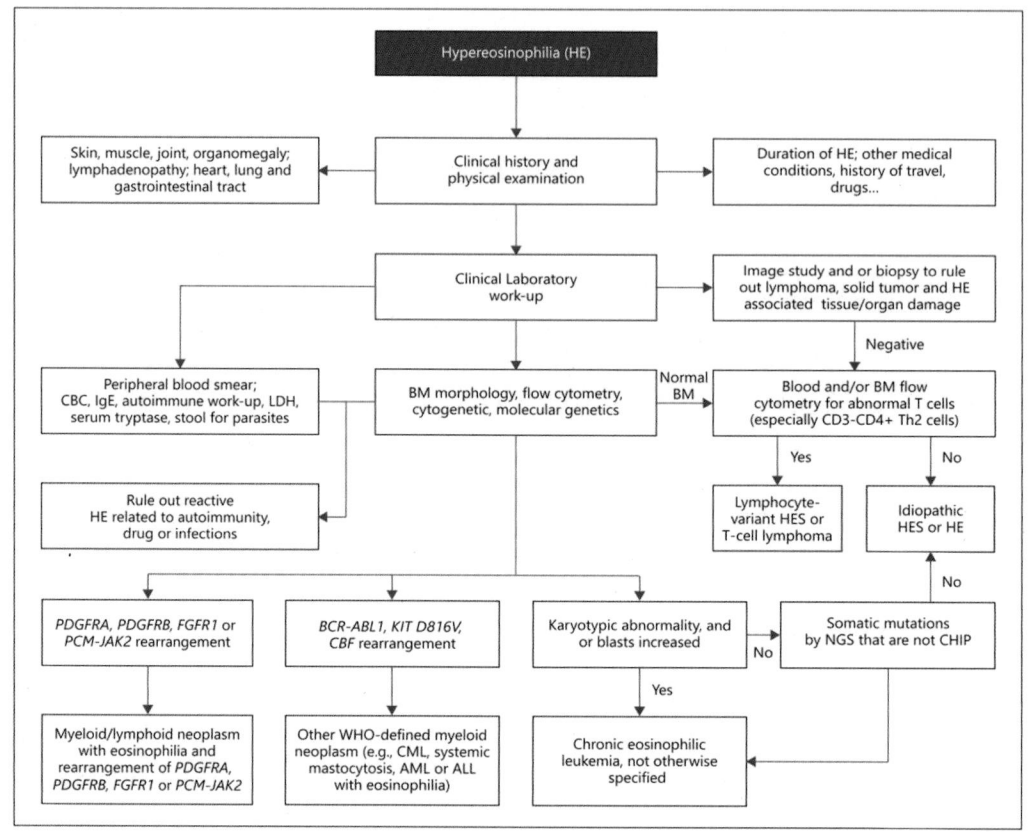

病例14图3　嗜酸性粒细胞增多症的诊断与鉴别诊断流程

注：引自：Wang SA.The Diagnostic Work-Up of Hypereosinophilia.Pathobiology,2019,86(1):39-52.

结合本例患者，嗜酸性粒细胞显著增多，常见继发性因素筛查阴性，IL-5未见增高，基本可以排除继发性因素，骨髓穿刺＋活检＋基因＋染色体检测及外周血T细胞亚群分析排除了常见的克隆性增殖状况，最终通过初发时骨髓嗜酸性粒细胞分选后行基因突变的检测确定了其恶性增殖特性，但难以归入目前已有的特定原发性嗜酸性粒细胞增多类型。

3. 嗜碱性粒细胞增多的病因分析　该患者血象及骨髓象的另一特征则为嗜碱性粒细胞增多，对其原因分析如下。

正常情况下外周血嗜碱性粒细胞约占全部白细胞的0.5%左右，当其比例＞1%和（或）绝对值＞0.1×10^9/L时称之为嗜碱性粒细胞增多。与嗜酸性粒细胞增多类似，嗜碱性粒细胞增多的原因也分为两大类，即反应性与克隆性。通常来说，反应性嗜碱性粒细胞增多多为轻度增加，其绝对值＜1×10^9/L，克隆性嗜碱性粒细胞增多则高低不一，可以大于或小于1×10^9/L；而嗜碱性粒细胞增多症则特指为其绝对值＞1×10^9/L，且持续至少8周。需要注意的是，嗜碱性粒细胞容易出现计数错误，需注意核实，排除假性结果，常见的导致假性嗜碱性粒细胞增多的原因见病例14表4。

病例14表4　常见引起假性嗜碱性粒细胞增多原因

Pseudobasophilia
Common causes
Statistical error (poor accuracy and precision of the count)
Delay processing >24 h
HA using a specific channel "basophil"
Reactive lymphocytes
Plasma cells
Lymphoma cells
Blast cells
HA using the common WBC differential channel
Degranulated neutrophils
Platelet clumps
NRBC
"Hematoflow" method
Myeloblasts and T lymphoblasts

注：引自：Feriel J, Depasse F, Geneviève F. How I investigate basophilia in daily practice. Int J Lab Hematol, 2020, 42: 237-245.

嗜碱性粒细胞增多的病因分析：如前所述，嗜碱性粒细胞增多的原因总体可以分为两大类，即反应性与克隆性。常见反应性（病例14表5）与克隆性（病例14表6）嗜碱性粒细胞的病因总结如下。

病例14表5　常见良性（反应性）嗜碱性粒细胞增多病因

Benign basophilia
Well established
Atopy
Iron deficiency
Diabetic patients (especially diabetic ketoacidosis)
Unclear
Tuberculosis
Chicken pox and small pox
Injection of foreign proteins
Cirrhosis
No association
Parasitic infection (both helminth and protozoa)
Hypothyroidism

注：引自：Feriel J, Depasse F, Geneviève F. How I investigate basophilia in daily practice. Int J Lab Hematol, 2020, 42: 237-245.

病例14表6　常见肿瘤性（克隆性）嗜碱性粒细胞增多病因

Neoplastic basophilia
Basophil count below or above 1×10^9/L
Chronic myeloid leukemia
Primary myelofibrosis with high DIPSS score
AML accompanied by basophilia
Chronic and acute basophilic leukemias
Basophil count always below 1×10^9/L
Primary myelofibrosis with low to int-2 DIPSS score
Polycythemia vera
Essential thrombocythemia
Myelodysplastic syndrome
Chronic myelomonocytic leukemia
Atypical CML
Lymphoma

注：引自：Feriel J, Depasse F, Geneviève F. How I investigate basophilia in daily practice. Int J Lab Hematol, 2020, 42: 237-245.

其中，嗜碱性粒细胞白血病的诊断需具备以下条件：其一，嗜碱性粒细胞增多；其二，嗜碱性粒细胞比例需≥40%；其三，嗜碱性粒细胞增殖应为恶性克隆性（形态学为非成熟、伴有髓系恶性肿瘤、携带细胞或分子遗传学标记），具体诊断参见以下标准（病例14表7）。

病例14表7　嗜碱性粒细胞白血病的分类与诊断标准

Table 6. Proposed classification and criteria of basophilic leukemias[a]

Disease variant	Proposed criteria
ABL	Myeloblasts+metachromatic blasts ≥20% and basophils[b] ≥40% of nucleated BM or PB cells (and HB criteria are fulfilled)
Primary ABL	- No preceding or underlying BM neoplasm
Secondary ABL[c]	- Known preceding/underlying BM neoplasm[d]
CBL	Myeloblasts+metachromatic blasts <20% and basophils ≥40% of nucleated BM or PB cells (and HB criteria are fulfilled)
Primary CBL	- No preceding or underlying BM neoplasm
Secondary CBL[c]	- Known preceding/underlying BM neoplasm[d]

Abbreviations: ABL, acute basophilic leukemia; BM, bone marrow; CBL, chronic basophilic leukemia; HB, hyperbasophilia; PB, peripheral blood; WHO, World Health Organization. [a]The diagnosis basophilic leukemia (ABL or CBL) is established on the basis of the criteria shown in this table, investigations proposed in Table 4, and exclusion of reactive HB. A diagnostic algorithm is shown in Supplementary Figure S2. [b]In ABL, many or even most of the basophils may be quite immature cells. When all these cells are metachromatic blasts, they can only be regarded (counted) as 'basophils' when the basophil lineage has been confirmed by immunophenotyping or electron microscopy. [c]Secondary BL variants should be further sub-classified according to the type of preceding or underlying BM neoplasm—these neoplasms should be classified according to the WHO proposal. [d]The presence of the Ph-chromosome or $BCR\text{-}ABL1_{p210}$ counts as a definitive sign of an underlying BM neoplasm even if no known prephase of overt CML had been diagnosed before. In these patients, the treatment plan also needs to be adjusted according to the detection of BCR-ABL1.

注：引自：Valent P, Sotlar K, Blatt K, et al. Proposed diagnostic criteria and classification of basophilic leukemias and related disorders. Leukemia, 2017, 31: 788-797.

最后嗜碱性粒细胞增多的诊断流程总结见病例14图4。

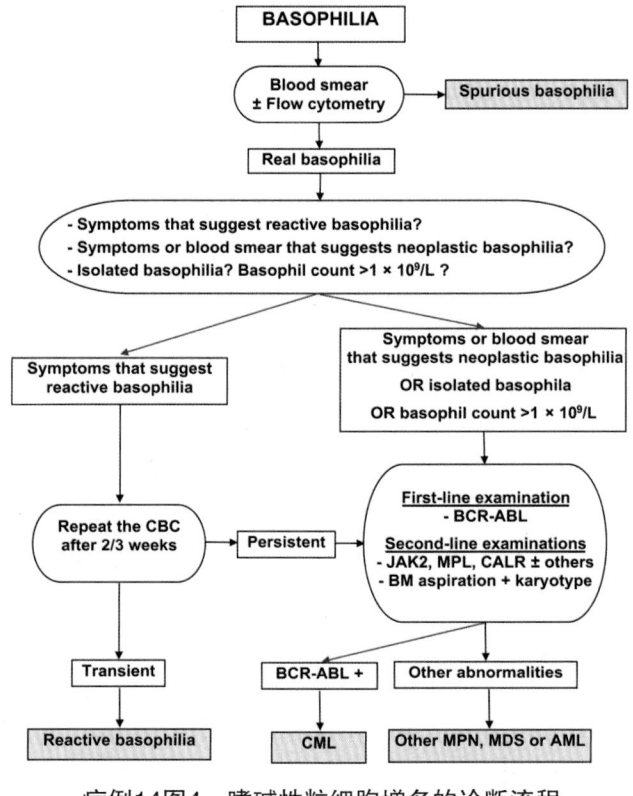

病例14图4　嗜碱性粒细胞增多的诊断流程

注：引自：Feriel J, Depasse F, Geneviève F.How I investigate basophilia in daily practice.Int J Lab Hematol, 2020, 42: 237-245.

结合本患者，发病之初嗜碱性粒细胞稍增高，考虑为急性髓系白血病伴嗜碱性粒细胞增多，后治疗中嗜碱性粒细胞比例一度＞40%，且经细胞分选突变分析 DNMT3A 阳性，明确其为克隆性，而细胞分选进一步提示嗜碱细胞 FLT3-TKD 阴性，但原始细胞、嗜酸性细胞以及单核细胞 DNMT3A 突变和 FLT3-TKD 均为阳性，体现了 DNMT3A 突变出现于造血细胞早期阶段，其后克隆演变进一步导致急性髓系白血病发生。查阅相关文献，既往亦有急性髓系白血病治疗后演变为嗜碱性粒细胞白血病的病例报道，考虑是治疗导致的克隆选择所致。

4．该患者后续治疗选择　该患者为老年女性，于我院接受一疗程 IA 方案化疗，效果欠佳，且身体状况较前恶化，无法耐药常规化疗。因患者具有 DNMT3A-C 端突变及 FLT3-TKD 突变阳性，可考虑接受去甲基化药物为基础的减低剂量化疗和（或）FLT3 抑制剂治疗。

结论、治疗与随访

该患者诊断为急性髓系白血病伴有 DNMT3A-C 端及 FLT3-TKD 基因突变阳性，合并嗜酸性粒细胞、嗜碱性粒细胞增多。其中嗜酸性粒细胞增多可以排除常见继发性因素，但未能找到已知原发性病因，最终我们通过检测 IL-5 水平及细胞分选-突变检测证实了该患者嗜酸性粒细胞增多的单克隆性；嗜碱性粒细胞增多亦未见继发性因素，经细胞分选嗜碱性粒细胞与淋巴细胞（因细胞数目过少，故分选时未能分别进行）并行突变检测，亦证实其克隆性。因此，该患者急性髓系白血病，合并 DNMT3A 及 FLT3-TKD 诊断明确，合并克隆性嗜酸性粒细胞与嗜碱性粒细胞增多。结合正常造血发育特征，考虑患者白血病累及造血系列较多，突变细胞阶段发生较早。

治疗上，患者曾于我院接受 IA 方案化疗，效果不佳，后予以 CAG 方案化疗，亦未见明显改善。因患者存在 FLT3-TKD 阳性，且高龄、难以再次承受强力化疗，建议考虑靶向药物治疗，包括 FLT3 抑制剂以及必要时激素，难治性嗜酸细胞增多症即使无 PDGFRA、PDGFRB 突变亦可考虑伊马替尼等；嗜碱性粒细胞增多仍以多药化疗、靶向药物等为主。患者家属为其先后购买 Midostaurin、Venetoclax 治疗，白细胞水平尚可控制，然血小板、红细胞始终低下，最终于 2020 年 2 月 20 日离世。

总结该病例，诊断为急性髓细胞白血病伴基因突变，合并克隆性嗜酸性细胞及嗜碱性细胞增多，IL-5 的检测对于嗜酸性粒细胞增多是否为克隆性具有重要鉴别意义，而分选不同类别细胞行突变检测对于确定细胞增殖是否具有单克隆性起着关键作用。

参考文献

[1] Gotlib J. World Health Organization-defined eosinophilic disorders: 2017 update on diagnosis, risk stratification, and management. Am J Hematol, 2017, 92 (11): 1243-1259.

[2] Reiter A, Gotlib J. Myeloid neoplasms with eosinophilia. Blood, 2017, 129 (6): 704-714.

[3] Larsen R L, Savage N M. How I investigate Eosinophilia. Int J Lab Hematol, 2019, 41 (2): 153-161.

[4] Leru P M. Eosinophilic disorders: evaluation of current classification and diagnostic criteria, proposal of a practical

diagnostic algorithm. Clin Transl Allergy, 2019, 9: 36.

[5]Wang S A. The Diagnostic Work-Up of Hypereosinophilia. Pathobiology, 2019, 86 (1): 39-52.

[6]Yasuda H, Aritaka N, Ando J, et al. Chronic myelogenous leukemia with mild basophilia as the predominant manifestation at presentation. Intern Med, 2011, 50: 501-502.

[7]Feriel J, Depasse F, Geneviève F. How I investigate basophilia in daily practice. Int J Lab Hematol, 2020, 42: 237-245.

[8]Valent P, Sotlar K, Blatt K, et al. Proposed diagnostic criteria and classification of basophilic leukemias and related disorders. Leukemia, 2017, 31: 788-797.

[9]Gupta R, Jain P, Anand M. Acute Basophilic Leukemia: Case Report. American Journal of Hematology, 2004, 76: 134-138.

（撰写者：江传和 审稿者：张苏江）

病例15
急性髓系白血病合并卡氏肺孢子虫肺炎自发缓解

病史简介

现病史

患者，男，53岁。2019年3月中旬受凉后出现咳嗽、咽痛，最初病情较轻，未予重视。3月17日患者出现发热，体温达39摄氏度，伴畏寒，曾先后两次至外院就诊，自诉化验血常规、C反应蛋白、流感病毒筛查等均未见异常，使用过安乃近片、头孢拉定胶囊、达力芬胶囊治疗，咳嗽咽痛症状略好转，体温为37.5～38℃。

3月27日至瑞金医院血液科门诊就诊，化验血常规提示：WBC $6.5×10^9$/L，Hb 116g/L，PLT $63×10^9$/L，单核细胞22%，幼稚细胞24%，至急诊内科予头孢呋辛酯及维生素C静脉滴注治疗。3月29日骨穿涂片提示AML-M4Eo之骨髓象；染色体核型：核型47，XY，+22/43～47，XY，+8[cp2]/46～47，XY，+7，+M[cp2]/46，XY；流式见异常细胞群约占30.7%，发现 *FLT3-TKD* 基因突变、*CBFB-MYH11* 融合基因转录本。

入院检查，肌酐140μmol/L↑，给予复方α-酮酸（开同）、肾衰宁改善肾功能，后肌酐恢复正常。

患者既往有长期大量吸烟史，入院前3个月出现反复发热。3月28日颈胸腹盆CT提示两肺多发渗出性病变，两肺下叶条索影，两侧胸膜增厚，脾稍大，后腹膜数枚小淋巴结显示。予积极抗感染、化痰、降白细胞（羟基脲治疗）、预防出血、保肝、保肾等对症支持治疗。后患者低氧血症进一步加重，氧饱和度维持75%～80%。4月8日复查CT两肺弥漫渗出性病变，较前3月28日进展；两侧胸腔积液；附见脾多发异常密度影，脾梗死。遂升级抗生素为舒普深＋替加环素＋注射用醋酸卡泊芬净（科赛斯），静脉丙种球蛋白提高免疫力。请呼吸科MDT会诊，结合症状、体征，影像学表现符合卡氏肺孢子虫肺炎，考虑免疫力低下诱发，加用磺胺甲噁唑抗感染。

抗卡氏肺孢子虫肺炎治疗后，患者症状逐渐好转，4月19日复查胸部CT提示两肺弥漫渗出性病变，较前2019年4月8日明显吸收；两侧胸腔少量积液，较前吸收。复查三系较前恢复，白细胞计数1.80×10^9/L↓，血红蛋白81g/L↓，血小板计数90×10^9/L。2019年4月29日复查骨穿，示AML-CR伴骨髓增生低下，原始细胞0.5%，流式阴性，*FLT3-TKD*基因检测转为阴性，*CBFB-MYH11*基因检测仍旧阳性。

既往史

疾病史：患者有高血压病史数年，服用奥美沙坦片0.5片/天、富马酸比索洛尔1片/天治疗，血压控制可。

传染病史：否认乙肝、结核等传染病。

预防接种史：随社会规定。

手术外伤史：否认相关手术史。

输血史：否认相关输血史。

食物过敏史：否认相关食物过敏史。

药物过敏史：否认相关药物过敏史。

个人史

患者出生并生长于原籍，无疫水疫区接触史。吸烟30余年，每日2包。

婚育史：已婚已育。

家族史

否认相关家族遗传病、慢性病史。

入院体检

2019年3月29日，体温37.1℃，脉搏97次/分，呼吸18次/分，血压115/79mmHg。神清，精神可，全身未见瘀点瘀斑，皮肤巩膜未见黄染。浅表淋巴结未及。胸骨无压痛。双肺呼吸音低，未闻及啰音；心律齐，未闻及病理性杂音。腹部平软，未及压痛、反跳痛。肝脾肋下未及。四肢未见水肿，肌力肌张力正常，病理反射未引出。

实验室检查

DIC：VWF 活性，152.40%↑，Fg 5.8g/L↑，D-二聚体定量 0.66mg/L↑，余正常。

C-反应蛋白：9.26mg/dl↑。

PCT：0.35ng/ml。

Pro-BNP：207.1pg/ml↑。

EBV、巨细胞病毒、乙肝病毒 DNA 定量：均正常。

呼吸道病毒检测、HIV、梅毒、丙肝：均阴性。

【血常规】2019 年 3 月 29 日，白细胞计数 $7.40×10^9$/L，血红蛋白 110g/L↓，血小板计数 $45×10^9$/L。

【外周血涂片】中性分叶核 21%↓，淋巴细胞 23%，单核细胞 38%↑，幼稚细胞 18%。

【血生化】前白蛋白 139mg/L↓，白蛋白 32g/L↓，肌酐 140μmol/L↑，尿酸 479μmol/L↑，尿素 8.7mmol/L↑。

【尿常规】潜血，阳性（+++）↑，余无明显异常。

【粪常规】未见异常。

【G 实验】结果阴性。

【甲状腺功能】反三碘甲腺原氨酸 111.6ng/dl，余正常。

【肿瘤指标】癌胚抗原 5.16ng/mL↑，余正常。

【胸部 CT】2019 年 3 月 28 日，两肺多发渗出性病变；两肺下叶条索影；两侧胸膜增厚（病例 15 图 1）。

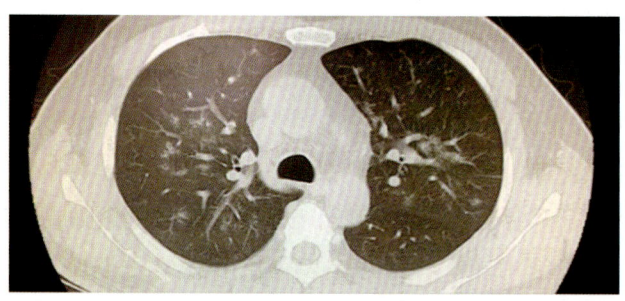

病例15图1　2019年3月28日胸部CT影像

【心脏超声】2019 年 3 月 28 日，未见明显异常。

【心电图】2019 年 3 月 28 日，未见明显异常。

【骨髓涂片】2019 年 3 月 29 日，提示：AML-M4EO 之骨髓象。

【骨髓流式】2019年3月29日,可见15.1%的细胞。

CD11B+CD64stCD14-HLA-DR+CD33stCD13+,疑为幼稚单核细胞群体;约可见21.7%的细胞CD11B+ CD64stCD14+HLA-DR+CD33stCD13+,疑为成熟单核细胞群体。

2019年3月29日骨髓基因发现:FLT3-TKD基因突变;*CBFB-MYH11*融合基因转录本。

2019年3月29日骨髓染色体:47,XY,+22/43～47,XY,+8[cp2]/46～47,XY,+7,+M[cp2]/46,XY。

【胸部CT】

2019年4月8日,两肺弥漫渗出性病变较2019年3月28日进展,两侧胸腔积液,两侧胸膜增厚,双侧甲状腺低密度小结节影。附见肝左叶小囊肿,脾多发异常密度影,脾梗死(病例15图2)。

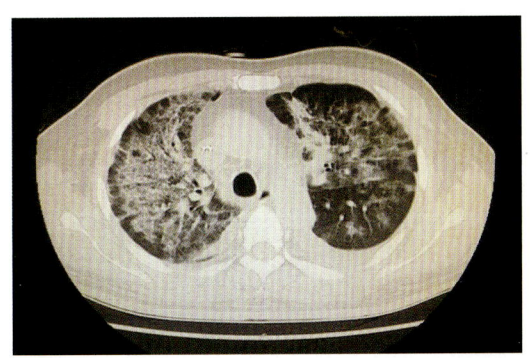

病例15图2　2019年4月8日胸部CT影像

2019年4月19日,两肺弥漫渗出性病变,较2019年4月8日明显吸收;两侧胸腔少量积液,较前吸收;两侧胸膜增厚;双侧甲状腺低密度小结节影。附见肝左叶小囊肿;脾多发低密度影(病例15图3)。

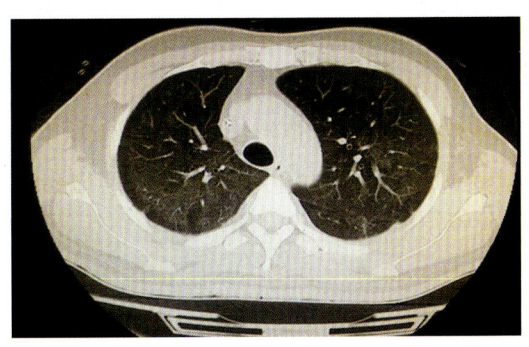

病例15图3　2019年4月19日胸部CT影像

【血常规】

2019年3月30日血常规：白细胞计数 8.30×10^9/L，血红蛋白 104g/L↓，血小板计数 37×10^9/L。

2019年4月14日血常规：白细胞计数 5.15×10^9/L，血红蛋白 49g/L↓，血小板计数 3×10^9/L。

2019年4月19日血常规：白细胞计数 1.20×10^9/L，血红蛋白 53g/L↓，血小板计数 4×10^9/L。

2019年4月30日血常规：白细胞计数 1.80×10^9/L，血红蛋白 81g/L↓，血小板计数 90×10^9/L。

2019年4月29日骨髓涂片，提示：AML-M4EO-CR，伴骨髓增生偏低。

2019年4月29日骨髓流式，提示：MRD＜0.11%。

2019年4月29日骨髓基因：*FLT3-TKD* 基因突变阴性；发现 *CBFB-MYH11* 融合基因转录本。

【胸部CT】2019年5月24日，两肺散在小片状稍高密度影，较 2019年4月19日明显吸收；两侧胸腔少量积液，较前吸收；两侧胸膜稍增厚（病例15图4）。

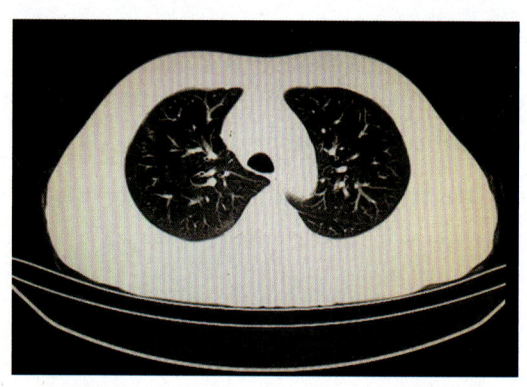

病例15图4　2019年5月24日胸部CT影像

注：提示两肺散在小片状稍高密度影，较前 2019 年 4 月 19 日明显吸收

【骨髓涂片】2019年5月24日，与前次骨髓象比较，此次骨髓增生活跃，粒红比减低。粒、红、巨三系均增生活跃，嗜酸粒细胞可见。巨系以颗粒巨增生为主，血小板散在少见。

【骨髓流式】2019年5月24日，提示：MRD＜0.11%。

【骨髓基因】2019年5月24日，*FLT3-TKD* 基因突变阴性；发现 *CBFB-MYH11* 融合基因转录本。

【血常规】2019年5月25日，白细胞计数 4.4×10^9/L，血红蛋白 103g/L，血

小板计数 192×10^9/L。

问题

1. 卡氏肺孢子虫肺炎的发病情况及其在恶性血液病和急性髓系白血病中的发生率。
2. 急性髓系白血病的自发缓解率有多少，机制是什么？并发卡氏肺孢子虫肺炎自发缓解的机制是什么？
3. 已用何治疗，效果如何？后续治疗方案是什么？

讨论与分析

1. 急性髓系白血病合并卡氏肺孢子虫肺炎的原因　　卡氏肺孢子虫肺炎（PCP）一般多见于重度免疫低下患者，如获得性免疫缺陷综合征（AIDS）等。对于部分急性白血病患者，由于免疫力短时间下降，也有机会性感染 PCP。在既往报道中，急性髓系白血病患者合并肺孢子虫肺炎并不罕见。2018 年中国台湾学者总结了肺孢子虫肺炎（PJP）与急性髓细胞性白血病（AML）的关联。根据对 291 例 AML 患者的治疗经验，有 20 例（男性 14 例，女性 6 例，中位年龄 56 岁）发展为肺孢子虫肺炎（发生率 6.8%）。对于血液肿瘤患者而言，外周血 CD4 细胞计数 < 200 个/μl 则为发生肺孢子虫肺炎的高危因素。而英国的一项研究发现，血液肿瘤患者获得肺孢子虫肺炎比例正逐渐升高，需要得到专科医生的高度重视。

本例患者肺孢子虫肺炎的症状较为典型，表现为持续性发热、咳嗽，静息状态下胸闷气促，氧饱和度 < 90%，氧分压 < 60mmHg。根据欧洲的非 HIV 感染的肺孢子虫肺炎的诊疗指南，该患者属于重症感染患者。

针对此类患者的治疗，需平衡抗白血病治疗和抗肺孢子虫肺炎。本例患者由于出现严重的低氧血症，经过评估后属于不能耐受化疗，因此治疗上给予磺胺甲噁唑联合利奈唑胺，同时根据血常规的白细胞计数，调整羟基脲用量以控制白细胞数量。治疗方案调整后，患者症状和影像学结果明显改善，而方案也与欧洲指南高度一致。

病例15表1 卡氏肺孢子虫肺炎的严重程度分级

注：引自：Maschmeyer Georg, Helweg-Larsen Jannik, Schellongowski Peter. ECIL guidelines for treatment of Pneumocystis jirovecii pneumonia in non-HIV-infected haematology patients. J Antimicrob Chemother, 2016, 71 (9), 2405-2413.

病例15表2 非HIV感染的卡氏肺孢子虫肺炎患者一线治疗方案

引自：Maschmeyer Georg, Helweg-Larsen Jannik, Schellongowski Peter. ECIL guidelines for treatment of Pneumocystis jirovecii pneumonia in non-HIV-infected haematology patients J Antimicrob Chemother, 2016, 71 (9), 2405-2413.

2. 急性髓系白血病自发性缓解的机制，及其并发卡氏肺孢子虫肺炎自发缓解的机制　一般而言，急性髓系白血病患者若不经治疗，平均生存时间少于3个月。但临床经验和文献报道告诉我们，有一部分患者可不经抗白血病治疗而达到疾病的缓解，FAB各个分型的患者都有，其中以AML-M4和AML-M5为多（病例15图5）。

在自发缓解的急性髓系白血病案例中，多数病例都如同本例患者，经历过重症的感染，多合并以重症肺炎、结核病、革兰阴性菌菌血症以及脓毒血症。这些自发缓解的患者后期复发概率极高（病例15图6），一年内的复发率在80%左右，因此患者后续仍需进行化疗。

发生AML的自发性缓解，主要观点集中在感染后激活机体免疫系统从而杀伤肿瘤细胞，但其中的机制仍有争议。第一，在感染后体内产生消除感染源的T细胞，这些T细胞可以通过γ干扰素来明确是否活化，T细胞是攻击肿瘤细胞的重要免疫细胞，这可能是感染后AML自行缓解的原因之一；第二，T细胞主要在短期内清除肿瘤细胞，而长期缓解则受益于NK细胞的作用（病例15图7），在部分长期自行缓解AML患者体内能发现活化的NK细胞，就是很好的证明，而目前也有很多研究正探索从脐带血中活化和扩增NK细胞以增强常规治疗的抗白血病效果。

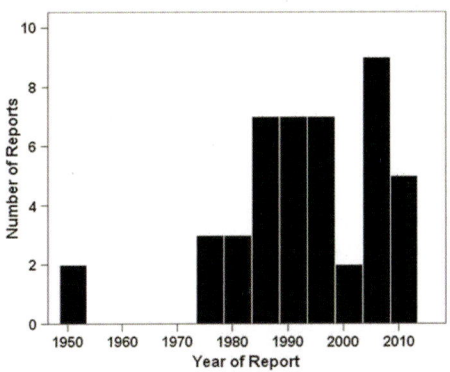
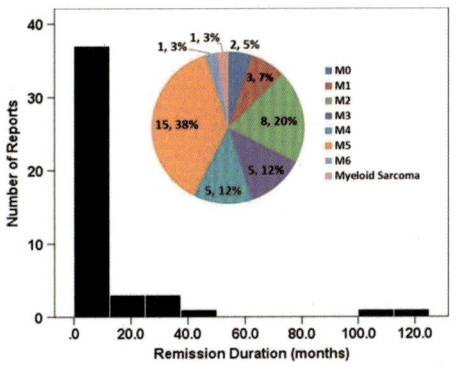

病例15图5　自发性缓解的AML比例

注：引自：Armin Rashidi, Stephen I Fisher.Spontaneous Remission of Acute Myeloid Leukemia.Leuk Lymphoma，2015，56（6）：1727-1734.

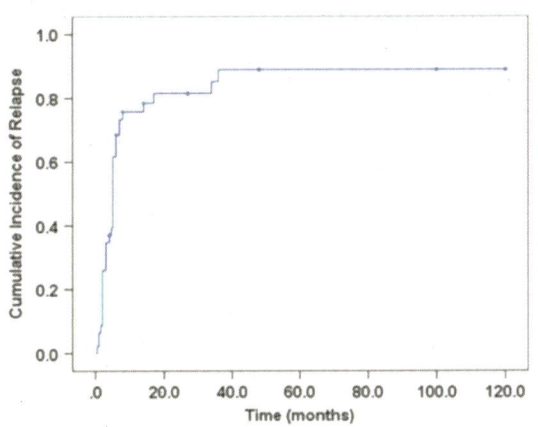

病例15图6　自发性缓解的AML患者复发比例

引自：Armin Rashidi, Stephen I Fisher.Spontaneous Remission of Acute Myeloid Leukemia. Leuk Lymphoma，2015，56（6）：1727-1734.

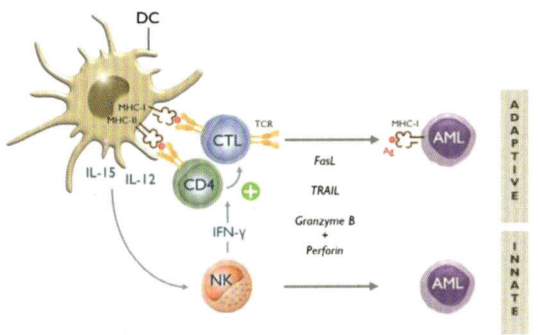

病例15图7　免疫细胞清除AML肿瘤细胞机制图

注：引自：Heleen H Van Acker, Maarten Versteven, Felix S Lichtenegger, et al. Dendritic Cell-Based Immunotherapy of Acute Myeloid Leukemia. J Clin Med, 2019, 8（5）：579.

3. 治疗及其后续治疗方案　正如前文所述,自发性缓解的 AML 一年内大部分患者将复发。因此这些患者在感染症状得到有效控制后,需积极采取标准的 AML 治疗。随着科学技术的发展,还有一些治疗方案可以选择。

有研究表明白介素 2（IL-2）能有效提升 AML 的治疗效果,瑞典学者对 320 名 CR1 的 AML 患者用 IL-2（16400U/kg）加二盐酸组胺（0.5mg）进行治疗。发现二盐酸组胺联合 IL-2 治疗可改善研究人群中 LFS 的水平（病例 15 图 8）。这些结果表明,HDC/IL-2 治疗为缓解期 AML 患者提供了有效且可耐受的治疗。

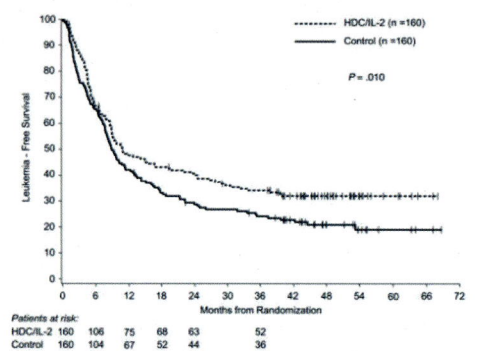 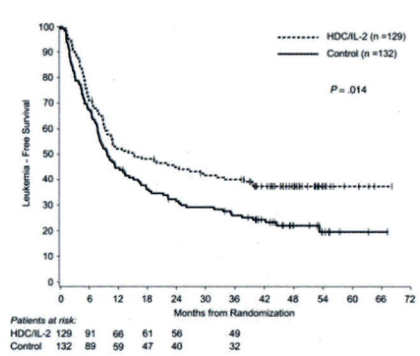

病例15图8　IL-2联合二盐酸组胺的AML治疗效果

注：引自：Brune Mats, Castaigne Sylvie, Catalano John, et al. Improved leukemia-free survival after postconsolidation immunotherapy with histamine dihydrochloride and interleukin-2 in acute myeloid leukemia: results of a randomized phase 3 trial. Blood, 2006, 108（1）: 88-96.

在一项Ⅳ期试验中,首次完全缓解（CR）的 84 例急性髓性白血病（AML）患者（年龄 18～79 岁）使用了组胺二盐酸盐（HDC）和小剂量人类重组白介素 2（IL-2）,以防止在整合后阶段复发。研究者在免疫治疗之前和期间分析了自然杀伤（NK）的功能,治疗导致血液中 CD56 和 CD_{16}^+ NK 细胞的扩增以及天然细胞毒性受体（NCR）NKp30 和 NKp46 的 NK 细胞表达增加。在老年患者中,治疗前和治疗中 CD_{16}^+ NK 细胞上 NKp30 或 NKp46 的高表达可预测 LFS 和 OS。这些结果表明,NK 细胞功能决定了老年 AML 患者的复发风险和存活率。

结论、治疗与随访

根据患者临床表现和实验室检查,本病例最后诊断为自发性缓解急性髓系白血病合并卡氏肺孢子虫肺炎。患者因患 AML 导致自身免疫力低下,从而导致感染卡氏肺孢子虫,又因体内在消除卡氏肺孢子虫的同时激活了针对 AML 细胞的免疫,最终出现了白血病的自发性缓解。患者出院后未遵医嘱及时复查和治疗，在2019年7月底再次出现发热和胸闷症状，入院检查胸部CT两肺渗出及结节影，考虑卡氏肺孢子虫肺炎复燃；同时发现外周血血小板进行性下降。2019年7月26日骨髓检查：与前次骨髓象比较，提示：AML-M4Eo复发之骨髓象；骨髓染色体提示44，XY，-4，+8，-10，-13，inv（16）(p13q22)；骨髓基因检查发现*CBFB-MYH11*融合基因转录本。

入院后治疗上给予注射用亚胺培南西司他丁钠（泰能）＋利奈唑胺口服混悬液（斯沃）＋注射用醋酸卡泊芬净（科赛斯）＋SMZ抗感染，并予羟基脲降白细胞、化痰、预防出血、保肝、保肾等对症支持治疗。但患者仍有反复高热，并出现进行性的活动后胸闷气急，氧饱和度下降，最低70%左右。治疗过程中患者心率呈进行性上升，氧饱和度进行性下降，经Bipap呼吸机治疗及气管插管辅助通气治疗后仍无法缓解症状。最终，患者在入院后第6天死于重症肺部感染导致的呼吸循环衰竭。

参考文献

[1] Chang H, Kuo MC, Wu JH, et al. Pneumocystis jirovecii pneumonia in patients with acute myeloid leukaemia. Intern Med J, 2018, 48（1），81-83.

[2] White PL, Backx M, Barnes RA. Diagnosis and management of Pneumocystis jirovecii infection. Expert Rev Anti Infect Ther, 2017, 15（5）：435-447.

[3] Maini R, Henderson KL, Delpech V. Increasing Pneumocystis pneumonia, England, UK, 2000—2010. Emerging Infect Dis, 2013, 19（3）：386-392.

[4] Maschmeyer G, Helweg-Larsen J, Schellongowski P. ECIL guidelines for treatment of Pneumocystis jirovecii pneumonia in non-HIV-infected haematology patients. J Antimicrob Chemother, 2016, 71（9），2405-2413.

[5] Maywald O, Buchheidt D, Bergmann J, et al. Spontaneous remission in adult acute myeloid leukemia in association with systemic bacterial infection-case report and review of the literature. Ann Hematol, 2004, 83（3）：189-194.

[6] Qing CZ, Yan Y, Pei Li, et al. Spontaneous Remission in Patients With Acute Myeloid Leukemia With t（8；21）or Cutaneous Myeloid Sarcoma: Two Case Reports and a Review of the Literature. Intern Med, 2013, 52(11)：

1227-1233.

[7] Christina R, Jennifer K, Ulrich G, et al. Spontaneous Remission in a Patient With Very Late Relapse of Acute Myeloid Leukemia 17 Years After Allogeneic Blood Stem Cell Transplantation. Eur J Haematol, 2019, 103 (2): 131-133.

[8] Camus V, Etancelin P, Jardin F, et al. Spontaneous remission in three cases of AML M5 with NPM1 mutation. Clin Case Rep, 2015, 3 (11): 955-959.

[9] Claudia I M, Martin T, Regina K, et al. Hematologic and Molecular Spontaneous Remission Following Sepsis in Acute Monoblastic Leukemia With Translocation (9; 11): A Case Report and Review of the Literature. Eur J Haematol, 2004, 73 (1): 62-66.

[10] Armin R, Stephen I F. Spontaneous Remission of Acute Myeloid Leukemia. Leuk Lymphoma, 2015, 56 (6): 1727-1734.

[11] Claudia M S, Leticia S, Roland W, et al. Immune Response as a Possible Mechanism of Long-Lasting Disease Control in Spontaneous Remission of MLL/AF9-positive Acute Myeloid Leukemia. Ann Hematol, 2012, 91 (1): 27-32.

[12] Heleen H Van A, Maarten V, Felix S L, et al. Dendritic Cell-Based Immunotherapy of Acute Myeloid Leukemia. J Clin Med, 2019, 8 (5): 579.

[13] Burger J A, Velev N S, Jabbour E J, et al. Failure Is Not Fatal: Long-Term Remission in Refractory Acute Myeloid Leukemia (AML) after Graft Failure of Cord Blood Stem Cells. Leukemia, 2010, 24 (3): 666-668.

[14] Brune M, Castaigne S, Catalano J, et al. Improved leukemia-free survival after postconsolidation immunotherapy with histamine dihydrochloride and interleukin-2 in acute myeloid leukemia: results of a randomized phase 3 trial. Blood, 2006, 108 (1): 88-96.

[15] Martner A, Rydström A, Hellstrand K, et al. NK cell expression of natural cytotoxicity receptors may determine relapse risk in older AML patients undergoing immunotherapy for remission maintenance. Oncotarget, 2015, 6 (40): 42569-42574.

(撰写者：李啸扬 审稿者：李军民)

病例16
复合霍奇金淋巴瘤和滤泡性淋巴瘤

病史简介

现病史

患者，男，65岁。

2009年10月体检腹部B超发现腹腔多发肿大淋巴结，当时浅表淋巴结未及肿大，无发热、盗汗等不适，自诉2005年起体重缓慢减轻，约1kg/年。遂就诊于当地医院，查全身CT增强示：双侧锁骨区、纵隔内及腹腔多个淋巴结肿大，淋巴瘤可能，转移性淋巴结不除外，最大者约37mm×30mm，遂行左侧颈部淋巴结活检，病理结果未见明显异常，未予特殊处理。其后患者规律随访血常规及腹部B超，结果示白细胞进行性升高，血小板进行性减少，脾脏进行性肿大。

2016年10月患者因血小板减少［近3年波动于（61～65）×10^9/L］就诊于靖江市人民医院。查增强CT示：左后颈部、腹膜后、肠系膜根部、盆腔内两侧髂血管旁多发大小不等淋巴结，两侧颈部、两侧颌下区及颏下区、纵隔、右心膈角区、两侧腋下多发正常大小淋巴结。予口服升血小板药（具体不详），治疗1周后停药，疗效不详。后患者继续规律随访，白细胞进行性升高，血小板进行性减少，脾脏进行性肿大，自诉2018年最低可达43×10^9/L，予以"花生衣"口服治疗后缓解，最高可达83×10^9/L。

患者于2018年10月无明显诱因下出现反复发热，最高可达39.6℃，夜间重于白天，每隔数天发作1次，2018年12月26日查腹部B超示：巨脾，长径15.78cm，厚径7.78cm。后发热频率进行性增加，伴畏寒、盗汗、乏力、体重进行性下降，自服维C银翘片等退热药无明显缓解。遂于2019年1月就诊并收治入靖江市人民医院，2019年1月7日骨髓检查示：骨髓增生Ⅲ级，粒系占40.50%，红系占17.50%，粒：红＝2.31：1；粒系增生活跃，各阶段比例大致正常；红系增生活跃，以中晚幼红为主；淋巴细胞明显增多，以成熟淋巴细胞为主，部分淋巴细胞可见细胞核扭曲折叠现象；全片见巨核细胞65只，血小板散在可见。提示：淋巴系统增生性疾患，CLL或淋巴瘤待排。2019年1月10日行左颈部淋巴结穿刺活检，病理送我院会诊结果示：复合经典霍奇金淋巴瘤（淋巴细胞消减型）和原位滤泡型肿瘤。备注：原位滤泡性肿瘤的可能性。①滤泡性淋巴瘤早期累及邻近淋巴结；②生发中心B细胞原位瘤变；③血液中寡克隆B细胞移入生发中心。免疫组化特殊染色：霍奇金淋巴瘤瘤细胞：CD20（-），CD79α（-），CD3（-），CD5（-），CD10（-），CD15（-），CD30（+），BCL-6（-），MUM-1（+），c-MYC（最高处约30%），OCT-2（弱+），bob-1（-），IgD（-），PAX-5（弱+），CD21（-），Ki67（+），Bcl-2（+）；EBV原位杂交，EBER（-）。原位滤泡性肿瘤瘤细胞：CD20（+），CD79α（+），CD3（-），CD5（-），CD10（欠理想），CD15（-），CD30（-），BCL-6（+），MUM-1（-），c-MYC（-），OCT-2（-），bob-1（-），IgD（-），PAX-5（+），FDC：CD21（+），Ki67（约7%），Bcl-2（+）；EBV原位杂交，EBER（-）。分子病理学：B淋巴瘤克隆基因重排结果为阳性。

患者于2019年2月1日就诊于解放军411医院，行PET/CT示：①全身多发肿大淋巴结左侧咽旁间隙、左侧腮腺区、左侧颌下、双侧颈部、颏下、双侧锁骨上、左腋下、右肺门、纵隔、腹盆腔、腹膜后及双侧腹股沟区见多发肿大淋巴结，部分融合成团，最大径5.1cm，FDG摄取增高，平均SUV=14.1，最大SUV=18.1。②脾脏肿大：密度不均匀，FDG弥漫性结节状摄取增高，平均SUV=6.4，最大SUV=8.8。③多发椎体骨质密度不均匀：$C_{6\sim7}$椎体、$T_{4\sim5}$椎体及L_1椎体，FDG摄取增高，平均SUV=9.1，最大SUV=13.5。④后腹膜增生纤维化，FDG呈本底摄取。2019年2月14日患者收治入靖江市人民医院血液科，予以地塞米松减轻肿瘤负荷，调节免疫，补充白蛋白等支持治疗3天后出院。2019年2月23日门诊拟"淋巴细胞削减型经典霍奇金淋巴瘤合并原位滤泡性肿瘤"收治入院。

患者神清，精神可，胃纳一般，二便正常，2019年1至2月体重减轻10kg。

既往史

疾病史：淋巴瘤病史见现病史。糖尿病病史30年，起病时无明显症状，体检空腹血糖7.1mmol/L，未予以规律药物治疗。2019年1月于当地医院住院期间曾予以二甲双胍口服降糖，出院后停药，自诉目前空腹血糖维持7~8mmol/L。高血压病史20年，起病时血压约130/65mmHg，因舒张压较低未予以药物治疗，曾出现血压进行性升高，最高可达150/75mmHg，目前血压控制可，波动于50~60/120~130mmHg。

传染病史：否认乙肝、结核等传染病史。

预防接种史：随社会。

手术外伤：否认手术外伤史。

输血史：否认输血史。

食物、药物过敏史：否认食物、药物过敏史。

个人史

出生并长期生活于原籍，否认疫水疫区接触史；否认电离辐射、化学品接触史；吸烟史40余年，1包/天；饮酒史9年余，白酒3两/天，2019年1月戒酒。

婚育史：已婚已育，育有一女，体健。

家族史

否认相关疾病家族史，否认家族遗传病史。

入院体检

T 37.1℃，P 90bpm，R 18次/分，BP 120/70mmHg。

神清，轻度贫血貌，皮肤巩膜无黄染；双下肢弥漫性小瘀点，主要分布于双侧大腿上部、小腿及足背，腹部皮肤可见平行于身体纵轴紧密排列的棕色细条纹；双下肢无水肿；双肺呼吸音粗，未闻及干湿啰音。心率80次/分，心律齐，未闻及额外心音及病理性杂音。腹平软，无压痛，肝肋下约0.5cm处可及（吸气相时约1cm），脾肋下约2cm处可及；生理反射存在，病理反射未引出。

全身浅表淋巴结：左侧乳突下后方胸锁乳突肌后缘可及两肿大淋巴结，位于上方者直径约1cm，位于下方者直径约0.5cm；左侧颌下可及一肿大淋巴结，直径约3.5cm；左侧锁骨上可及两肿大淋巴结，直径均约0.5cm；右侧锁骨上可及一肿大淋巴结，直径约0.5cm；左侧腋窝前群可及一肿大淋巴结，直径约0.5cm；左侧腹股沟可及两肿大淋巴结，直径均约0.5cm。所触及淋巴结质韧，活动度差，无固定或融合，无明显压痛。

实验室检查

【血常规】

见病例16表1。

病例16表1　血常规

日期	WBC×10⁹/L	N%	L%	M%	RBC×10¹²/L	Hb (g/L)	PLT×10⁹/L
2019年2月25日	2.60 ↓	74.3 ↑	19.1 ↓	6.2	1.93 ↓	49 ↓	42 ↓
2019年2月25日去白红细胞悬液2U							
2019年3月1日	2.90 ↓	82.1 ↑	13.7 ↓	4.1	2.26 ↓	58 ↓	23 ↓
2019年3月4日	1.38 ↓	74.7 ↑	21.7	3.6	1.53 ↓	39 ↓	20 ↓
2019年3月4日去白红细胞悬液2U							
2019年3月6日	2.00 ↓	69.1	27.3	3.1	1.91 ↓	50 ↓	22 ↓
2019年3月6日去白红细胞悬液1U+去白单采血小板1U							
2019年3月8日	1.40 ↓	58.3 ↓	34.8	6.3	2.02 ↓	56 ↓	27 ↓
2019年3月11日	1.45 ↓	37.2 ↓	48.3 ↑	9.7	2.56 ↓	71 ↓	43 ↓
2019年3月13日	1.30 ↓	39.7 ↓	46.3 ↑	12.8 ↑	1.56 ↓	44 ↓	8 ↓
2019年3月13去白单采血小板1U							
2019年3月15日	1.40 ↓	46.4 ↓	36.4	15.2 ↑	1.56 ↓	45 ↓	8 ↓
2019年3月16日去红细胞悬液2U＋去白单采血小板1U							
2019年3月18日	2.41 ↓	55.7	31.5	11.6 ↑	1.99 ↓	55 ↓	41 ↓
2019年3.19去白单采血小板1U							
2019年3月20日	3.21 ↓	60.4	25.9	11.8	1.96 ↓	55 ↓	74 ↓

【生化检查】葡萄糖6.61mmol/L ↑（3.9～6.1mmol/L），ALT 89U/L ↑（10～64U/L），AST 60U/L ↑（8～40U/L），AKP 127U/L ↑（38～126U/L），γ-GT 61U/L（7～64U/L），尿酸128μmol/L ↓（160～430μmol/L），前白蛋白38mg/L ↓（180～380mg/L），总蛋白42g/L ↓（60～83g/L），白蛋白21g/L ↓（35～55g/L），乳酸脱氢酶218U/L ↑（98～192U/L）。

DIC：APTT 30.4s（22.3～38.7s），PT 13.9s（10.1～16.1s），INR 1.17，Fg 3.70g/L ↑（1.8～3.5g/L），FDP 6.90mg/ml ↑（＜5.1mg/ml），D-Dimer 1.50mg/ml

↑（＜0.55mg/ml）。

【心肌酶谱】BNP 898.1pg/ml ↑（5～349pg/mL），乳酸脱氢酶 232U/L ↑（98～192U/L），肌酸激酶 12U/L ↓（22～269U/L），CK-MB 0.4ng/ml（0.3～4ng/ml），肌红蛋白 21.4ng/ml（＜70ng/ml），肌钙蛋白 I 0.11ng/ml（＜0.14ng/ml）。

【肿瘤标志物】糖类抗原125 152.20ng/ml ↑（0～8.78ng/ml），甲胎蛋白、癌胚抗原、神经元特异性烯醇化酶CA-125、糖类抗原153、游离/总前列腺特异性抗原、CA-199 均正常。

【免疫指标】IgG 875mg/dl（751～1560mg/dl），IgA 134mg/dl（82～453mg/dl），IgM 52mg/dl（46～304mg/dl），IgE 6.4mg/dl（5～165.3mg/dl），补体C3 74mg/dl ↓，补体C4 22mg/dl，κ轻链 7.242mg/L（6.29～13.5mg/L），λ轻链 3.12mg/L（3.13～7.23mg/L）。

【病毒检查】EB病毒 EA IgG抗体＞150U/ml ↑（＜10U/ml），EB病毒EBV IgM抗体＜10U/ml（-），EB病毒VCA IgG抗体 466U/ml ↑（＜20U/ml），EB病毒EBNA IgG抗体＞600U/ml ↑（＜20U/ml），EBV病毒DNA定量＜$1×10^3$U/ml（＜$1×10^3$U/ml），巨细胞病毒IgG抗体 186.8（+）↑，巨细胞病毒DNA定量（-），HBV表面抗原 0.100（-）U/ml（≤0.15U/ml），HBV表面抗体 33.10mIU/ml（+）↑（＜10U/ml），HBV e抗原 0.338（-）（＜1S/CO），HBV e抗体 1.74（-）（＞1S/CO），HBV核心抗体 2.38（+）↑（＜1S/CO），HBV核心抗体 IgM0.15（-）（＜1S/CO），乙肝病毒核酸定量（PCR）0.10U/ml（＜500U/ml）。

【骨髓检查】2019年1月17日骨髓涂片示骨髓增生Ⅲ级，粒系占40.50%，红系占17.50%，粒：红＝2.31：1；粒系增生活跃，各阶段比例大致正常；红系增生活跃，以中晚幼红为主；淋巴细胞明显增多，以成熟淋巴细胞为主，部分淋巴细胞可见细胞核扭曲折叠现象；全片见巨核细胞65只，血小板散在可见。提示：淋巴系统增生性疾患；CLL或淋巴瘤待排。

骨髓流式示：CD_{19}^+细胞：28.2%，κ 0.1%，λ 99.9%，限制性表达，考虑骨髓浸润。

骨髓FISH检测：t（14：18）（q32：q21）阴性；IGH/BCL 2融合探针检测：阴性；3q27 BCL 6分离探针检测：阴性；8q24 C-MYC分离探针检测：FISH全阴性。

骨髓Panel检测：与疾病类型、预后、治疗相关的突变：无；其他可能与疾病相关突变：*ITPKB*、*ID3*、*CCND3*、*CD58*、*PIM1*。

影像学检查

2016年10月靖江市人民医院增强CT示：左后颈部、腹膜后、肠系膜根部、盆腔内两侧髂血管旁多发大小不等淋巴结，两侧颈部、两侧颌下区及颏下区、纵隔、右心膈角区、两侧腋下多发正常大小淋巴结。

【腹部B超】2018年12月26日，当地医院示：巨脾，长径15.78cm，厚径7.78cm。

【PET/CT】2019年2月1日解放军411医院示：①全身多发肿大淋巴结左侧咽旁间隙、左侧腮腺区、左侧颌下、双侧颈部、颏下、双侧锁骨上、左腋下、右肺门、纵隔、腹盆腔、腹膜后及双侧腹股沟区见多发肿大淋巴结，部分融合成团，最大径约5.1cm，FDG摄取增高，平均SUV=14.1，最大SUV=18.1。②脾脏肿大：密度不均匀，FDG弥漫性结节状摄取增高，平均SUV=6.4，最大SUV=8.8。③多发椎体骨质密度不均匀：$C_{6\sim7}$椎体、$T_{4\sim5}$椎体及L_1椎体，FDG摄取增高，平均SUV=9.1，最大SUV=13.5。④后腹膜增生纤维化，FDG呈本底摄取。

病理检查

2019年1月10日我院会诊左颈部淋巴结穿刺活检病理标本（病例16图1）：经典霍奇金淋巴瘤（淋巴细胞消减型）；合并原位滤泡型肿瘤。原位滤泡性肿瘤的可能性：①滤泡性淋巴瘤早期累及邻近淋巴结；②生发中心B细胞原位瘤变；③血液中寡克隆B细胞移入生发中心。

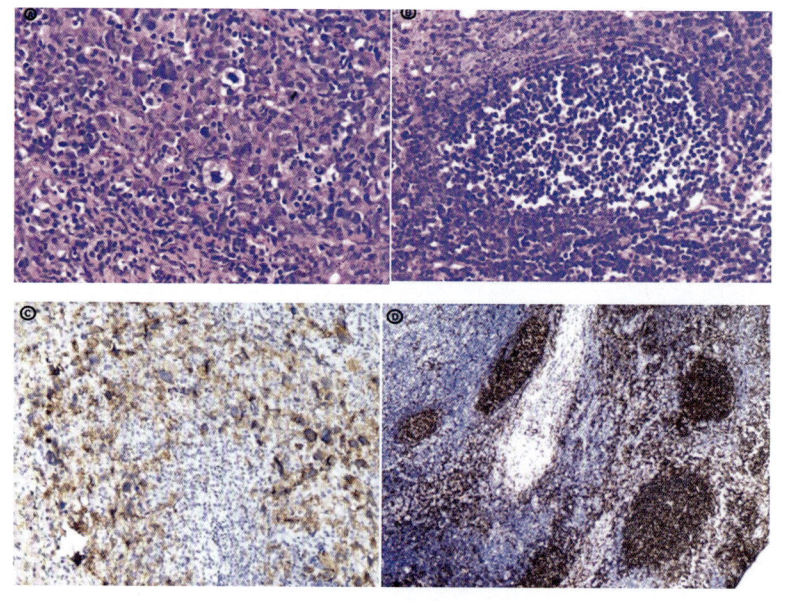

病例16图1　颈部淋巴结穿刺活检病理及免疫组化

注：A、B：HE染色的霍奇金淋巴瘤和滤泡淋巴瘤；C：CD_{20}^+的滤泡性淋巴瘤；D：CD_{30}^+的镜影细胞。

免疫组化特殊染色（病例16 图1）：

霍奇金淋巴瘤瘤细胞：CD20（-），CD79α（-），CD3（-），CD5（-），CD10（-），CD15（-），CD30（+），BCL-6（-），MUM-1（+），c-MYC（最高处约30%），OCT-2（弱+），bob-1（-），IgD（-），PAX-5（弱+），CD21（-），Ki67（+），Bcl-2（+）；EBV 原位杂交，EBER（-）。

原位滤泡性肿瘤瘤细胞：CD20（+），CD79α（+），CD3（-），CD5（-），CD10（欠理想），CD15（-），CD30（-），BCL-6（+），MUM-1（-），c-MYC（-），OCT-2（-），bob-1（-），IgD（-），PAX-5（+），FDC：CD21（+），Ki67（约 7%），Bcl-2（+）；EBV 原位杂交，EBER（-）。

分子病理学：B 淋巴瘤克隆基因重排结果为阳性。

问题

1. 复合性淋巴瘤的概念和发生的机制是什么？
2. 本病例是如何被诊断为复合经典霍奇金淋巴瘤和滤泡性淋巴瘤的？
3. 本病例持续全血细胞减少的原因是什么？
4. 该患者预后如何？下一步应如何进行治疗？

讨论与分析

1. 复合性淋巴瘤的概念和发生机制　　肿瘤异质性是长久以来被病理学家和肿瘤学家认可的一种现象。肿瘤异质性可以在概念上分为肿瘤间异质性和瘤内异质性。瘤内异质性描述了原发性肿瘤与转移部位之间的差异以及时间异质性，可分为不同种亚型（病例16 表2），与癌细胞和其他癌细胞的相互作用（克隆的协同/竞争作用）以及癌细胞和肿瘤微环境内的细胞和结构（即免疫细胞，脉管系统，与癌症相关的成纤维细胞和细胞外基质）的相互作用有关。

复合性淋巴瘤（composite lymphoma）是淋巴瘤瘤内异质性肿瘤的一种。在极少数情况下，同一患者在同一组织中出现两种不同类型的淋巴瘤，这种淋巴瘤即称为复合性淋巴瘤。这个术语由 Custer 于 1954 年提出，后来由 Kim 和同事们重新定义，有 1%～4% 的淋巴瘤是复合性淋巴瘤。复合性淋巴瘤可以由霍奇金淋巴瘤和非霍奇金淋巴瘤组成，也可以由两种截然不同的非霍奇金淋巴瘤组成，还有少许文献描述了合并两种霍奇金淋巴瘤主要亚型即经典型和结节性淋巴细胞为主的霍奇金淋巴瘤的病例。复合性淋巴瘤的两种淋巴瘤可以是患者在同一器官组织中同时发生，也可以先后出现。然而，如果惰性淋巴瘤发展为侵略性淋巴瘤，则不是复合性淋巴瘤，而是淋巴瘤转化，如慢性淋巴细胞性白血病或滤泡性淋巴瘤转化为弥漫性大B细胞淋巴瘤。

病例16表2　淋巴瘤肿瘤异质性的定义

Composite lymphoma	Example of intratumoral heterogeneity; a lymphoma that consists of at least 2 different entities that occur simultaneously in the same organ ("collision tumor")
Concordant involvement	BM (or other organ) infiltration by the same lymphoma entity
Discordant lymphoma	Example of spatial heterogeneity; occurrence of 2 histologically distinct lymphoma types in 2 different anatomical locations; most often observed as high-grade lymphoma in a lymph node with discordant BM involvement by a low-grade lymphoma
Gray zone lymphomas	High-grade lymphomas that display overlapping or borderline morphologic, immunophenotypic, and biological features between different lymphoma entities and therefore cannot be unequivocally categorized [36, 37]
Relapse	Recurrence of a morphologically identical lymphoma after therapy; most often clonally related, sometimes clonally unrelated [61]; thought to arise from a common lymphoma progenitor through linear or branched evolution in clonally related cases
Transdifferentiation	Example of intratumoral heterogeneity; presence of a myeloid neoplasm (most often histiocytic/dendritic cell sarcoma) in a lymphoma patient, hypothesized to derive from the lymphoma clone or a CPC based on the demonstration of identical gene rearrangements, mutations, or chromosomal translocations in both tumor components
Transformation	Example of temporal heterogeneity; progression of a low-grade lymphoma into a high-grade lymphoma (usually DLBCL; less commonly lymphoblastic lymphoma, Burkitt lymphoma, PBL, BCL-U, or CHL) during the disease course; known as Richter's syndrome in CLL; transformation is associated with treatment resistance, clinical disease progression, and increased disease-specific mortality; cooccurrence of transformed lymphoma is not considered composite lymphoma

BM, bone marrow; CPC, common progenitor cell/clone; DLBCL, diffuse large B-cell lymphoma; PBL, plasmablastic lymphoma; BCL-U, B-cell lymphoma, unclassified; CHL, classical Hodgkin lymphoma; CLL, chronic lymphocytic leukemia.

注：引自：Christian MS, et al.Tumor Heterogeneity in Lymphomas：A Different Breed.Pathobiology, 2018, 85 (1-2): 130-145.

复合性淋巴瘤是偶然发生的，种系多态性有助于不相关的复合性淋巴瘤的发展，流行病学研究支持遗传易感性也会增加霍奇金淋巴瘤和非霍奇金淋巴瘤风险的观点。此外，环境因素，包括慢性病毒感染或免疫系统功能受损，也会增加患者体内形成两种独立的淋巴瘤的风险（病例16图2）。

在大多数相关复合性淋巴瘤的情况下，共同的前体是生发中心B细胞，即使在霍奇金淋巴瘤和相关的非霍奇金淋巴瘤连续发生的情况下，一个淋巴瘤也不是另一种淋巴瘤的转化，而是两种淋巴瘤均是由一种常见的共同前体细胞并行发展而成。在同时发生的复合性淋巴瘤中，并行多步发展在同一时间，导致两个淋巴瘤同时出现。然而，在连续发生的病例中，后来发生的淋巴瘤的恶性前体也已经在患者体内存在了数年，之后才进行完全的恶性转化；或者第二淋巴瘤的恶性转化较早发生，但是在临床上变得明显之前，机体的免疫系统控制了其发展。

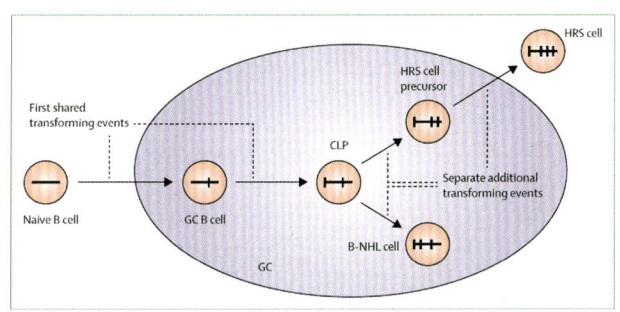

病例16图2　克隆相关的霍奇金淋巴瘤和非霍奇金淋巴瘤发生机制图

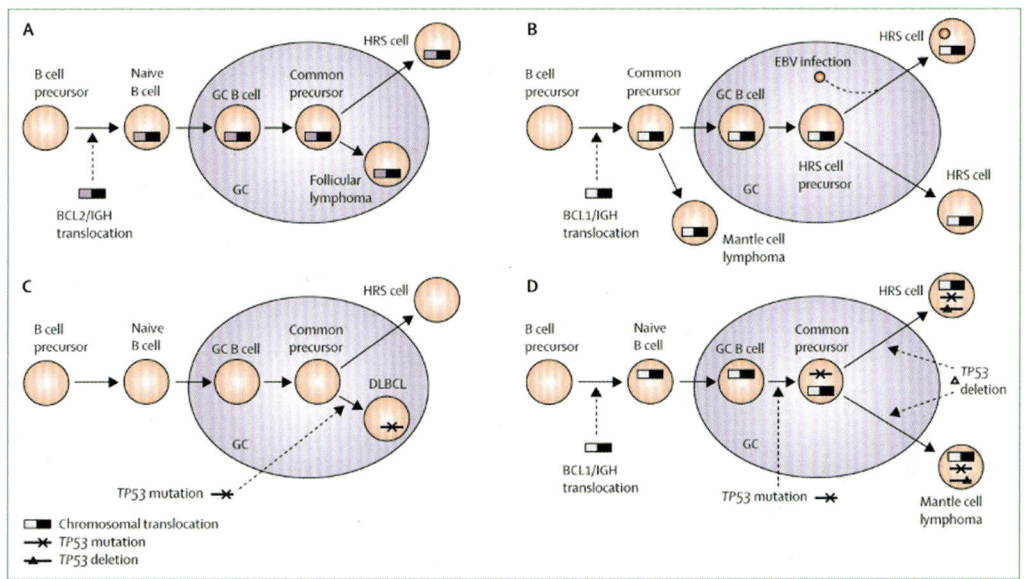

病例16图3　复合性淋巴瘤若干可能的发生机制

注：引自：Ralf Küppers, et al.Pathogenesis, diagnosis, and treatment of composite lymphomas.Lancet Oncol, 2014, 15 (10): e435-446.

2. 本病例是如何被诊断为复合经典霍奇金淋巴瘤和滤泡性淋巴瘤的？

本例患者2009年B超及CT发现全身多个肿大的淋巴结，虽颈部病理活检没有阳性结果，但CT提示淋巴瘤的可能性大。其后患者随访发现血小板进行性减少，脾脏进行性肿大，提示可能存在淋巴瘤继发的脾亢。2018年，患者病情恶化，出现反复发热、盗汗、乏力、体重下降，左颈部淋巴结穿刺活检提示经典霍奇金淋巴瘤合并原位滤泡型肿瘤。参考上述文献内容，滤泡性淋巴瘤可能在本患者体内存在多年，和后发的霍奇金淋巴瘤由共同的前体细胞发育形成，霍奇金淋巴瘤的发生发展最终导致复合性淋巴瘤的形成（病例16图3）。然而，证实同源和发病机制的研究则需要进一步的探索。

滤泡性淋巴瘤合并非霍奇金淋巴瘤的案例十分罕见。2012年曾报告15例复合滤泡性淋巴瘤中，4例为复合滤泡性淋巴瘤合并霍奇金淋巴瘤（病例16表3、病例16图4）。2018年报道过1例滤泡性淋巴瘤合并霍奇金淋巴瘤伴弥漫大B的患者，其病理如病例16图5所示。

病例16表3　4例复合滤泡性淋巴瘤合并霍奇金淋巴瘤

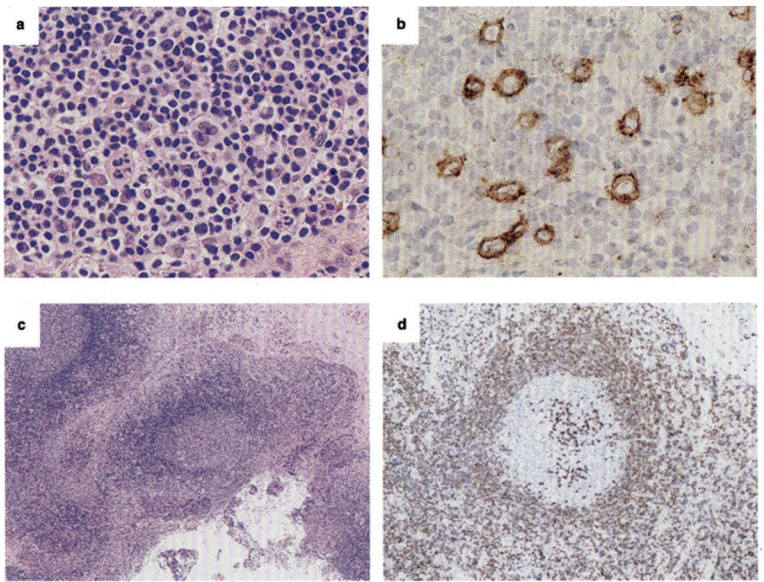

注：引自：Yoshida M, et al. High frequency of t (14;18) in Hodgkin's lymphoma associated with follicular lymphoma. Pathology International, 2012, 62: 518-524.

病例16图4　复合滤泡性淋巴瘤合并霍奇金淋巴瘤

注：引自：Yoshid M, et al. High frequency of t (14;18) in Hodgkin's lymphoma associated with follicular lymphoma. Pathology International, 2012, 62: 518-524.

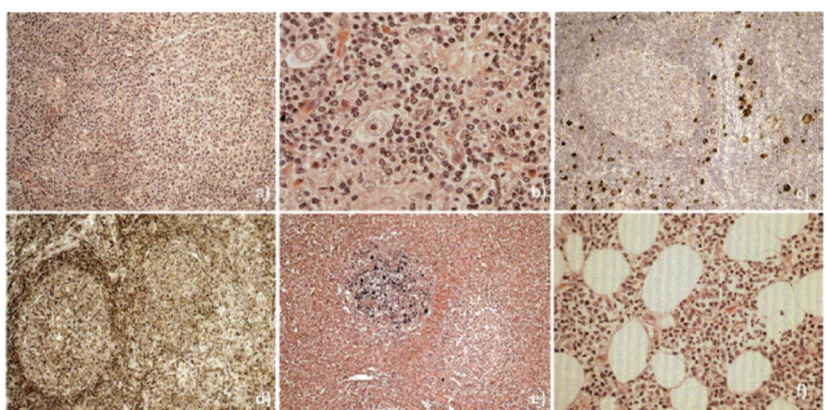

Figure 1. a) Synchronous presence of follicular lymphoma (FL) with Hodgkin-like lymphoma (hematoxylin and eosin staining, 200×); b) Hodgkin cells admixed with scattered eosinophils, plasma cells, and histiocytes (hematoxylin and eosin staining, 600×); c) CD30+ Hodgkin and Reed-Sternberg cells in the extrafollicular areas surrounding a neoplastic follicle (immunohistochemical staining, 100×); d) synchronous presence of FL with Hodgkin-like lymphoma, where the neoplastic follicles express the BCL2 protein (immunohistochemical staining, 100×); e) Epstein-Barr virus (EBER)-positive cells in the neoplastic follicles (in situ hybridization, 100×); f) diffuse large B-cell lymphoma (hematoxylin and eosin staining, 400×).

病例16图5　滤泡性淋巴瘤合并霍奇金淋巴瘤伴弥漫大B病理图

注：引自：Papoudou-Bai A, et al. Simultaneous Presence of Follicular Lymphoma, Diffuse Large B-cell Lymphoma, and Hodgkin-like Lymphoma. Turk J Haematol, 2018, 35（4）：308.

对于其是否同源的问题，既往文献采用了聚合酶链式反应或者荧光原位杂交技术，检测两种肿瘤细胞是否有共同的B细胞重链基因的突变，若有共同的突变则证明复合性肿瘤的同源性。随着二代测序技术的发展，我们可以尝试对两种肿瘤细胞进行全基因组或全外显子测序，进一步检测共有和独特的基因突变，有望阐明克隆相关的复合淋巴瘤发生发展的机制。

3. 全血细胞减少的原因分析　目前对于全血细胞减少的原因分为获得性和先天性两大类（病例16表4）。其中，脾功能亢进可导致血细胞经过脾脏过滤时扣押、破坏过多，继而发生全血细胞减少。一项脾切除的回顾性研究表明41例原因不明脾大行脾切除患者中有15例（37%）脾切后被诊断为血液系统恶性肿瘤。本患者有脾大病史4年余，确诊淋巴瘤1年余，淋巴瘤继发的脾大可作为患者全血细胞减少第一个原因。

病例16表4 全血细胞减少的原因（按机制分类）

全血细胞减少的原因（按机制分类）
获得性
1. 骨髓浸润/替代
a) 恶性：①急性白血病；②慢性白血病/骨髓增生性肿瘤（MPN）；③骨髓异常增生综合征（MDS）；④多发骨髓瘤；⑤肿瘤转移
b) 非恶性：①骨髓纤维化；②感染（eg. 真菌、结核）；③贮积病
2. 骨髓衰竭
a) 免疫系统破坏/免疫抑制：①再障贫血/阵发性睡眠性血红蛋白尿症；②药物；③细胞毒药物；④特发性药物反应；⑤大颗粒淋巴细胞白血病；⑥自身免疫（eg. 系统性红斑狼疮[SLE]，类风湿性关节炎 [RA]，结节病）；⑦噬血综合征（HLH）
b) 营养性：巨细胞贫血（维生素 B12, 叶酸）；②酗酒；③其他（eg. 铜元素缺乏，锌中毒）；④营养不良/神经性厌食所致骨髓凝胶状退变
c) 骨髓抑制：病毒感染（eg. HIV, 肝炎, EB病毒）
d) 骨髓无效造血（eg. MDS, 营养）
3. 破坏/扣押/再分布
a) 消耗：DIC（eg. 败血症、急性白血病等可引起）
b) 脾肿大：①门脉高压/肝硬化；②感染（eg. EBV）；③自身免疫（eg. SLE,）；④恶性疾病（eg. 淋巴瘤, MPN）；⑤骨髓纤维化骨髓化生；⑥贮积病（eg. 戈谢病）
先天性
①Wiskott Aldrich 综合征；②范可尼贫血；③角化不良症/先天性端粒失调；④Shwachman-Diamond 综合征；⑤GATA2 缺乏；⑥嗜血淋巴组织细胞瘤病（HLH）

注：引自：王辰，王建安．内科学．第3版．北京：人民卫生出版社, 2015.

噬血细胞综合征（HPS）又称噬血细胞性淋巴组织细胞增多症（HLH），是一种由于各种诱因导致的细胞毒性 T 细胞和自然杀伤（NK）细胞过度活化，并刺激巨噬细胞活化，分泌大量炎性细胞因子的危重疾病。临床以持续发热、肝脾大、全血细胞减少，以及骨髓、肝、脾、淋巴结组织发现巨噬细胞吞噬血细胞现象（即噬血现象）为主要特征。淋巴瘤是导致 HLH 的重要病因之一，发病率随着年龄的增长而增高。本患者发热、脾大、全血细胞减少、铁蛋白增高、IL-2 受体增高，根据 HLH-2004 诊断标准（病例 16 表 5），本患者可诊断为淋巴瘤诱导的 HLH，HLH 是本患者全血细胞减少的第二个原因。

4. 复合性淋巴瘤的治疗和预后　在复合性淋巴瘤中，总体治疗策略需要同时考虑这两种淋巴瘤的治疗方法，因为复合性淋巴瘤的稀有性和异质性，目前缺乏关于最佳治疗方法的可靠数据。已报道的滤泡性淋巴瘤合并非霍奇金淋巴瘤的病例中，治疗由临床医生参照两种淋巴瘤的方案进行，3 例获得缓解，3 例复发，2 例未报道疗效，预后不佳。值得一提的是，其中 1 例在化疗获得完全缓解后继续进行自体造血干细胞移植的患者，移植后 6 个月未复发。

滤泡性淋巴瘤的国际预后评分有很多（病例 16 表 6），近来发表的研究表明，在利妥昔单抗时代，FLIPI2 评分在评估患者预后时有显著优势。滤泡性淋巴瘤属于不可治愈疾病，病程进展缓慢，因此如无治疗指征的患者可以观察等待；若有治疗指征如任何不适症状影响工作和生活、淋巴瘤侵及骨髓引起继发血小板减少、GELF 高瘤负荷等，可进行治疗。一线治疗方案为 R-CHOP（利妥昔单抗＋环磷酰胺

病例16表5　HLH-2004诊断标准

Revised Diagnostic Guidelines for HLH

The diagnosis HLH can be established if one of either 1 or 2 below is fulfilled
(1) A molecular diagnosis consistent with HLH
(2) Diagnostic criteria for HLH fulfilled (five out of the eight criteria below)
(A) Initial diagnostic criteria (*to be evaluated in all patients with HLH*)
　Fever
　Splenomegaly
　Cytopenias (affecting ≥2 of 3 lineages in the peripheral blood):
　　Hemoglobin <90 g/L (in infants <4 weeks: hemoglobin <100 g/L)
　　Platelets <100 × 10^9/L
　　Neutrophils <1.0 × 10^9/L
　Hypertriglyceridemia and/or hypofibrinogenemia:
　　Fasting triglycerides ≥3.0 mmol/L (i.e., ≥265 mg/dl)
　　Fibrinogen ≤1.5 g/L
　Hemophagocytosis in bone marrow or spleen or lymph nodes
　No evidence of malignancy
(B) New diagnostic criteria
　Low or absent NK-cell activity (according to local laboratory reference)
　Ferritin ≥500 μg/L
　Soluble CD25 (i.e., soluble IL-2 receptor) ≥2,400 U/ml

注：引自：Henter JI, et al. HLH-2004: diagnostic and therapeutic guidelines for hemophagocytic lymphohistiocytosis. Pediatr Blood Cancer, 2007, 48: 124-131.

病例16表6　滤泡性淋巴瘤的预后评分

TABLE 1　Prognostic models for follicular lymphoma

Follicular lymphoma International Prognostic Index (FLIPI))[17]
　Age > 60
　Serum LDH > ULN
　Hgb < 12 g/dL
　Stage III or IV
　Number of nodal sites > 4

FLIPI2[18]
　Age >60 years
　Bone marrow involvement
　Hemoglobin level <12.0 g/dL
　Greatest diameter of the largest involved node more than 6 cm
　Serum beta-2 microglobulin level greater than the upper limit of normal

GELF (Groupe d'Etude des Lymphomes Folliculaires) criteria for high tumor burden[22]
　Any site > 7 cm
　3 or more sites greater than 3 cm
　B symptoms
　Spleen below umbilical line
　Compressive symptoms
　Pleural or peritoneal effusions

● 5000 tumor cells/mm^3
　Absolute neutrophil count < 1000/mm^3
　Platelet count < 100,000/mm^3

注：引自：Freedman A. Follicular lymphoma: 2018 update on diagnosis and management. Am J Hematol, 2018, 93 (2): 296-305.

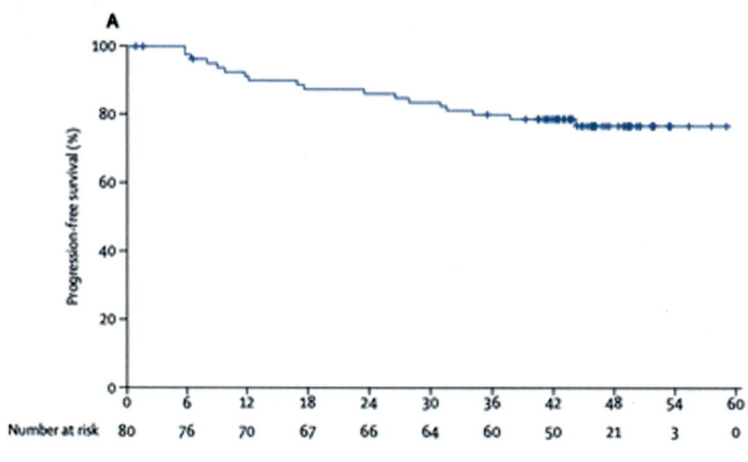
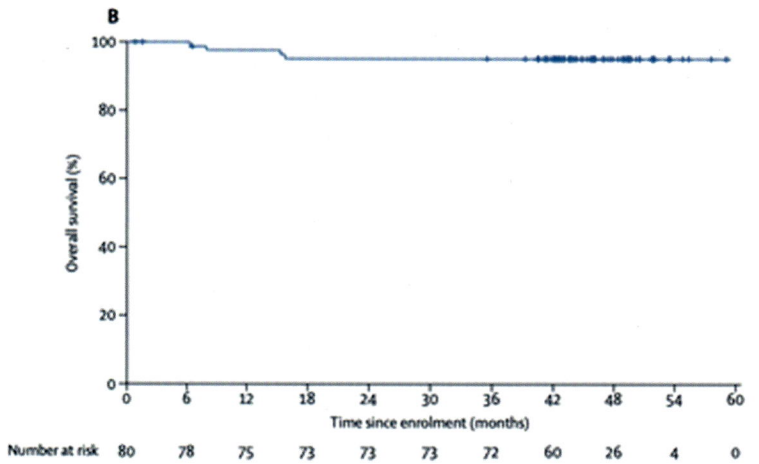

病例16图6　利妥昔单抗联合来那度胺治疗滤泡性淋巴瘤患者的生存率

注：引自：Tilly H, et al. Lenalidomide in combination with R-CHOP (R2-CHOP) as first-line treatment of patients with high tumour burden follicular lymphoma: a single-arm, open-label, phase 2 study. Lancet Haematol, 2018, 5 (9): e403-e410.

＋阿霉素/表阿霉素＋长春新碱＋泼尼松），年老或体弱伴基础疾病的患者可单用利妥昔单抗治疗。最新研究表明，对于高瘤负荷的患者，加用来那度胺可显著提高生存率（病例16图6）。霍奇金淋巴瘤的一线治疗方案为ABVD（多柔比星＋博莱霉素＋长春地辛＋达卡巴嗪），可联合或不联合受累野放疗。

对于初诊的老年霍奇金淋巴瘤，可分成早期（Ⅰ、Ⅱ期）低危、早期高危或晚期（Ⅲ、Ⅳ期）阶段。对于早期低危患者，HD10研究表明，两个周期ABVD外加20Gy受累野外放射治疗（IFRT）和四个周期ABVD外加30Gy IFRT治疗效果相当。在HD11试验中，给予早期高危患者，四个周期ABVD或四个周期BEACOPP外加20或30Gy IFRT治疗，ABVD与BEACOPP疗效相同，但在四个周期ABVD方案后放疗剂量从 30Gy 减少到 20Gy 后疗效降低。而对于晚期（Ⅲ、Ⅳ期）患者，8 个疗程的 COPP-ABVD 和 BEACOPP 方案的疗效相同。

本例患者为经典霍奇金合并滤泡性淋巴瘤的复合性淋巴瘤，惰性的滤泡性淋巴瘤可能存在多年，年龄＞60 岁，骨髓侵犯，血红蛋白长期在 50g/L 左右，β_2-微球蛋白高于正常水平，FLIPI2 评分 4 分，属于高危患者，合并的霍奇金淋巴瘤是侵袭性肿瘤，预后更差。本患者可结合两种淋巴瘤的治疗方案进行化疗并辅以放疗，诱导治疗后可继续利妥昔单抗巩固治疗，维持疗效的同时减少复发。若条件允许，可考虑完全缓解后进行自体造血干细胞移植。

针对本患者全血细胞减少的治疗，可从两个方面着手：改善噬血细胞综合征和切除脾脏。回顾性研究表明 29 例脾切除患者，B、C 组 9 例脾功能亢进、自身免疫性溶血性贫血的患者脾切除后全部治愈，脾切除术有能力改变非霍奇金淋巴瘤合并脾功能亢进患者的病程（病例 16 表 7）。而对于淋巴瘤诱导的 HLH，可以在开始肿瘤特异性治疗之前采用 HLH-94（地塞米松、依托泊苷、鞘内注射甲氨蝶呤和地塞米松）或 DEP（脂质体多柔比星、依托泊苷、甲泼尼龙）方案控制 HLH（病例 16 图 7）。HLH 一旦得到初步控制，应积极过渡到原发病治疗，有条件的话可以考虑进行造血干细胞移植。同时，HLH 患者常常合并感染和多脏器功能的受累，应考虑给予本患者支持治疗，同时控制血小板计数维持在 50×10^9/L 以上。

病例 16 表 7　非霍奇金淋巴瘤患者脾切除术后情况

Table 1. Clinical, surgical and histopathologic findings in 29 patients with NHL who underwent splenectomy for diagnostic or therapeutic reasons

	Group A° (diagnostic)	Groups B and C (therapeutic)	Total
No. of patients	20	9	29
Male/Female	9/11	6/3	15/14
Median age in yr (range)	59.5 (39-76)	50 (26-70)	59 (26-76)
Patients with B symptoms	14	3	17
Hepatomegaly	3		3
Mild splenomegaly°		1	1
Moderate splenomegaly	6	4	10
Massive splenomegaly	14	4	18
Stage I-II	8	1	9
Stage III-IV	12	8	20
Histopathologic type (WF)			
Low grade	4	7	11
Intermediate/high grade	16	2	18
Bone marrow involvement	6	7	13
Mean weight of spleen in kg (range)	1.4 (0.7-2.2)	1.2 (0.3-1.7)	1.3 (0.3-2.2)
Liver involvement	10	2	12/22
Spleen involvement	20	7	27
Para-aortic LN involvement	15	2	17
Splenic hilum LN only	4	1	5

°**Group A**: Patients who were splenectomized for diagnostic reasons. **Group B** and **Group C**: Patients who underwent therapeutic splenectomy to control AIHA or hypersplenism, respectively.
°Mild splenomegaly: Spleen weight 175-499 g. Moderate splenomegaly: Spleen weight 500-1499 g. Massive splenomegaly: Spleen weight equal to or more than 1500 g.
°In the 6 patients of Group A, the bone marrow infiltration with lymphocytes was not enough to establish a definitive histological diagnosis of NHL.

注：引自：Xiros N, et al. Splenectomy in patients with malignant non-Hodgkin's lymphoma. Eur J Haematol, 2000, 64 (3): 145-150.

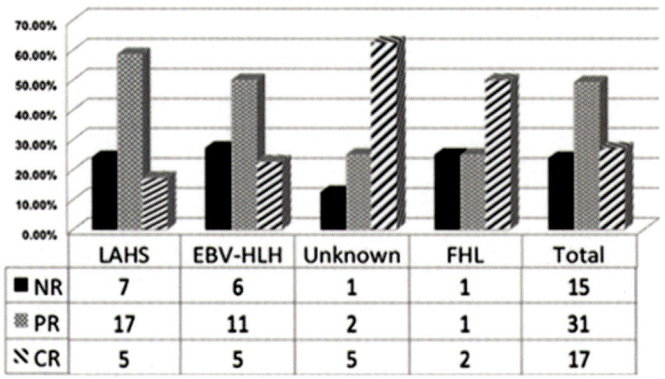

Figure 2. Response rates of refractory HLH to DEP salvage treatment. CR, complete response; NR, no response; PR, partial response; unknown, unclear underlying disease.

病例16图7　HLH对DEP方案的反应率

注：引自：Wang Y, et al. Multicenter study of combination DEP regimen as a salvage therapy for adult refractory hemophagocytic lymphohistiocytosis, Blood, 2015, 126 (19): 2186-2192.

结论、治疗与随访

本患者多发性淋巴结肿大9年余，脾大4年余，左颈部淋巴结穿刺活检的病理结果提示经典霍奇金淋巴瘤（淋巴细胞消减型）合并原位滤泡型肿瘤，骨髓流式提示有少许滤泡淋巴瘤浸润，诊断为复合经典霍奇金淋巴瘤滤泡性淋巴瘤。考虑到经典霍奇金淋巴瘤为侵袭性淋巴瘤，原位滤泡型肿瘤是惰性的，给予此患者ABVD治疗，同时给予左氧氟沙星、注射用亚胺培南西司他丁钠（泰能）、氟康唑、注射用盐酸万古霉素（稳可信）抗感染，酚磺乙胺改善凝血，血小板生成素升血小板，地塞米松、丙球抗噬血及吸氧等对症治疗。但治疗后脾脏并未明显缩小，高热缓解一周后复发，全血细胞下降明显，予血小板输注后未见明显好转，于是对此患者实施切脾手术，脾脏病理显示经典霍奇金淋巴瘤。切脾后患者全血细胞上升，提示切脾有效。接下来，通过对患者的骨髓和脾脏的全外显子测序，发现滤泡性淋巴瘤和经典霍奇金淋巴瘤肿瘤细胞的共同突变基因，故针对滤泡淋巴瘤加用利妥昔单抗，对此患者进行R＋ABVD治疗。患者在我院接受两个疗程R＋ABVD方案化疗后，一般情况良好，B超等检查提示肿瘤无进展迹象，第3个疗程起在当地医院化疗。最终，患者因年纪较大且合并基础疾病，在化疗中因心力衰竭死亡，未进行评估。

参考文献

[1] 王辰．王建安．内科学（第3版）．北京：人民卫生出版社，2015.

[2] Christian M S, Birgit F, Leticia Q M, et al. Tumor Heterogeneity in Lymphomas: A Different Breed. Pathobiology, 2018, 85 (1-2): 130-145.

[3] Ralf Küppers, Ulrich D, Martin L H, et al. Pathogenesis, diagnosis, and treatment of composite lymphomas. Lancet Oncol, 2014, 15 (10): e435-446.

[4] Yoshida M, Ayako I, Hiroaki M, et al. High frequency of t (14; 18) in Hodgkin's lymphoma associatedwith follicular lymphoma. Pathology International, 2012, 62: 518-524.

[5] Freedman A. Follicular lymphoma: 2018 update on diagnosis and management. Am J Hematol, 2018, 93 (2): 296-305.

[6] Brauninger A, Hansmann M L, Strickler J G, et al. Identification of common germinal-center B-cell precursors in two patients with both Hodgkin's disease and non-Hodgkin's lymphoma. N Engl J Med, 1999, 340: 1239-1247.

[7] Marafioti T, Hummel M, Anagnostopoulos I, et al. Classical Hodgkin's disease and follicular lymphoma originating from the same germinal center B-cell. J Clin Oncol, 1999, 17: 3804-3809.

[8] Nakamura N, Ohshima K, Abe M, et al. Demonstration of chimeric DNA of bcl-2 and immunoglobulin heavy chain in follicular lymphoma and subsequent Hodgkin lymphoma from the same patient. J Clin Exp Hematop, 2007, 47: 9-13.

[9] Menon M P, Hutchinson L, Garver J, et al. Transformation of follicular lymphoma to Epstein-Barr virus-related Hodgkin-like lymphoma. J Clin Oncol 2013; 31: 53-56.

[10] John P, Fiona Q, Anita D, et al. Composite t (14; 18) -negative follicular Lymphoma and Nodular Lymphocyte-Predominant Hodgkin Lymphoma. Case Rep Hematol, 2018, 2: 4312594.

[11] Wang Y N, Huang W Q, Hu L D, et al. Multicenter study of combination DEP regimen as a salvage therapy for adult refractory hemophagocytic lymphohistiocytosis. Blood, 2015, 126 (19): 2186-2192.

[12] Henter J I, Horne A, Arico M, et al. HLH-2004: diagnostic and therapeutic guidelines for hemophagocytic lymphohistiocytosis. Pediatr Blood Cancer, 2007, 48: 124-131.

[13] Papoudou-Bai A, Marinos L, Papathanasiou K, et al. Simultaneous Presence of Follicular Lymphoma, Diffuse Large B-cell Lymphoma, and Hodgkin-like Lymphoma. Turk J Haematol, 2018, 35 (4): 308.

[14] Tilly H, Morschhauser F, Casasnovas O, et al. Lenalidomide in combination with R-CHOP (R2-CHOP) as first-line treatment of patients with high tumour burden follicular lymphoma: a single-arm, open-label, phase 2 study. Lancet Haematol, 2018, 5 (9): e403-e410.

[15] Xiros N, Economopoulos T, Christodoulidis C, et al. Splenectomy in patients with malignant non-Hodgkin's lymphoma. Eur J Haematol, 2000, 64 (3): 145-150.

（撰写者：霍雨佳 审稿者：王 黎）

病例17

以皮疹为首现的母细胞性浆细胞样树突细胞肿瘤

病史简介

患者，男，65岁，"因胸前区及背部皮疹1个月"就诊我科。

现病史

患者2019年4月拔牙后胸前区及背部出现皮疹，有烧灼样疼痛感。2019年5月14日普陀区中心医院皮肤科门诊就诊，查血常规提示幼稚细胞升高，异常白细胞形态检查可见幼稚样细胞占31%。2019年5月15日患者于我院门诊就诊，查血常规提示白细胞$7.1×10^9$/L，Hb 100g/L，Plt $50×10^9$/L，中性分叶核7%，淋巴细胞62%，幼稚细胞26%。为进一步明确诊断，患者2019年5月30日行骨髓穿刺术。髓片示有核细胞增生活跃，原始细胞占71.5%，POX（-）100%、CE（-）100%、AE不被NaF抑制，粒、红、巨三系均增生低下，提示AL（分化差）之骨髓象。流式示CD56+CD123+HLA-DRstCD117-CD34-CD33+CD15+CD13-CD45dim。为进一步明确诊断收入我科。

患者自发病以来，神清，精神可，胃纳可，夜眠可，二便正常，近期体重无明显增减。

既往史

疾病史：否认糖尿病、高血压、哮喘、心脏疾病等病史。
传染病史：否认乙肝、结核等传染病。
预防接种史：随社会规定。
手术外伤史：否认手术外伤史。
输血史：否认输血史。

食物过敏史：否认食物过敏史。

药物过敏史：否认相关药物过敏史。

个人史

患者出生于上海，足月生，顺产于家中，生长于原籍，否认疫水疫区接触史，否认放射性物质、化学毒物、氧化性药物接触史。

婚育史

已婚已育，育有1子，子及配偶体健。

家族史

否认相关家族遗传病史。

入院体检

神清，精神可，对答切题。贫血貌，胸背部皮疹，呈散在暗红色斑块（病例17图1）。全身浅表淋巴结未及肿大。颈软，气管居中；双肺呼吸音稍粗，未闻及干湿啰音。心律齐，未闻及杂音。腹部平软，无压痛、反跳痛，肝脾肋下未触及。双下肢无水肿。四肢肌张力正常。NS（-）。

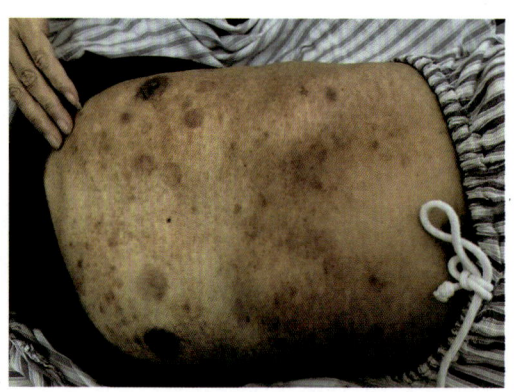

病例17图1　胸背部皮疹呈散在暗红色斑块

实验室检查

【血常规】2019年6月3日，白细胞 2.53×10^9/L，红细胞 1.41×10^{12}/L，血红蛋白 47g/L，血小板 67×10^9/L，中性分叶核 11%，淋巴细胞 70%。

乳酸脱氢酶：439U/L。

【凝血功能】APTT 35s，PT 13.8s，INR 1.18，TT 17.4s，Fg 5.1g/L，纤维蛋白降解产物 5.3mg/L，D-二聚体定量 1.17mg/L，血管性血友病因子 235.1%，vWF 活性 225.9%。

铁蛋白：1714ng/ml。

生化：白蛋白 32g/L，余肝肾功能、电解质均未见明显异常。

【骨髓穿刺】

2019年5月24日：

（1）细胞形态学：有核细胞增生活跃，原始细胞占 71.5%，POX（-）100%、CE（-）100%、AE 不被 NaF 抑制。粒、红、巨三系均增生低下，提示 AL（分化差）之骨髓象（病例17图2）。

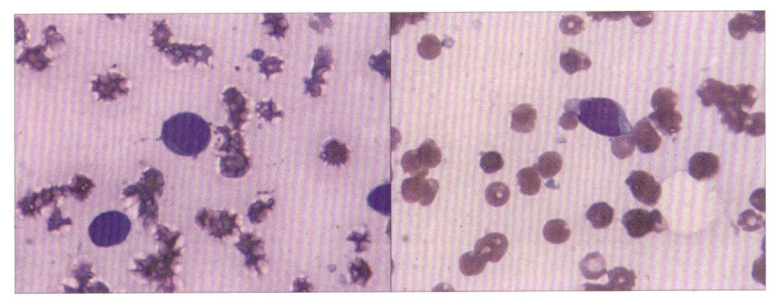

病例17图2

（2）流式细胞术：患者 LAIP：CD56+CD123+HLA-DRstCD117-CD34-CD33+CD15+CD13-CD45dim。

（3）基因检测：常见融合基因及基因突变检测结果均阴性。

腹部皮肤活检：真皮间质内见形态不典型淋巴细胞浸润，肿瘤细胞 CD43（+），CD2（+），CD123（+），CD4（+），Bcl-2（+），CD56（部分+），TdT（部分+），Ki67（约10%），CD3（-），CD5（-），CD7（-），CD8（-），CD30（-），CD20（-），CD79（-），CD10（-），Bcl-6（-），CD68（-），MPO（-），CD34（-），Granzyme B（-），Perforin（-），TIA-1（-），EBV 原位杂交：EBER（-）。诊断母细胞性浆细胞样树突细胞肿瘤。

影像学检查

【浅表淋巴结超声】颈右 13mm×7.1mm，颈左 11mm×5.8mm；锁骨右 13mm×8.7mm，锁骨左 14mm×10.7mm；腋窝右 15mm×11mm，腋窝左 25mm×8.1mm；腹股沟右 20mm×7.4mm，腹股沟左 14mm×6.1mm。

【胸片】两肺纹理增多、紊乱、模糊，双肺尖斑片影，左肺中野条索影；主动脉屈曲；胸椎轻度侧弯。

【心超】轻度二尖瓣关闭不全，主动脉瓣退行性变伴轻微关闭不全。

问题

1. 母细胞性浆细胞样树突细胞肿瘤的细胞来源是何处？
2. 母细胞性浆细胞样树突细胞肿瘤是怎样确诊的？
3. 该病怎样治疗？

讨论与分析

1. 母细胞性浆细胞样树突细胞肿瘤的来源　已知树突细胞可分为7种亚型（病例17表1）。现已公认，母细胞性浆细胞样树突细胞瘤（BPDCN）来源于（前体 precursor）浆细胞样树突细胞 pDC（病例17图3），伴 CD4、CD56、CD123 免疫表型的肿瘤细胞。

病例17表1　树突细胞的亚型及其标志

Human dendritic cell subset characterisation				
Unified classification	Differential TFs	Conventional markers	Extended markers	Notes
Plasmacytoid DC	E2-2 ZEB2 TCF4 IRF8	CD123 CD303(CLEC4C)/BDCA-2 CD304(NRP1)/BDCA-4	FCER1 ILT7, ILT3 DR6	DC6
Myeloid cDC1	IRF8 TCF4 BATF3	CD141/BDCA-1	CLEC9A CADM1 XCR1 BTLA CD26 DNAM-1/CD226	DC1 No antibody for XCR1 in human
Myeloid cDC2	IRF2 ZEB2 TCF4 Notch2/KLF4	CD1c/BDCA-1 CD11c CD11b	CD2 FCER1 SIRPA ILT1 DCIR/CLEC4A CLEC10A	DC2/DC3 DCIR clone specific
Langerhans cell	IRF2 RUNX3	CD207 CD1a E-Cadherin	EpCAM TROP2	
Ax-DC	ZEB2 TCF4 KLF4	CD123, CD303	AXL SIGLEC 6 CX3CR1 CD169 (SIGLEC 1) CD22 (SIGLEC 2) CD33 (SIGLEC 3)	DC5 "AS" DC
Mo-DC	MAF8 KLF4	CD11c CD1c/BDCA-1 CD1a	SIRPA S100A8/9 CD206 DC-SIGN/CD209	
Non-classical monocyte		CD16 CX3CR1 M-SLAN		DC4 SLAN DC

注：引自：Matthew Collin and Venetia Bigley Human dendritic cell subsets：an update, Immunology, 2018, 154, 3-20.

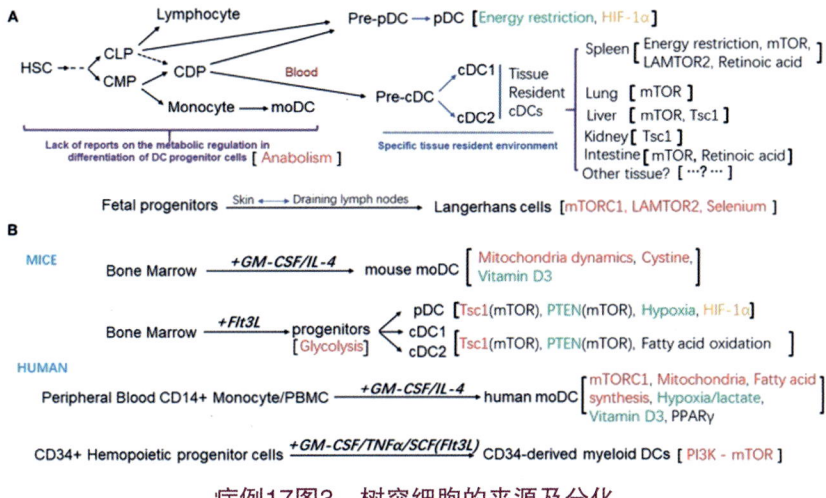

病例17图3　树突细胞的来源及分化

注：引自：Zhimin He et al.Metabolic Regulation of Dendritic Cell Differentiation.Front Immunol，2019，10：410.

2．诊断依据　母细胞性浆细胞样树突细胞肿瘤首发于皮肤者并不多见，文献中所发表的21例，大多发病部位是淋巴结，伴骨髓受累（病例17表2），但也有报道认为BPDCN首发于皮肤者多见。

病例17表2　母细胞性浆细胞样树突细胞肿瘤的可发生部位

Year	No. of cases	Location	Bonemarrow involvement	Skin involvement at diagnosis
2012	3	Lymph node	Yes	None
2012	1	Lymph node	Yes	None
2012	10	Lymph node, peripheral blood	Yes	None
2013	1	Lung	NA	None
2013	3	Lymph node, peripheral blood	Yes	None
2014	1	Lymph node	Yes	None
2014	2	Sinonasal sinus ($n=1$) Subcutis ($n=1$)	None	None

注：引自：Paluri R，et al.Unique presentation of blastic plasmacytoid dendritic cell neoplasm：a single-center experience and literature review.Hematol Oncol，2015，33（4）：206-211.

该患者以皮疹起病，胸背部散在暗红色斑块，有烧灼样疼痛感，血常规示贫血及血小板减少，幼稚细胞占31%。骨穿髓片示有核细胞增生活跃，原始细胞占71.5%，POX（-）100%、CE（-）100%、AE不被NaF抑制，粒、红、巨三系均增生低下，提示AL（分化差）之骨髓象。流式示CD4+CD56+CD123+HLA-DRstCD117-CD34-CD33+CD15+CD13-CD45dim。皮肤活检诊断真皮间质内见形态不典型淋巴细胞浸润，肿瘤细胞CD43（+），CD2（+），CD123（+），CD4（+），Bcl-2（+），CD56（部分+），TdT（部分+），Ki67（约10%）。

母细胞性浆细胞样树突细胞肿瘤是一种罕见的侵袭性恶性肿瘤，易向白血病转化，预后差，其典型的病理特征为：CD4与CD56表达为阳性，累及皮肤和骨髓。BPDCN是一种中老年年龄组疾病，典型临床症状为皮肤肿瘤，皮肤病变可为红色至紫红色的瘀伤样、斑块样、结节样、肿块样肿瘤，可为孤立性或广泛性。本案例中，患者皮肤临床表现与文献报道相符，发病年龄亦相符。BPDCN皮肤病理常表现为肿瘤细胞侵犯皮肤真皮层及脂肪组织，其特征性在于CD4、CD56表达。本案例中皮肤活检结果亦与文献报道相符。故该患者诊断为母细胞性浆细胞样树突细胞肿瘤。

常见的鉴别诊断如下表（病例17表3）。

病例17表3　BPDCN与其他淋巴瘤的鉴别诊断

	BPDCN	Extranodal (nasal-type) CD56+ NK/T-cell lymphoma	Cutaneous T-cell lymphoma	CD33+ AML CD4+/CD56+, undifferentiated AML or AML with myelomonocytic/ monocytic differentiation or ambiguous lineage leukaemia
Age	Elderly (60-70 years)	Middle-aged	Young and middle-aged	Over 65 years
Sex predominance	Male predominance	Male predominance	Slight male predominance	Male predominance
Main localizations	Nose, nasopharynx, palate, skin, soft tissue, GI tract, testis	Nose, nasopharynx, palate, skin, soft tissue, GI tract, testis	Skin, LN, BM, blood	BM and LN (mainly), skin

（续表）

	BPDCN	Extranodal (nasal-type) CD56+ NK/T-cell lymphoma	Cutaneous T-cell lymphoma	CD33+ AML CD4+/CD56+, undifferentiated AML or AML with myelomonocytic/monocytic differentiation or ambiguous lineage leukaemia
Morphology	Diffuse monotonous infiltrate of mediumsized blast cells with fine chromatin, irregular nuclei and one to several small nucleoli	Polymorphic and pleomorphic lymphoid infiltrate that invades vascular walls, producing fibrinoid necrosis of vessel walls and coagulative necrosis of surrounding tissues	Epidermotropic lymphoid infiltrate of small-to intermediate-sized atypical lymphocytes with enlarged hyperchromatic, cerebriform nuclei and clear cytoplasm	Variable and pleomorphic monotonous medium-sized cells with fine chromatin
Phenotype	CD2-/+, sCD3-, cCD3+/-, CD4+, CD56+, CD43+, CD45RA+, TdT+/-, TIA-1-, Granzyme B-, CD123+, BDCA-2/CD303+, TCL1+, CTLA1+	CD2+, sCD3-, cCD3+, CD4-/+, CD56+, TdT-, TIA-1+, Granzyme B+, perforin+	CD3+, CD4+, CD56+/-, CD2+, CD5+, CD7+, TIA-1+/-, Granzyme B+/-	CD2-/+, sCD3-, cCD3+/-, CD4+, CD56+, TdT+/-, TIA-1-, Granzyme B-, CD33+, MPO+/-, CD13+, CD15+, CD117+, BDCA2/CD303-, TCL1-
Genetics	no specific single chromosomal aberrations, often 5q, 6q, 9, 12p, 13q, and 15q	No specific chromosomal aberrations, often del (6), inv (6)	No specific chromosomal aberrations	No specific single chromosomal aberration
T cell receptor gene	Germline	Germline	Monoclonal rearrangement	Germline
Clinical course	Aggressive with relapse	Locally destructive to aggressive	Locally destructive to aggressive	Aggressive

注: 引自: Livio Pagano, et al. Blastic plasmacytoid dendritic cell neoplasm: diagnostic criteria and therapeutical approaches. Br J Haematol, 2016, 174, 188-202.

3. 治疗选择　BPDCN 具有高度侵袭性，中位生存期一般不超过 18 个月。目前主要的治疗方案包括急性淋巴细胞白血病方案、急性髓系白血病方案、淋巴瘤方案、大剂量 MTX ＋门冬酰胺酶方案等（病例 17 图 4）。进行初步治疗的大多数患者均得到完全缓解，但复发率高。有临床治疗结果显示，患者接受 ALL 方案治疗及接受 AML 方案较淋巴瘤方案治疗上占优势（病例 17 表 4）。因此对于 65 岁以下，一般情况较为良好的患者，推荐 ALL 或 AML 方案治疗。

病例17表4　不同方案治疗的缓解情况

Treatment group	Complete remission, n（%）	Remission duration, median (range), mo	Relapserate, n(%) of CR patients	HCT, n (%) of CR ptients
AML-like（n=19）	13（68.4）	68（4～399）	4（28.5）	7（2 auto）（36.8～53.8）
ALL-like（n=19）	15（78.9）	47（6～224）	5（33.3）	7（46.7）
Aspa-MTX（n=16）	12（75）	26（5～166）	4（33.3）	6（37.5～50）
CHOP-like（n=16）	6（37.5）	17（4～22）	4（66.7）	2（12.5～33.3）
NOS（n=10）	1	35	0	0

注：引自：Garnache-Ottou Francine, Vidal Chrystelle, Biichlé Sabeha, et al. How should we diagnose and treat blastic plasmacytoid dendritic cell neoplasm patients？Blood Adv, 2019, 3: 4238-4251.

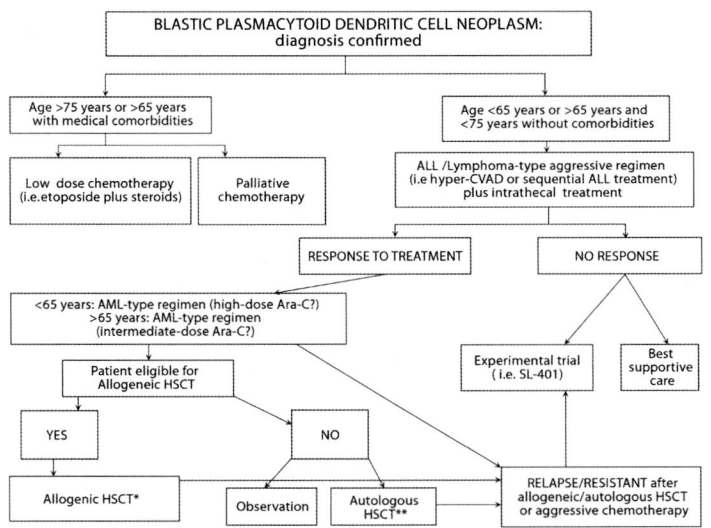

病例17图4　BPDCN治疗方案的选择

注：引自：Pagano Livio, Valentini Caterina G, Grammatico Sara, et al. Blastic plasmacytoid dendritic cell neoplasm: diagnostic criteria and therapeutical approaches. Br. J. Haematol, 2016, 174: 188-202.

随着研究进展，一些新的靶向治疗逐渐出现，其中以 CD123 为靶点的药物取得了较好的成果（病例 17 图 5）。CD123 又称白细胞介素 -3 受体 α（IL-3Rα），是一种 I 型跨膜糖蛋白。CD123 与白细胞介素 -3 受体 β（IL-3Rβ）、CD131 形成二聚体，参与 IL-3 信号转导。SL-401 是一种重组融合蛋白，由人 IL-3（CD123 配体）与白喉毒素（DT）融合，SL-401 可以通过 IL-3 与 CD123 结合，并将 DT 传递到肿瘤细胞的胞质中，从而抑制蛋白质的合成并诱导细胞溶解。在一项 II 期临床试验中，初治的 29 例患者总体应答率（部分缓解）为 90%，其中有 13 例（45%）能够进行干细胞移植，这 13 例患者在 18 个月的存活率为 59%，24 个月为 52%。另外，在 15 例复发难治患者中使用 SL-401，总缓解率为 67%，中位生存期为 8.5 个月。2018 年 12 月，基于此项临床试验，Tagraxofusp（SL-401）获得 FDA 批准，用于成人及 2 岁以上儿童的 BPDCN 一线治疗。

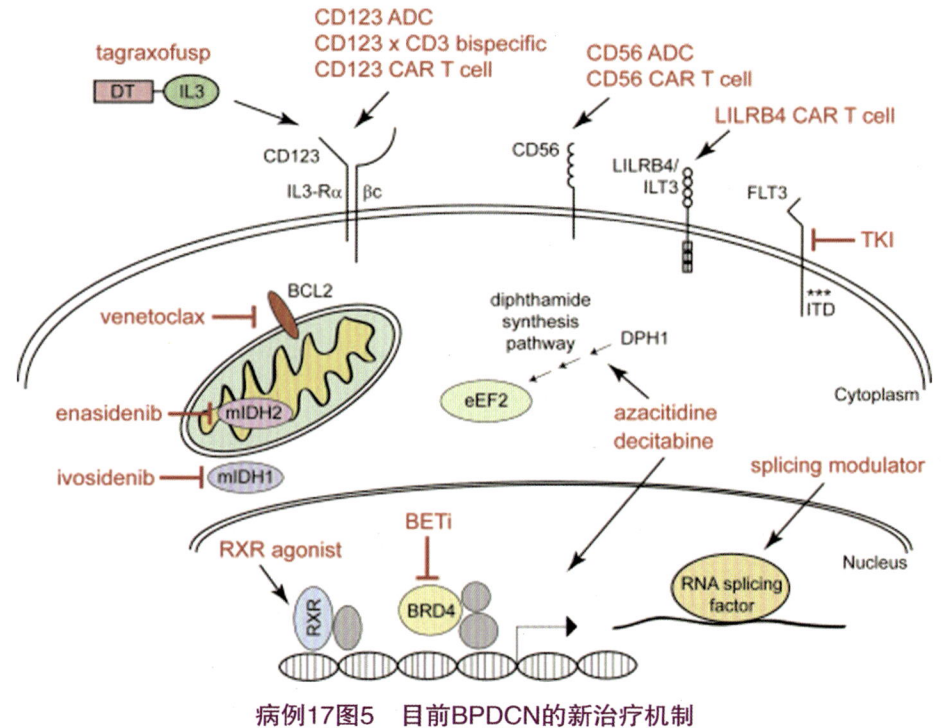

病例17图5　目前BPDCN的新治疗机制

注：引自：Lane AA. Novel Therapies for Blastic Plasmacytoid Dendritic Cell Neoplasm. Hematology/Oncology Clinics of North America, 2020, 34（3）：589-600.

影响 Tagraxofusp 疗效的因素目前尚不明确。在对 Tagraxofusp 耐药患者进行研究后发现，DPH1 表达的下调导致 BPDCN 患者对 SL-401 耐药。这种耐药与 DNA 甲基化下调 DPH1 使得二乙酰胺合成途径活性丧失有关。目前有研究证实，阿扎胞苷可以逆转 Tagraxofusp 的耐药。加入阿扎胞苷后，耐药细胞系完全恢复了对 SL-401 的敏感性，并且伴随 DPH1 表达增加。还有一些靶向 CD123 的药物，包括 IMGN632，一种由人源化单克隆抗体（mAb）与新型的细胞毒性药物结合而成的

ADC。XmAb14045是由2个抗原结合结构域组成，一个识别CD3，一个识别CD123，XmAb14045使表达CD3的内源性T细胞与表达CD123的靶点结合，从而T细胞就可以被激活，介导T细胞特异性杀伤靶细胞。靶向CD123 CAR T细胞的临床试验也正在开展，其嵌合抗原受体由一个抗CD123单链可变片段、CD28共刺激结构域、CD3信号结构域等组成，识别表达CD123的肿瘤细胞，从而特异性杀伤BPDCN细胞。这些药物均处于临床实验中（病例17表5），安全性及有效性尚待检测。

除了CD123以外，另有研究发现BCL2也是BPDCN中的一个重要靶点。BCL2是一种抗凋亡蛋白，BPDCN细胞的存活依赖于BCL2。有研究者将Venetoclax，BCL2抑制剂，用于两例复发难治BPDCN患者，均获得了短暂的缓解，这提示将Venetoclax与其他药物联用，可能会产生较好的效果。目前临床试验正在进行中。

病例17表5　目前治疗BPDCN的新疗法相关临床试验

Active clinical trials currently recruiting patients with blastic plasmacytoid dendritic cell neoplasm

Agent	Phase	Key Eligibility	Clinicaltrials.gov ID#
Venetoclax	1	Relapsed disease or treatment naïve but ineligible for standard therapy	NCT03485547
IMGN632 (anti-CD123 ADC)	1	Relapsed disease	NCT03386513
XmAb14045 (CD123×CD3 bispecific T-cell engager)	1	Relapsed disease	NCT02730312
CD123 CAR T cell (autologous)	1	Relapsed disease	NCT02159495
Combination chemotherapy (idarubicin, methotrexate, L-asparaginase, dexamethasone) followed by stem cell transplantation	2	Treatment-naive	NCT03599960

结论、治疗与随访

该患者被确诊为母细胞性浆细胞样树突细胞肿瘤，行Hyper-CVAD方案治疗，病情获得缓解，但在10个月后，出现疾病进展。目前BPDCN仍是进展快、预后差的疾病，我们期待新药及CAR-T疗法能改善患者预后。

参考文献

[1]Collin M, Bigley V.Human dendritic cell subsets: an update.Immunology, 2018, 154（1）: 3-20.

[2]Zhimin He, et al.Metabolic Regulation of Dendritic Cell Differentiation.Front Immunol, 2019, 10: 410.

[3]Paluri R, et al.Unique presentation of blastic plasmacytoid dendritic cell neoplasm: a single-center experience and literature review.Hematol Oncol, 2015, 33（4）: 206-211.

[4]Livio P, et al.Blastic plasmacytoid dendritic cell neoplasm: diagnostic criteria and therapeutical approaches.Br J Haematol, 2016, 174: 188-202.

[5]Pagano L, et al.Blastic plasmacytoid dendritic cell neoplasm: diagnostic criteria and therapeutical approaches.Br.J.Haematol, 2016, 174: 188-202.

[6]Garnache-Ottou F, Vidal C, Biichlé S, et al.How should we diagnose and treat blastic plasmacytoid dendritic cell neoplasm patients.Blood Adv, 2019, 3: 4238-4251.

[7]Lane A A.Novel Therapies for Blastic Plasmacytoid Dendritic Cell Neoplasm.Hematology/Oncology Clinics of North America, 2020, 34（3）: 589-600.

[8]Pemmaraju N, Lane A A, Sweet K L, et al.Tagraxofusp in Blastic Plasmacytoid Dendritic-Cell Neoplasm. New England Journal of Medicine, 2019, 380（17）: 1628-1637.

[9]Togami K, Pastika T, Stephansky J, et al.DNA methyltransferase inhibition overcomes diphthamide pathway deficiencies underlying CD123-targeted treatment resistance.Clin Invest, 2019, 129（11）: 5005-5019.

[10]Montero J, Stephansky J, Cai T, et al.Blasticplasmacytoid dendritic cell neoplasm is dependent on BCL2 and sensitive to venetoclax.CancerDiscov, 2017, 7: 156-164.

（撰写者：金诗炜 审稿者 糜坚青）

病例18

难治性富含T细胞型霍奇金淋巴瘤

病史简介

现病史

患者，女，66岁，"因反复发热3个月"于2019年2月20日就诊我科。

2018年11月患者无明显诱因下出现反复发热伴盗汗，体温波动于38.1℃左右，最高温可达39.5℃，高温常见于午后，每次发热后于当地查血常规发现白细胞上升，给予输液、抗炎等治疗后好转，约1周后再次出现发热症状，偶有寒战，腹痛，恶心，食欲下降，偶咳无痰。全身可扪及多处淋巴结肿大。病程间患者出现全身皮肤瘙痒、散在斑片状干燥脱屑，脸部皮肤菲薄。2018年12月12日复旦大学附属中山医院PET-CT检查结果考虑：①淋巴结累及全身多处（右侧腋窝、腹盆腔、腹膜后），淋巴瘤可能。右侧心膈角、纵隔、左侧腋窝、双侧腹股沟淋巴结累及不除外；第四腰椎及骶骨受累可能；②胰腺颈部良性病变，肝脏及双肾囊肿，胆囊结石，双侧肾上腺增生可能；③右肺上叶后段及左肺下叶外基底段炎性结节；④甲状腺右叶下极结节。2019年1月3日在我院行CT引导下腹膜后淋巴结穿刺，病理检查示淋巴组织增生性病变，其中可见散在异型大细胞，背景中有一定量的嗜酸性粒细胞浸润。免疫组化结果显示：大细胞：CD30（+），Bcl-6（部分+），MUM-1（+），Ki67（约90%+），CD20（-），CD79α（-），Pax-5（-），CD3（-），CD5（-），Bob-1（-），Oct-2（-），EMA（-），CD15（-），ALK-1（-），CD10（-），CD21（-）。结合免疫表型，诊断为经典霍奇金淋巴瘤（富含T淋巴细胞型）。2019年2月20日在B超引导下作腋窝淋巴结穿刺，病理检查结果符合经典霍奇金淋巴瘤（富含T淋巴细胞型），CD30（+），CD15（+），MUM-1（+），Bob-1（部分+），EMA（少量弱+），Bcl-6（部分+），Ki67（+），CD20（-），CD79α（-），Pax-5（-），Oct-2（-），CD10（-），CD21（-），ALK-1（-）。增生的T细胞：CD3（+），CD5（+），CD4

(+)、CD8（+）、CD2（+）、CD7（+）、TIA-1（+）、GranzymeB（+）、CD56（少量+）、Ki67（约90%+）；原位杂交 EBER，T 细胞个别+。患者于 2019 年 2 月 22 日、3 月 20 日、4 月 9 日、4 月 23 日按经典霍奇金淋巴瘤以 ABVD 方案化疗，辅以止吐、护胃等治疗。具体用药：脂质体阿霉素（多美素）30mg d1，博来霉素 1.5 万单位 d1，长春地辛 4mg d1，达卡巴嗪 600mg d1。4 个疗程后，于 2019 年 5 月 5 日在我院行 PET-CT 中期评估，结果：①左腮腺、左颈部、左锁骨下、右腋下、腹腔内即腹膜后腹主动脉旁、盆腔内多发淋巴结肿大，代谢增高；②全身多发骨质代谢异常增高，考虑淋巴瘤浸润；③胃体部胃壁增厚，代谢增高，考虑淋巴瘤浸润可能；④直肠肠壁局部代谢增高，与 2018 年 12 月 13 日外院 PET/CT 比较，病灶数目增多，代谢增高，Deauville 法评分 5 分。根据 PET-CT 中显示 FDG 高摄取的淋巴结，2019 年 5 月 10 日再次进行颈部淋巴结穿刺，病理仍提示为经典霍奇金淋巴瘤（富含 T 淋巴细胞型）。2019 年 5 月 14 日在霍奇金淋巴瘤治疗疗效不佳的情况下，患者肺部出现感染，因此在抗感染的同时，继续用 ABVD 方案化疗（博莱霉素减量），具体用药为：多美素 30mg d1，博来霉素 0.75 万 U d1，长春地辛 4mg d1，达卡巴嗪 600mg d1。2019 年 6 月 5 日根据患者最新的病理报告，仍为经典霍奇金淋巴瘤，进行综合评估后，考虑 ABVD 化疗疗效不佳，因此改行 CHOPE 方案化疗，具体用环磷酰胺 1000mg d1，长春地辛 4mg d1，多美素 40mg d1，甲强龙 80mg 1 次 / 天 d1～5，依托泊苷 140mg d1～3。2019 年 6 月 16 日患者再次出现发热，体温最高 38.5℃，伴口腔溃疡、咳嗽、胸闷，至当地医院住院，检查发现化疗后粒细胞缺乏，重度贫血，口腔溃疡，低氧血症，诊断为重症感染，给予美罗培南、万古霉素及伏立康唑抗感染，升白治疗后，患者白细胞恢复正常，口腔溃疡好转，重度贫血持续存在，仍有高热，胸部 CT 复查示两侧胸腔积液，给予引流右侧胸腔积液，送病原学二代测序，未见明确病原学感染，外院予以哌拉西林他唑巴坦、伏立康唑联合卡泊芬净抗感染治疗，因发热不退，转入我院。

患者自发病以来，神清，精神较差，胃纳一般，头晕、乏力，伴咳嗽，咳黄脓痰，感胸闷，无腹痛、腹泻，大、小便无殊，体重减轻 7kg。

既往史

疾病史：既往患有高血压，最高血压不详，现口服苯磺酸氨氯地平 5mg 1 次 / 天，自述血压控制良好。否认糖尿病、冠心病等慢性疾病史。两年前曾患有湿疹，服用中药后，症状好转。

传染病史：否认乙肝、结核等传染病史。

预防接种史：随社会。

手术外伤史：否认。

输血史：既往有输血史。患者曾于2019年4月、2019年6月、2019年7月输注红细胞，分别为100ml、100ml、200ml。

药物、食物过敏史：否认。

个人史

生长并长期生活于原籍，否认疫区疫水接触史，否认吸烟饮酒史，否认毒物接触史。

婚育史：已婚已育，育有一女，体健。

月经史：已绝经。

家族史

否认相关家族遗传病病史。

入院体检

神清，精神萎靡，贫血貌，皮肤黏膜无黄染、无瘀点瘀斑。右腋下淋巴结肿大，约3cm×5cm大小，质硬，活动度差；双侧腹股沟可触及黄豆大小淋巴结，质硬，活动度差；余浅表淋巴结未及肿大。双肺呼吸音清，未闻及干湿啰音，右前下侧胸壁可闻及胸膜摩擦音。腹部膨隆，无压痛反跳痛；无肌紧张；肝脾肋下未及；双上下眼睑水肿，双下肢中度凹陷性水肿。

实验室检查

【血常规】

2019年2月20日：白细胞10.5×10^9/L，血红蛋白68g/L，血小板计数245×10^9/L。

2019年5月29日：白细胞7.53×10^9/L，血红蛋白60g/L，血小板计数283×10^9/L。

2019年6月6日：白细胞11.5×10^9/L，血红蛋白65g/L，血小板计数207×10^9/L。

2019年6月10日：白细胞4.5×10^9/L，血红蛋白61g/L，血小板计数147×10^9/L。

2019年7月5日：白细胞13.51×10^9/L，血红蛋白51g/L，血小板计数326×10^9/L。

【骨髓检查】

2019年2月20日骨髓活检：造血细胞三系增生基本正常范围，未见明显异型幼稚细胞。染色体核型：46，XX。骨髓及外周血涂片：骨髓增生明显活跃，粒巨两系增生明显活跃，红系增生尚活跃。粒系胞质颗粒增多增粗，AKP积分增高。血片可见幼粒细胞。

骨髓流式：骨髓克隆性小B淋巴细胞浸润。CD45/SS散点图中，R1区域中的细胞CD45强表达SS低（疑为淋巴细胞），约占8.8%。R1区域中CD19+：25.4%，以CD19+细胞设门。免疫表型特征：CD5 3.3%，CD10＜0.1%，CD20 98.7%，CD22 98.8%，CD23 26.1%，CD79b 86.6%，CD25 1.1%，CD38 24.1%，CD138＜0.1%，CD103＜0.1%。

【生化检查】

2019年7月5日：葡萄糖7.11mmol/L，前白蛋白38mg/L，乳酸脱氢酶339U/L（正常值：98～192U/L）。余生化结果未见异常。

【病毒检查】

2019年7月5日，HBV：乙肝病毒表面抗原0.11（−）U/ml，乙肝病毒表面抗体228.44（+）mIU/mL，乙肝病毒e抗原0.478（−），乙肝病毒e抗体1.49（−），乙肝病毒核心抗体4.29（+），乙肝病毒核心抗体IgM 0.15（−）。血EBV：EB病毒$9.8×10^2$copies/ml（正常值：$<1×10^3$copies/ml）。

影像学检查

【淋巴结超声】 2019年7月5日，双侧颈部、双侧锁骨上、双侧腋窝、双侧腹股沟淋巴结肿大。

【腹部超声】 2019年7月5日，肝内囊性灶，考虑肝囊肿，随访；胆囊结石，随访；胰体部囊性团块，囊肿可能，建议进一步检查；左肾囊性灶，考虑肾囊肿，随访；脾、右肾未见明显异常；腹膜后未见明显异常肿大淋巴结。

【心脏超声】 2019年7月5日，肺动脉高压（46mmhg）；主动脉瓣退行性变伴轻度关闭不全；微量心包积液。附见：左侧胸腔积液。

【病理检查】

2019年2月20日，B超引导下腋窝淋巴结穿刺病理检查，符合经典霍奇金淋巴瘤（富含T淋巴细胞型）。CD30（+），CD15（+），MUM-1（+），Bob-1（部分+），EMA（少量弱+），Bcl-6（部分+），Ki67（+），CD20（−），CD79α（−），Pax-5（−），Oct-2（−），CD10（−），CD21（−），ALK-1（−）；增生的T细胞：CD3（+），CD5（+），CD4（+），CD8（+），CD2（+），CD7（+），TIA-1（+），GranzymeB（+），CD56（少

量+），Ki67（约90%+）；原位杂交 EBER（T 细胞个别+）（病例18 图1）。

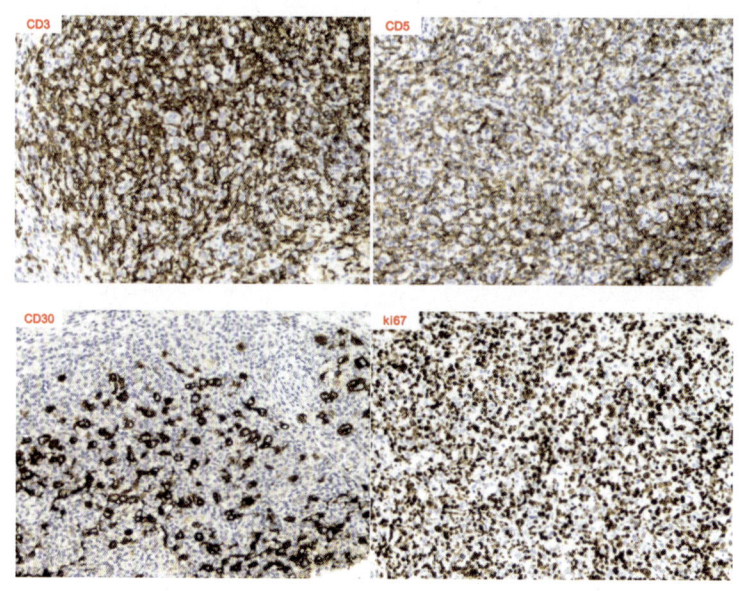

病例18图1　腋窝淋巴结穿刺活检免疫组化

问题

1. 该病诊断及其诊断依据是什么？预后如何？
2. 该病难治的原因是什么？淋巴细胞增多形态异常，可否排除合并 T 细胞淋巴瘤？
3. 当前治疗难治性经典霍奇金淋巴瘤有哪些治疗方法？

讨论与分析

1. 诊断及预后　该患者以"反复发热伴盗汗"起病，PET-CT 提示全身多处淋巴结累及，淋巴瘤可能。我院反复淋巴结活检并结合免疫组化最终确定为经典霍奇金淋巴瘤（富含 T 淋巴细胞型）。CD30（+），CD15（+），MUM-1（+），Ki67（+）；增生的 T 细胞：CD3（+），CD5（+），CD4（+），CD8（+），CD2（+），CD7（+），TIA-1（+），GranzymeB（+），CD56（少量+），Ki67（约90%+）；原位杂交 EBER（T 细胞个别+）。所以根据病理，该例患者最终诊断为富含 T 细胞霍奇金淋巴瘤。

经典型霍奇金淋巴瘤分为富含淋巴细胞型、结节硬化型、混合细胞型和淋巴细胞削减型。富含淋巴细胞型占经典型霍奇金淋巴瘤的5%，通常由小 B 淋巴细胞组成，周围常有退化的生发中心，其他炎性细胞很少见，预后通常较好，长期生存率高（病例18图2）。

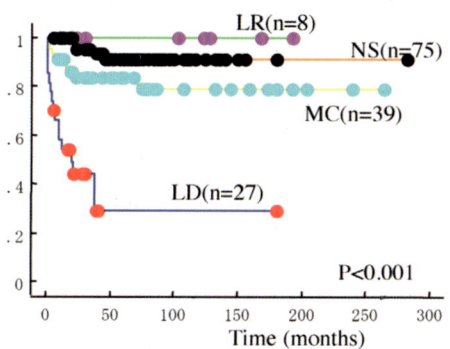

病例18图2 不同类型经典型霍奇金淋巴瘤的生存曲线

注：引自：Kennosuke Karube, et al.Classical Hodgkin Lymphoma, Lymphocyte Depleted Type：Clinicopathological Analysis and Prognostic Comparison With Other Types of Classical Hodgkin Lymphoma.Pathol Res Pract, 2013, 209（4）：201-207.

2. 该病难治的原因及鉴别诊断　　该病难治的原因：肿瘤微环境与经典型霍奇金淋巴瘤的预后相关。T细胞标志物在部分经典型霍奇金淋巴瘤的HRS细胞中异常表达，最常见的是CD2和CD4，本例患者CD2和CD4均阳性。大多数T细胞抗原阳性病例属于NS2亚型，临床预后较差。

肿瘤相关巨噬细胞与疾病难治、复发及生存期缩短有关。肿瘤相关巨噬细胞高表达PD-L1，引起免疫抑制，可能也与不良预后相关。HRS细胞中细胞毒性分子的表达也与预后较差有关。PD-L1和（或）PD-L2通常通过不同的机制在HRS细胞中过度表达，包括基因扩增、EBV感染和JAK-STAT通路激活。PD-L1/2通过抑制T细胞功能从而在经典型霍奇金淋巴瘤中形成免疫抑制微环境（病例18图3）。该患者难治可能与肿瘤相关巨噬细胞及PD-L1阳性表达有关，需要进行免疫组化进一步确定。

富含T细胞霍奇金淋巴瘤的鉴别诊断如下。

（1）外周T细胞淋巴瘤伴有RS细胞不典型增生：外周T细胞淋巴瘤（PTCL）中存在RS细胞是罕见的，其临床病理特征尚不清楚。日本的一个研究组曾报道30例伴有RS细胞的PTCL患者。23例（77%）有滤泡辅助性T细胞表型（TFH）来源：其中12例为血管免疫母细胞性T细胞淋巴瘤，11例为具有TFH表型的PTCL。其余7例被诊断为非特指的PTCL（PTCL-NOS）。EB病毒（EBV）活化25例（83%），EB病毒编码的小RNA（EBER）阳性20例（67%）。诊断时的中位年龄为77岁（39～91岁），其中24例（80%）>60岁。根据国际预后指数，大多数患者出现在晚期临床阶段，与较高的风险相关。3年总生存率和无进展生存率分别为44%和27%。PTCL-

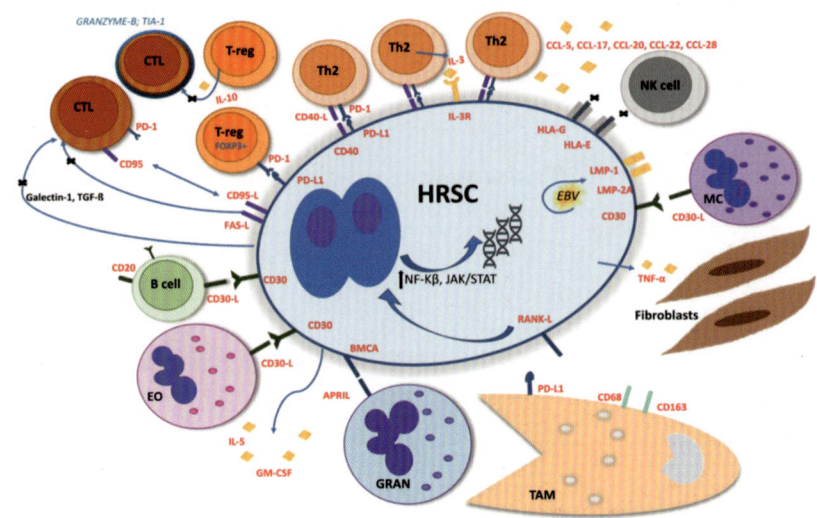

病例18图3　霍奇金淋巴瘤细胞的免疫微环境

注：引自：Melita Cirillo, et al. The translational science of Hodgkin lymphoma. Br J Haematol, 2019, 184（1）：30-44.

TFH、PTCL-NOS与血管免疫母细胞病例无明显临床病理差异。在T细胞淋巴瘤的一个亚群中发现类RS的B细胞，特别是与TFH表型和EBV再激活有关。这些细胞有影响老年患者的倾向，并与晚期临床分期和预后不良有关。RS细胞的EBV状态似乎不影响这组PTCLs的临床病理特征（病例18表1）。

病例18表1　伴有RS细胞的外周T细胞淋巴瘤（PTCL）的临床特征

Patients' Clinical Characteristics (N=30)	
	No. (n/N) (%)
Age	
Median, (range)	77, (39-91)
Age > 60 y	24/30 (80)
Sex, male	18/30 (60)
Bulky disease	2/30 (7)
Extranodal involvement > 1 site	9/30 (30)
Bone marrow involvement	7/30 (23)
Skin involvement	3/30 (10)
Stage III/IV	27/30 (90)
B symptoms	12/30 (40)
Performance status > 1	7/30 (23)
International Prognostic Index	
Low risk	6/30 (20)
Low-Intermediate	8/30 (27)
High-Intermediate	9/30 (30)
High	7/30 (23)
Diagnosis	
AITL	12/30 (40)
PTCL-TFH	11/30 (37)
PTCL-NOS	7/30 (23)
Treatment	28/30 (93)
CHOP/THP-COP	25/28 (89)
ABVD	2/28 (7)
Steroids	1/28 (4)
Adjuvant Radiotherapy	1/28 (4)
BM stem cell transplantation	3/28 (11)
Response	
CR	14/28 (50)
PR	10/28 (36)
NC	1/28 (4)
PD	3/28 (11)
Relapse	11/28 (39)
Death	18/30 (60)

注：引自：Eladl AE, et al. Clinicopathological Study of 30 Cases of Peripheral T-cell Lymphoma with Hodgkin and Reed-Sternberg-like B-cells from Japan. Am J Surg Pathol, 2017, 41（4）：506-516.

（2）霍奇金淋巴瘤合并外周T细胞淋巴瘤：Sanchez S等人报道了一位65岁的霍奇金淋巴瘤合并T细胞淋巴瘤的病例。患者表现为弥漫性淋巴结肿大、发热、体重减轻和盗汗。随后的腋窝淋巴结活检显示一个由霍奇金淋巴瘤和外周T细胞淋巴瘤组成的复合性淋巴瘤。肝穿刺活检也显示合并淋巴瘤。原位杂交显示，在RS细胞中发现了阳性的EB病毒。霍奇金淋巴瘤化疗后T细胞淋巴瘤的发生也有报道，但同时发生两种病变的情况非常罕见。这提示EB病毒在T细胞淋巴瘤早期可能调控其病理的生理作用（病例18图4）。对于之前的文献整理发现也有一些由霍奇金淋巴瘤和外周T细胞淋巴瘤组成的复合性淋巴瘤的报道（病例18表2）。

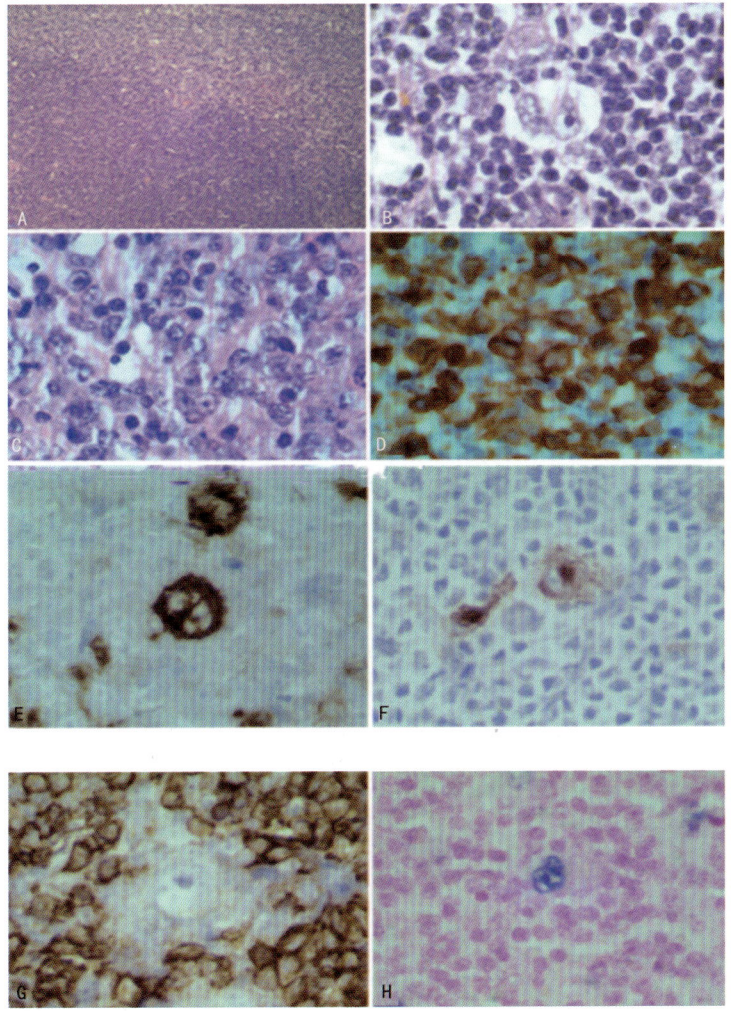

病例18图4　霍奇金淋巴瘤和外周T细胞淋巴瘤组成的复合性淋巴瘤

注：引自：Sanchez S, et al. Composite lymphocyte-rich Hodgkin lymphoma and peripheral T-cell lymphoma associated with Epstein-Barr virus: a case report and review of the literature. Arch Pathol Lab Med, 2006, 130(1): 107-112.

病例18表2　霍奇金淋巴瘤和外周T细胞淋巴瘤组成的复合淋巴瘤的病例报道

Prior and Current Reported Cases of Composite T-Cell and Hodgkin Lymphoma*				
Age, y/Sex	Race	HL Type	T-Cell Lymphoma	Source, y
31/M	W	NLP	Concurrent	Delabie et al,[5] 1996
51/M	W	NLP	Concurrent	Delabie et al,[5] 1996
26/M	W	NLP	Concurrent	Delabie et al,[5] 1996
65/M	W	CH	4 y posttreatment for HL	Niedobitek et al,[6] 2000
88/F	W	CH	Concurrent	Bee et al,[7] 2001
81/F	?	CH	Concurrent	Steinhoff et al,[8] 2004
65/M	B	CH	Concurrent	Current case, 2005

* HL indicates Hodgkin lymphoma; NLP, nodular lymphocyte-predominant Hodgkin lymphoma; and CH, classic Hodgkin lymphoma.

注：引自：Sanchez S, et al. Composite lymphocyte-rich Hodgkin lymphoma and peripheral T-cell lymphoma associated with Epstein-Barr virus: a case report and review of the literature. Arch Pathol Lab Med, 2006, 130 (1): 107-112.

Oka K 等人报道了一位 67 岁时诊断为经典霍奇金淋巴瘤、76 岁时诊断为 PTCL，5 个月后死亡的患者。两种肿瘤均表现出明显的上皮样细胞反应。肿大淋巴结中的 RS 细胞 CD30 和 EBER 阳性。皮肤肿瘤 PTCL 细胞胞质 CD3ε、CD4 和 EBER 阳性。在皮肤肿瘤中检测到 T 细胞受体基因重排，是第一例由经典霍奇金淋巴瘤和 PTCL 组成的 EBV 相关性复合淋巴瘤。患者可能显示出 EBV 感染和（或）免疫缺陷，两者都可能诱发经典霍奇金淋巴瘤和 PTCL（病例 18 表 3）。

病例18表3　经典型霍奇金淋巴瘤和外周T细胞淋巴瘤组成的复合淋巴瘤

Summary of the reported cases with composite lymphoma consisting of classical Hodgkin lymphoma and peripheral T-cell lymphoma

Case	Two lymphomas age/sex	Immunodeficiency	One (EBV)	Other (EBV)	Clone	Interval	Course	Ref
1	54/M	Unclear	CHL (nd)	PTCL (nd)	Different	2 y	?	8
2	65/M	Unclear	CHL (+)	PTCL (−)	Different	Synchronous†	Died after 5 m	6
3	32/M	Unclear	CHL (+)	PTCL (−)	Different	2 y	?	4
4	60/M	Unclear	CHL (−)	PTCL (nd)	Different	Synchronous‡	?	4
5	77/W	Unclear	PTCL (nd)	CHL (nd)	?	4 y	?	3
6	65/M	Unclear (heroin user)	CHL (−)	PTCL (−)	?	Synchronous†	Died after 3 w	7
7	55/W	−	CHL (+)	PTCL (−)	Different	Synchronous†	Died after 2 m	5
8	76/W	± (scabies, PI, MRSA)	CHL (+)	PTCL (+)	?	9 y	Died after 5 m	§

†Same organ.
‡Distinct organs.
§Present case.
?Not described.
CHL, classical Hodgkin lymphoma; M, man; m, months; MRSA, methicillin resistant staphylococcus aureus infection; nd, not done; PI, phlegmonous inflammation; PTCL, peripheral T-cell lymphoma, unspecified; Ref, reference, w, weeks; W, woman, y, years.

注：引自：Oka K, et al. Epstein-Barr virus-associated lymphoproliferative disorder presenting with classical Hodgkin lymphoma and developing as peripheral T-cell lymphoma 9 years later: a case report of composite lymphoma. Pathol Int, 2011, 61 (12): 752-755.

3. 难治性经典霍奇金淋巴瘤的治疗方法　经典型霍奇金淋巴瘤是一种 B 细胞的淋巴增生性疾病，无论是联合化疗还是单纯化疗，其预后通常良好。然而，复发或有难治性疾病证据的患者预后较差，进展性疾病患者需要新的治疗方案。经典型霍奇金淋巴瘤具有独特的肿瘤微环境，主要由炎性细胞、少数恶性霍奇金细胞和 RS 细胞组成。这种独特的生物学特性为新的治疗方法提供了一个机会，这种方法要么是针对恶性HRS细胞，要么是针对炎性肿瘤微环境。包括靶向CD30的抗体药物结合物、抑制关键细胞信号通路的小分子抑制剂、阻断免疫检查点的单克隆抗体或调节免疫微环境的药物在内的新疗法最近都在霍奇金淋巴瘤中进行了试验，具有显著的临床活性。

血液病理学学会/欧洲血液病理学协会提出伴有免疫缺陷的经典型霍奇金淋巴瘤这一概念。免疫组织化学和分子特征提示涉及PD-L1免疫检查点的共同致病机制（病例18表4）。

病例18表4　伴有免疫缺陷的B细胞和经典型霍奇金淋巴瘤

Summary Table: B-Cell and Classical Hodgkin Lymphomas Associated With Immunodeficiency

Small B-cell lymphomas
- Must meet the criteria for specific lymphoma diagnosis in an immunocompetent host
- Cannot unequivocally be designated as immunodeficiency related if EBV−
- EBER ISH and clonality assessments should always be included in the diagnostic workup of small B-cell lymphoma in the immunodeficiency setting
- EMZL in the immunodeficiency setting is most appropriate for primary cutaneous lesions and (almost) invariably EBV+ in contrast to other extranodal sites
- The morphologic overlap between NMZL and polymorphic B-LPD is extensive, and the boundary is often subjective and arbitrary

CHL
- Must meet the criteria for CHL in an immunocompetent patient
- Must be separated from mucocutaneous ulcer, polymorphic LPD, and DLBCL with Hodgkin-like cells
- Be wary of unusual clinical presentation, extranodal localization, and aberrant immunophenotype
- Shows overlapping features with THRLBCL and cannot always be reproducibly separated
- More likely forms a spectrum with DLBCL and THRLBCL, and some cases may or may not represent the counterpart of CHL in immunocompetent patients

Large B-cell lymphoma
- Mycophenolate mofetil specifically predisposes to the development of cerebral large B-cell lymphoma; calcineurin inhibitors exert a protective effect in this setting
- Distribution of EBV+ and EBV− DLBCL varies in immunodeficiency settings (iatrogenic, PTLD, immune senescence, HIV related)
- Most tumor cells should be demonstrably EBV+ for the diagnosis of EBV+ DLBCL
- A polymorphous background is helpful to separate large B-cell lymphoma from polymorphic B-LPD with Hodgkin-like cells
- A subset of EBV+ DLBCL exhibits a prominent T-cell/histiocyte-rich or Hodgkin-like background, and this spectrum may not be reproducibly separated from each other
- Frequently shows deregulation of the PD-1/PD-L1/2 axis, potentially contributing to a tolerogenic microenvironment and immune evasion
- Molecular mechanisms, including 9p24.1 copy number alterations that contain the PDL1/PDL2/JAK2 locus, are likely shared in all immunodeficiency settings and offer opportunities for targeted therapy

引自：de Jong D, et al. B-Cell and Classical Hodgkin Lymphomas Associated With Imm-unodeficiency: 2015 SH/EAHP Workshop Report-Part 2. Am J Clin Pathol, 2017, 147(2): 153-170.

针对PD-L1免疫检查点在霍奇金淋巴瘤中的高表达，PD-1抑制剂正在进行多个针对难治性霍奇金淋巴瘤的临床试验，在复发和难治的情况下测试这些药物，获得很好的治疗疗效。还有一些临床研究针对初治的霍奇金淋巴瘤患者（病例18图5），PD-1单药或者联合AVD治疗早期难治性经典型霍奇金淋巴瘤患者也分别达到了100%和96%的总有效率，以及87%和51%的完全缓解率。

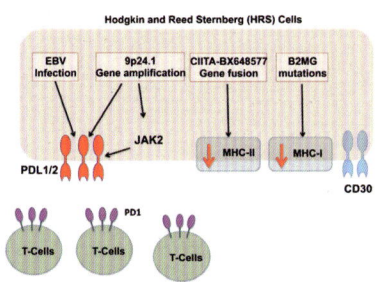

病例18图5　霍奇金淋巴瘤的免疫调节机制

注：引自：Younes A, et al. Novel agents in the treatment of Hodgkin lymphoma: Biological basis and clinical results. Semin Hematol, 2016, 53(3): 186-189.

对复发难治经典型霍奇金淋巴瘤进行基因检测，发现表观遗传学相关基因和 *p53* 基因突变率较高，这提示可以针对这些突变寻找治疗靶点（病例18 图6）。

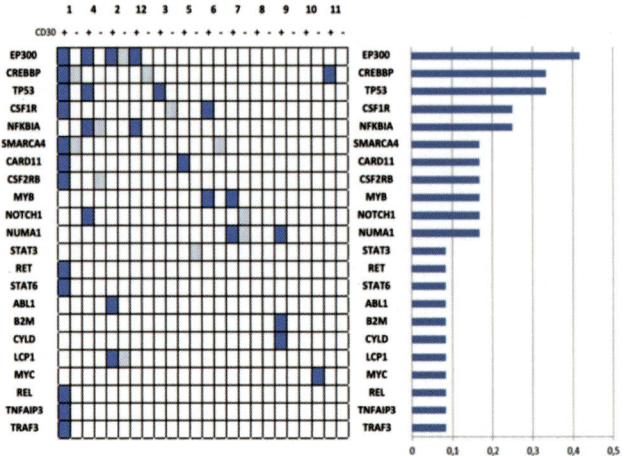

病例18图6　复发难治经典型霍奇金淋巴瘤的基因突变特征

注：引自：Mata E, et al. Genomic analyses of microdissected Hodgkin and Reed-Sternberg cells: mutations in epigenetic regulators and p53 are frequent in refractory classic Hodgkin lymphoma. Blood Cancer J, 2019, 9（3）：34.

CD30的抗体耦联药物（brentuximab vedotin，BV）近年来也被纳入霍奇金淋巴瘤挽救治疗的方案中，并且提高了患者生存率（病例18 表5）。

病例18表5　包含有BV的霍奇金淋巴瘤挽救治疗方案的疗效

Newer salvage therapies for refractory/relapsed HL

Author	Regimen	N	PET-negative rate	PFS	Proceeded to HDT/ASCT
Brentuximab vedotin sequential therapy					
Moskowitz et al. [7, 26]	BV → augmented ICE	65	77%	82% at 2 years	98%
Chen et al. [27, 28]	BV → combination chemotherapy	37	73%	72% at 18 months	89%
0.5					
Brentuximab vedotin combination therapy					
LaCasce et al. [29]	BV plus bendamustine	53	74%	80% at 12 months	74%
Cassaday et al. [14]	BV plus ICE	16	69%	Too soon	75%
Garcia-Sanz et al. [30]	BV plus ESHAP	66	70%	Too soon	92%
Hagenbeek et al. [31]	BV plus DHAP	12	90%	Too soon	100%
Herrera et al. [32]	BV plus nivolumab	42	62%	Too soon	Too soon
0.5					
Non-brentuximab vedotin therapy					
Santoro et al. [33]	BeGEV	59	73%	81% at 2 years	73%

PFS progression-free survival, *BV* brentuximab vedotin, *HDT/ASCT* high-dose therapy and autologous stem cell transplant, *ICE* ifosfamide, carboplatin, etoposide, *ESHAP* etoposide, methylprednisolone, cytarabine, cisplatin, *DHAP* dexamethasone, cytarabine, cisplatin, *BeGEV* bendamustine, gemcitabine, vinorelbine

注：引自：Khan N, et al. Where Do the New Drugs Fit in for Relapsed/Refractory Hodgkin Lymphoma? Curr Hematol Malig Rep, 2017, 12（3）：227-233.

基于 PD-1 抑制剂和 BV 在复发难治霍奇金淋巴瘤的疗效，有一研究组开展了一项联合应用 BV 和 PD-1 抑制剂 Nivolumab 作为复发难治经典霍奇金淋巴瘤患者的初始挽救治疗的 1/2 期研究。患者接受长达 4 个周期的联合治疗，第一天应用 BV，第 8 天应用 Nivolumab。在第 2～4 个周期中，BV 和 Nivolumab 均在第 1 天给药。研究治疗后，患者可以进行自体干细胞移植（ASCT）。治疗后完全缓解率为 61%，客观缓解率为 82%。在第一次注射 BV 后，观察到包括调节性 T 细胞在内的外周 T 细胞亚群减少，并且在第一次注射 BV 加 Nivolumab 后，观察到胸腺和活化调节的趋化因子的血清水平降低，促炎细胞因子和趋化因子增加。BV 加 Nivolumab 联合化疗是一种有效且耐受性好的首次挽救方案，有望为 R/R-HL 患者提供传统化疗的替代方案（病例 18 表 6）。

病例18表6　联合应用BV和PD-1抑制剂Nivolumab作为复发难治经典型霍奇金淋巴瘤患者的疗效

	All treated patients (n = 61)		Efficacy-evaluable patients (n = 60)	
	n (%)	95% CI‡	n (%)	95% CI‡
Objective response rate* (CR + PR)	50 (82)	70–90.6	50 (83)	71.5–91.7
Complete metabolic response (CMR/CR)	37 (61)	47.3–72.9	37 (62)	48.2–73.9
Deauville score = 1	14 (23)		14 (23)	
Deauville score = 2	15 (25)		15 (25)	
Deauville score = 3	7 (11)		6 (10)	
Deauville score = 5†	1 (2)		21 (2)	
Partial metabolic response (PMR/PR)	13 (21)	11.9–33.7	13 (22)	12.1–34.2
Deauville score = 4	7 (11)		7 (12)	
Deauville score = 5	6 (10)		6 (10)	
No metabolic response (NMR/SD)	5 (8)	2.7–18.1	5 (8)	2.8–18.4
Deauville score = 5	5 (8)		5 (8)	
Progressive disease (PMD/PD)	4 (7)	1.8–15.9	4 (7)	1.8–16.2
Deauville score = 5	4 (7)		4 (7)	
Clinical progression	1 (2)		1 (2)	
NE	1 (2)		0	

注：引自：Herrera AF, et al. Interim results of brentuximab vedotin in combination with nivolumab in patients with relapsed or refractory Hodgkin lymphoma. Blood, 2018, 131 (11): 1183-1194.

BV 联合苯达莫司汀也是一个有希望的挽救方案，可以改善高危霍奇金淋巴瘤的长期生存。在 27 个月的中位随访中，整个人群的 2 年 PFS 为 93.7%（病例 18 图 7）。小剂量地西他滨联合 PD-1 抑制剂在复发难治霍奇金淋巴瘤的治疗中也显现出良好的疗效，总反应率达 95%（病例 18 表 7）。

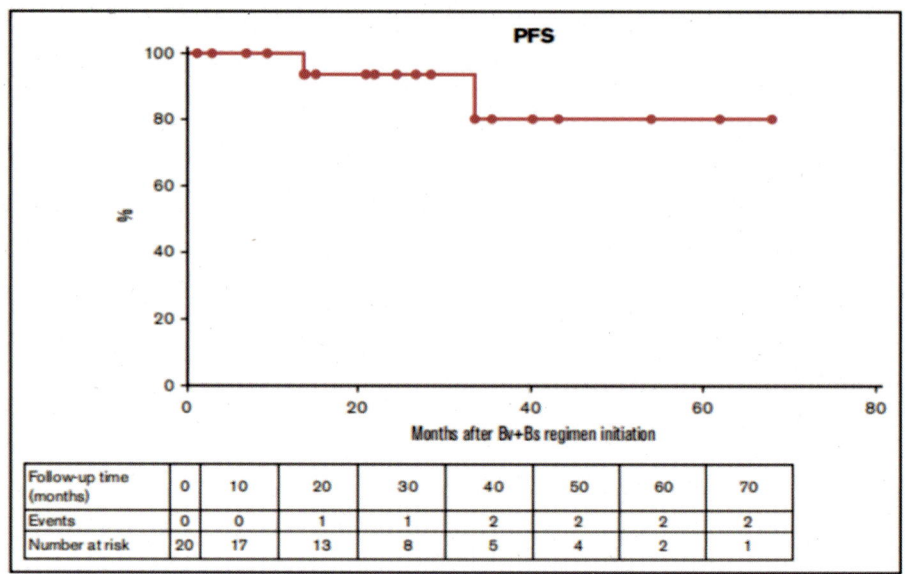

病例18图7　BV联合苯达莫司汀治疗复发难治霍奇金淋巴瘤的PFS

注：引自：Picardi M, et al.Brentuximab vedotin followed by bendamustine supercharge for refractory or relapsed Hodgkin lymphoma.Blood Adv, 2019, 3（9）：1546.

病例18表7　小剂量地西他滨联合PD-1抑制剂治疗复发难治霍奇金淋巴瘤的疗效

Rates of Objective Response and Complete Remission			
	Cohort 1 (anti-PD-1 naïve)		Cohort 2 (anti-PD-1 resistant)
Variable	Camrelizumab Monotherapy	Decitabine + Camrelizumab Combination	Decitabine + Camrelizumab Combination
All patients			
Patient No.	19	42	25
ORR (95% CI)	90 (67 to 99)	95 (95 to 99)	52 (31 to 72)
CR rate (95% CI)	32 (13 to 57)	71 (55 to 84)	28 (12 to 49)
Patients with ≥ 3 prior lines of therapy			
Patient No.	15	30	23
ORR (95% CI)	93 (68 to 100)	93 (78 to 99)	57 (34 to 77)
CR rate (95% CI)	27 (8 to 55)	63 (44 to 80)	30 (13 to 53)
Patients with failure of previous ASCT			
Patient No.	5	10	7
ORR (95% CI)	80 (28 to 99)	100 (69 to 100)	71 (29 to 96)
CR rate (95% CI)	20 (0.5 to 72)	80 (44 to 97)	29 (4 to 71)
Patients with ≥ 10 prior cycles of chemotherapy			
Patient No.	12	26	21
ORR (95% CI)	92 (62 to 100)	92 (75 to 99)	57 (34 to 78)
CR rate (95% CI)	33 (10 to 65)	65 (44 to 83)	29 (11 to 52)

注：引自：Nie J, et al.Addition of Low-Dose Decitabine to Anti-PD-1 Antibody Camrelizumab in Relapsed/Refractory Classical Hodgkin Lymphoma.J Clin Oncol, 2019, 37（17）：1479-1489.

结论、治疗与随访

该患者以"反复发热伴盗汗"起病，PET-CT 提示全身多处淋巴结累及淋巴瘤可能。我院反复淋巴结活检并结合免疫组化，最终确定为难治性富含 T 细胞型霍奇金淋巴瘤。ABVD、CHOPE 方案化疗效果不佳。

近年来的研究发现 PD-1 抑制剂作为复发难治霍奇金淋巴瘤的挽救治疗取得了很好的效果。2019 年 7 月 12 日给予 PD-1 抑制剂治疗（信迪利单抗 200mg d1），辅以静脉丙种球蛋白 5g 提高免疫力，第二天体温恢复正常，淋巴结明显缩小。于 2019 年 8 月 2 日又进行了第二疗程的 PD-1 抑制剂和静脉丙种球蛋白 5g 的药物治疗，但在第二疗程的 PD-1 应用后 3 周，患者又出现高热，于是 2019 年 8 月 27 日给予第三疗程的 PD-1 抑制剂治疗，同时联合广谱的抗细菌、抗真菌和静脉丙种球蛋白的治疗，并积极进行血培养和胸水培养，寻找致病菌。PD-1 抑制剂治疗后，患者血培养、胸水培养提示厚皮马拉色菌阳性，咽拭子培养提示肺炎克雷伯杆菌阳性。虽然经过积极抗感染治疗，仍然于 2019 年 9 月 11 日出现休克，并于 2019 年 9 月 12 日因感染性休克而死亡。

参考文献

[1] Kennosuke K, et al. Classical Hodgkin Lymphoma, Lymphocyte Depleted Type: Clinicopathological Analysis and Prognostic Comparison With Other Types of Classical Hodgkin Lymphoma. Pathol Res Pract, 2013, 209 (4): 201-207.

[2] Melita Cirillo, et al. The translational science of hodgkin lymphoma. Br J Haematol, 2019, 184 (1): 30-44.

[3] Eladl AE, et al. Clinicopathological Study of 30 Cases of Peripheral T-cell Lymphoma with Hodgkin and Reed-Sternberg-like B-cells from Japan. Am J Surg Pathol, 2017, 41 (4): 506-516.

[4] Sanchez S, et al. Composite lymphocyte-rich Hodgkin lymphoma and peripheral T-cell lymphoma associated with Epstein-Barr virus: a case report and review of the literature. Arch Pathol Lab Med, 2006, 130 (1): 107-112.

[5] Oka K, et al. Epstein-Barr virus-associated lymphoproliferative disorder presenting with classical Hodgkin lymphoma and developing as

peripheral T-cell lymphoma 9 years later: a case report of composite lymphoma. Pathol Int, 2011, 61 (12): 752-755.

[6] de Jong D, et al. B-Cell and Classical Hodgkin Lymphomas Associated with Immunodeficiency: 2015 SH/EAHP Workshop Report-Part 2. Am J Clin Pathol, 2017, 147 (2): 153-170.

[7] Paul J Bröckelmann, et al. Efficacy of Nivolumab and AVD in Early-Stage Unfavorable Classic Hodgkin Lymphoma: The Randomized Phase 2 German Hodgkin Study Group NIVAHL Trial. Internist (Berl), 2020, 4: 0750.

[8] Younes A, et al. Novel agents in the treatment of Hodgkin lymphoma: Biological basis and clinical results. Semin Hematol, 2016, 53 (3): 186-189.

[9] Mata E, et al. Genomic analyses of microdissected Hodgkin and Reed-Sternberg cells: mutations in epigenetic regulators and p53 are frequent in refractory classic Hodgkin lymphoma. Blood Cancer J, 2019, 9 (3): 34.

[10] Khan N, et al. Where Do the New Drugs Fit in for Relapsed/Refractory Hodgkin Lymphoma? Curr Hematol Malig Rep, 2017, 12 (3): 227-233.

[11] Herrera AF, et al. Interim results of brentuximab vedotin in combination with nivolumab in patients with relapsed or refractory Hodgkin lymphoma. Blood, 2018, 131 (11): 1183-1194.

[12] Picardi M, et al. Brentuximab vedotin followed by bendamustine supercharge for refractory or relapsed Hodgkin lymphoma. Blood Adv, 2019, 3 (9): 1546.

[13] Nie J, et al. Addition of Low-Dose Decitabine to Anti-PD-1 Antibody Camrelizumab in Relapsed/Refractory Classical Hodgkin Lymphoma. J Clin Oncol, 2019, 37 (17): 1479-1489.

（撰写者：纪濛濛　审稿者：王　黎）

病例19

纯红细胞再生障碍性贫血伴意义未明IgM单克隆免疫球蛋白病

病史简介

现病史

患者，男，70岁，

2019年12月12日入院。患者2019年3月体检发现轻度贫血（HGB 107g/L），当时未进一步检查。2019年6月底患者因"活动后胸闷气短"就诊，检查发现HGB 60g/L。后7月初至外院门诊查血常规示白细胞计数3.8×10^9/L、血红蛋白55g/L、血小板计数195×10^9/L；叶酸14nmol/L、维生素B_{12} 120pmol/L；外院网织红细胞正常。7月5日外院骨穿，骨髓细胞学提示骨髓有核细胞增生活跃、粒系增生活跃，部分幼粒细胞胞质内可见颗粒增多增粗，红系及巨核系未见明显异常。骨髓病理示造血组织三系可见，巨核系细胞占有核细胞3%，数目、形态、分布未见明显异常，有核红细胞约占20%，数目稍减少，体积稍增大，分布未见明显异常，粒系细胞约占50%，细胞轻度增生，形态、分布未见明显异常；免疫组化示淋巴细胞不增多，浆细胞数目增多（约占骨髓有核细胞8%），呈λ限制性表达，考虑浆细胞增生性病变。8月9日当地医院PET-CT提示：左下压槽区FDG代谢增高（SUVmax 5.9），左侧颈部Ⅰb区、右侧肺门淋巴结代谢增高（SUVmax 2.9～6.6），考虑炎性病变，余未见明显异常高代谢病灶，予以叶酸、维生素B_{12}补充及输血治疗。9月5日患者至我院血液科门诊就诊，血常规示白细胞计数3.49×10^9/L、血红蛋白46g/L、血小板计数148×10^9/L，溶贫全套（-），血清铁38μmol/L，总铁结合力42.6μmol/L，我院免疫固定电泳示IgM、κ型M蛋白（量为3.77%）。外周血流式见约0.75%异常成熟B细胞（呈κ限制性表达）。2019年10月18日再次行骨穿检查涂片提示红系增生低下，粒系可见胞质颗粒增多增粗，血小板散在或成簇可见，部分淋巴细胞边缘毛刺状突起。流式可见约0.69%异常成熟B细胞，免疫表型特征：CD5part+CD20dimCD79B+CD22dimCD10-CD19+CD45st，κ轻链限制性表达。予以间断输注红细胞悬液维持血红蛋白40～50g/L。现为进一步诊治收入病房。

近来胃纳、睡眠可，大小便正常，体重未见明显变化。

既往史

疾病史：否认高血压、糖尿病等病史。

传染病史：否认乙肝、结核等传染病史。

预防接种史：常规预防接种。

手术外伤史：否认手术或外伤史。

输血史：反复输注红细胞悬液病史。

食物过敏史：否认食物过敏史。

药物过敏史：否认药物过敏史。

个人史

生长于原籍，否认吸烟嗜酒，否认疫水疫区接触史。

婚育史：已婚，已育。

家族史

否认。

入院体检

体温37.1℃，脉搏100次/分，呼吸20次/分，血压116/78mmHg。神清，精神可，全身皮肤及巩膜黄染，皮肤黏膜未见瘀点瘀斑。浅表淋巴结未扪及肿大。颈软，两肺呼吸音清，未闻及干湿啰音。心律齐。腹软、无压痛，肝脾肋下未及。双下肢无水肿。

实验室检查

【血常规】白细胞计数4.5×10^9/L，中性粒细胞2.5×10^9/L，中性粒细胞（%）56.2%，淋巴细胞1.33×10^9/L，淋巴细胞（%）29.7%，红细胞计数1.31×10^{12}/L，血红蛋白42g/L，平均红细胞体积98.4fl（参考值83.9～99.1fl），平均血红蛋白量32.1pg（参考值27.8～33.8pg），平均血红蛋白浓度325g/L（参考值320～365g/L），血小板计数363×10^9/L。

【尿常规】尿胆原（+/-），尿胆红素（-）。

【生化检查】血清总胆红素 12.8μmol/L（参考值 4.7～24），直接胆红素 1.8μmol/L，乳酸脱氢酶 124U/L，血清铁 38.1μmol/L，血清铁蛋白 630.5ng/ml，叶酸 23.8ng/ml，维生素 B_{12} 383.1pg/ml，促红细胞生成素 >750mIU/ml（参考值 4.3～29.1）。

【病毒检测】HbsAg（-），HbsAb 58.29mIU/ml，HbeAg（-），HbeAb（+），HbcAg（-），HbcAb（+），HCV-Ab（-），HIV-Ab（-），微小病毒未行检查。

单纯疱疹病毒Ⅰ型 $< 1.0×10^3$ copies/ml，单纯疱疹病毒Ⅱ型 $< 1.0×10^3$ copies/ml，EB病毒 $< 5.1×10^2$ copies/ml，CMV病毒 $< 5.1×10^2$ copies/ml。

【溶血相关检测】网织红细胞绝对值 $15.5×10^9$/L（参考值 17.1～70.1），网织红细胞百分比 0.87%（参考值 0.43～1.36），结合珠蛋白 115mg/dl，红细胞 G6PD 活性 5.1，Coombs 试验（-），Coombs-IgG 阴性（-），Coombs-C3d 阳性（-），异丙醇试验（-），Hams 试验（-），高效液相 HPLC HbA 95.6%；HbA2 2.8%；HbF 1.6%，红细胞 PK 活性 28.8，红细胞包涵体检查阴性（-）。血涂片描述：红细胞轻度大小不均，未见其他明显异常改变。

【FLEAR】Ⅰ型细胞 100.1，Ⅱ型细胞 0.10，Ⅲ型细胞 0.10，CD14-/CD33+ 单核细胞 0.10，CD_{24}^-/CD_{45}^+ 粒细胞 0.10。

【免疫学指标】血清 IgG 1670mg/dl、IgA 220mg/dl、IgM 300mg/dl、轻链 κ 15.2g/L、轻链 λ 6.48g/L，ANA 胞质颗粒型 1:80，ANCA 阴性，补体 C3 93mg/dl，补体 C4 23mg/dl。

【M蛋白】我院血清免疫固定电泳 IgM κ 轻链型（+），定量 0.32g/dl，尿液免疫固定电泳（-），血清游离轻链 κ 23.1mg/L，血清游离轻链 25.9mg/L。

【细胞因子】白介素-1β <5pg/ml（参考值<5），白介素-2受体 615U/ml（参考值 223～710），白介素-6 3.99↑pg/ml（参考值<3.4），白介素-8 26.1pg/ml（参考值<62），白介素-10 8.15pg/ml（参考值<9.1），肿瘤坏死因子 10.7↑pg/ml（参考值<8.1），干扰素 a <2.4pg/ml，干扰素 g <2.4pg/ml，白介素-2 <2.4pg/ml，白介素-4 <2.4pg/ml，白介素-5 <2.4pg/ml，白介素-17 <2.4pg/ml，白介素-12p70 <2.4pg/ml。

【骨髓细胞学】有核细胞增生活跃，粒红比例增高，粒、巨二系增生活跃，红系明显低下（4.5%），粒系可见胞质颗粒增多增粗，血小板成簇可见。部分淋巴细胞边缘毛刺状突起，颗粒增多。成熟浆细胞 3.5%。

【骨髓活检】造血细胞红系增生低下（++）。免疫组化标记结果提示少量浆细胞，占有核细胞比约 10%，散在单个或呈小簇分布，可疑 Lambda 限制性表达？浆细胞肿瘤性病变不能完全排除。

【骨髓流式】0.3% 异常成熟 B 细胞：CD5part+ CD20dim CD79B+ CD22dim CD10- CD103- CD19+ CD45st CD38+ CD138-，Kappa 轻链限制性表达？

【TCR Vβ 检测】T 淋巴细胞亚群中未见克隆性增殖。

【染色体】46，XY。

问题

1. 纯红细胞再生障碍性贫血的诊断依据是什么？
2. 获得性纯红细胞再生障碍性贫血的病因有哪些？本病的病因是什么？发病情况如何？
3. 意义未明单克隆免疫球蛋白病的诊断与分类。
4. 本病例的发病机制是什么？
5. 获得性纯红再障伴意义未明单克隆免疫球蛋白病有哪些治疗手段？

讨论与分析

1. 纯红细胞再生障碍性贫血的诊断　纯红细胞再生障碍性贫血（pure red cell aplasia, PRCA）是以正细胞正色素性贫血，伴有明显的网状红细胞减少、骨髓红细胞前体明显减少或缺乏的综合征。PRCA 患者的贫血起病隐匿，患者在贫血发展到很严重之前可能几乎没有相关的症状和体征，皮肤极度苍白或活动耐量下降可能是该病的最早表现。实验室检查通常提示重度的正细胞正色素性贫血，白细胞或血小板计数没有变化，骨髓检查显示造血细胞面积总体正常，伴红系前体细胞完全或近乎完全阙如（病例 19 图 1）。该患者起病隐匿，贫血为正细胞正色素，白细胞和血小板正常范围，网织红细胞绝对数降低，骨髓涂片提示红系增生减低，无病态造血或原始细胞等提示，无肝脾大，无溶血性贫血依据，PRCA 诊断可以成立。

2. 获得性纯红细胞再生障碍性贫血的病因有哪些？本病的病因是什么？发病情况如何　PRCA 可分为先天性和获得性两大类。先天性纯红细胞再生障碍性贫血是由核糖体蛋白结构基因突变导致核糖体生物合成异常导致的疾病，呈常染色体显性或隐性遗传，大多发生于 1 岁以内，本例患者显然不符合。获得性 PRCA 存在许多病因，包括风湿免疫性疾病、血液和实体肿瘤、病毒感染、药物等多种方面（病例 19 表 1）。

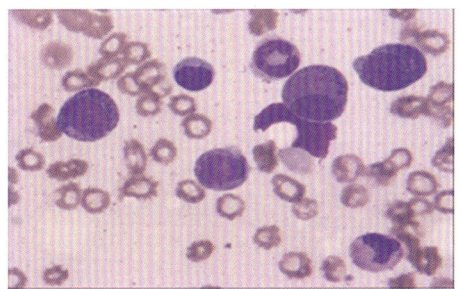

病例19图1　纯红细胞再生障碍性
贫血患者骨髓象

病例19表1　纯红细胞再生障碍性贫血的病因

Etiology

Pure red cell aplasia can either be inherited or acquired.

1. Congenital PRCA
    - Diamond-Blackfan or Blackfan-Diamond syndrome
2. Acquired PRCA
    1. Autoimmune/ Collagen disorders - systemic lupus erythematosus, rheumatoid arthritis, inflammatory bowel disease.
    2. Leukemias
    3. Lymphoproliferative disorders[6][7]:
        - Chronic lymphocytic leukemia (CLL) (common)
        - Large granular lymphocytic leukemia (LGL)(common)
        - Hodgkin disease
        - Non-Hodgkin lymphoma
        - Multiple myeloma
        - Castleman disease
        - Waldenstrom macroglobulinemia
    4. ABO-incompatible stem cell transplant
    5. Solid tumors[1][4]:
        - Thymoma is strongly associated
        - Breast
        - Biliary
        - Gastric
        - Lung
        - Thyroid
        - Renal cell
        - Carcinoma of unknown origin
    6. Virus[1][4]:
        - Parvovirus B19 (most common) - can lead to transient aplastic crises
        - Human immunodeficiency virus (HIV)
        - T-cell leukemia-lymphoma virus, Epstein-Barr virus (EBV)
        - Hepatitis A, B, C, and E
        - Cytomegalovirus
    7. Bacterial infections - group C streptococcus, tuberculosis, bacterial sepsis
    8. Drugs - recombinant erythropoietin (rhEPO) is most common.
    9. Pregnancy
    10. Riboflavin deficiency

注：引自：Ankit Mangla. 2019 Nov 14. In：StatPearls[Internet]. Treasure Island（FL）：StatPearls Publishing, 2020.

淋巴增殖性疾病是获得性 PRCA 的主要病因之一。在梅奥诊所一项纳入 47 例获得性 PRCA 成人患者的病例系列研究中，大颗粒淋巴细胞（large granular lymphocyte, LGL）白血病是最常见的基础病因。此外，慢性淋巴细胞白血病（chronic lymphocytic leukemia, CLL）也是常见病因之一，大约 6% 的获得性 PRCA 患者同时存 CLL。大约 4% 的胸腺瘤可继发纯红再障，而纯红再障患者中 5%～10% 为胸腺瘤继发纯红再障。两者可以同时发生，也可先表现纯红再障而后出现胸腺瘤，或可先有胸腺瘤后出现纯红再障，甚至胸腺瘤切除后才发生纯红再障。除此之外，其他常见病因还包括浆细胞疾病、细小病毒 B19 等病毒感染、ABO 血型不相合的异体干细胞移植、系统性红斑狼疮等风湿免疫性疾病、促红细胞生成素等药物。我国在一项 53 例 PRCA 患者的研究中，胸腺瘤（13.21%）和微小病毒 B19（11.32%）则是继发性 PRCA 的主要原因。值得注意的是，4%～20% 的特发性 PRCA 是骨髓增生异常综合征（myelodysplastic syndrome, MDS）的趋势表现，应结合骨髓细胞学和染色体等结果分析，警惕这种潜在可能，并对这些患者做密切随访。

MGUS 可以合并许多自身免疫性疾病，如系统性红斑狼疮（systemic lupus erythematosus, SLE）、免疫性血小板减少症（immune thrombocytopenia, ITP）、类风湿关节炎（rheumatoid arthritis, RA）等。既往认为 MGUS 合并 PRCA 较为少见，多为个例报道，但最近 Neha Korde 报道 51 例 PRCA 患者中筛查到 12 例合并 MGUS，发生率高达 12%。结合该患者情况，其 M 蛋白水平仅 0.32g/dl，骨髓单克隆 B 细胞占 0.3%，血清游离轻链比值正常范围，肝脾淋巴结未及肿大，无高黏血症、周围神经病变、高钙血症、骨质破坏等表现。其贫血程度与其他临床表现并不相符，且临床、骨髓检查的特点符合 PRCA 诊断，故诊断为获得性 PRCA 合并 IgM 型 MGUS。

3. 意义未明单克隆免疫球蛋白病的诊断与分类　意义未明的单克隆丙种球蛋白血症（monoclonal gammopathy of undetermined significance, MGUS）是一种无临床症状的癌前克隆性浆细胞或淋巴浆细胞增生性疾病，定义为血清单克隆蛋白（M 蛋白）浓度 < 3g/dl、骨髓内单克隆浆细胞占比 < 10%，并且不存在该增生过程相关的终末器官损害，即溶骨性病变、贫血、高钙血症、肾功能不全及高黏滞血症。在 50 岁以上的一般白种人群中，MGUS 的发生率超过 3%。该病通常是患者因各种不同的临床症状和疾病接受评估并进行了蛋白电泳而偶然被发现的。

MGUS 有两种不同的临床类型，非 IgM 型 MGUS 和 IgM 型 MGUS。IgM 型 MGUS 约占 MGUS 病例的 15%，可能会进展为冒烟型 Waldenström 巨球蛋白血症（smoldering waldenström macroglobulinemia, SWM），并进一发展为有症状的 WM。罕见的情况下，IgM 型 MGUS 可进展为 IgM 型 MM。一般而言，MGUS 患者进展为更晚期疾病的比例为每年 1%。与非 IgM 型 MGUS 相比，IgM 型 MGUS 进展的比例可能稍高（病例

19表2)。

病例19表2　IgM型MGUS、冒烟型WM、IgM相关疾病和巨球蛋白血症的定义

TABLE 1　Definitions of IgM-related phenomenon in Macroglobulinemia

	IgM monoclonal component	Symptoms of tumor mass/infiltration (Adenopathy anemia)	Marrow infiltration >10%	IgM-mediated symptoms
MGUS	+	-	-	-
Smoldering macroglobulinemia	+	-	+	-
IgM-related disorder (eg, cold agglutinin hemolytic anemia, type II cryoglobulin, neuropathy, amyloidosis)	+	-	±	+
Macroglobulinemia	+	+	+	±

Abbreviations: IgM, immunoglobulin M; MGUS, monoclonal gammopathy of undetermined significance; +, positive; -, negative; ±, equivocal.

注：引自：Morie A.Gertz.Waldenström macroglobulinemia: 2019 update on diagnosis, risk stratification, and management. Am J Hematol, 2019, 94: 266-276.

4. 本病的发病机制是什么　纯红细胞再生障碍性贫血的主要病理基础为红系祖细胞不能正常成熟分化产生成熟红细胞，其主要发病机制包括红系细胞内源性缺陷、体液或细胞免疫因素抑制红系细胞、外源因素损伤红系前提细胞，以及促红细胞生成素减少或功能异常。

获得性纯红再障可继发于各种不同的自身免疫性疾病，现认为主要与体液免疫机制相关。有试验证实自身免疫性疾病继发纯红再障患者血浆可抑制体外自身骨髓细胞红系集落形成，自身抗体可直接抑制红系祖细胞或红系前体细胞导致纯红再障。应用基因重组人EPO治疗的患者产生抗重组EPO抗体也可作用于内源性EPO，从而抑制红系祖细胞生长。ABO血型不合的异基因造血干细胞移植患者，患者体内原有的同型血凝素与植入的不相合红系祖细胞血型抗原结合，抑制红系细胞生长产生纯红再障。而且，部分患者经静脉丙种球蛋白或血浆置换治疗可以取得一定效果，也反证了体液免疫紊乱在PRCA发病中所起的作用（病例19图2）。

由于PRCA常合并胸腺瘤及T大颗粒细胞白血病（T-LGLL），所以T淋巴细胞介导的自身免疫破坏机制越来越受到关注。T-LGLL导致PRCA的机制主要有：①T细胞受体（TCR）识别红系祖细胞表达的未知配基；②抗红系祖细胞抗体与颗粒淋巴细胞CD16结合；③幼红细胞HLA-Ⅰ类抗原表达逐渐减少，不能与大颗粒淋巴细胞杀伤抑制受体结合阻止其溶细胞作用。此外，T细胞亚群中CD4+/CD8+细胞比值升高甚至倒置，导致细胞毒性T细胞增多并攻击红系前体细胞；Th1和Th2细胞比例失调，导致IL-2、INF-g和TNF-a异常分泌。这些机制均在PRCA的发病过程中起到推动作用。

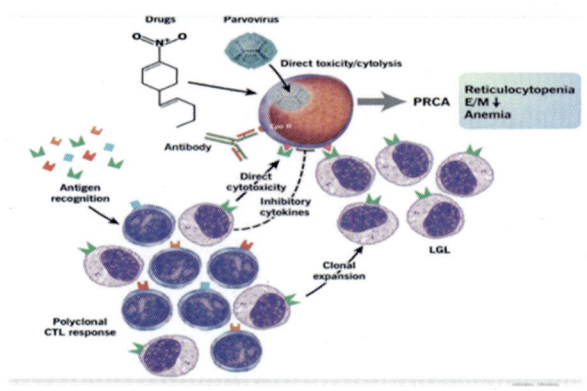

病例19图2　纯红细胞再生障碍性贫血的发病机制

注：引自：Balasubramanian SK.Rational management approach to pure red cell aplasia. Haematologica, 2018, 103（2）：221-230.

5. PRCA伴MGUS的治疗　PRCA伴MGUS病例很少，故目前没有统一的标准治疗方案。Gu等曾报道一例55岁男性因重度贫血就诊，骨髓检查发现7.2%浆细胞，M蛋白为IgG轻链型5.1g/L，排除其他原因后确诊为PRCA合并MGUS。目前两者同时发病的机制尚未明确，有些专家认为MGUS只是共病，不能明确其与PRCA的因果关系，故治疗可以参照获得性PRCA的方案，使用醋酸泼尼松、环磷酰胺、环孢霉素等免疫抑制剂，同时观察随访MGUS进展。也有一些专家认为，M蛋白可能是PRCA发病机制中的参与因素，应当采用硼替佐米等抗浆细胞治疗。Korde等报道12例（病例19表3）MGUS相关性PRCA经硼替佐米或来那度胺等MM治疗方案治疗后，3例患者网织红细胞恢复（病例19图3），贫血改善，摆脱输血依赖。

病例19表3　12例PRCA合并MGUS患者临床资料
Monoclonal Gammopathy-Associated PRCA Patient

Patient	Age (years)	Gender	SPEP/SIFE (g/l)	UPEP/UIFE
1	67	F	IgG kappa (13)	←
2	48	M	IgG kappa (12)	IgG kappa and kappa
3	43	F	IgG lambda	←
4	59	F	IgG lambda (10)	IgG lambda and lambda
5	56	M	IgG lambda (6)	←
6	51	F	(9)	←
7	39	F	IgG kappa (25)	IgG kappa
8	57	F	IgG lambda (8)	Normal UPEP
9	23	F	No M spike	Normal UPEP
10	30	F	No M spike	←
11	44	F	No M spike	Normal UPEP
12	67	M	IgG lambda (6)	lambda

注：引自：Korde N.Monoclonal gammopathy-associated pure red cell aplasia.British Journal of Haematology, 2016, 173：876-883

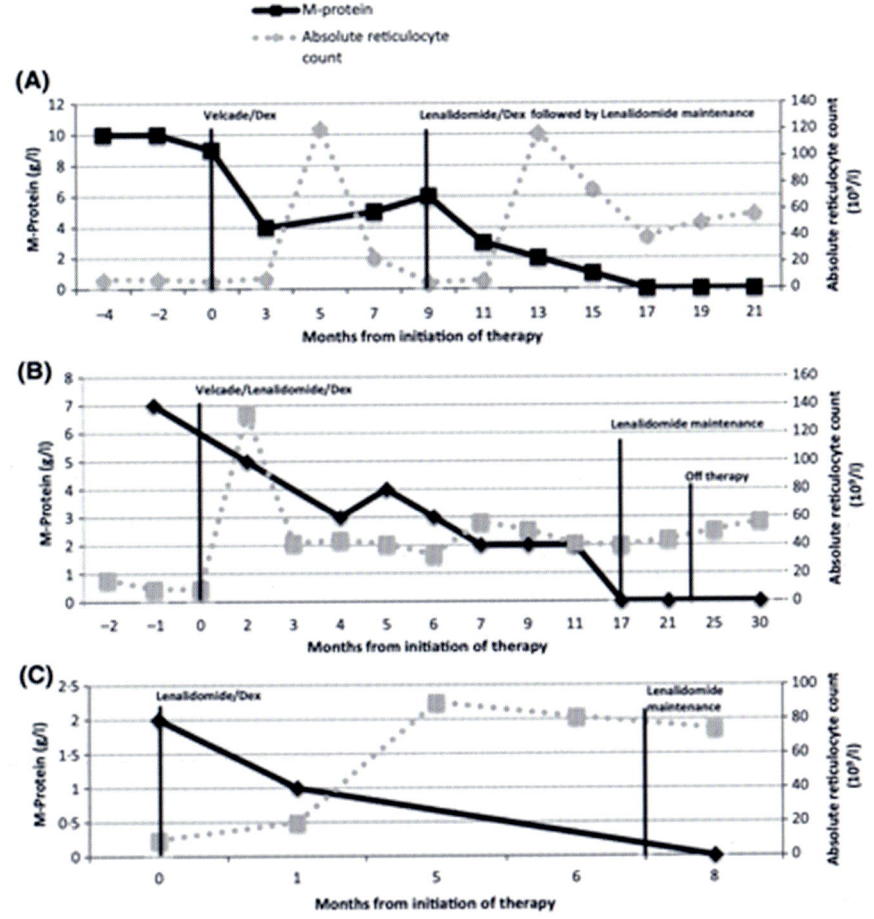

病例19图3　3例针对浆细胞治疗后摆脱输血的患者治疗经过和效果

注：引自：Korde N.Monoclonal gammopathy-associated pure red cell aplasia.British Journal of Haematology, 2016, 173: 876-883.

结论、治疗与随访

在明确 IgM 型 MGUS 相关获得性 PRCA 的诊断之后，患者于 2019 年 12 月 27 日起接受 R-VP 方案化疗［利妥昔单抗注射液（美罗华）700mg d0，VDS 4mg d1，甲基强的松龙 60mg d1～5］。此后于 2020 年 1 月和 2 月再次接受相同剂量的 R-VP 方案化疗。虽患者输血间隔有所延长，但血红蛋白仍在 50g/L 左右，考虑到治疗效果不佳，故 2020 年 3 月起调整治疗方案为环孢素 A 150mg 1 次 /12h 口服。因受疫情影响，患者未至门诊规则随访。2020 年 9 月 11 日电话随访，患者自诉 2020 年 5 月于当地医院复查贫血无明显改善，环孢素 A 减量为 100mg 1 次 /12h 口服 3 个月，至 2020 年 8 月中旬复查血红蛋白 60g/L 左右，间断输注红细胞悬液支持治疗。

参考文献

[1] Ankit M, Hussein H. Pure Red Cell Aplasia. StatPearls[Internet]. Treasure Island (FL): StatPearls Publishing, 2020.

[2] Lacy M Q, Kurtin P J, Tefferi A. Pure red cell aplasia: association with large granular lymphocyte leukemia and the prognostic value of cytogenetic abnormalities. Blood, 1996, 87 (7): 3000.

[3] Fu R, Zhang T, Liu B. The clinical characteristics and therapy response of patients with acquired pure red cell aplasia. Hematology, 2018, 23 (9): 639-645.

[4] Korde N, Zhang Y, Loeliger K. Monoclonal gammopathy-associated pure red cell aplasia. British Journal of Haematology, 2016, 173: 876-883.

[5] Morie A, Gertz. Waldenström macroglobulinemia: 2019 update on diagnosis, risk stratification, and management. Am J Hematol, 2019, 94: 266-276.

[6] Balasubramanian S K, Sadaps M, Thota S. Rational management approach to pure red cell aplasia. Haematologica, 2018, 103 (2): 221-230.

[7] 黄畅, 覃瑶, 林圣云. 纯红细胞再生障碍性贫血发病机制研究进展. 中国实用内科杂志, 2016, 36 (8): 707-709.

[8] Means R T. Pure red cell aplasia. Hematology Am Soc Hematol Educ Program, 2016, 2016 (1): 51-56.

[9] Li Y Y, Fan L, Xu W. Waldenström's macroglobulinaemia complicated by pure red cell aplasia: a case report. Blood Transfus, 2013, 11: 630-633.

[10] Gu H J, Lee W-I, Jeon Y L. Pure Red Cell Aplasia Associated with Monoclonal Gammopathy of Undetermined Significance and Literature Review. Clin Lab, 2017, 63 (2): 373-378.

（编写者：阎骅）

病例20

以低纤维蛋白原血症为突出临床表现的AA型淀粉样变性病例

病史简介

患者，女，74岁，上海人。主诉发现"低纤维蛋白原血症"10天。

现病史

患者于2020年3月9日无明显诱因出现腰酸、下肢乏力，洗澡时有跌倒，当时无发热、意识丧失、抽搐和关节酸痛，外院急诊头颅CT提示：双侧基底节及半卵圆区多发腔隙性脑梗死、缺血灶，老年脑改变。右侧额顶叶软化灶。上腹部CT提示：胆囊术后，左肾萎缩，双肾周少许渗出。两下肺间质改变，左侧胸壁软组织明显肿胀。下腹部CT提示：膀胱增大，尿潴留。血常规：白细胞$19.91×10^9$/L，中性粒细胞绝对值$17.43×10^9$/L，红细胞$2.17×10^{12}$/L，血红蛋白67g/L，血小板$172×10^9$/L。前利钠肽（pro-BNP）10003ng/ml，高敏肌钙蛋白T 0.104ng/ml，肌酸激酶同工酶17.14ng/ml。弥散性血管内凝血（DIC）检查：活化部分凝血活酶时间（APTT）16.2s，凝血酶原时间（PT）44.3s，国际正常化比率（INR）1.39，纤维蛋白原0.8g/L，纤维蛋白原降解产物（FDP）0.3g/L，D-二聚体（DD）27.6μg/ml。外院肾内科收入院后查血清免疫球蛋白G（IgG）42.6g/L↑，IgM 28g/L↑，IgA 30.19g/L↑，考虑肺部感染、贫血、凝血功能异常，予美罗培南、利奈唑胺抗感染，沐舒坦化痰，共计输注红细胞（4U）、新鲜血浆（600mL），冷沉淀26U，病情无明显改善，拟诊"继发性纤溶亢进原因待查"于2020年3月19日收至我科。

患者神清，精神可，胃纳差，二便正常，体重无明显减轻。

既往史

健康状况：既往因脑梗死后遗症，右侧肢体可借助拐杖扶行。

疾病史：患者2007年曾有脑梗死史，遗留左侧肢体偏瘫，2012年诊断早期肺癌，未予化疗，行放疗。否认高血压、糖尿病、冠心病等慢性疾病史。

传染病史：否认乙型肝炎和结核等传染病史。

预防接种史：随社会。

手术外伤史：否认。

药物、食物过敏史：否认。

个人史

生于上海，长期居住。否认疫水疫区接触史，否认放射性物质、化学毒物接触史，无烟酒等不良嗜好。

婚育史

28岁结婚，育有1子，配偶体健。儿子患有糖尿病。

家族史

患者父亲死于肝脏肿瘤，母亲死于脑血管疾患。1兄弟3姊妹均体健。

入院体检

T 37.1℃，P 90bpm，R 18次/分，BP 120/70mmHg。

神志清楚，对答切题，卧床，关节无畸形；左侧腰部皮肤大片瘀斑，浅表淋巴结未触及，口腔黏膜完整、无破溃；两肺听诊呼吸音粗，未闻及干湿啰音；心率80次/分，各瓣膜区未闻及明显杂音；腹软，无压痛、反跳痛；双下肢无水肿，左侧肢体偏瘫。病理征阴性。

诊治经过

患者入院时有进食呛咳，肺部CT提示肺部感染，予左氧氟沙星抗感染治疗。患者低纤维蛋白原血症诊断成立，给予间歇输注人纤维蛋白原制剂，血浆纤维蛋白原波动于（0.4～0.9）g/L。2020年3月31日患者出现发热，最高体温38.7℃，血培养结果阴性，咳嗽明显，咳痰少，肺部CT提示慢性支气管炎伴两肺感染，右上肺致密影，左侧胸腔积液，考虑吸入性肺炎可能，予头孢他啶抗感染治疗1周，体温恢复正常。根据患者高滴度抗环瓜氨酸抗体，送检血浆蛋白质质谱分析，检测到患者体内存在抗瓜氨酸化纤维蛋白（原）抗体，2020年4月17日予血浆置换术一次，置换血浆总量达3523ml，当天晚间出现胸闷气促、再次发热，考虑肺部感染加重，予美罗培南联合利奈唑胺抗感染后症状明显好转，体温正常。2020年4月30日患者再次出现气促，B超提示左侧大量胸腔积液，予胸腔穿刺引流排液后好转。患者病程中存在低白蛋白血症，给予输注人血白蛋白。治疗过程中患者血浆纤维蛋白原水平变化见病例20图1，血清C-反应蛋白、A型淀粉样物质（AA）和降钙素原水平变化分别见病例20图2、病例20图3和病例20图4。经治疗后，尽管血浆纤维蛋白原水平提高不明显，但是患者腰部瘀斑逐渐消退并未再出现新发的皮肤和其他部位出血。

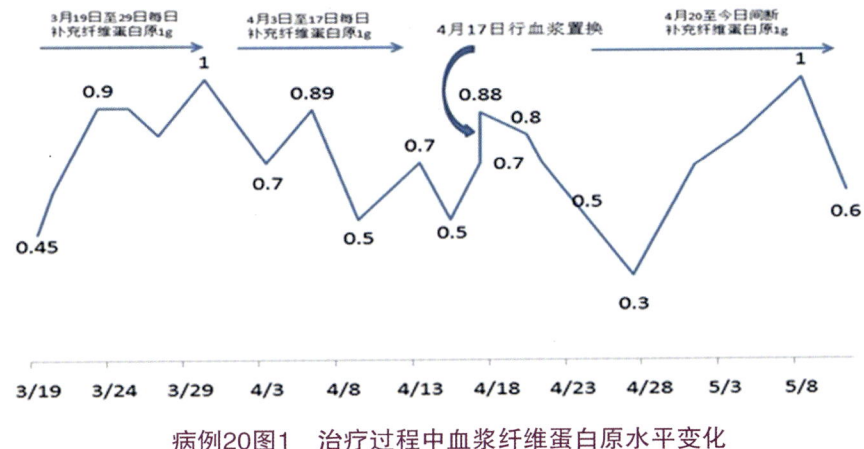

病例20图1　治疗过程中血浆纤维蛋白原水平变化

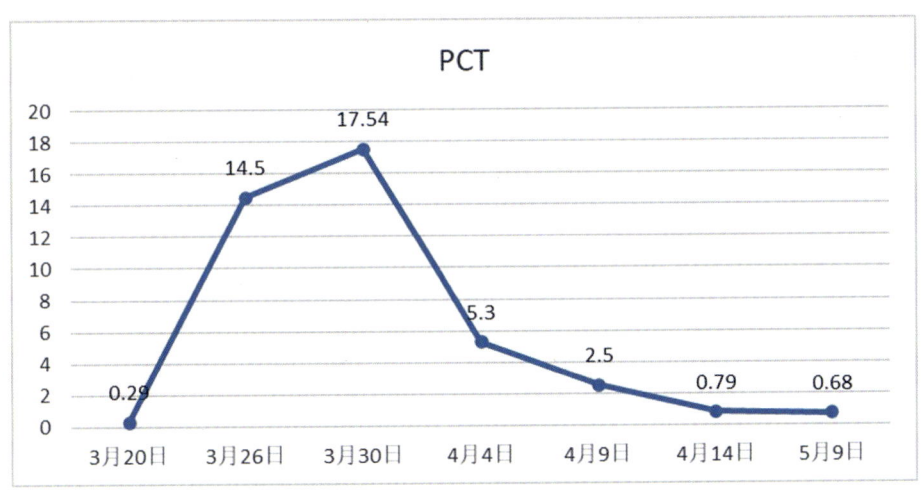

病例20图2　治疗过程中血清降钙素原水平变化

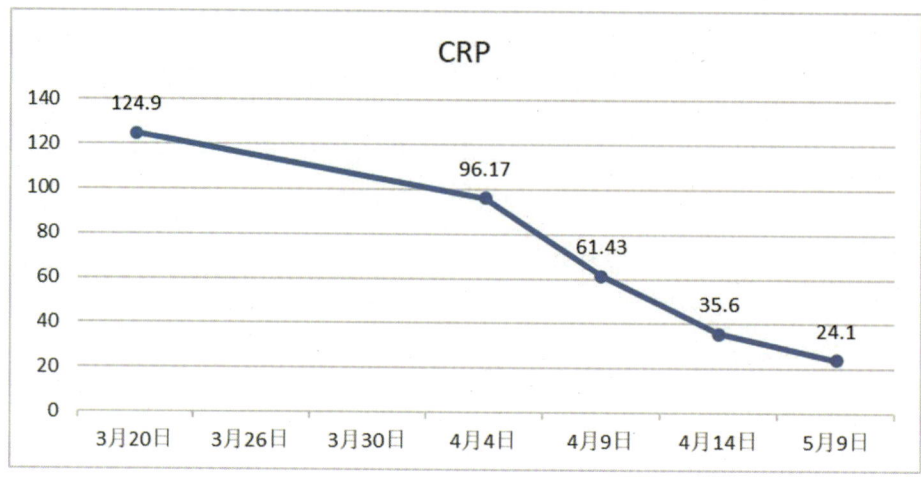

病例20图3　治疗过程中血清C反应蛋白水平变化

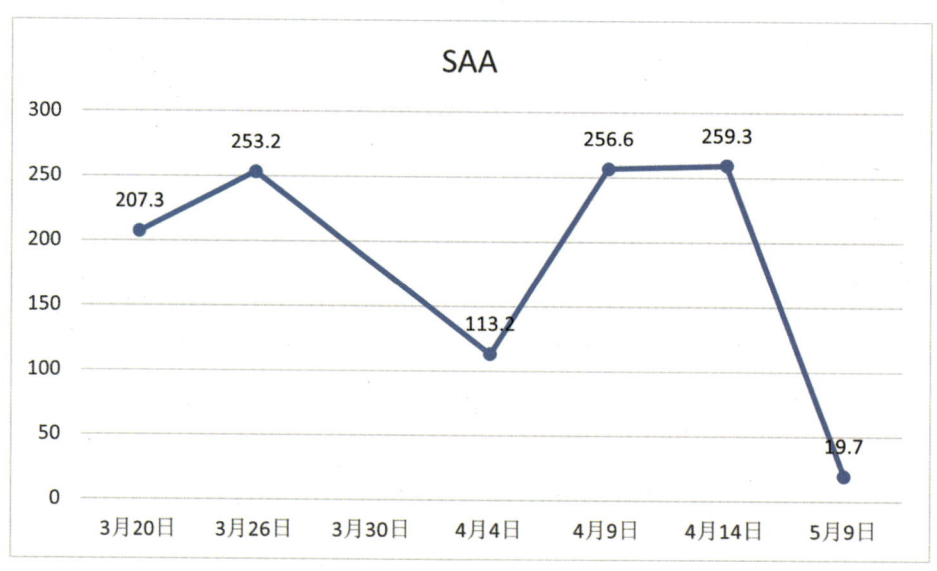

病例20图4　治疗过程中血清AA变化

实验室检查

【血常规】 2020年3月19日，白细胞$6.62×10^9$/L，中性粒细胞比值77.5%↑（参考值范围40%～75%），淋巴细胞比值10.9%↓（参考值范围20%～50%），单核细胞比值5.8%，嗜酸性粒细胞比值5.6%，嗜碱性粒细胞比值0.2%，中性粒细胞绝对值$5.14×10^9$/L，淋巴细胞绝对值$0.8×10^9$/L↓（参考值范围$1.1～3.2×10^9$/L），单核细胞绝对值$0.38×10^9$/L，嗜酸性粒细胞绝对值$0.37×10^9$/L，嗜碱性粒细胞绝对值$0.11×10^9$/L，红细胞计数$264×10^9$/L↓[参考值范围（3.8～5.1）$×10^9$/L]，血红蛋白浓度74g/L↓（参考值范围115～150g/L），红细胞压积23.8%↓（参考值范围35%～45%），平均红细胞体积89.8fl，平均血红蛋白含量28.1pg，平均血红蛋白浓度312g/L↓（参考值范围316～354g/L），红细胞分布宽度13.2%，血小板计数136×10⁹/L，网织红细胞比值1.63%↑（参考值范围0.5%～1.5%），网织红细胞绝对值39.80×10⁹/L。

【生化检查】 2020年3月20日，糖化白蛋白14%，空腹葡萄糖4.6mmol/L，尿素25.2mmol/L↑（参考值范围2.6～8.8mmol/L），肌酐（酶法）158μmol/L↑（参考值范围41～81μmol/L），估算肾小球滤过率MDRD 29.7，估算肾小球滤过率CKD-EPI 27.8ml/（min·1.73m²），尿酸666μmol/L↑（参考值范围155～357μmol/L），总蛋白59g/L↓（参考值范围65～85g/L），白蛋白30g/L↓（参考值范围40～55g/L），球蛋白29g/L，白球比1.04↓（参考值范围1.2～2.4），β_2-微球蛋白13.1mg/L↑（参考值范围1～3mg/L），总胆红素20.2μmol/L，直接胆红素8.6μmol/L↑（参考值范围0～6.8μmol/L），间接胆红素11.6μmol/L，丙氨酸氨基转移酶10U/L，天门冬氨酸氨基转移酶17U/L，AST线粒体同工酶3U/L，谷氨酸脱氢酶0.8U/L，γ-谷氨酰基转移酶12U/L，碱性磷酸酶102U/L，总胆汁酸4.23μmol/L，甘胆酸2.472mg/L，腺苷脱氨酶17.90U/L，前白蛋白111mg/L↓（参考值范围200～400mg/L），三酰甘油0.83mmol/L，总胆固醇2.35mmol/L，高密度脂蛋白胆固醇0.64mmol/L↓（参考值范围>1mmol/L），低密度脂蛋白胆固醇1.220mmol/L，载脂蛋白B 0.49g/L，载脂蛋白E 4.6mg/dl，脂蛋白（a）352mg/L↑（参考值范围0～300mg/L），乳酸脱氢酶252U/L↑（参考值范围120～250U/L），肌酸激酶31U/L↓（参考值范围40～200U/L），肌酸激酶MB同工酶活性11U/L，同型半胱氨酸8.6μmol/L，血清淀粉酶79U/L，脂肪酶46.5U/L，β-羟基丁酸0.24mmol/L，总补体溶血活性（CH50）37.9U/ml，补体C1q 141mg/L，血管紧张素转换酶27.2U/L，铁12.40μmol/L，未饱和铁结合力8.11μmol/L↓（参考值范围24.52～58.18μmol/L），总铁结合力20.51μmol/L↓（参考值范围32.2～89μmol/L），铁饱和度60.5%（参考值范围20%～50%），B型钠尿肽177.63pg/ml↑（参考值范围0～100pg/ml），肌酸激酶同工酶MB质量0.50ng/ml，肌红蛋白（定量）186.47ng/ml↑（参考值范围0～110ng/ml），超敏肌钙蛋白I 0.167ng/ml↑（参考值范围0～0.14ng/ml）。

【免疫指标】 2020年3月20日，抗链球菌溶血素"O"50.6U/ml，类风湿因子55.7U/ml↑（参考值范围0～15.9U/ml），补体C3 0.7g/L↓（参考值范围0.9～1.8g/L），补体C4 0.21g/L，免疫球蛋白A 5.41g/L↑（参考值范围0.7～4g/L），免疫球蛋白G 13.60g/L，免疫球蛋白M 0.39g/L↓（参考值范围0.4～2.3g/L），

免疫球蛋白 E 452.00U/ml ↑（参考值范围 0～100U/ml），免疫球蛋白 G4 0.79g/L，免疫球蛋白 κ 型轻链 3.46g/L，免疫球蛋白 λ 型轻链 2.13g/L ↑（参考值范围 0.9～2.1g/L），κ/λ 比值 1.63，血清游离轻链 kappa 轻链 5.5mg/L，血清游离 lambda 轻链 160mg/L，kappa/lambda 0.1343。血清免疫固定电泳：IgG 阴性，IgA 阴性，IgM 阴性，κ 阴性，λ 阴性。抗核抗体阴性，抗 nRNP Sm 抗体阴性，抗 Sm 抗体阴性，抗 SS-A 抗体阴性，抗 SS-B 抗体阴性，抗 Scl-70 抗体阴性，抗 PM-Scl 抗体阴性，抗 Jo-1 抗体阴性，抗着丝点 CENP-B 抗体阴性，抗 PCNA 抗体阴性，抗 dsDNA 抗体阴性，抗核小体抗体阴性，抗组蛋白抗体阴性，抗核糖体 P 蛋白抗体阴性，抗 M2 抗体阴性，抗肝肾微粒体抗体 LKM-1 阴性，抗肝溶质抗原抗体 LC-1 阴性，可溶性/肝胰抗原 SLA/LP 阴性，抗平滑肌抗体阴性，抗髓过氧化物酶阴性，抗蛋白酶 3 PR3 阴性，抗肾小球基底膜抗体 GBM 阴性，胞质型 ANCA（C-ANCA）阴性，核周型 ANCA（P-ANCA）阳性（+）1∶100 ↑。三碘甲状腺原氨酸 0.54nmol/L ↓，甲状腺素 62.77nmol/L，游离三碘甲状腺原氨酸 2.3pmol/L ↓（参考值范围 3.5～6.5nmol/L），游离甲状腺素 13.64pmol/L，促甲状腺素 2.75μIU/ml，甲状腺球蛋白 ＜0.20ng/ml，甲状腺球蛋白抗体 500.1U/ml ↑（参考值范围 10～60U/m），甲状腺过氧化物酶抗体 ＜28.10U/ml，促甲状腺素受体抗体 0.85U/L，甲状腺刺激素受体兴奋抗体 0.19U/L，降钙素 4.19pg/ml，抗环瓜氨酸肽抗体 500.10U/ml ↑（参考值范围 0～17U/ml），HLA-B27 阴性。

【感染组合】2020 年 3 月 20 日，降钙素原 0.29ng/ml，红细胞沉降率 91.9mm/h ↑（参考值范围 0～20mm/h），淀粉样蛋白 A 207.3mg/L ↑（参考值范围 0～10mg/L），肺炎支原体抗体（+）↑。

【淋巴细胞亚群】2020 年 3 月 20 日，T 淋巴细胞 CD3 70.9%，%Th 淋巴细胞 CD4 36.1%，Ts 淋巴细胞 CD8 35.2% ↑（参考值范围 18.2～32.8%），CD4/CD8 1.03，B 淋巴细胞 CD19 9.8%，NK（CD56+16+）19.4%，T 淋巴细胞 CD3 绝对计数 520 个/μl，Th 淋巴细胞 CD4 绝对计数 264 个/μl ↓（参考值范围 441～2156 个/μl），Ts 淋巴细胞 CD8 绝对计数 259 个/μl，B 淋巴细胞 CD19 绝对计数 72 个/μl ↓（参考值范围 107～698 个/μl），NK（CD56+16+）绝对计数 142 个/μl（参考值范围 95～640 个/μl）。

【凝血功能】2020 年 3 月 20 日，PT 22.6s ↑（参考值范围 9～13s），APTT 40.8s（参考值范围 20～40s），TT 40.6s ↑（参考值范围 14～21s），纤维蛋白原 0.45g/L ↓（参考值范围 2～4g/L），FDP 19.47μg/ml ↑（参考值范围 0～5μg/ml），DD 10.50mg/L ↑（参考值范围 0～0.55mg/L），PT-INR 1.94 ↑（参考值范围 0.78～1.22）。

【凝血因子/抗凝血因子】2020年3月20日，凝血因子Ⅷ活性118.30%，凝血因子Ⅸ活性79.3%，凝血因子Ⅺ活性69.7%，凝血因子Ⅻ 45.6%↓（参考值范围50%～150%），凝血因子Ⅴ活性61.0%，凝血因子Ⅶ活性52.5%，凝血因子Ⅱ活性28.1%↓（参考值范围50%～150%），凝血因子Ⅹ活性38.8%↓（参考值范围50%～150%），凝血因子ⅩⅢ定性由于纤维蛋白原低无法检测，血浆纤溶酶原54.10%↓（参考值范围57.8%～113.4%）。

【血栓弹力图】2020年3月20日，凝血因子活性R 8.4min，纤维蛋白原功能K 4.3min，纤维蛋白原功能α 51.1deg，血小板功能MA 47.10mm，凝血综合指数CI -5.20，预测纤溶的指标EPL 0.10%，LY30百分比0.10%，激活剂，高岭土。

【肿瘤指标】2020年3月20日，甲胎蛋白＜1.30ng/ml，癌胚抗原＜0.50ng/ml，糖类抗原199 18.30U/ml，糖类抗原125 30.65U/ml，糖类抗原153 2.99U/ml，糖类抗原72-4 0.71U/ml，细胞角蛋白19片段6.21ng/ml↑（参考值范围0～3.3ng/ml），神经元特异性烯醇化酶11.80ng/ml，糖类抗原50 4.52U/ml，糖类抗原242 3.74U/ml，绒毛膜促性腺激素＜2.00mIU/ml，胃泌素释放肽前体241.90pg/ml↑（参考值范围3～63.89pg/ml），鳞癌相关抗原3.70ng/ml↑（参考值范围0～1.5ng/ml）。

【病原体血清学】2020年3月20日，乙肝表面抗原0.10U/ml，乙肝表面抗体84.86mIU/ml↑（参考值范围＜10mIU/ml），乙肝e抗原0.17index，乙肝e抗体0.44index，乙肝核心抗体3.17index↑（参考值范围0～0.5index），乙肝核心抗体IgM 0.21index，丙肝抗体0.13index，梅毒螺旋体特异抗体＜0.10index，甲肝抗体（HAV-IgM）0.14（阴性），HIV检测0.18（阴性），梅毒Trust检测阴性。

【凝血相关指标】

2020年3月21日（瑞金医院），详见病例20表1、病例20表2所示。

病例20表1　血浆凝血四项、FDP、DD和纤溶酶原（PLG）

检查项目	患者指标	参考值范围	备注
PT	16.2	22～38sec	
APTT	42.3	10～16sec	
TT	33.1	14～21sec	
Fg	＜0.5	1.8～3.5g/L	
FDP	13.6	＜5.1mg/L	3倍升高
DD	4.75	＜0.5mg/L	10倍升高
PLG	54%	57～113%	降低

病例20表2　凝血因子活性测定结果

检查项目	患者指标	参考值范围
F Ⅷ：C	118.3	50%～150%
F Ⅸ：C	79.3	50%～150%
F Ⅺ：C	69.7	50%～150%
F Ⅻ：C	45.6	50%～150%
F Ⅴ：C	61.0	50%～150%
F Ⅶ：C	52.5	50%～150%
F Ⅱ：C	28.1	50%～150%
F Ⅹ：C	38.8	50%～150%
F ⅩⅢ定性	无法测定	

【骨髓细胞学检查】2020年3月20日，骨髓增生明显活跃，粒红比例正常。粒系增生活跃，以成熟阶段为主，嗜酸性粒细胞可见。红系增生活跃，以中晚幼红为主，成熟红细胞形态大小未见明显异常。巨系增生活跃，全片找到巨核细胞39只，以颗粒巨为主，血小板散在可见。髓片中骨髓小粒可见。铁染色外铁：（+）～（++）；内铁：（-）64%，（+）22%，（++）14%。目前骨髓增生明显活跃，粒红比正常。粒、红、巨三系增生活跃，血小板散在可见。髓片中未见明显异常细胞。

【骨髓活检】2020年3月20日，镜下骨髓造血组织与脂肪比例约占30%，造血组织三系细胞均可见到，巨核系细胞约占骨髓有核细胞的4%，细胞数目轻度增生，部分体积较小，分布未见明显异常。有核红细胞约占骨髓有核细胞的30%，细胞数目、形态、分布未见明显异常。粒系细胞约占骨髓有核细胞的40%，细胞数目稍减少，形态、分布未见明显异常。免疫组化结果示淋巴细胞、浆细胞数目不增多，巨核细胞轻度增生，巨核细胞病态造血可能。

【骨髓染色体核型】2020年3月20日，46，XX[20]。

【骨髓流式细胞分析】2020年3月20日，送检标本中CD_{34}^+原始/幼稚细胞约占0.5%，其免疫表型未见明显异常；粒系相对比例正常，其免疫表型CD13，CD16，CD15，CD11b未见明显表达紊乱；见约1.6%浆细胞，免疫表型为CD38（++），CD138（++），CD19（+），CD56（-），考虑为反应性增生的浆细胞。

【PET-CT】2020年3月21日，①右肺癌治疗后，右肺未见明显肿瘤复发征象。右肺上叶胸膜下新月形慢性炎症性灶伴胸闷增厚、粘连、钙化，两肺间质性改变（以右肺下叶为主），两侧胸腔少量胸腔积液。右肺门及纵隔淋巴肿大伴钙化，FDG代谢增高，考虑慢性炎性淋巴结可能性大。贫血，部分动脉硬化。②肝硬化表现，脾大，胆囊术后，左肾萎缩，膀胱导尿管入，盆腔少量积液。③部分胃壁及肠管生理性摄取或慢性炎症性改变，必要时内镜检查。④脊柱退行性改变，骨质疏松，左侧肩关节、髋关节及坐骨结节周围炎。左侧臀部皮下陈旧性病灶。⑤右侧额顶叶及基底节区脑梗死后软化灶形成，老年脑。右侧中耳乳突炎，鼻腔慢性炎，双侧颈深间隙、颌下及两侧锁骨上窝慢性炎性小淋巴结。

【胸部CT】2020年3月24日，右上胸壁异常密度及肋骨骨质改变，建议增强检查，慢性支气管炎，两肺下叶间质性炎症，两侧胸腔积液，主动脉及冠状动脉钙化。

【腹部CT】2020年3月24日，左肾萎缩，右侧输尿管轻度扩张，胆囊术后改变，随访。回盲部未见明显病变，直肠筋膜略增厚。

【手骨X线】2020年3月27日，所见左，右腕舟状骨骨质形态可，骨皮质变薄，骨小梁稀疏，周围软组织未见明显异常。所见左，右腕舟状骨骨质疏松。所见左，右腕诸骨骨皮质变薄，骨小梁稀疏，周围软组织未见明显异常。左，右腕骨质疏松。所见左，右侧尺桡骨骨皮质变薄，骨小梁稀疏，周围软组织未见明显异常。左，右尺桡骨骨质疏松。

【24小时尿】2020年3月30日，24小时尿总蛋白0.38g/24h↑（参考值范围0～0.15g/24h）；24小时尿白蛋白90.6mg/24h↑（参考值范围<30mg/24h），24小时尿量2000ml/24h。

【病原微生物高通量基因检测结果（胸水）】2020年3月30日，细菌未发现，真菌未发现，细环状病毒16型序列数33，细环状病毒19型序列数12，人多瘤病毒1型序列数2，寄生虫未发现，结合分枝杆菌复合群未发现，支原体衣原体立克次体未发现。

【B超】2020年3月31日，左肾缩小，内部结构不清，请结合临床。左肾动脉血流显示不清，膀胱充盈欠佳，必要时充盈后复查。腹主动脉内膜毛糙伴斑块形成，肝、胰体、脾、右肾未见明显异常。双侧输尿管未见明显扩张，右肾动脉血流阻力指数正常，右肾动脉起始处管径未见明显狭窄。目前未见明显腹腔积液。

【血浆蛋白质质谱分析】2020年4月15日，含有瓜氨酸修饰（citrullination）蛋白有纤维蛋白原α、γ亚基，纤维蛋白，白蛋白，补体C4-A、C4-B，免疫球蛋白（IgE/IgG），凝血因子X。

【抗瓜氨酸化纤维蛋白原抗体】2020年4月15日，170ng/mL↑（参考值范围15.5～48.85ng/ml）。

【头颅MRA】2020年4月29日，两侧大脑中动脉及左侧颈内动脉闭塞。双侧大脑前动脉A1段重度狭窄；右侧大脑后动脉P1段局部闭塞。

【骨髓病理刚果红染色】2020年6月3日，结果：片状阳性。

问题

1. 引起低纤维蛋白原血症的原因。
2. 蛋白质瓜氨酸化有什么临床意义？
3. 血清淀粉样蛋白 A 升高有什么临床意义？
4. 老年无症状自身抗体生成的临床诊断。

讨论与分析

1. 引起低纤维蛋白原血症的原因

患者多次测定血浆纤维蛋白原低于 2g/L，低纤维蛋白原血症诊断成立。低纤维蛋白原血症可分为遗传性和获得性两大类，获得性较遗传性更多见。引起获得性低纤维蛋白原血症常见情况包括肝病、弥散性血管内凝血、异常纤维蛋白原血症、抗纤维蛋白原抗体、原发性纤溶亢进、自身免疫性疾病和药物等。通过病史、体格检查和实验室检查，可以排除患者肝病、弥散性血管内凝血、自身免疫病和药物因素。如病例20表4所示，患者凝血酶时间和低纤维蛋白原血症均可以被纠正，提示患者不存在抗纤维蛋白原抗体。但是值得注意的是，纠正试验所采用的正常人血浆均为正常的纤维蛋白原，不能排除存在抗异常纤维蛋白原抗体可能。因此，患者低纤维蛋白原血症要高度怀疑由异常纤维蛋白原血症、原发性纤溶亢进和抗异常纤维蛋白原抗体所致可能。

临床常用血浆纤维蛋白原测定方法为 Clauss 法，反映纤维蛋白原活性，不能反映纤维蛋白原抗原水平。我们采用 ELISA 测定了 2 次患者不同时间节点血浆纤维蛋白原活性和抗原，如病例20表3和病例20表4所示，患者纤维蛋白原抗原均正常，活性抗原比值分别为 0.36 和 0.40，均显著低于 0.7，符合异常纤维蛋白原诊断标准。异常纤维蛋白原血症又分为遗传性和获得性两大类，该患者病史不支持遗传性异常纤维蛋白原血症诊断，应考虑获得性异常纤维蛋白原血症。获得性异常纤维蛋白原血症包括翻译后修饰、自身抗体形成、结构性异常纤维蛋白生成和药物干扰等。该患者血清环瓜氨酸肽抗体水平显著增高，可能与异常纤维蛋白原生成有关。采用血浆蛋白质质谱分析，我们检测到患者体内存在广泛瓜氨酸修饰的蛋白质，包括纤维蛋白原 α 和 γ 亚基，证实患者体内确实存在异常纤维蛋白原（瓜氨酸化纤维蛋白原）。进一步采用 ELISA 检测到患者存在显著增高的抗瓜氨酸化纤维蛋白原抗体，提示抗原-抗体反应也参与了患者血浆纤维蛋白原减低。

病例20表3 血浆凝血四项、FDP、DD、纤维蛋白原抗原（Fg：Ag）和纤溶酶原活性测定结果（2020年5月8日）

检查项目	患者指标	参考值范围	
PT	13.3	22～38	
APTT	34.3	10～16	
TT	26.9	14～21	
Fg	1.0	1.8～3.5g/L	
FDP	11.3	＜5.1mg/L	2倍升高
DD	3.46	＜0.5mg/L	7倍升高
Fg：Ag	2.8	1.8～3.5g/L	
PLG		57%～113%	降低

病例20表4 凝血酶时间和纤维蛋白原纠正试验结果（2020年5月13日）

检查项目	患者指标	正常人指标	1：1混合	参考值范围
TT纠正	26.9	16.5	20.1	14～21
Fg纠正	1.0	5.3	3.1	1.8～3.5g/L

患者D-二聚体和纤维蛋白（原）降解产物显著增高，提示存在纤维蛋白溶解亢进，凝血新四项的结果也支持患者存在纤溶亢进（病例20表6）。患者血清淀粉样蛋白A显著增高，纤溶亢进可能与tc-uPA被淀粉样变性蛋白A激活有关，属于原发性纤溶亢进症（病例20图5）。

综上所述，患者低纤维蛋白原血症的原因包括：①异常纤维蛋白原血症（瓜氨酸化纤维蛋白原）；②抗瓜氨酸化纤维蛋白原抗体；③血清淀粉样蛋白A激活的原发性纤溶亢进症。

病例20表5 血浆凝血四项、FDP、DD、纤维蛋白原抗原（Fg：Ag）和纤溶酶原活性测定复测结果（2020年5月13日）

检查项目	患者指标	参考值范围	备注
PT	14.9	22～38	
APTT	39.5	10～16	
TT	31.4	14～21	
Fg	0.8	1.8～3.5g/L	
FDP	9.7	＜5.1mg/L	2倍升高
DD	3.15	＜0.5mg/L	6倍升高

（续表）

	患者	参考值范围	备注
Fg：Ag	2.0	1.8～3.5g/L	
PLG	52	57%～113%	降低

病例20表6　凝血新四项测定结果（2020年5月8日、2020年5月13日）

	sTM（TU/ml）	TAT（ng/ml）	PIC（μg/ml）	tPAI-C（ng/ml）
2020年5月8日	15.8	1.5	1.355	3.5
2020年5月13日	13.1	2.0	1.157	5.3
参考值范围	(7.815±0.197)	(0.8490±0.197)	(0.4635±0.123)	(5.326±0.255)

注：sTM：血清凝血酶调节蛋白；TAT：凝血酶抗凝血酶复合物；PIC：纤溶酶-α₂纤溶酶抑制物复合物；tPAI-C：组织纤溶酶原激活物/纤溶酶原激活物抑制剂-1复合物。

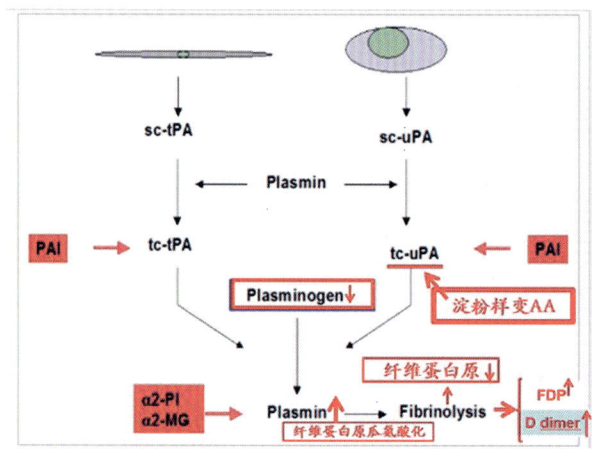

病例20图5　纤溶激活过程及其影响因素（王振义院士绘制）

注：缩写：sc-tPA：单链组织型纤溶酶原激活剂；tc-tPA：双链组织型纤溶酶原激活剂；sc-uPA：单链尿激酶型纤溶酶原激活剂；tc-uPA：双链尿激酶型纤溶酶原激活剂；PAI：纤溶酶原激活剂抑制物；α2-PI：纤溶酶抑制物；α2-MG：巨球蛋白。

D-二聚体主要反映纤维蛋白溶解功能，与D-二聚体升高有关的临床疾病见病例20图6。该患者DD水平增高与感染相关。

2. 蛋白质瓜氨酸化有什么临床意义？

通过蛋白质质谱分析，该患者血浆中存在纤维蛋白原（α、γ亚基）、纤维蛋白、白蛋白、补体（C4-A、C4-B）、免疫球蛋白（IgE、IgG）和凝血因子X的瓜氨酸化。

瓜氨酸化是指精氨酸在肽酰基精氨酸脱亚胺酶（peptidyl arginine deiminase，PAD）的催化作用下，NH基团替换成O原子并引发0.9848Da的质量变化，从而转化成瓜氨酸的过程（病例20图7）。

病例20图6　D-二聚体升高的临床疾病

注：引自：The D-dimer assay.Am J Hematol, 2019, 94: 833-839.

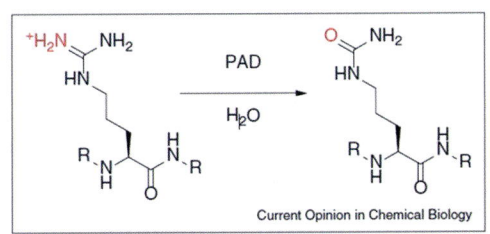

病例20图7　蛋白质瓜氨酸化

注：引自：Current Opinion in Chemical Biology, 2016, 30: 1-6.

蛋白质瓜氨酸化引起蛋白质疏水性、等电点以及三维结构的变化，对机体的免疫应答、细胞的信号传导、基因调控产生重要影响，其结果：①电荷改变（正电荷变为中性）；②蛋白质构象和功能改变；③细胞间相互作用的改变；④蛋白质易于降解（病例20图8）。过度瓜氨酸化常见于类风湿性关节炎、系统性红斑狼疮、牙周炎、自身免疫性脑脊髓炎、动脉硬化、血栓形成和多发性硬化等，与癌症生物学行为也密切相关。

有研究表明，PAD2引起纤维蛋白原的瓜氨酸化，瓜氨酸化纤维蛋白纤维结构发生变化，形成的纤维蛋白网较为松散，易于被纤溶系统降解。据此推断该患者纤维蛋白原瓜氨酸化，可能导致其自身易于降解和活性减低，加重了其低纤维蛋白原血症。

3. 血清淀粉样蛋白A升高有什么临床意义？

如同C-反应蛋白一样，血清淀粉样蛋白A（SAA）是一种急性相反应蛋白，主

> Consequences of arginine-to-citrulline conversion:
> 1) Altered charge (positive to neutral);
> 2) Altered protein conformation and function;
> 3) Changed cell-cell interactions;
> 4) Protein becomes susceptible to degradation.
>
> Biological processes involving citrullination:
> 1) NET formation;
> 2) Regulation of gene expression;
> 3) Activation of certain subroutines of apoptosis;
> 4) Terminal epidermal differentiation.

病例20图8　蛋白质精氨酸瓜氨酸化的后果和瓜氨酸化涉及的生物学过程

注：引自：Citrullination in Cancer.Cancer Res, 2019, 79: 1274-1284.

要由肝脏合成，但在促炎细胞因子特别是α-肿瘤坏死因子、白介素-1和白介素-6的转录调解下，巨噬细胞、内皮细胞、平滑肌细胞也可以合成。因此，机体SAA水平在细菌和病毒感染时明显升高，也是淀粉样变性的前体物质。

淀粉样变性指由各种蛋白质的低分子量亚单位组成的原纤维在细胞外组织发生沉积，这些蛋白质大部分作为血浆成分进行循环。组织外沉积淀粉样蛋白原纤维刚果红染色为透明状，荧光偏振显微镜下显示出苹果绿即可诊断。2008—2013年，Mayo Clinic分析的4162例淀粉样变性患者中，AA型淀粉样变性患者145例，占全部患者的3.48%（病例20图9）。

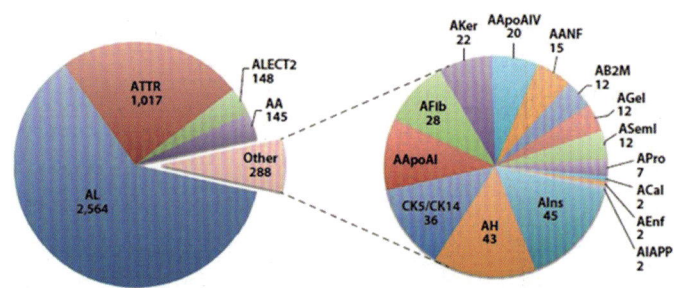

病例20图9　Mayo Clinic淀粉样变性类型

注：引自：Dogan A.Amyloidosis: Insights from Proteomics.Annu.Rev.Pathol.Mech.Dis, 2017, 12: 277-304.

AA型淀粉样变性是最早被发现的系统性淀粉样变性类型，随着感染得到较好的控制，现在发病率显著下降，纤维由SAA全长和（或）片段构成。AA淀粉样变性可伴发于任何慢性炎症性疾病，包括以类风湿关节炎（rheumatoid arthritis, RA）为代表的风湿免疫性关节病、炎症性肠病、慢性感染和某些肿瘤。

SAA是AA型淀粉样变性的血浆前体物质，广泛沉积于皮下脂肪、胃肠道黏膜、肾脏等，可以导致多脏器受损，如肾功能不全、肝脏合成功能障碍、脾大、心脏功能不全和凝血-纤溶系统紊乱。肾脏是 AA 型淀粉样变性最突出的受累器官，可以解释该患者起病时即存在显著肾脏损害。

SAA 循环水平持续较高者发生并发症的风险很高，其他不良预后因素包括年龄较大、血清清蛋白浓度降低和基线终末期肾衰竭。

控制基础炎症性疾病是 AA 型淀粉样变性首选治疗。血浆置换和针对炎症因子的单克隆抗体的治疗具有一定疗效，寡核苷酸和蛋白稳定剂等干扰原纤维形成的药物正在研发中。

4. 老年无症状自身抗体生成的临床诊断

本例患者检测到显著增高的抗环瓜氨酸肽抗体、类风湿因子（RF）和抗甲状腺球蛋白抗体水平，尚存在低滴度核周型 ANCA、血清免疫球蛋白 A 和 λ 轻链轻度增高，但不能诊断自身免疫性疾病，属于老年无症状性自身抗体生成。自身抗体并非自身免疫性疾病（autoimmune disease，AID）患者所特有，部分健康人、感染或在临床症状出现前 AID 患者血液中已存在自身抗体。

类风湿因子（RF）是诊断类风湿关节炎（RA）应用最广泛的自身抗体。2010年美国风湿病学会和欧洲风湿病防治联合会将 RF、抗环瓜氨酸肽抗体纳入诊断标准。许多个体在未出现 RA 症状前，外周血中已经存在多种自身抗体。无论是健康人，还是未分化关节炎或是关节痛的患者，出现 RF 或抗环瓜氨酸抗体阳性均需定期复查（病例 20 表 7）。

病例20表7　2010年为美国风湿病学会/欧洲风湿病防治联合会类风湿关节炎标准
The 2010 American College of Rheumatology/European League Against Rheumatism classification criteria for rheumatoid arthritis

	Score
Target population (Who should be tested?): Patients who	
1) have at least 1 joint with definite clinical synovitis (swelling)*	
2) with the synovitis not better explained by another disease†	
Classification criteria for RA (score-based algorithm: add score of categories A–D;	
a score of ≥6/10 is needed for classification of a patient as having definite RA)‡	
A. Joint involvement§	
1 large joint¶	0
2–10 large joints	1
1–3 small joints (with or without involvement of large joints)#	2
4–10 small joints (with or without involvement of large joints)	3
>10 joints (at least 1 small joint)**	5
B. Serology (at least 1 test result is needed for classification)††	
Negative RF *and* negative ACPA	0
Low-positive RF *or* low-positive ACPA	2
High-positive RF *or* high-positive ACPA	3
C. Acute-phase reactants (at least 1 test result is needed for classification)‡‡	
Normal CRP *and* normal ESR	0
Abnormal CRP *or* abnormal ESR	1
D. Duration of symptoms§§	
<6 weeks	0
≥6 weeks	1

该患者未出现 RA 相关的临床症状或体征，根据 2010 美国风湿病学会标准，评分 4 分，不足以诊断为 RA，可能就是一种无症状性抗体。患者同时存在显著低下的外周血 CD4 细胞绝对计数，与无症状性自身抗体一致，是老年人免疫衰退的标志。

结论、治疗与随访

诊断：①低纤维蛋白原血症、异常纤维蛋白原（瓜氨酸化纤维蛋白原）血症；② AA 型淀粉样变性（心功能不全、肾功能不全、原发性纤溶亢进症）；③慢性感染（肺部）；④老年无症状性自身抗体。

患者存在出血倾向，不宜行肾活检取材完成刚果红染色，取患者原骨髓活检组织行刚果红染色，在荧光偏振显微镜下呈片状的苹果绿（病例 20 图 10），证实了患者 AA 型淀粉样变性的诊断。本病例诊断关键在于对 SAA 和抗环瓜氨酸肽抗体水平显著增高的认识。SAA 不仅是炎症标志物，也是导致 AA 型淀粉样变性的前体物质，活检组织刚果红染色证实了诊断；抗环瓜氨酸肽水平增高提示患者可能存在瓜氨酸血症，进一步蛋白质质谱分析证实存在大量瓜氨酸化的蛋白质。

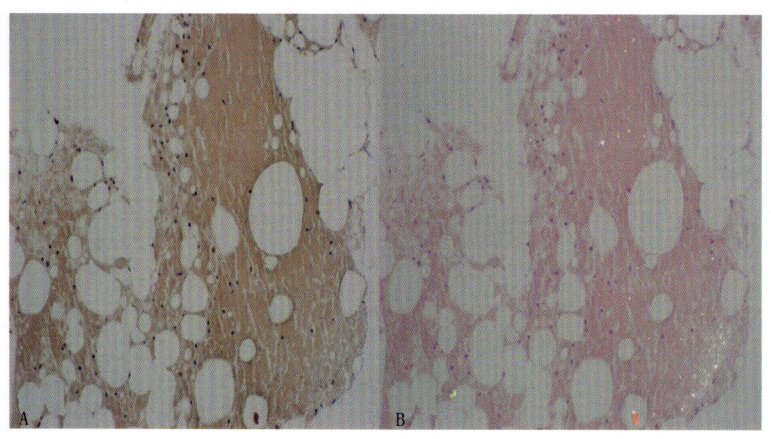

病例20图10　骨髓组织刚果红染色结果

注：A：普通光学显微镜下；B：偏振荧光显微镜下可见片状苹果绿样荧光。

该病例的病理生理过程分析如下：慢性感染或老年无症状性自身抗体导致 SAA 增高，进而出现 AA 型淀粉样变性，淀粉样蛋白 A 物质广泛沉积，导致包括心脏、肝脏和肾脏等多脏器功能受损。患者的体内多种蛋白包括纤维蛋白原瓜氨酸化，出现异常（瓜氨酸化）纤维蛋白原血症和抗瓜氨酸化纤维蛋白原抗体，纤维蛋白原的稳定性降低，纤维蛋白原活性减低。AA 型淀粉样变性可能通过影响 u-PA 活性影响纤溶酶原活性，并使纤溶系统占优势，共同导致纤维蛋白原活性降低。

患者以AA型淀粉样变性导致脏器功能受损为主,其治疗以控制炎症、血浆置换和替代治疗为主。随访中要注意自身抗体监测。

参考文献

[1] Casini A, Neerman-Arbez M, Ariens R A, et al. J Dysfibrinogenemia: from molecular anomalies to clinical manifestations and management. Journal of Thrombosis and Haemostasis, 2015, 13: 909-919.

[2] Besser M W & MacDonald S G. Acquired hypofibrinogenemia: current perspectives. Journal of Blood Medicine, 2016: 217-225.

[3] Johnson E D, Schell J C, Rodgers G M. The D-dimer assay. Am J Hematol, 2019, 94: 833-839.

[4] Clancy K W, Weerapana E, Thompson P R. Current Opinion in Chemical Biology, 2016, 30: 1-6.

[5] Nguyen H, James E A. Immune recognition of citrullinated epitopes. Immunology, 2016, 149: 131-138.

[6] Yuzhalin A E. Citrullination in Cancer. Cancer Res, 2019, 79: 1274-1284.

[7] Damianaa T, Damgaard D, Sidelmann J J, et al. Citrullination of fibrinogen by peptidylarginine deiminase 2 impairs fibrin clot structure. Clinica Chimica Acta, 2020, 501: 6-11.

[8] Papa R, Lachmann H J. Secondary, AA, amyloidosis. Rheum Dis Clin N Am, 2018, 44: 585-603.

[9] Sipe J D, Benson M D, Buxbaum J N, et al. Nomenclature 2014: Amyloid fibril proteins and clinical classification of the amyloidosis. Amyloid, 2014, 21(4): 221-224.

[10] Dogan A. Amyloidosis: Insights from Proteomics. Annu. Rev. Pathol. Mech. Dis, 2017, 12: 277-304.

[11] Iseme R A, McEvoy M, Kelly B, et al. A Cross-Sectional Study of the Association between Autoantibodies and Qualitative Ultrasound Index of Bone in an Elderly Sample without Clinical Autoimmune Disease. J Immunol Res, 2018, Article ID 9407971.

[12] Aletaha D, Neogi T, Silman A J, et al. 2010 Rheumatoid Arthritis Classification Criteria an American College of Rheumatology/European

League Against Rheumatism Collaborative Initiative. ARTHRITIS & RHEUMATISM, 2010, 62 (9): 2569-2581.

(编写者:杨 莉 丁秋兰 审稿者:刘立根)

病例21 纤溶亢进、多发骨质破坏——急性早幼粒细胞白血病

病史简介

患者主诉：反复腰痛1年，牙龈出血1个月，伴血尿5日。

现病史

患者2018年3月体力劳动时突发腰痛，当地医院腰椎磁共振成像（MRI）提示椎间盘突出，予口服甲钴胺、双氯芬酸钠外用，卧床1个月余好转。2018年6月爬山时再次出现腰痛，当地医院腰椎MRI提示骨质破坏，休息后无好转。2018年11月长征医院骨科就诊，腰椎CT：①腰椎退变，$L_{4/5}$、L_5/S_1椎间盘稍膨出；②右侧髂骨多发骨质破坏；③S_1可疑骨质破坏。PET-CT：右侧第2肋骨、左侧第6肋骨、右侧髂骨及骶骨骨质破坏，局部不均匀代谢，SUVmax 1.3，考虑炎性病变可能。当时患者拒绝骨穿，予腰托支持，定期门诊随访。

患者2019年2月中旬因反复牙龈出血于当地卫生院就诊，予甲硝唑口服症状无改善。2019年2月28日患者于桐乡市中医医院口腔科就诊，门诊查血常规未见明显异常，凝血酶原时间（PT）16.5s↑（正常参考范围9～13s）；活化部分凝血活酶时间（APTT）35.3s（正常参考范围20～40s）；纤维蛋白原（Fbg）0.55g/L↓（正常参考范围2～4g/L）；凝血酶时间（TT）23.8s↑（正常参考范围14～21s），D-二聚体（DD）30 200μg/L（正常范围0～550μg/L），予中成药口服，症状、凝血功能无好转，建议转上级医院就诊。患者2019年3月11日于嘉兴市第一医院就诊，查血常规无异常，凝血功能提示PT 20.6s，APTT 46.5s，TT 22.9s，Fbg 0.64g/L，DD＞10 000μg/L。随后给予住院治疗，2019年3月14日行骨髓检查、免疫球蛋白、血轻链测定均未见异常。抗核抗体阳性，滴度1：100，nRNP/SM阳性（++），余自身抗体阴性。予输注血浆、冷沉淀、凝血酶原复合物和人纤维蛋

白原及止血药物等对症支持治疗，牙龈渗血较前好转，但复查凝血指标改善不明显，并出现肉眼血尿，为进一步诊治于 2019 年 3 月 19 日收入我院。

患者自发病以来一般情况可，大便数日未解，肉眼血尿，体重无明显下降。

既往史

健康状况：既往体健。
疾病史：否认高血压、糖尿病、冠心病等慢性疾病史。
传染病史：否认乙肝、结核等传染病史。
预防接种史：随社会。
手术外伤史：否认。
药物、食物过敏史：否认。

个人史

生于嘉兴，长期居住，否认疫水疫区接触史。文化程度大专，个体经营者。否认放射性物质、化学毒物接触史。无烟酒等不良嗜好。

婚育史：28 岁结婚，爱人体健，育有 1 子 1 女均体健。

家族史

母亲因白血病（具体不详）去世。1 兄弟 1 姊妹，均体健。

入院体检

神清，气平，无贫血貌，右上臂长条状皮下血肿（12cm×4cm），左髂后有皮下血肿（4cm×4cm）。全身浅表淋巴结无明显肿大。口腔黏膜无白斑、溃疡，齿龈未见活动性出血；胸骨无压痛；双肺呼吸音清，未及啰音。心率 80bpm，律齐，未及杂音。腹平软，无压痛及反跳痛；肝脾脏肋下未扪及，双下肢无水肿。

诊治经过

患者入院后查凝血指标明显异常，出血倾向重，予暂缓复查骨髓，完善凝血因子检查提示多项凝血因子活性轻度下降，予积极止血，输注纤维蛋白原、新鲜冰冻血浆、冷沉淀等对症支持治疗。但患者凝血功能改善不明显，结合患者有部分自身抗体阳性，考虑患者诊断"免疫介导获得性凝血-纤溶异常"可能，2019 年 3 月 23 日予甲泼尼龙（40mg 2 次/天）＋静脉用免疫球蛋白（IVIG）[0.4g/（kg·d）] 治疗 5 日。治疗后患者肉眼血尿有所改善，但凝血功能改善不明显，外周血白细胞计数进行性升高，2019年3月29日外周血涂片见"柴捆样细胞"，立即复查骨髓，髓片中异常早幼粒细胞显著增高占51.5%，考虑急性早幼粒细胞白血病（acute promyelocytic leukemia，APL）可能，患者WBC＞$10×10^9$/L提示高危APL，2019年3月29日立即予"全反式维A酸（ATRA）、三氧化二砷（ATO）和去甲氧柔红霉素（Ida）"治疗，具体剂量如下：ATRA 20mg 2次/天、ATO 10mg 1次/天和Ida总剂量40mg分3天，辅以水化、碱化、利尿、抑酸和止吐等对症支持治疗。治疗期间，骨髓常规染色体显带：核型46，XY，t（15；17）（q24；q21）[11]/46，XY[3]分子生物学PML-RARα：bcr-3（S型）阳性（+），至此APL诊断成立。在诱导化疗期间患者出现高热、气促、骨痛、白细胞异常升高，合并分化综合征，加用地塞米松治疗后好转。化疗后患者骨髓抑制期出现粒细胞缺乏并发热，予积极抗感染等治疗后好转。化疗第28天复查骨髓提示疾病缓解，PML-RARα融合基因转阴。

辅助检查

外院报告：

桐乡市第一人民医院，2018年3月11日腰椎MRI：$L_{4～5}$～S_1椎间盘退变伴膨隆突出，$L_{4～5}$层面左侧侧隐窝狭窄。$L_{1～2}$右侧附件异常条片影：无菌性炎症？

2018年11月5日腰椎MRI：①腰骶椎多发椎体及附件不规则异常信号，对比2018年3月11日明显增多，转移瘤？建议进一步检查；②$L_4/L_5/S_1$椎间盘变性、轻度向后膨隆。

长征医院，2018年11月20日腰椎CT：①腰椎退变，$L_{4/5}$、L_5/S_1椎间盘稍膨出；②右侧髂骨多发骨质破坏；③S_1可疑骨质破坏。

2018年11月21日腰椎MRI：①T_{11}、L3、$S_{1～4}$椎骨，双侧髂骨病变伴软组织病变，考虑炎性病变可能，建议进一步实验室检查，抗炎治疗后复查；②腰椎退变，$L_{4/5}$、L_5/S_1椎间盘轻度突出。

2019年11月29日PET-CT：右侧第2肋骨、左侧第6肋骨、右侧髂骨及骶骨骨质破坏，局部不均匀代谢，SUVmax 1.3，考虑炎性病变可能。脊柱退变，$L_{4/5}$、L_5/S_1椎间盘突出。

桐乡市洲泉镇中心卫生中心，2018年12月5日血常规：白细胞$4.45×10^9$/L，中性粒细胞绝对值$2.61×10^9$/L，血红蛋白153g/L，血小板$193×10^9$/L。

嘉兴市第一医院（病例21图1），2019年3月12日血清免疫球蛋白和轻链：IgG 10.7g/L，IgA 1.11g/L，IgM 0.88g/L，lam 4030mg/L，kap 8100mg/L，C3 0.92g/L，C4 0.23g/L（均正常）。

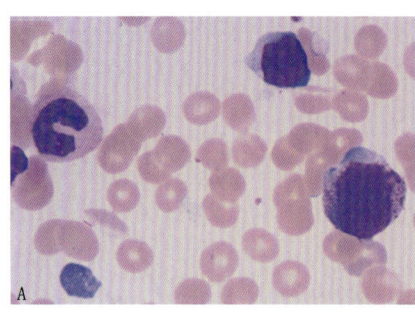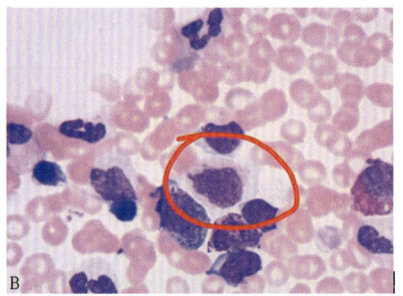

病例21图1　2019年3月11日嘉兴市第一医院骨髓细胞形态学（10×100）

注：A：见异常早幼粒细胞；B：有Auer小体的早幼粒细胞。（本院陈士红主管技师供图）

骨髓检查

2019年3月14日：

【骨髓涂片】增生明显活跃，粒细胞系统增生活跃，中幼粒以下阶段增生为主，形态未见明显异常；红系增生活跃，中晚幼红细胞增生为主，形态未见明显异常；成熟淋巴细胞比例偏低，形态无殊；巨核细胞全片约见268个，血小板小簇散在分布可。全片未见异形恶性细胞，粒红比（3～5）：1。

【骨髓流式】未见明显异常原始细胞群，CD45弱表达，低SS原始细胞群占非红有核细胞系1.5%。

【骨髓活检】送检骨髓造血组织与脂肪组织比例约6：4，粒红系细胞比例约2：1，巨核细胞约2个/HPF，网染（+/-），结论：造血组织增生程度正常范围。免疫组化：CD3（+少量），CD20（+少量），CD34（+少量），CD61（+），CD235a（+），MPO（+）。

【染色体】46，XY[20]。

【凝血因子活性】2019年3月20日瑞金医院：凝血因子XI活性46.5%，凝血因子XII活性38.5%，凝血因子V活性32.9%，凝血因子X活性30.4%；凝血因子VIII活性59.1%，凝血因子IX活性66.9%，凝血因子VII活性113.5%，凝血因子II活性70%；凝血因子XIII活性：纤维蛋白原过低，无法检测（参考值50%～70%）。

2019年03月20日弥散性血管内凝血（ICD）全套：PT 22.6s，APTT 37.5s，TT 29s，Fbg 0.5g/L，纤维蛋白降解产物（FDP）80.9mg/L↑（参考值0～5mg/L），DD 12.85mg/L。

2019年3月20日狼疮抗凝物1.13（阴性）。

实验室检查

我院检查报告：

【血常规】

2019年3月19日：白细胞 8.52×10^9/L［参考值（3.5～9.5）$\times10^9$/L］，中性粒细胞绝对值 5.80×10^9/L［参考值（1.8～6.3）$\times10^9$/L］；血红蛋白 127g/L（参考值 115～150g/L）；血小板 95×10^9/L ↓［参考值（125～350）$\times10^9$/L］。

2019年3月29日：白细胞 33.32×10^9/L ↑，中性粒细胞绝对值 12×10^9/L ↑，血红蛋白 102g/L ↓，血小板 165×10^9/L。镜检：异常早幼粒 0.29。

2019年3月30日：白细胞 60.17×10^9/L，血红蛋白 110g/L，血小板 195×10^9/L。

2019年4月10日：白细胞 1.82×10^9/L，中性粒细胞绝对值 0.97×10^9/L，血红蛋白 71g/L，血小板 60×10^9/L。

2019年4月15日：白细胞 0.63×10^9/L，中性粒细胞绝对值 0.16×10^9/L，血红蛋白 74g/L，血小板 274×10^9/L。

2019年4月29日：白细胞 3.96×10^9/L，中性粒细胞绝对值 2.48×10^9/L，血红蛋白 84g/L，血小板 476×10^9/L。

【尿常规】

2019年3月20日：红色，非常浑浊；比重 1.025；pH 6.5；尿糖阴性（-）；尿蛋白（+）↑；尿胆原阴性（-）；胆红素阴性（-）；酮体（+）↑；亚硝酸盐阳性（+）↑；隐血阳性（+）↑；白细胞酯酶阳性（+）↑；维生素C阴性（-），；白细胞（镜检）>40个/HP ↑；红细胞（镜检）>40个/HP ↑。

2019年3月31日：白细胞4.95个/μl，红细胞13.20个/μl ↑，黄色，清澈，比重 1.019，pH 7.10，尿糖阴性（-），尿蛋白阴性（-），尿胆原阴性（-），胆红素阴性（-），酮体阴性（-），亚硝酸盐阴性（-），隐血阳性（+）↑，白细胞酯酶阴性（-），维生素C阴性（-）。

【凝血指标】

2019年3月19日：PT 23.7s，APTT 33.5s，TT 34.2s，Fbg 0.12g/L，FDP 93.18μg/ml，DD 17.71mg/L。

2019年3月31日：PT 14.7s，APTT 27.3s，TT 17.4s，Fbg 1.60g/L，FDP 59.10μg/ml，DD 16.62mg/L。

2019年4月26日：PT 11.5s，APTT 28.5s，TT 19.3s，Fbg 1.90g/L，FDP 4.8μg/ml，DD 1.44mg/L。

【生化检查】

2019年3月20日：总蛋白 75g/L，白蛋白 48g/L，球蛋白 27g/L，总胆红素 12.7μmol/L，直接胆红素 3.7μmol/L，间接胆红素 9μmol/L，丙氨酸氨基转移酶

40U/L，天冬氨酸氨基转移酶 28U/L，γ-谷氨酰基转移酶 68U/L↑（参考值 0～40U/L），碱性磷酸酶 78U/L，前白蛋白 356mg/L，尿素 6.3mmol/L，肌酐 50μmol/L，尿酸 314μmol/L，β$_2$-微球蛋白 2.2mg/L，钾 4.1mmol/L，钠 138mmol/L，氯 99mmol/L，总钙 2.37mmol/L，无机磷 1.40mmol/L，镁 0.88mmol/L，二氧化碳 28mmol/L，空腹葡萄糖 5.4mmol/L，三酰甘油 1.74mmol/L↑，总胆固醇 5.95mmol/L↑，高密度脂蛋白胆固醇 1.76mmol/L，低密度脂蛋白胆固醇 3.835mmol/L，乳酸脱氢酶 412U/L↑（参考值 120～250U/L），肌酸激酶 29U/L↓，肌酸激酶 MB 同工酶活性 12U/L。

2019年3月30日：总蛋白 89.1g/L↑，白蛋白 44.9g/L，总胆红素 16.1μmol/L，未结合胆红素 12.7μmol/L，结合胆红素 3.1μmol/L；丙氨酸氨基转移酶 40U/L，碱性磷酸酶 100U/L，天门冬氨酸氨基转移酶 66U/L↑（参考值 0～40U/L），肌酐 75.5μmol/L，尿素 11.65mmol/L↑，尿酸 263.3μmol/L，钾 3.95mmol/L，钠 135.4mmol/L↓，氯 93.3mmol/L↓（参考值 96～108mmol/L），钙 2.48mmol/L，磷 1.35mmol/L，镁 0.94mmol/L，二氧化碳 26mmol/L，乳酸 7.1mmol/L↑，葡萄糖 7.1mmol/L，乳酸脱氢酶＞2150U/L↑（参考值 120～250U/L），肌酸激酶 196U/L，肌酸激酶同工酶 MB 质量＜0.18ng/ml，肌红蛋白 169.83ng/ml↑，超敏肌钙蛋白 I 0.110ng/ml。

2019年4月26日：总蛋白 59g/L↓（参考值 65～85g/L），白蛋白 37g/L，球蛋白 22g/L，总胆红素 9.1μmol/L，直接胆红素 2.9μmol/L，间接胆红素 6.1μmol/L，丙氨酸氨基转移酶 28U/L，天冬氨酸氨基转移酶 48U/L↑，γ-谷氨酰基转移酶 67U/L↑，碱性磷酸酶 103U/L，前白蛋白 254mg/L，尿素 1.9mmol/L↓（参考值 3.1～9.5mmol/L），肌酐 40μmol/L↓（参考值 57～111μmol/L），尿酸 158μmol/L↓（参考值 208～428μmol/L），β$_2$-微球蛋白 2.4mg/L，钾 4.1mmol/L，钠 144mmol/L，氯 107mmol/L，总钙 2.35mmol/L，无机磷 1.35mmol/L，镁 0.87mmol/L，二氧化碳 28mmol/L，空腹葡萄糖 4.7mmol/L，乳酸脱氢酶 228U/L，肌酸激酶 35U/L↓，肌酸激酶 MB 同工酶活性 17U/L。

【自身抗体】

2019年3月21日：抗 nRNP Sm 抗体，弱阳性（+/-）↑，抗 Sm 抗体阴性（-），抗 SS-A 抗体阴性（-），抗 SS-B 抗体阴性（-），抗 Scl-70 抗体阴性（-），抗 PM-Scl 抗体阴性（-），抗 Jo-1 抗体阴性（-），抗着丝点 CENP-B 抗体阴性（-），抗 PCNA 抗体阴性（-），抗 dsDNA 抗体阴性（-），抗核小体抗体阴性（-），抗组蛋白抗体阴性（-），抗核糖体 P 蛋白抗体阴性（-），抗 M2 抗体阴性（-），抗肝肾微粒体抗体 LKM-1 阴性（-），抗肝溶质抗原抗体 LC-1 阴性（-），可溶性/肝胰抗原SLA/LP阴性（-），抗平滑肌抗体阴性（-）；抗核抗体1∶100，强阳性（+）↑，1∶320，弱阳性（+-）；核型，颗粒型；抗髓过氧化物酶MPO阴性（-）；抗蛋白酶3 PR3阴性（-），抗肾小球基底膜抗体GBM阴性（-），ANCA胞质型C-ANCA阴性（-），ANCA核周型P-ANCA阴性（-）。

【免疫球蛋白】

2019年3月20日：免疫球蛋白A 1.39g/L，免疫球蛋白G 8.90g/L，免疫球蛋白M 1.49g/L，免疫球蛋白E 207U/ml，免疫球蛋白G4 0.604g/L，免疫球蛋白κ型轻链2.17g/L，免疫球蛋白λ型轻链1.15g/L，κ/λ比值1.89。

【淋巴细胞亚群】

2019年3月20日：T淋巴细胞CD3 60.5%↓，Th淋巴细胞CD4 21.2%↓，Ts淋巴细胞CD8 31.5%，CD4/CD8 0.7↓，B淋巴细胞CD19 12.4%，NK（CD56+16）26.5%↑，T淋巴细胞CD3绝对计数776个/μl，Th淋巴细胞CD4绝对计数272个/μl↓，Ts淋巴细胞CD8绝对计数405个/μl，B淋巴细胞CD19绝对计数159个/μl，NK（CD56+16）绝对计数340个/μl。

其他：肿瘤指标、甲状腺功能、肝炎病毒、HIV、梅毒、造血、EBV-DNA、CMV-DNA等均未见异常。

【特殊检查】

2019年3月19日：ECG（-）。

2019年3月22日胸片：两肺未见明显活动性病变。

2019年4月月8日胸部CT：两肺下叶少许纤维灶，两侧胸腔积液，心包少量积液。

2019年3月29日（病例21图2、病例21图3）骨髓检查如下。

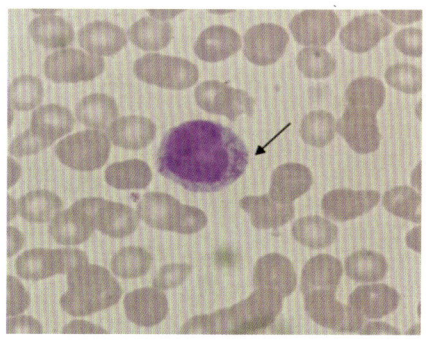

病例21图2 2019年3月29日我院骨髓细胞形态学（10×100）

注：箭头标志：柴捆样改变。（本院陈士红主管技师供图）

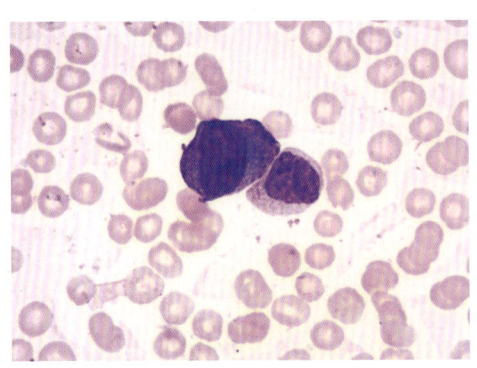

病例21图3　2019年3月29日我院骨髓细胞形态学（10×100）

注：异常早幼粒细胞。（本院陈士红主管技师供图）

骨髓细胞学结果：粒红比188∶1，增生程度20～40/高倍镜，骨髓增生活跃。髓片中异常早幼粒细胞显著增高占51.5%。该类细胞胞体较大，圆形、椭圆形或不规则形、核圆形，部分凹陷、扭曲成"蝴蝶"状等。染色质细致疏松，核仁隐匿。胞质灰蓝，含大量嗜天青颗粒，可见内外浆，偶见"柴捆细胞"。POX染色：（++）2%，（+++）28%，（++++）70%。PAS染色（+/-）56%，（+）42%，（++）2%。粒系部分核浆发育不平衡，幼红细胞偶见，成熟红细胞形态大小未见明显异常。全片找到巨核细胞2只，血小板散在或成簇可见。外周血片中异常早幼粒占48%。

流式细胞检测免疫表型结果：CD117+细胞占有核细胞总数约20.8%，其免疫表型为CD34-，CD117+，CD33+，HLA-DR-，CD13+，CD14-，CD64+，CD36-，CD56+，CD4+，CD7-，CD19-，CD3-，考虑急性髓系白血病（AML）。

骨髓病理：骨髓纤维化，部分区组织被挤压，局灶髓系细胞增生，母细胞比例增高，核左移，红系及巨核细胞少见，考虑粒系增生伴成熟障碍，请结合临床。酶标：CD3（少数+），CD10（-），CD20（少数+），CD34（-），CD56（+），CD61（-），CD68（组织细胞+），CD117（少数+），CD138（-），CD235a（-），CyclinD1（-），EMA（-），Lyso（+），TdT（-），Ki67（20%+），MPO（+），网染（网状纤维重度增生），PD-1（克隆号ZR3 -），PD-L1（克隆号ZE5 -）。

常见白血病43种融合基因检测结果：*PML-RAR α* 阳性，余阴性。

PML-RAR α 分型定量：*PML-RAR α bcr-3*（S型）阳性+，基因拷贝数277 000，*ABL1* 基因拷贝数277 000，*PML-RAR α /ABL* 100%。

髓系突变：FLT3 30.6%，SF3B1 31.7%，WT1 7.6%。意义未明：TERT 48%。

常规细胞染色体分析结果：核型46，XY，t（15；17）(q24；q21)[11]/46，XY[3]。

2019年4月12日骨髓检查（ATRA＋ATO＋Ida治疗第14天）如下。

骨髓细胞学结果：粒红比 0∶1，骨髓增生程度 0～5/高倍镜，骨髓增生极度低下。粒系增生低下，以成熟阶段为主，部分幼粒，核浆发育不平衡。红系增生低下，幼红细胞未见，成熟红细胞形态大小未见明显异常。巨系增生低下，全片找到巨核细胞 3 只，以颗粒巨为主，血小板散在可见。髓片中未见异常早幼粒细胞，骨髓小粒未见。

流式细胞检测免疫表型结果：CD117+HLA-DR- 细胞占有核细胞总数约 0.1%，其免疫表型为 CD34-，CD117+，CD33 部分 +，HLA-DR-，CD9-，CD123-，提示为正常增生的早幼粒细胞。

2019 年 4 月 25 日骨髓检查（ATRA ＋ ATO ＋ Ida 治疗第 28 天）如下。

骨髓细胞学结果：粒红比 0.6∶1，骨髓增生程度 60～80/高倍镜，骨髓有核细胞增生明显活跃，粒红比值明显倒置；粒系增生欠活跃，各期比例尚可；红系增生明显活跃，以中、晚幼红为主，可见幼红细胞岛，少部分晚幼红有核畸形表现，成熟红细胞大小不一；全片找到巨核细胞超过 300 只，约 70% 为产板型，可见小巨核细胞，片上小簇及成簇血小板很多见；髓片上偶见异常单核细胞；骨髓小粒易见。

流式细胞检测免疫表型结果：未见明显免疫表型异常的早幼粒细胞（肿瘤细胞）。CD117+HLA-DR- 细胞占有核细胞总数约 1.6%，其免疫表型为 CD34-，CD117+，CD33 部分 +，HLA-DR-，CD9-，CD123-，提示为正常增生的早幼粒细胞；另可见约 0.4% 的 CD19+CD10 幼稚 B 淋巴细胞，提示为正常增生的 B 祖细胞。

骨髓病理结果：骨髓纤维化，部分区组织被挤压，局灶髓系细胞增生，母细胞比例增高，核左移，红系及巨核细胞少见，考虑粒系增生伴成熟障碍，请结合临床。酶标：CD3(少数 +)，CD10(-)，CD20(少数 +)，CD34(-)，CD56(+)，CD61(-)，CD68（组织细胞 +），CD117（少数 +），CD138 (-)，CD235a (-)，CyclinD1 (-)，EMA(-)，Lyso(+)，TdT(-)，Ki67(20%+)，MPO(+)，网染（网状纤维重度增生），PD-1（克隆号 ZR3 -），PD-L1（克隆号 ZE5 -）。

PML-RARα 分型定量：阴性。

染色体：核型 46，XY，[20]。

问题

1. 本病例早期仅表现为凝血功能异常、出血，最终如何诊断为急性早幼粒细胞白血病？

2. 凝血功能异常与本病有何关联？

3. 患者的骨质破坏与本病有何关联？

讨论与分析

1. **诊断** 该患者以反复齿龈出血起病，伴有明显凝血功能异常。其中凝血功能异常主要表现为：纤维蛋白原减少、纤维蛋白降解产物升高、D-二聚体升高，即呈现为继发性纤溶亢进表现。结合患者外院血常规、骨髓检查未见异常，多项自身抗体检查阳性，考虑为自身免疫性疾病可能。予甲强龙＋IVIG 冲击治疗，但凝血功能改善不明显，同时随访期间患者白细胞进行性升高，外周血涂片提示见柴捆样细胞，后行骨髓检查，髓片示异常早幼粒细胞显著增高，占 51.5%；*PML/RARα* 融合基因（+）；染色体核型：46，XY，t（15：17）（q24；q21）[11]/46，XY[3]，故最终确诊为 APL。

2. **APL 与凝血功能异常** 纤溶活性异常增强，即称为纤溶亢进，该患者起病时即伴有明显纤溶亢进表现。纤溶亢进又分为原发性和继发性两类（病例21表1）。原发性纤溶亢进症是由于纤溶系统活性异常增强，导致纤维蛋白（原）过早、过度破坏和（或）纤维蛋白原等凝血因子大量降解并引起出血；原发性纤溶发生又可分为先天性和获得性。继发性纤溶是指继发于血管内凝血的纤溶亢进，主要见于 DIC。

病例21表1 纤溶亢进出血的分类

Classification of bleeding conditions associated with hyperfibrinolysis.

Primary hyperfibrinolysis	
Inherited	- α₂-PI deficiency
	- PAI-1 deficiency
	- Quebec platelet syndrome
Acquired	- End-stage liver cirrhosis and orthopedic transplantation
	- Acute promyelocytic leukemia
	- Severe trauma
	- Post-partum hemorrhage
Secondary hyperfibrinolysis	
Inherited	- Haemophilia
	- FXIII deficiency
	- Dysfibrinogenemia
Acquired	- Prostate cancer and other solid tumors
	- Cardiopulmonary bypass

Abbreviations: PI, plasmin inhibitor; PAI-1, plasminogen activator inhibitor type 1; FXIII, factor XIII.

注：引自：Thromb Res.Primary hyperfibrinolysis：Facts and fancies，2018，166：71-75.

鉴于患者年龄、既往病史情况，先天性因素导致的纤溶亢进可能性较小，由病例21表1不难看出，常见引起获得性纤溶亢进的疾病包括终末期肝硬化、手术、创伤、前列腺癌和其他实体肿瘤、APL等。而在本例患者身上，患者发病前3个月曾行PET-CT，未见明显占位性病变，就诊期间相关检查也未见肝硬化依据，手术、创伤因素亦可排除。这样一来，APL还是我们需重点考虑的疾病。虽然患者2019年3月14日曾行骨髓检查，当时骨髓涂片、流式等未见异常，但当时并未进一步完善融合基因、染色体检查，不排除疾病早期或灶性病变可能。随着疾病进展，经骨髓检查，典型融合基因、染色体检出，最终确诊为APL。患者诊断明确后，我们重新阅读了在嘉兴市第一人民医院患者的骨髓片，见到了少量异常早幼粒细胞和有Auer小体的早幼粒细胞（病例21图1A和病例21图1B），提示仔细阅读骨髓细胞形态并及时完成分子生物学检查有助于早期诊断，此时尚可诊断为低危APL，治疗难度小，患者预后更佳。

APL是急性髓系白血病的一种特殊类型，多数伴有早幼粒细胞白血病／维A酸受体α基因（promyelocytic leukemia/retinoic acid receptor α，*PML/RARα*）阳性，且具有典型t（15；17）染色体异常，以往常因出现严重出血导致早期死亡。其中，APL并发DIC是造成APL患者出血的重要因素。DIC时患者可有血小板低下、纤维蛋白（原）溶解增多等多种改变。既往认为，APL患者纤维蛋白（原）溶解的增多是由于并发DIC导致的继发性纤溶亢进造成的。但后来研究发现，APL患者的白血病细胞可表达uPA和tPA，两者均可激活纤溶酶原，造成纤维蛋白（原）溶解及凝血因子分解，最终导致出血。此外，APL细胞可异常表达AnnexinⅡ，引起原发性纤溶功能亢进导致出血。由此可见，APL患者出血严重，是多种因素共同作用的结果。该患者一直表现为纤溶亢进而未见血小板减少也证明了是原发性纤溶亢进而不是DIC导致了该患者凝血-纤溶异常（病例21图4）。

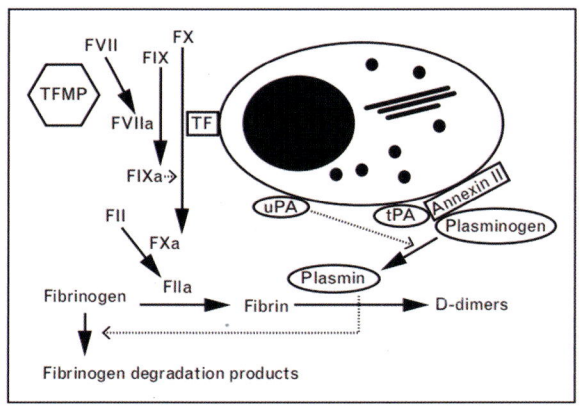

病例21图4　APL患者凝血功能异常的机制

注：引自：Curr Opin Hematol. What's new in the pathogenesis of the coagulopathy in acute promyelocytic leukemia？2016, 23（2）：121-126.

3. 骨质破坏与APL 急性白血病是指具有增殖及生存优势的原始及幼稚细胞在造血组织中异常增生、积聚，并侵袭至其他器官及组织，使得正常造血受到抑制，从而引起以发热、贫血、出血、感染及浸润征象等为主要表现的一系列临床症状。

白血病细胞可浸润至全身各个器官、组织，其中以急性单核细胞白血病（AML-M5）和急性淋巴细胞白血病（ALL）较常见，但只有极少数患者是以浸润为突出症状而就诊。生长中的骨骼是白血病细胞重要的增殖场所。成年人骨髓腔中脂肪组织较多，且间隙大，白血病细胞增生时只取代脂肪组织，而骨浸润破坏少见。若白血病细胞浸润至红髓丰富的骨骼并在骨髓腔中异常增生，即可引起骨痛。其疼痛部位可固定，亦可全身游走，疼痛性质多为酸痛、隐痛、刺痛。也有报道认为，其疼痛与白血病细胞浸润使骨和关节腔压力增高有关，浸润滑膜和骨皮质亦可引起疼痛。

以骨质破坏为首发临床表现的APL极其罕见，国内外也仅有少数病例报道。刘静、纪树荃曾报道一例"以多发性骨质破坏为主要表现的急性早幼粒细胞白血病"（《医学研究通讯》，1993，Vol 22）；李雪芬、陈钰等曾报道一例"以游走性腰腿痛、皮下多发性肿块及截瘫为首发表现的急性早幼粒细胞白血病"（《中华血液学杂志》，2002，Vol 23）。病例21表2中列举了部分APL患者诊断时合并髓系肉瘤的情况，其中部分是以胸骨、髋关节为首发部位。

病例21表2 APL患者诊断时合并髓系肉瘤病例

Published cases of isolated myeloid sarcoma in APL at diagnosis.

Reference	Site of involvement	Diagnosis of APL	Initial treatment
Kubonishi et al. (1984) [11]	Mediastinal tumor	APL diagnosed 8 mo later	Surgery+radiotherapy
Ajarim et al. (1990) [6]	Thymus	Concomitant hematological features	Chemotherapy
Brown et al. (1992) [7]	Optic nerve	Concomitant hematological features	ATRA alone
Tosi et al. (1995) [12]	L4-epidural	Concomitant hematological features	Surgery+ATRA+chemotherapy+radiotherapy
Savranlar et al. (2004) [10]	Thoracic-epidural	APL diagnosed 10 mo later	Surgery+radiotherapy
Gopal et al. (2005) [14]	Testicle	Cytogenetic features at relapse	Surgery
Fukushima et al. (2006) [5]	Cerebellum	Concomitant hematological features	Surgery+chemotherapy
Worch et al. (2008) [13]	Lytic lesions of humerus, tibia, femur	Molecular hematological features	ATRA+chemotherapy
Present case (2010)	Sternum	Molecular features on tumor cells	Surgery+ATRA+chemotherapy+radiotherapy

Abbreviations: APL, acute promyelocytic leukemia; ATRA, all-trans retinoic acid therapy; mo, months.

注：引自：Korean J Hematol.Promyelocytic sarcoma of the sternum: a case report and review of the literature, 2011, 46 (1): 52-56.

以骨质破坏为首发临床表现的APL患者，其骨质破坏往往出现在血液改变之前，且多以骨痛为首发症状，影像学检查通常作为辅助诊断。有研究显示，急性白血病患者骨骼X线异常表现有虫蚀样改变、溶骨性破坏、层状骨膜反应、干骺端透亮带、椎体骨折等，而溶骨性病变/病理性骨折多见于多发性骨髓瘤以及其他淋巴系统增殖性疾病。该病例成功治疗APL后骨痛显著减轻，提示溶骨性病变与APL相关，影像学改善不显著且病理检查未找到APL细胞，提示APL患者溶骨性病变病理生理机制尚需要进一步研究。

成骨细胞的成骨和破骨细胞的骨吸收之间的平衡调节着骨骼组织的稳态，但在病理条件下这个过程是不平衡的，会导致过度吸收或过度成骨，然而急性白血病引起骨损害的机制尚不明确。Kitazawa R等研究发现在肿瘤相关的局部骨溶解中，肿瘤源性破骨细胞激活因子诱导骨吸收不是通过直接作用于破骨细胞，而是通过间接上调成骨细胞表面的NFkB配体受体激活剂（receptor activator of NFkB ligand, RANKL），使其与破骨细胞前体表面的NFkB配体受体（receptor activator of NFkB, RANK）相结合，从而使大量破骨细胞前体变成成熟的破骨细胞，侵蚀骨表面，造成骨质破坏。因此，各种病理条件下的溶骨性病变可归因于RANKL的超量表达，这或许为不同的溶骨性疾病开辟了一个共同的、实用的、有用的治疗靶点（病例21图5）。

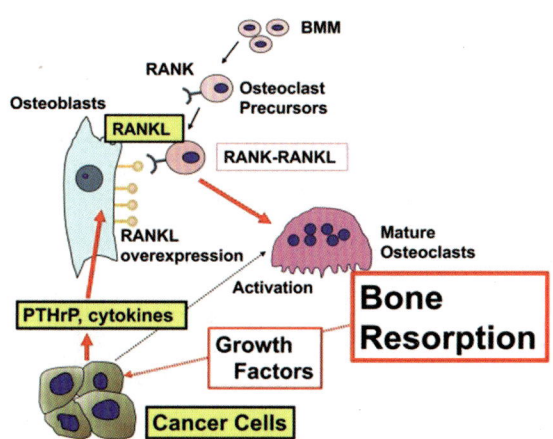

病例21图5　成骨细胞、破骨细胞和肿瘤细胞之间关系的示意图

注：引自：Histochem Cell Biol.Pathologic conditions of hard tissue：role of osteolytic lesion, 2018, 149（4）：405.

本例患者早在发病前9个月既已存在骨痛，且随后行MRI检查、PET-CT检查均可见多发骨质破坏表现；其骨质破坏与APL发病是否有关目前存疑，或许通过骨活检、APL治疗后的动态随访等可以为我们解惑。

结论、治疗与随访

该患者以反复齿龈出血起病,伴有明显凝血功能异常,治疗随访期间出现白细胞进行性升高,外周血涂片提示见柴捆样细胞,后行骨髓检查,最终确诊 APL,结合患者发病时 WBC > 10×10^9/L,为高危 APL。通过 ATRA + ATO + Ida 化疗,1 个疗程达分子生物学完全缓解(CR);随即进行 3 个疗程 IA 方案强化巩固。2019 年 9 月 1 日起进入维持治疗阶段,目前维持治疗的第三周期。期间骨髓检查均提示持续的分子生物学 CR 状态。完成预防性腰穿+鞘注 6 次。治疗后患者血常规、凝血功能完全正常;腰、臀部疼痛等症状也明显好转。但患者在获得分子生物学 CR 后于 2019 年 5 月 8 日复查 PET-CT,报告提示较前次 2018 年 11 月 29 日骨质破坏情况无明显变化;2019 年 7 月 2 日行右髂骨 CT 定位下穿刺活检,术后病理亦未见明显异常;2020 年 4 月 9 日 MRI 提示右侧髂骨仍可见局部骨质破坏伴信号异常(病例 21 图 6)。

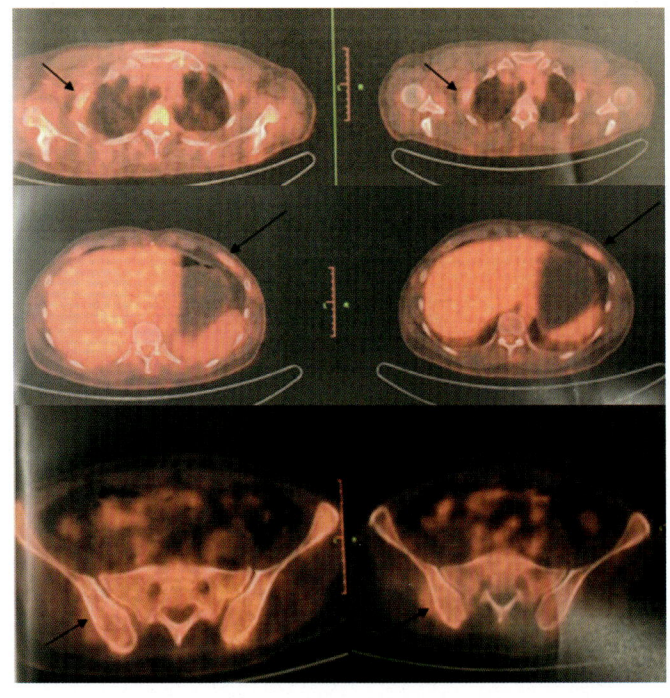

病例21图6 2018年11月29日PET-CT与2019年5月8日PET-CT对比

注:左侧 2018 年 11 月 29 日 PET-CT:右侧第 2 肋骨、左侧第 6 肋骨、右侧髂骨及骶骨骨质破坏,局部不均匀代谢,SUVmax1.3,考虑炎性病变可能。右侧 2019 年 5 月 8 日 PET-CT:全身部分骨代谢异常,SUVmax 2.95,右侧髂骨为著。

(编写者:陆莹婷 审稿者:刘立根)

参考文献

[1] Msssimo F, et al. Primary hyperfibrinolysis: Facts and fancies. Thrombosis Research, 2018, 166: 71-75.

[2] Simon M, et al. What's new in the pathogenesis of the coagulopathy in acute promyelocytic leukemia? Curr Opin Hematol, 2016, 23 (2): 121-126.

[3] Xavier T, et al. Promyelocytic sarcoma of the sternum: a case report and review of the literature. Korean J Hematol, 2011, 46 (1): 52-56.

[4] Riko K, et al. Pathologic conditions of hard tissue: role of osteoclasts in osteolytic lesion. Histochem Cell Biol, 2018, 149 (4): 405.

[5] Song Y H, et al. Hyperfibrinolysis is an Important Cause of Early Hemorrhage in Patients with Acute Promyelocytic Leukemia. Med Sci Monit, 2018, 24: 3249-3255.

[6] Wang P, et al. Characteristics of fibrinolytic disorders in acute promyelocytic leukemia. Hematology, 2018, 23 (10): 756-764.

[7] Karen A B, et al. The pathogenesis and management of the coagulopathy of acute promyelocytic leukaemia. Br J Haematol, 2012, 156 (1): 24-36.

[8] 中华医学会血液学分会血栓与止血学组. 弥散性血管内凝血诊断中国专家共识（2017年版）. 中华血液学杂志, 2017, 8 (5): 361-363.

[9] 黄月婷, 刘晓帆, 付荣凤, 等. 中国 DIC 诊断积分系统在急性早幼粒细胞白血病中的应用 2017 年版. 中华血液学杂志, 2018, 39 (6): 480-484.

[10] 刘静, 纪树荃. 以多发性骨质破坏为主要表现的急性早幼粒细胞白血病一例. 空军总医院学报, 1994, 10 (1): 61.

[11] 李雪芬, 陈钰, 王爱华, 等. 以游走性腰腿痛、皮下多发性肿块及截瘫为首发表现的急性早幼粒细胞白血病一例. 中华血液学杂志, 2002, 23 (1): 48.

病例22

变异型POEMS综合征

病史简介

患者，女，59岁，沪籍。主诉：全身进行性水肿1年余，伴皮肤黝黑。

现病史

2018年3月25日开始运动及久坐后出现双足足背水肿，呈凹陷性，于当地医院就诊，予中成药改善血液循环，治疗2个月未见疗效。同年5月30日双足水肿至脚踝，6月1日至华东医院肾内科就诊，查24小时尿蛋白定量0.4g/24g，给予黄葵胶囊5粒3次/日，双克氢氯噻嗪2片1次/日口服治疗，规律服用2个月仍未见效。7月出现面部、双手掌皮肤变黑，8月25日水肿进一步加重，于岳阳医院服用中药半月无明显改善。9月15日体检时发现甲状腺双叶回声不均匀，血压166/94mmHg，口服氯沙坦钾、氨氯地平降压治疗，血压控制可。2018年10月8日患者于华东医院内分泌科查甲状腺功能示甲状腺功能减退，口服优甲乐25μg 1次/日治疗，但足部水肿仍未改善，2018年10月29日自购螺内酯20mg 2次/天，呋塞米20mg 2次/天，间断服用1个月，夜间尿量增多，足部水肿明显缓解。2018年11月8日至19日自觉面部皮肤进一步变黑，华东医院复查甲状腺功能FT$_3$ 2.2pmol/L，FT$_4$ 11.2mmol/L，TSH7.59μIU/ml，TPOAb及TRAb阴性，查血FSH、血ACTH、GH、性激素均正常。2018年12月5日停服螺内酯及呋塞米5日后足部凹陷性水肿加重，进展至踝上15cm。2018年12月17至29日于华东医院内分泌科住院，尿蛋白阴性，肿瘤指标正常，抗核抗体等自身免疫指标正常，OGTT 糖耐量异常；性激素：PRL 697.7mIU/L，余正常。甲状腺功能：FT$_3$ 2.9pmol/L，FT$_4$ 11.1mmol/L，TSH 11.1μIU/ml，调整优甲乐剂量为每天50μg，肾上腺皮质轴激素检查排除肾上腺皮质低功能。肾上腺CT平扫示左侧肾上腺增生可能，全身PET-CT未见明显异常，患者双下肢水肿仍未改善。2019年1月2日瑞金医院内分泌科住院查糖代谢异常，评估垂体-靶腺功能未见明显异常，甲状腺功能示甲减未纠正，调整优甲乐75μg 1次/天，血清游离轻链结果示血清游离 κ 轻链39.70mg/L↑、游离 λ 轻链70.80mg/L↑、游离 κ/λ 轻链比0.56，血清VEGF＞800pg/ml↑。肌电图及电生理诊断：周围神经变性。肾小球滤过率（GFR）示双侧中重度降低。垂体增强MRI：部分空蝶鞍；骨髓形态学及流式显示可见正常浆细胞免疫表型，未见异常克隆增生浆细胞。骨髓活检病理报告：皮肤、纤维、骨局部骨小梁间见三系造血细胞，其中见少量组织细胞、浆细胞。结合多学科会诊意见考虑POEMS可能性大。2019年3月25日开始服用优甲乐125mg 1次/天、弥可保0.5mg 2次/天、沙利度胺50mg 1次/天、地塞米松10mg 1次/天。2019年4月份开始出现中上腹压痛，同年4月26日因"腹痛加重"于华东医院急诊。胸部增强CT显示：右肺中叶条索影、右肺中叶及两肺下叶斑片状模糊影，右肺门区肿大淋巴结，两侧少量胸水、心包少量积液、胸壁广泛皮下水肿，胸椎椎体多发结节样高密度影，胸壁皮下软组织肿胀。盆腔CT示：盆腔大量积液，腹盆壁广泛皮下水肿，两侧腹股沟区淋巴结稍大。腹部及腹膜后区CT：两肾囊肿，腹腔积液，腹壁广泛皮下水肿，胆囊炎，胆囊结石。给予抗感染、利尿及对症处理后症状缓解。2019年5月2日瑞金血液科门诊予以来那度胺25mg 1次/天，地塞米松2.25mg 1次/天，仍疗效欠佳。为进一步就诊，收入我科。

患者自起病以来神清，精神可，一般情况较差，纳差，平卧困难，睡眠差，体重明显增加，约25kg。

既往史

疾病史：否认糖尿病、慢性支气管炎，冠心病等慢性病史。
传染病史：否认肝炎、结核等传染病史。
预防接种史：随社会。
输血史：否认。
手术外伤史：否认其他手术外伤史。
食物、药物过敏史：否认。

个人史

患者无毒物接触史，无疫水接触史，无重大精神创伤史。否认吸烟史，否认酗酒史。

婚育史

已婚。

家族史

否认家族性疾病及相关肿瘤病史。

体格检查

体温 36.7℃，脉搏 96 次 / 分，呼吸 20 次 / 分，血压 104/57mmHg。

精神欠佳，皮肤黝黑明显，睑结膜苍白，轮椅入病房。颈部、腋下、腹股沟均可触及小蚕豆大小淋巴结，无触痛，移动性可，无融合。胸壁、腹壁、下肢凹陷性水肿明显（+++）。双肺呼吸音粗，两下肺呼吸音低，可闻及少许湿啰音。心率 96bpm，律齐，各瓣膜区未闻及明显病理性杂音。腹隆，肝脾肋下触诊不满意，移动性浊音阳性，仅能右侧卧位，双足背动脉搏动正常。

辅助检查

【血常规】白细胞 $4.57×10^9$/L，血红蛋白 114g/L，血小板 $560×10^9$/L。

【生化检查】葡萄糖 5.4mmol/L，肌酐 138.3μmol/L，尿酸 706.7μmol/L，白蛋白 29.4g/L，总胆红素 9.8μmol/L，谷氨酰转肽酶＜10U/L，天门冬氨酸氨基转移酶 7U/L，肌酸激酶 22U/L，钾 4.24mmol/L，钙 2.04mmol/L，$β_2$-微球蛋白 7.8mg/L，乳酸脱氢酶 150U/L。

【病毒学检查】EB 病毒 EA IgG 0.14AU/ml，EB 病毒 NA IgG 48.34AU/ml，EB 病毒 VCA IgG 15.45AU/ml，EB 病毒 VCA IgM 0.10AU/ml，巨细胞病毒（CMV）IgM Ⅱ 7.45（-）U/ml，巨细胞病毒（CMV）IgG Ⅱ 149（+）U/ml。

【肿瘤指标】糖类抗原 125 182.8U/ml，甲胎蛋白、癌胚抗原、糖类抗原 199、糖类抗原 153、糖类抗原 72-4、细胞角蛋白 19 片段、神经元特异性烯醇化酶均正常。

【甲状腺功能】三碘甲状腺原氨酸 0.42nmol/L，甲状腺素 44.76nmol/L，游离三碘甲状腺原氨酸 1.22pmol/L，游离甲状腺素 10.48pmol/L，促甲状腺素 14.44μIU/mL。

影像学检查

【胸腹水 B 超】5 月 11 日，双侧胸腔积液（量少，暂不宜定位），腹腔大量积液。

【胸部CT】2019年5月12日，两肺下叶部分实变，双肺上叶少许炎症及纤维灶。心包、双侧胸腔积液，腹腔积液。双侧腋下少许小淋巴结。主动脉及冠状动脉硬化。胸椎及部分肋骨呈成骨性骨质破坏，建议进一步检查。

【颈部淋巴结+甲状腺】左侧颈部Ⅳ区淋巴结肿大，大小约20mm×12mm（呈融合状），淋巴门样结构可见，CDF/PWD见少许血流信号。

【胸椎MR】2019年6月22日，胸椎退行性变。第8、第10胸椎异常信号，椎旁软组织肿胀，建议增强扫描。6月23日腰椎MRI：$L_{2\sim3}$椎间盘膨出，$L_{3\sim4}$、$L_{4\sim5}$、$L_5\sim S_1$椎间盘突出。腰椎退行性变。

【胸椎增强MRI】2019年6月26日，胸椎退行性变。胸椎弥漫性信号不均匀，第8、10胸椎异常信号，考虑硬化性骨病可能，请结合临床。胸壁水肿。

【心脏超声】2019年5月17日，轻-中度三尖瓣反流伴轻度肺动脉高压，少量心包积液，EF 70%。

【骨髓涂片检查】2019年5月16日，骨髓涂片：骨髓增生活跃（20～30/高倍镜），粒红比正常。粒、红、巨三系增生活跃，血小板散在可见。

【骨髓流式细胞免疫分型】未见明显白血病，NHL和高危MDS相关免疫表型异常。见约0.7%浆细胞免疫表型为CD38（++），CD138（+），CD19（+），CD56（-），考虑为反应性增生的浆细胞。

【骨髓染色体】46，XX[20]。

【骨髓FISH】TP53、RB1、MYD88、t（14，16）、CCND1、IGH重排、CKS1B均阴性。

病理检查

【骨髓病理】骨髓造血组织与脂肪比例约占50%，造血组织轻度增生，造血组织三系细胞均可见到，免疫组化结果示淋巴细胞数目不增多，浆细胞数目增多，约占骨髓有核细胞的10%，灶性分布，为浆细胞增生性病变，呈多克隆性表达。网染网状纤维灶性轻度增生。

【淋巴结粗针穿刺活检】（左颈淋巴结）少许淋巴结穿刺组织，淋巴结正常结构可见，淋巴窦扩张，并见浆细胞轻度增生，请结合临床。酶标：CD3（部分+），CD20（部分+），CD5（部分+），CD10（生发中心+），CD56（少数+），CyclinD1（少数+），Ki67 30%，AE1/3（-），CD138（部分+）。

2019年11月6日左颈淋巴结：滤泡生发中心萎缩，边缘区细胞增生，结合酶标提示边缘区B细胞淋巴瘤可能，因穿刺组织少，请取完整淋巴结活检。酶标志物：CD3（部分+），CD20（部分+），CD10（灶+），CD5（部分+），CD56（灶+），

CyclinD1（灶+），Ki67（10%），AE1/AE3（-），CD138（部分+），Kappa（灶+），Lambda（灶+），Mum-1（灶+），CD43（+），Bcl6（少灶+），CD21（部分+），CD23（生发中心+）。

2019年11月25日（左侧腋窝淋巴结）淋巴组织增生，T、B淋巴细胞均增生，浆细胞稍多，Kappa、lamda均表达，淋巴瘤证据不足。酶标志物：Ki67（20%+），CD20（+），CD3（+），CD23（-），CyclinD-1（-），CD10（+），Bcl2（+），Bcl6（少许+），CD5（+），CD21（+），CD43（+），Mum-1（-），CD138（部分+），lamda（少数+），kappa（少数+）。

2019年5月10日血免疫固定电泳：IgA 3.78g/L，IgG 9.48g/L，IgM 1.51g/L，M蛋白阴性，IgA泳道疑似异常单克隆条带。血清κ 3.13g/L，血清λ 1.44g/L，其比值2.17。

VEGF含量为724ng/L（参考范围0.10～160pg/ml）。

尿免疫固定电泳：M蛋白阴性，微量蛋白，考虑多克隆蛋白，肾脏损害可能。

问题

1. POEMS综合征的临床特点和诊断依据是什么？需要和哪些疾病鉴别？如何诊断变异型POEMS综合征？
2. POEMS综合征的发病机制有哪些？
3. POEMS综合征与淋巴瘤有哪些联系？
4. 怎样治疗？预后如何？

讨论与分析

1. POEMS综合征的诊断和鉴别诊断　POEMS综合征是一种与浆细胞病有关的多系统病变，以多发性周围神经病变（polyneuropathy，P）、器官肿大（organomegaly，O）、内分泌病变（endocrinopathy，E）、M蛋白（M-protein，M）和皮肤改变（skinchanges，S）为主要临床表现，目前发病机制尚不明确。

研究认为血管内皮生长因子、前炎性细胞因子、基质金属蛋白酶以及HHV-8感染等因素可能参与了POEMS综合征的发病。POEMS是一种副肿瘤综合征，常具有一系列多样化的临床表现。因该病临床罕见且具有起病隐匿、临床表现多样性、异质性、多器官受损、首发症状与病程不符等一系列特点，在临床上常容易被误诊、漏诊。

POEMS 综合征为临床诊断，需要结合患者的症状、体征、影像学以及实验室检查结果进行综合诊断。诊断需要符合以下 2 条强制标准、至少 1 条主要标准和至少 1 条次要标准。

强制标准：①周围神经病变；②单克隆浆细胞增殖（M 蛋白阳性或浆细胞瘤）。

主要标准：① Castleman 病；②硬化性骨病；③ VEGF 水平升高。

次要标准：①器官肿大；②水负荷增加；③内分泌病变；④皮肤改变；⑤视盘水肿；⑥血小板增多症/红细胞增多症。不过也有报道提出，并非所有的患者都符合该诊断标准，部分患者虽缺乏明确单克隆浆细胞增殖的证据，也可能与本病例相符。

POEMS 综合征的诊断标准也有进一步明确的规定，一般认为其中的 M 蛋白几乎均为 λ 轻链，包括 IgAλ、IgGλ 或单纯 λ 轻链型。

次要标准内分泌病变中，有学者提出男性性腺异常包括乳房发育和阳痿是相对特征性改变。皮肤改变里面，肾小球样血管瘤是疾病最为特异性的皮肤改变。有报道认为硬化性骨病是 POEMS 综合征的特征性改变，可以与多发性骨髓瘤相鉴别。在影像学上可以表现为单纯硬化、单纯溶骨以及硬化+溶骨的混合型病变，以混合型病变最为常见，部位以骨盆和脊柱多见。本例患者的胸椎 MR 也发现了典型的硬化性骨病的征象（病例 22 图 1）。

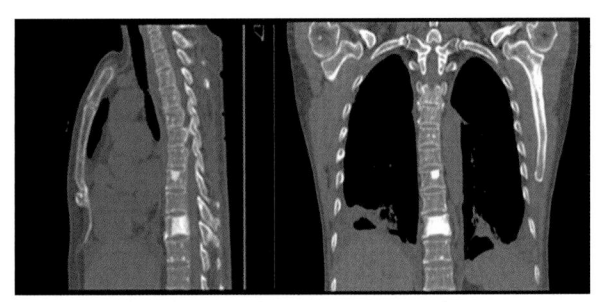

病例22图1 典型的硬化性骨病的征象

POEMS 临床表现的异质性决定了该病需要与多种疾病相鉴别，比如意义未明的单克隆免疫球蛋白病（MGUS）、冷球蛋白血症、慢性格林巴利综合征、结缔组织病、肝硬化、甲状腺功能减退、肾上腺功能减退、Castleman 病等。由于这些疾病常常在某一突出临床表现上与 POEMS 综合征的症状类似，鉴别起来比较困难。

部分 POEMS 综合征可以心血管系统的症状为首发表现。一项针对 POEMS 综合征患者的超声心动图的研究提示，该类患者均存在有左心室肥厚，肺动脉高压，左、右心收缩及舒张功能障碍。

VEGF 升高是诊断 POEMS 综合征的重要证据之一，且与疾病活动性密切相关，血清 VEGF 升高是特异性的诊断指标。皮肤色素沉着、胸腔及腹腔积液、内分泌异常的临床表现可能均与 VEGF 的升高有关。本例患者 FT_3、FT_4、TSH 的变化符合甲状腺功能减退改变，但服用优甲乐后症状改善不明显，因此考虑可排除原发性甲状腺功能减退。据报道，POEMS 综合征患者中约 54% 合并血小板增多症，血小板显著升高，可合并血液系统疾病或病变累及多系统。本例患者还合并骨硬化改变，有文献报道 95% 的 POEMS 综合征可伴发骨硬化病变。

本例患者有多发周围神经变性，但缺乏单克隆浆细胞证据，存在淋巴结肿大及 VEGF 升高，存在硬化性骨病，存在皮肤色素沉积。2014 年 Dispenzier A 等人提出了变异型 POEMS 综合征的概念，研究指出对于那些具有多发性神经病但不具有单克隆浆细胞依据，同时具有其他 POEMS 综合征特征的，可诊断为变异型 POEMS。如果诊断 POEMS 综合征依靠血清免疫固定电泳阳性（M 蛋白），那么将有 25% 的病例不符合诊断标准，从而排除了假阴性的病例，对这部分患者的延迟诊断及治疗将对预期寿命有影响。

参照 2017 年 Dispenzier POEMS 诊断标准，本例患者符合 2 条主要标准和 5 条次要标准，诊断为变异型 POEMS 综合征，随后给予了蛋白酶体抑制剂为主的治疗方案，患者病情随即改善。

2. POEMS 综合征的发病机制（病例 22 图 2） 研究发现，POEMS 综合征的病因有多种：①单克隆浆细胞增生，其中 POEMS 综合征的克隆性浆细胞主要分泌 λ 轻链的 M 蛋白，该 M 蛋白能对神经、内分泌、网状内皮系统及造血系统产生毒性作用，从而引起多系统功能改变。②前炎性细胞因子的高表达。研究发现 POEMS 综合征患者的白介素（IL-α、IL-1β、IL-2、IL-6、IL-12）、肿瘤坏死因子（TNF-α）等 12 种细胞因子水平明显增高，并且 IL-12 水平的增高与本病活动度明显相关。③遗传学的异常。有研究证实 14q32 染色体易位与 13q14 染色体缺失是 POEMS 综合征最常见的遗传学异常表现。④血管内皮生长因子（VEGF）的过表达。研究发现，VEGF 在 POEMS 综合征中表达增高，并可能是 POEMS 发病的核心因素。其水平的高低与疾病的活动程度密切相关。进一步研究发现，VEGF 介导的血管通透性的改变可引起水肿和渗出增加，造成组织缺氧、皮肤营养不良、内分泌异常及脏器肿大。反过来，血管内皮肿胀、血小板聚集和组织缺血会促进 HIF1a 的产生，进而促进 VEGF 的生成。VEGF 还能促进细胞迁移、增殖、存活和释放更多的细胞因子从而进一步加重疾病的临床症状。此外，VEGF 造成神经内膜的损伤、改变血管通透性而介导毒性血清成分的泄露可能是造成周围神经病变的原因。尽管 VEGF 是 POEMS 综合征的发病核心，但似乎并不是主要的致病因素，因为研究提示 VEGF 的抑制剂并未能有良好的临床疗效。

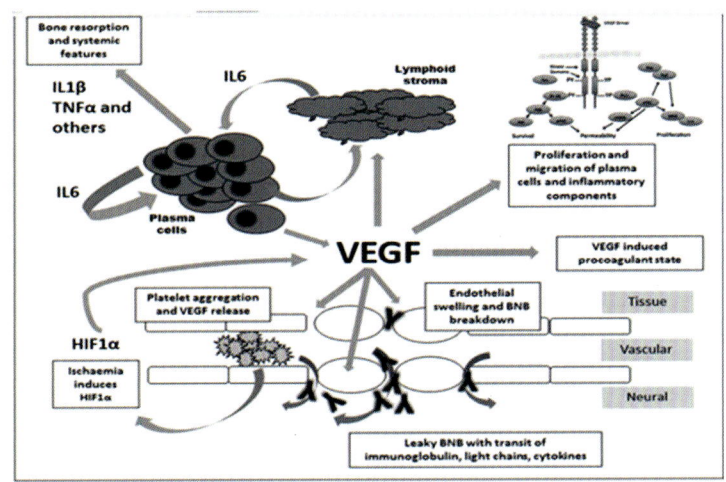

病例22图2　POEMS综合征的发病机制

A proposed pathogenesis of POEMS syndrome. Central to the pathogenesis is VEGF, although this is not the primary cause. Malignant clonal or autonomous plasma cells drive production of IL-6 and proliferation of lymphoid stroma. Released cytokines are responsible for bone resorption and systemic features of disease. A procoagulant state driven by vascular endothelial swelling, platelet aggregation, and tissue ischemia drives HIF1a production, which further drives VEGF production. Vascular leak leads to edema, papilledema, effusions, and reduced lung transfer factors. VEGF-derived plasma cell migration, proliferation, survival, and release of further cytokines. Figure includes data partially adapted and reproduced with permission. VEGF, vascular endothelial growth factor; HIF1a, hypoxia induced factor alpha-1; BNB, blood-nerve barrier; IL-6, interleukin-6; TNFa, tumor necrosis factor alpha.

注：引自：Stephen Keddie and Michael P. Lunn. POEMS syndrome. Curr Opin Neurol, 2018, 31 (5): 551-558.

3．POEMS综合征与淋巴瘤的关系　POEMS综合征常继发于骨硬化性骨髓瘤或者Castleman病，目前与淋巴瘤的关系并不明确。原发皮肤的弥漫大B细胞淋巴瘤合并POEMS综合征及滤泡细胞淋巴瘤继发POEMS综合征的报道均指出，恶性淋巴瘤细胞高表达VEGF及白介素-6可能参与了POEMS综合征的发病。有意思的是，一例血管免疫母T细胞淋巴瘤合并POEMS综合征的报道指出，T细胞淋巴瘤中可能存在T细胞过度活化B细胞现象，造成B细胞的恶性克隆导致了POEMS的产生。因此，POEMS综合征可以表现为淋巴瘤的副肿瘤综合征。

本例患者后期淋巴结活检提示边缘区淋巴瘤可能，文献指出NOTCH2及NF-κB信号通路的异常激活参与了边缘区淋巴瘤的发生与发展。而上述信号通路均与VEGF以及白介素-6异常表达密切相关，因此曾推测该患者的POEMS综合征可能是边缘区淋巴瘤的副肿瘤综合征表现。不过在病程中我们再次予相同部位淋巴结穿刺病理并未找到明确的淋巴瘤证据，故最终诊断本例患者为变异型POEMS综合征。但是在临床工作中我们还应当警惕淋巴瘤合并POEMS综合征的可能性。

4．治疗和预后　POEMS综合征是一种副肿瘤综合征，一旦明确诊断，需积极治疗。以硼替佐米为基础的化疗方案联合ASCT可作为一线治疗方案；针对局部骨硬化、孤立性骨髓瘤或浆细胞瘤，局部放疗应为首选治疗方案；来那度胺联合小剂量地塞米松治疗复发或难治性POEMS综合征疗效良好且安全。本例患者已完成6个疗程含硼替佐米的方案化疗，应行 ASCT 治疗。预后方面，POEMS 综合征表现为慢性进行性病程，预后一般取决于伴发疾病的性质和状况，研究认为自首发症状开始，患者的中位生存期为 5~7 年，孤立性溶骨性骨损害患者预后相对较好，骨髓有浆细胞病变者预后较差。周围神经病变的不断恶化是 POEMS 综合征的常见结局和死因。考虑到本例患者并未检测到浆细胞病变，且周围神经病变也未进展，因此预后良好。

结论、治疗与随访

该患者最终诊断为变异型 POEMS 综合征。治疗方面，患者接受了 6 个疗程 VTD 方案化疗，目前患者胸腔积液和腹腔积液明显减少，双下肢水肿消退，可正常步行。甲状腺减退症状改善，目前患者 VEGF 接近正常，血象正常，病情得到控制，一般情况良好。现该患者仍在我院接受治疗，已完成自体干细胞采集，拟行自体干细胞移植，将继续追踪观察其长期预后。

（编写者：王莹莹 审稿者：刘立根）

参考文献

[1] Kuwabara S, Dispenzieri A, Arimura K, et al. Treatment for POEMS (polyneuropathy, organomegaly, endocrinopathy, M-protein, and skin changes) syndrome. The Cochrane database of systematic reviews, 2012, 2012 (6): CD006828.

[2] Dispenzieri A. POEMS syndrome: 2014 update on diagnosis, risk-stratification, and management. American journal of hematology, 2014, 89 (2): 214-223.

[3] Farrugia D, Camilleri D J, Azzopardi J, et al. POEMS syndrome: a unique presentation and a diagnostic challenge. BMJ case reports, 2019, 12 (12): 214-223.

[4] He T, Zhao A, Zhao H, et al. Clinical characteristics and the long-term outcome of patients with atypical POEMS syndrome variant with undetectable monoclonal gammopathy. Annals of hematology, 2019, 98 (3): 735-743.

[5] Dispenzieri A. POEMS syndrome: 2017 Update on diagnosis, risk

stratification, and management.American journal of hematology, 2017, 92 (8): 814-829.

[6]He T, Tian Z, Liu Y T, et al.Evaluating heart function in patients with POEMS syndrome.Echocardiography (Mount Kisco, NY), 2019, 36 (11): 1997-2003.

[7]D'Souza A, Hayman S R, Buadi F, et al.The utility of plasma vascular endothelial growth factor levels in the diagnosis and follow-up of patients with POEMS syndrome.Blood, 2011, 118 (17): 4663-4665.

[8]Wang F, Huang X, Zhang Y, et al.Bone lesions in Chinese POEMS syndrome patients: imaging characteristics and clinical implications. Peer J, 2016, 4: e2294.

[9]Zhao H, Cai H, Wang C, et al.Prognostic value of serum vascular endothelial growth factor and hematological responses in patients with newly-diagnosed POEMS syndrome.Blood Cancer J, 2018, 8 (4): 37.

[10]Scarlato M, Previtali S C, Carpo M, et al.Polyneuropathy in POEMS syndrome: role of angiogenic factors in the pathogenesis.Brain: a journal of neurology, 2005, 128 (Pt 8): 1911-1920.

[11]Keddie S, Lunn M P.POEMS syndrome. Current opinion in neurology, 2018, 31 (5): 551-558.

[12]Nakayama S, Yokote T, Kobayashi K, et al.Primary cutaneous diffuse large B-cell lymphoma, leg type, with features simulating POEMS syndrome. European journal of hematology, 2010, 84 (1): 79-83.

[13]Sasaki T, Ohnishi S, Onishi R, et al.POEMS syndrome complicated by follicular lymphoma.[Rinsho ketsueki] The Japanese journal of clinical hematology, 2009, 50 (11): 1621-1625.

[14]Zou F, Li Z, Ma J A, et al.T-cell lymphoma with POEMS syndrome. Oncology letters, 2015, 9 (3): 1313-1316.

[15]Yann C J, Mónica F S, Marcela Saeb-Lima Rocío Orozco-Topete.POEMS syndrome: are current diagnostic criteria too exclusive.m Acad Dermatol, 2011, 65 (2): 415-417.

[16]Naddef E, Dispenzieri A, Mandrekar J, et al.Thrombocytosis distinguishes POEMS syndrome from chronic inflammatory demyelinating polyneuropathy.Muscle Nerve, 2015, 52 (4): 658-659.